HEIDELBERGER JAHRBÜCHER

2002

XLVI

Herausgegeben
von der
Universitätsgesellschaft
Heidelberg

Springer-Verlag Berlin Heidelberg GmbH

THOMAS FUCHS · INGE JÁDI
BETTINA BRAND-CLAUSSEN · CHRISTOPH MUNDT
(HRSG.)

Wahn Welt Bild

Die Sammlung Prinzhorn
Beiträge zur Museumseröffnung

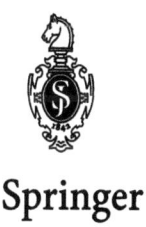

Springer

IM AUFTRAG DER UNIVERSITÄTSGESELLSCHAFT HEIDELBERG
herausgegeben von Prof. Dr. Helmuth Kiesel
Universität Heidelberg, Germanistisches Seminar
Hauptstraße 207-209, 69117 Heidelberg
E-MAIL: helmuth.kiesel@gs.uni-hd.de

WISSENSCHAFTLICHER BEIRAT
Prof. Dr. Martin Bopp · Dr. Hermann Josef Dörpinghaus
Prof. Dr. Reinhard Mußgnug · Prof. Dr. Stefan Maul · Prof. Dr. Arnold Rothe
Prof. Dr. Volker Storch · Prof. Dr. Friedrich Vogel · Prof. Dr. Michael Wink

SCHRIFTLEITUNG
Dr. Sandra Kluwe

BANDHERAUSGEBER
PD Dr. Dr. Thomas Fuchs · Dr. Bettina Brand-Claussen · Prof. Dr. Christoph Mundt
Voßstraße 2, 69115 Heidelberg

Dr. Inge Jádi
Kyffhäuserstraße 14, 10781 Berlin

Mit 204 Abbildungen, davon 89 in Farbe

Die Deutsche Bibliothek - CIP-Einheitsaufnahme
Wahn Welt Bild. Die Sammlung Prinzhorn - Beiträge zur Museumseröffnung
Berlin; Heidelberg; New York; Barcelona; Hongkong; London; Mailand;
Paris; Tokio: Springer 2002
ISBN 978-3-540-44193-9   ISBN 978-3-642-55719-4 (eBook)
DOI 10.1007/978-3-642-55719-4

ISBN 978-3-540-44193-9

http://www.springer.de

© Springer-Verlag Berlin Heidelberg 2002
Ursprünglich erschienen bei Springer-Verlag Berlin Heidelberg New York in 2002

Umschlaggestaltung: E. Kirchner, Heidelberg

Gedruckt auf säurefreiem Papier 08/3142PS - 5 4 3 2 1 0

Inhaltsverzeichnis

I. Geschichte und Wirkung der Sammlung

II. Psychopathologie und Kunst – Wahrnehmungen und Deutungen

III. Der ästhetische Blick – Kuratoren, Künstler und die Sammlung Prinzhorn

IV. Therapie mit künstlerischen Mitteln

Autorenverzeichnis

DR. PHIL. EDUARD BEAUCAMP — Frankfurter Allgemeine Zeitung, Hellerhofstr. 9, D-60267 Frankfurt/M.

PROF. DR. PHIL. GOTTFRIED BOEHM — Kunsthistorisches Seminar, Kunstmuseum, St. Alban-Graben 16, CH-4010 Basel

DR. PHIL. BETTINA BRAND-CLAUSSEN — Sammmlung Prinzhorn, Psychiatrische Universitätsklinik, Voßstr. 2, D-69115 Heidelberg

PROF. DR. MED. WOLFGANG U. ECKART — Institut für die Geschichte der Medizin, INF 327, D-69120 Heidelberg

PD DR. MED. DR. PHIL. THOMAS FUCHS — Psychiatrische Universitätsklinik, Voßstr. 2, D-69115 Heidelberg

PROF. DR. PHIL. PETER GORSEN — Eitelberger Gasse 21, A-1130 Wien

PROF. HELMUT HARTWIG — UDK, Institut für Kunst im Kontext, Einsteinufer 43-53, D-10587 Berlin

DR. MED. GERRIT HOHENDORF — Wieninger Str. 12, D-85221 Dachau

DR. MED. INGE JÁDI — Kyffhäuser Str. 14, D-10781 Berlin

PROF. DR. MED. FERENC JÁDI — Universität Dortmund, Fachbereich Rehabilitation, Emil-Figge-Str. 14, D-44227 Dortmund

KATHARINA KAISER — Kunstamt Tempelhof-Schöneberg, Haus am Kleistpark, Grunewaldstr. 6-7, D-10823 Berlin

DR. PHIL. ROMAN KURZMEYER — Hebelstr. 103, CH-4056 Basel

PROF. DR. MED. ANDREAS MARNEROS — Martin-Luther-Universität Halle-Wittenberg, Klinik und Poliklinik für Psychiatrie, Julius-Kühn-Str. 7, D-06112 Halle/S.

DR. MED. PHILIPP MARTIUS — Klinik Dr. Schlemmer, Postfach 340, D-83705 Bad Wiessee

ELIZABETH MCGLYNN — Neulerchenfelder Str. 73/22, A-1160 Wien

PROF. DR. MED. CHRISTOPH MUNDT — Psychiatrische Universitätsklinik, Voßstr. 2, D-69115 Heidelberg

MATTHIAS OSTERWOLD — Berliner Festspiele MaerzMusik-Festival für aktuelle Musik, Schaper Str. 24, 10719 Berlin

PROF. DR. MED. UWE HENDRIK PETERS — Klinik und Poliklinik für Neurologie und Psychiatrie der Universität Köln, Josef-Stelzmann-Str. 9, D-50931 Köln

PROF. DR. MED. FRANZ RESCH — Klinik für Kinder- und Jugendpsychiatrie der Psychiatrischen Universitätsklinik Blumenstr. 8, D-69115 Heidelberg

DR. PHIL. THOMAS RÖSKE — Sammlung Prinzhorn, Psychiatrische Universitätsklinik, Voßstr. 2, D-69115 Heidelberg

DR. MED. MAIKE ROTZOLL — Schloßberg 21 D-69117 Heidelberg

PROF. DR. PHIL. GERTRAUT SCHOTTENLOHER — Akademie für Bildende Künste Von der Pfordten Str. 19, D-80687 München

EMIL SIEMEISTER — A-7563 Königsdorf 165

FLORA GRÄFIN VON SPRETI — Klinik für Psychiatrie und Psychotherapie TUM Ismaninger Str. 22, D-81675 München

DR. GISELA STEINLECHNER — Barichgasse 9/10, A-1030 Wien

MANOS TSANGARIS — Hansaring 94, D-50670 Köln

PROF. DR. PHIL. BEAT WYSS — Kunsthistorisches Seminar der Universität Stuttgart Keplerstr. 17, D-70174 Stuttgart

Vorwort

80 Jahre nach ihrer Entstehung markiert die Eröffnung eines eigenen Museumsbaus für die Sammlung Prinzhorn im September 2001 einen vorläufigen Höhepunkt ihrer Entwicklung. Sie steht für die Anerkennung, die dieser künstlerisch wie psychiatrisch einzigartigen Sammlung nach einer wechselvollen Geschichte widerfahren ist.

Auf Veranlassung des damaligen Direktors der Heidelberger Psychiatrischen Klinik, Karl Wilmanns, sammelte der Psychiater und Kunsthistoriker Hans Prinzhorn in den Jahren 1919–21 über 5000 Arbeiten von etwa 450 Patienten psychiatrischer Anstalten aus Deutschland und Europa. Als einer der ersten durchbrach er damit die bisherige Missachtung solcher Schöpfungen und erkannte ihren künstlerischen Rang. Die Sammlung sollte schon damals zu einem Museum ausgebaut werden und die Bedeutung der Kunst psychisch kranker Menschen dokumentieren. Stattdessen wurde sie jedoch ab 1938 in der NS-Ausstellung Entartete Kunst als pathologisches Beweismaterial gegen die Kunst der „Moderne" instrumentalisiert und geriet nach dem 2. Weltkrieg in Vergessenheit. Gleichwohl hatte sie einen nicht zu unterschätzenden Einfluss auf die Kunst des 20. Jahrhunderts, insbesondere auf die surrealistische Bewegung.

Anfang der 60er Jahre wurde die Sammlung wiederentdeckt und in den 80er Jahren mit Unterstützung der Stiftung Volkswagenwerk sorgfältig restauriert, konserviert und wissenschaftlich aufbereitet. Mit Inge Jádi wurde ab 1973 eine Persönlichkeit zur Kuratorin der Sammlung bestellt, die gleichermaßen Zugang zur psychiatrischen wie zur künstlerischen Seite der Sammlung hatte. Ihrer Sensibilität und ihrem Engagement ist der Erhalt und die Erschließung der kostbaren Werke für die Gegenwart in erster Linie zu verdanken. Gemeinsam mit Bettina Brand-Claussen konnte sie der Sammlung in den letzten Jahren durch mehrere internationale Ausstellungsprojekte zu Weltruhm verhelfen. Die Eröffnung des neuen Museums fiel zeitlich zusammen mit ihrem altersbedingten Rückzug aus der Tätigkeit als Kuratorin und krönte zugleich ihr Lebenswerk. Es sei ihr an dieser Stelle von seiten der Psychiatrischen Klinik und des Klinikums der Universität Heidelberg für die Leistungen ihrer langen Amtszeit höchste Anerkennung und Dank ausgesprochen. Wir sind sicher und freuen uns darauf, dass sie dem neuen Museum und seinen Mitarbeitern persönlich verbunden bleiben wird.

Nach einem langen Vorlauf hat die Sammlung nun in einem würdigen Rahmen ihr Zuhause gefunden. Das ehemalige Hörsaalgebäude, das sie künftig beherbergt, ist nicht nur ein architektonisches Schmuckstück des späten 19. Jahrhunderts, sondern war auch einer der Ausgangspunkte der anthropologischen Medizin, wie sie Heidelberg berühmt gemacht hat – Viktor von Weizsäcker, der Begründer der deutschen psychosomatischen Medizin, ebenso wie die anthropologisch orientierten Neurologen Paul Vogel und Dieter Janz haben hier ihre Vorlesungen gehalten. Das Gebäude steht somit in der historischen Tradition einer Verbindung der naturwissenschaftlichen Medizin mit geisteswissenschaftlichen Ansätzen, die das Subjekt in das Zentrum medizinischen Forschens und Handelns rückten.

In dieser Tradition nimmt auch die Sammlung Prinzhorn einen wichtigen Platz ein. Neben ihren vielfältigen Einflüssen auf zeitgenössische Künstler hat sie vor allem zu einem vertieften psychopathologischen Verständnis des subjektiven Welterlebens in psychotischen Erkrankungen beigetragen. Und nicht zuletzt haben die Werke auch die stabilisierenden Wirkungen auf das Seelenleben aufgezeigt, die von der kreativen Auseinandersetzung mit psychotischem Erleben ausgehen – ein für die Psychiatrie in therapeutischer Hinsicht besonders wichtiger Aspekt. Das neue Museum wird es nun erlauben, die umfangreiche Sammlung in Wechselausstellungen nach und nach der Öffentlichkeit zugänglich zu machen. Mit ihrer eigenwilligen Ästhetik und ihrer lebendigen Ausstrahlung können die Werke so über die Zeiten hinweg einen wichtigen Beitrag zur Entstigmatisierung psychisch Kranker leisten.

Um künftig die vielfältigen Potenzen der Sammlung auch wissenschaftlich weiter zu erschließen und sich mit ihr auf dem jeweils aktuellen Stand des Kunstverständnisses auseinanderzusetzen, bedarf es vor allem eines interdisziplinären Vorgehens. Künstlerische, kunsthistorische, zeitgeschichtliche, psychopathologische, psychiatrische und anthropologische Aspekte sind dabei gleichermaßen bedeutsam, können einander ergänzen und bereichern. Dieser polyperspektivischen Betrachtungsweise wird das Museum auch in Zukunft verpflichtet sein. Nicht zuletzt vermag die Lokalisierung der Sammlung an der Psychiatrischen Klinik Heidelberg der Kunsttherapie mit heutigen Patienten wertvolle Anregungen und Impulse zu geben.

Der vorliegende Band dokumentiert die Vorträge des internationalen Kongresses, mit dem das neue Museum der Sammlung inauguriert wurde. Er behandelt das Spektrum von Psychiatrie, Kunst und Gesellschaft in ihren wechselseitigen Einflüssen und greift damit die seinerzeit neue interdisziplinäre Sichtweise Hans Prinzhorns auf. Ein erster Abschnitt von Beiträgen ist der Entstehungs- und Rezeptionsgeschichte der Sammlung gewidmet, ein zweiter ihrem Einfluss auf die allgemeine Kunst und Kunstgeschichte. Psychopathologische Beiträge im dritten Teil untersuchen die Wurzeln der Kreativität in seelischen Existenzgefährdungen und in Grenzverfassungen des Menschen. Im vierten Abschnitt stellen sich Fragen nach dem aktuellen Umgang von Künstlern und Kuratoren mit dem sensiblen Material der Sammlung. Das Verständnis von Kunst als Kommunikation führt schließlich im letzten Abschnitt zu den Möglichkeiten künstlerischer Therapien für die heute lebenden Patienten.

Die Herausgeber danken allen Autoren für ihre Beiträge zu dem weiten Spektrum dieses Bandes. Ebenso sei Prof. Helmuth Kiesel und Frau Dr. Sandra Kluwe vom Germanistischen Seminar der Universität Heidelberg für die Schriftleitung besonderer Dank ausgesprochen. Herr Peter Straßer vom Springer-Verlag Heidelberg hat dankenswerterweise die Endredaktion des Bandes übernommen. Die großzügige Ausstattung mit Abbildungen konnte vor allem dank der Unterstützung der Universitätsgesellschaft Heidelberg realisiert werden. Durch das Engagement aller Beteiligten ist, wie wir meinen, ein „Heidelberger Jahrbuch" zustandegekommen, das dem Beginn eines neuen Abschnitts in der Geschichte der Sammlung Prinzhorn angemessen ist.

Mit dem neuen Museum soll ein Raum der Kontemplation entstehen, in dem verborgenen Gefühlen, inneren Bildern, Tagträumen und verschütteten Fantasien nachgespürt werden kann. Es soll aber auch zu einem Ort der Kommunikation werden, an dem sich Künstler, Patienten, Therapeuten, Wissenschaftler und interessierte Besucher begegnen können. Der vorliegende Band will zu dieser Begegnung einladen, Anregungen und Beispiele geben. Wir freuen uns, dass es nach nunmehr 80 Jahren doch gelungen ist, die ursprüngliche Vision von Hans Prinzhorn und Karl Wilmanns zu realisieren.

Heidelberg, im November 2002

Thomas Fuchs
Inge Jádi
Bettina Brand-Claussen
Christoph Mundt

Die Kraft der Bilder

Die Kunst von ‚Geisteskranken' und der Bilddiskurs

GOTTFRIED BOEHM

I

„Früher oder später wird sich gewiss ein Wohltäter finden, der hier helfend eingreift, so dass ein Raum für eine ständige Ausstellung eingerichtet werden kann…"[1] Mit diesen Worten formulierte Alfred Kubin, der Zeichner und Dichter und einer der ersten faszinierten Besucher der Sammlung Prinzhorn, schon um 1920 eine unbestimmte Hoffnung. Fast drei Generationen später hat sich diese Hoffnung erfüllt. Die Sammlung Prinzhorn tritt in die Ära ihrer *musealen Präsenz* ein.

Ihre bisherige Geschichte ist spektakulär genug verlaufen. Sie oszillierte zwischen einem Kraft- und Anregungsfeld für Künstler, einem ideologischen Propagandamittel gegen die „entartete Kunst", einer wissenschaftlichen Bearbeitung und – einem Dornröschenschlaf. Nun aber wird sie auf Dauer unübersehbar sein. Das ist der richtige Zeitpunkt, um über Bedeutung und Eigenart ihres Inhalts nachzudenken. *Wieder* nachzudenken: Denn die Sammlung begleitete von Anfang an ein disparater Diskurs. Für ihn ist bereits der Name Hans Prinzhorns aussagekräftig, der als Philosoph, Arzt und Kunsthistoriker im Auftrag seines damaligen Chefs, des Psychiaters Karl Wilmanns, diese Werke zusammentrug und publizierte. Bereits am Beginn steht mit seiner „Bildnerei der Geisteskranken" von 1922 ein höchst einfluss- und ideenreiches Werk, das bis heute als ein „Klassiker" der Kulturwissenschaft gelten darf. Entsprechend fochten danach psychiatrische, psychoanalytische, gestaltungstheoretische, kunsthistorische, kunsttherapeutische und kulturpolitische Ansätze mit- und gegeneinander. An Publikationen der letzten Jahre lässt sich das Gemenge dieser Debatten gut nachvollziehen. Die Sammlung hat bereits, nicht zuletzt in temporären Ausstellungen, selbstkritische Forschungen angestellt, angeregt oder begleitet.

---

[1] Kubin, A. (1976) Die Kunst der Irren. In: Ders., Aus meiner Werkstatt. Dtv, München, S. 13-17; Zitat S. 17.

Hier soll vom historischen und sachlichen Ort ihres Inhaltes, der sogenannten „Kunst von Geisteskranken", die Rede sein, bevor wir uns damit beschäftigen wollen, was diesen Bildern ihren Sinn und ihre Kraft verleiht. Wir verschieben die Debatte damit auf eine andere Ebene, und zwar aus zwei Gründen: Zum einen ist dies kein Museum für Dokumente der Psychiatriegeschichte, zum anderen auch kein weiteres Museum für moderne Kunst, so sehr diese gegenwärtig auch Konjunktur haben mögen. Es ist, so der Vorschlag, ein *Museum für Bilder*, die sich ja gar nicht darum scheren, ob wir sie als Kunst ansprechen oder nicht. Wenn uns das 20. Jahrhundert diesbezüglich eine Lehre hinterlassen hat, dann die, dass die Grenzen der Kunst *ad libitum* verschiebbar sind. Die Frage nach einer *quantitativen* Definition – Ist das noch Kunst? – hat sich damit erledigt. Sie kehrt als *qualitative* Frage zurück: Was setzt Bildwerke instand, uns auf diese oder jene Weise, so oder so zu überzeugen?

II

Es herrscht inzwischen Einvernehmen darüber, dass die Sammlung Prinzhorn einen historischen Sonderfall darstellt. Aber nicht nur und primär wegen ihres außerordentlichen Umfangs von etwa 5000 Werken und ihrer viel gerühmten Dichte, sondern deshalb, weil der produktive Nachschub verebbt. Die Gründe dafür liegen u.a. in veränderten Therapien, in der Möglichkeit, das psychotische Geschehen mit Medikamenten zu dämpfen, damit aber auch die affektiven Spannungsbögen abzuflachen, denen sich diese Bildwerke verdanken. Der ruhig gestellte Patient verfügt in der Regel nicht länger über gestalterische Antriebe. Mit dem medizinischen Fortschritt und der Verminderung des Leidens verbindet sich ein Verschwinden dieser speziellen Bilder. Die Produkte gelenkter Mal- oder Kunsttherapien sind qualitativ etwas ganz anderes.

Wir wissen sehr wenig, was die Anstaltspatienten vor jener Zeit gemalt oder gestaltet haben, den Jahren zwischen 1890 und 1920, aus denen die Werke der Prinzhorn-Sammlung allesamt stammen. Vermutlich folgten auch sie ihrem Drang, aber man vermochte ihren Artefakten damals keine psychiatrische oder gar künstlerische Bedeutung beizumessen und hat sie deshalb als „dummes Zeug" verworfen und entsorgt. Die schiere Erhaltung der Bilder, aus welchen Gründen auch immer, lässt bereits auf veränderte Sensibilitäten schliessen. Es ist offensichtlich alles andere als ein Zufall, dass die Prinzhorn-Sammlung eine historische Phase erschließt, die wir heute die „klassische" Moderne nennen. Klassisch deshalb, weil in dieser Zeit für den ganzen Bereich der bildnerischen Gestaltung neue, maßgebende und fortwirkende Grundlagen geschaffen wurden, in der wohl tiefgreifendsten Revolution, welche die europäische Bildgeschichte je erlebt hat. Diese Revolution war nicht nur ein disziplinäres Ereignis der Kunstgeschichte allein, sie erfasste die gesamte Kultur, wie sie umgekehrt von eben dieser Kultur auch ausgelöst wurde. Von dem Moment an, da man die Bildnerei der Geisteskranken überhaupt beachtet hat, geschah dies in der Meinung, dass sie mit zeitgenössischen Produktionen und Veränderungen in einem Verhältnis steht. Nur: in welchem? Ein Mythos ist dabei zu entzaubern, dem auch Prinzhorn anhing: der einer schlechthinnigen Ursprünglichkeit dieser Werke, Eruptionen gleichsam aus einer verborgenen und unberührten Magmaschicht der menschlichen Natur. Wie depraviert und ungebildet ihre Urheber zum Teil auch waren, ein genauerer Blick zeigt, dass sie ihre historische Umwelt, die des autoritären Wilhelmismus ebenso mitgebracht haben, wie mehr oder weniger entwickelten Zeitgeschmack oder Rudimente eines Zeichenunterrichts oder der Kunstkenntnis. Im übrigen waren sie abhängige Subjekte eines gewissen Entwicklungsstandes der Psychiatrie, der sich in diesen Bildern und Texten indirekt spiegelt. Ich sage dies allerdings nicht in der Meinung, die Werke seien aus diesen Kontexten herzuleiten, wohl aber, um die Legende ihrer absoluten Spontaneität zu entkräften.

Will man nun verstehen, warum man begann, diese Bilder aufzuheben, anzuschauen und ernst zu nehmen, muss man etwas weiter ausholen. Ihre bis heute wachsende Überzeugungskraft hat mit einem weitreichenden Bewusstseinswandel zu tun, der sich in der Bildrevolution der Moderne niederschlägt. In gebotener Kürze arbeiten wir ein dominantes Argument heraus, und dies an drei Positionen, die der Realität des Wahns in verschiedener Weise ausgesetzt waren: Friedrich Nietzsche, der 1888 in ihn abstürzte und im Jahre 1900 umnachtet starb; Sigmund Freud, der eine Art Sprache der Seele in ihren abnormen Zuständen entdeckte (die „Traumdeutung" erschien im Jahr 1900); und Aby Warburg (gest. 1929), der Kunst- und Kulturwissenschaftler, der sein wissenschaftliches Oeuvre, phasenweise als Patient Binswangers in Kreuzlingen, dem Wahn abtrotzte und dabei eine Hypersensiblität für die affektiven Valenzen unterschiedlichster Bilder entwickelte.

Alle drei arbeiteten, auf unterschiedlichste Weise, an der gleichen unabweisbaren Erfahrung. Friedrich Nietzsche erkannte, dass ein Kunst- und Realitätsverständnis, das sich an Harmonie, Vernunft und Beherrschung allein orientiert, auf gefährliche Weise täuscht. Auf der Rückseite des Apollinischen entdeckte er die Affekte und Triebe, das Orgiastische, dem er den Namen des Gottes Dionysos gab. Und er zeigte, dass bereits die Antike dies gewusst und gestaltet hat. Und nur dann, wenn wir diese Seite an den Werken der Tradition wiedererkennen, wenn wir sie aus der Bedeutungslosigkeit eines erstarrten, antiquarischen Bildungswissens befreien und mit den Ansprüchen unseres eigenen Lebens authentisch verbinden, kann sich die gegenwärtige Kultur produktiv weiterentwickeln. Nietzsche ersetzte die Idee des künstlerischen Gleichgewichtes durch diejenige der Intensität. Nicht normative, gemessene Schönheit überzeugt, sondern die Dichte und Vitalität einer Lebensspur.

An Sigmund Freud interessiert in diesem Zusammenhang die eine Epoche eröffnende Einsicht, dass die Manifestationen des Begehrens keine bloße Irrationalität markieren, sondern einer verborgenen Logik gehorchen, die sich bestimmen lässt. Diese Aneignung des Verdrängten schuf nicht nur Heilungschancen für Kranke, sie erweiterte das gesellschaftliche Erfahrungsfeld außerordentlich und erlaubte es schließlich auch, kulturelle Manifestationen zu erhellen. Ich erinnere nur an Freuds Analyse von Leonardo da Vincis „Annaselbdritt", deren künstlerische Eigenart er aus der Erfahrung einer zweifachen Mutterbindung nachbuchstabierte. Vielleicht ist es doch hilfreich, in diesem Kontext an Freuds inzwischen zum Klischee erstarrte Formel vom „Ödipuskomplex" zu erinnern. Sie besagt, dass sich der Mythos von Ödipus (des Vatermörders wider Absicht und des Muttergemahls) nicht irgendwann einmal in grauer Vorzeit abgespielt hat – belanglos für uns heute –, sondern dass er sich in der Seelengeschichte eines jeden von uns ereignet, auf dem Wege der Adoleszenz, zur notwendigen Verselbständigung der Person. Die poetische Sprache des Mythos ist getränkt in diejenige der seelischen Dynamik. Sie meint nicht: irgendwann und irgendwer, sie meint: wir und heute.

Aby Warburg hat das Leben eines psychischen Grenzgängers geführt. Es hat ihn dafür sensibilisiert, die untergründige seelische und affektive Energie in Bildwerken aufzuspüren und daraus sein Modell von Kunst und Geschichte zu entwickeln. Er sah diese affektiven Kräfte, die sich vor Jahrhunderten oder länger manifestiert haben mögen, in Bildwerken virulent. Eine bis dahin unbeachtete, weibliche Nebenfigur am Rande von Domenico Ghirlandaios Fresko „Die Wochenstube" in Santa Maria Novella in Florenz (1492) – sein berühmtestes Beispiel – identifizierte er als gespeicherte Energie, als „Nympha", wie er sagte, d.h. als Kopfjägerin. Der Rollentausch, der sich vollzogen hat, und die anarchische Wildheit einer frühen Vergangenheit, die sich zu einem dekorativen Attribut wandelt, konnte Warburg aber nicht darüber täuschen, dass das energetische Potenzial eines affektiven Bildwerks spielend die Jahrhunderte durchdringt und überbrückt, dass sich seine Kräfte noch heute aktualisieren. Warburg hatte aufgrund seiner Lebensgeschichte auch ein deutliches Wissen davon, dass authentische Bilder ihre Prägekraft sehr häufig aus dem Leiden gewinnen. Wer könnte, wer dürfte dies auch in den Werken der Sammlung Prinzhorn übersehen? Für Warburg war die Geschichte der Bilder ein „Leidschatz", der durch psychische und intellektuelle Arbeit als „humaner Besitz" angeeignet werden soll.

Was sich an Nietzsche, Freud und Warburg in diskursiver Form verdeutlicht, das haben die Künstler auf ihre Weise und oft schon sehr viel früher gesehen und gezeigt. Wir verstehen jetzt aber besser, was sich dabei vollzog. Wenn zum Beispiel Paul Gauguin nach Tahiti reiste, dort Jahre lebte und starb, um das finstere „Herz der Wildnis" zu spüren, paradiesische Ursprünglichkeit vergeblich zu suchen – stattdessen auch da Syphilis, Einsamkeit und Leiden zu erleben –, so fand und begründete er doch eine neue Ordnung der Lebendigkeit des Bildes, die den klassischen Kanon abstreifte, um im Horizont einer neuen, umfassenden und offenen Welt glaubwürdige Bilder zu schaffen. Die Ursprünglichkeit Tahitis war die Projektion eines zivilisationsmüden Metropolenflüchtlings; das ist inzwischen zu Recht oft gesagt worden. In all diesen Missverständnissen entdeckte Gauguin aber doch eine Spur, die nicht verweht ist, im Gegenteil: Millionen und Millionen fasziniert und rührt sie. Es ist die Spur seiner Bilder. Sein Hauptwerk, heute in Boston, trägt den Titel: „Woher kommen wir? Wer sind wir? Wohin gehen wir?" und er macht unmissverständlich deutlich, dass es sich hier um nicht mehr und nicht weniger als um eine neue Anthropologie und eine neue Bildersprache handelt.

Wir übersehen inzwischen recht gut, dass der gesamte Bildprozess der Moderne mit einer intensiven Aneignung transgressiver Werke verbunden war. Kaum ein Künstler des 20. Jahrhunderts, der sich nicht auf seine Weise etwas angeeignet hätte, aus dem weiten Felde afrikanischer Plastik, indianischen Flechtwerks, neuseeländischer Tatoos, Figuren der Südsee, prähistorischer Artefakte Altamerikas usw. - oder von Manifestationen eines Fernen, das so nahe liegt: der eigenen subkulturellen Volkskunst. Diese Aneignungen waren in aller Regel eigennützig, folgten zum Beispiel um der eigenen Sprache willen den Spuren der Kolonialverwaltung - gewiss. Aber sie zeigen zugleich auch, dass die Kraft der Bilder weiter reicht als europäische Geschmacksmuster und Kompositionsnormen, dass sie überhaupt nicht darin besteht, Gewusstes abzubilden oder Texte zu illustrieren. Es ist vielmehr die Geschichte einer Einsicht, die zu den wichtigsten gehört, die wir der Moderne verdanken, die Einsicht nämlich, dass Bilder über eine eigene stumme Logik verfügen, ein eigenes Organ der Erkenntnis sind, im Wettstreit mit anderen, vor allem mit Sprache und Begriff. Aber diese Einsicht ist schwer zu fassen, sie ist vielfach verdunkelt. Die kunsthistorische Forschung hat den Vorgang des Einbezugs transgressiver Werke mit dem verräterischen Namen des „Primitivismus" belegt. Darin spiegelt sich immer noch all die Arroganz und Besserwisserei, die auf die fremden Bilder gnädig herabblickt.

Wir haben damit den Kontext hinreichend umrissen, in dem sich die Entdeckung der Kunst der Geisteskranken (übrigens begleitet von derjenigen der Kinder) vollzogen hat. Es sind zwei gleichsam „übersehene" Residuen einer Andersartigkeit, die man nicht auf Schiffen erreichte, sondern wenn man in geschlossene Anstalten trat oder durch die Türen von Kinderzimmern. Es ist die Frage eines anderen Sehens, mit der sich diese Welten öffneten. Viele Künstler: z.B. Nolde, Klee, Giacometti, die Maler der Brücke und des Blauen Reiters betraten sie schon seit den 20er Jahren. Jean Dubuffet hat daraus nach 1945 in einem weiteren historischen Schub mit seiner „art brut" ein künstlerisches Programm gemacht, das Ausdrucksformen von Randexistenzen, von Verbrauchten, Verwahrten, Verdrängten heranzog; das Wurzeln bildnerischer Gestaltung in Traum und Tabu, Leid und Krankheit, in Sgraffitos, auf Latrinen und in Gefängnissen entdeckte, vor allem natürlich im Reservoir Prinzhorns. - Es sind allesamt Prozesse der Moderne, die wir mit Stichworten wie Entgrenzung, Transgression, Steigerung der Intensität, einer „anderen" Lebendigkeit oder mit der Neuordnung der Ausdruckssprache andeutend charakterisiert haben.

III

Wir haben einsehen können, dass es fruchtlos wäre, die Grenzen der Kunst starr zu definieren, ebenso die von psychischer Normalität. Es ist deswegen auch erforderlich, sich von einem beliebten Erklärungsmuster dieser Kunst zu verabschieden, demjenigen der *Abweichung*. Man glaubt zu wissen, was „richtige" Bilder sind, und bemisst an den Defiziten die psychisch bedingten und künstlerisch manifesten Ausfälle. Auch der Versuch, diese Werke als Projektionen subjektiver Befindlichkeit und als Krankheitszustände zu lesen, wird ihnen kaum gerecht. Ich bestreite nicht, dass darin durchaus ein diagnostisches Indiz liegen kann, gebe aber zu bedenken, dass die Bilder dabei nur als verzerrte Spiegel seelischer Komplexe gelesen werden, als Abbilder, deren Botschaften sich in ein paar Begriffe zurückübersetzen lassen. Was wir aber sehen, sind nicht verkappte, verkleidete Begriffe, die Bilder von Kranken sind keine kranken Bilder, will sagen nicht nur Dokumente einer gesundheitlichen Entgleisung. Was sie stark macht, ist etwas ganz anderes.

Was also macht sie stark? Wer durch die Räume der Sammlung geht, oder einen entsprechenden Bildband benutzt, der sieht sehr schnell, dass es sich um Singularitäten handelt. Man lernt, wie in Kunstmuseen, Handschriften zu unterscheiden. Das heisst, dass das jeweils Dargestellte – eine Figur, ein Zeichen, ein Ding – völlig mit einer Ausdrucksart verschmilzt. Die Verschmelzungsleistung macht die Bilder unverwechselbar und sie bedingt, dass wir etwas sehen, was wir so und sonst noch nicht gesehen haben. Diese Feststellung ist extrem wichtig: Sie erläutert nämlich, warum wir als Betrachter angezogen und fasziniert werden, und warum wir gleichzeitig so sprachlos bleiben. Zugleich macht sie verständlich, warum diese Bilder unsere Erfahrungen erweitern, sich nicht damit begnügen, uns zu bestätigen. Dies zuallerletzt. Anstatt zu antworten, stellen sie uns Fragen, exponieren sie Rätsel. Natürlich lässt sich das inhaltliche Repertoire des Dargestellten in vielen Fällen identifizieren und nachbuchstabieren: Dies könnte das sein. Gewiss ein wichtiger, erster Schritt der Analyse. Der Sinn aber, den diese unterschiedlichen Zeichen generieren, ist mit der Ikonographie nicht identisch. Aus einem ganz einfachen Grund: Das Bild bietet uns an, alles auf einmal zu sehen, und lädt uns deshalb ein, was es zeigt auf eine freie Weise zu lesen, es so oder so miteinander zu verbinden. Diese möglichen Verbindungen begründen, was man den Sinn nennt. Und dieser Sinn folgt nicht der Linearität der Sprache und der Logik des Satzes. Er aktualisiert sich ganz anders.

Als Betrachter vollziehen wir eine optische Synthese, deren Pointe darin besteht, das Dargestellte dem *Auge* darzubieten. Bevor das Bild etwas sagt, das man auch in Worte fassen könnte, ist es ein Akt des *Zeigens*, der visuellen Entfaltung. In ihm verbinden sich die unterschiedlichsten Elemente der äußeren oder inneren Welt, bilden sich Interferenzen, Schichtungen, Kollisionen aus. Was sich da ereignet, ist das Spiel einer offenen Verbindung, in dem sich Begriffe, Wortfetzen, Zeichen, Gesichter, Organe, Geräte, Farben, Gesten etc. aufeinander beziehen. Die Heterogenität, das oftmals Disparate daran fällt auf, und die überraschenden Verknüpfungen. Was wir an Nietzsche, Freud und Warburg demonstrierten: Entgrenzungen, die Aufhebung von Zensuren zugunsten affektiver Lizenzen, die Legitimität des Begehrens – hier wird es Ereignis.

Man kann dieses anspielungsreiche Zusammenspiel, das zu keinem Ende kommen will und kann, weil es in sich genügend Anlässe besitzt, ständig fortgesetzt zu werden, auch das Spiel der Einbildungskraft, d.h.: der Bildkraft in uns selbst nennen. Was Bilder sind und was sie leisten, hat damit zu tun. Sie bringen auf eine evidente Weise zusammen, was sich sonst nur auszuschließen scheint: Greifbares und Ungreifbares, Nahes und Fernes, Inneres und Äußeres, Phantastisches und Reales, Abgesondertes und Verbindendes, high and low. Noch einmal: Bilder sind, wenn sie gelingen, plausible Synthesen dessen, was sich einer normalen Ja/Nein-Logik entzieht. Ihre Ordnungsleistungen sind überraschend: Wir sehen z.B. einen konzeptuellen, geometrischen Schematismus (wie bei Agnes Martin) oder ganz andere, die frei assoziieren oder von einem *horror vacui* erfasst scheinen. Solche Bildordnungen werden nicht einfach befolgt, sondern neu erfunden. Durch diese Fähigkeit zum Elementaren, zur unerbittlichen Krisis des eigenen Tuns sind die stärksten Bilder der Prinzhorn-Sammlung Produkte einer „großen" Phantasie, die nicht bastelt, sondern baut. Hierin manifestiert sich auch ihre Lebendigkeit, in der wir Vielem begegnen, was niemals entschlüsselt werden wird, und was wir doch ahnen und verstehen. Für Vieles unter der Sonne – auch dafür – gibt es die richtigen Worte nicht. Nur der Blinde kann deshalb an seiner Existenz zweifeln.

Psychotiker machen von der ikonischen Potenz einen eigenen, oft paradoxen, nicht selten radikalen Gebrauch. Man spürt und erkennt, dass das Bild das einzige verbliebene Medium ist, in dem sie sich in ihrer Enge mit sich verständigen und zugleich nach außen kommunizieren. Es sind Botschaften aus der Verschlossenheit, oft selbst verschlossen und Zeugnis eines Kampfes ums psychische und physische Überleben. Was sie so eindrücklich macht, ist die Suche nach alternativen Ordnungen, nach den Mustern möglicher Welten. Sie sind mit Leiden getränkt, sind erlitten und insofern nicht Produkte eines Handelns aus Freiheit, das wir dem Künstler ansonsten unterstellen. Man denke sich zu den Bildern an der Wand die Krankenblätter dazu.

Abschließend möchte ich zwei Gesichtspunkte hervorheben, die mir geeignet scheinen, die Legitimität des zu eröffnenden Museums nachhaltig zu begründen:

1. Die Werke, die es bewahrt, veranlassen uns zu einer revidierten Anthropologie, in der Geist und Phantasie, krank und gesund, real und imaginär miteinander vermittelt sind, in der die Einsichten der Moderne kritisch festgehalten werden; und

2. der größte Triumph der Sammlung Prinzhorn und der sie begleitenden Wissenschaften besteht darin, dass es gelungen ist, die stigmatisierten „Verrückten" und ihre „irrsinnigen" Bilder nicht länger als Launen und Abnormitäten der Natur zu sehen, sondern sie beide in die *Geschichte des Menschen* zurückzuholen. Waldau, Kreuzlingen, Gugging, Emmendingen, Wiesloch und wie die anonymisierenden Namen der Krankenanstalten sonst noch heißen, bezeichnen keine fernen Inseln im Meer der Verdrängung, sondern sie sind Orte der Kulturgeographie und der Historie.

Wie wichtig diese Rückführung aus der Natur in die Geschichte ist, hat die Vergangenheit zu Genüge gezeigt: Besteht das Verdikt, folgen ihm Mord und Totschlag, genannt „Euthanasie", auf dem Fuße. Die Rückholung des

Abgespaltenen („Schizos") bleibt eine Aufgabe. Die Belege dafür lassen sich jeder Tageszeitung entnehmen.

Wir haben mit Kubin begonnen, wir enden mit ihm. An der bereits zitierten Stelle, wo er sich ein zukünftiges Prinzhorn-Museum erträumte, fährt er fort: „Dann könnte von dieser Stätte, wo gesammelt wurde, was Geisteskranke schufen, Geistesfrische ausströmen." – Gibt man dieser Bemerkung die Form einer Devise, dann ist ihr für heute nichts hinzuzufügen.

Heidelberger Jahrbuch, Band XLVI:
T. Fuchs, I. Jádi, B. Brand-Claussen, Chr. Mundt (Hrsg.): Wahn Welt Bild
© Springer-Verlag Berlin Heidelberg 2002

I. Geschichte und Wirkung der Sammlung

Der Dadaist Hugo Ball über die ‚Bildnerei der Geisteskranken'

HELMUTH KIESEL

Über die Rezeption von Prinzhorns ‚Bildnerei der Geisteskranken' unter den Künstlern seiner Zeit ist wenig bekannt. Eine einschlägige Dokumentation oder Studie gibt es nicht, und vielleicht bliebe die Zahl der Dokumente bescheiden. Bildende Künstler schreiben in der Regel nicht viel, und in den Schriften und Briefen der großen Schriftsteller der zwanziger Jahre, bei Thomas Mann, Alfred Döblin, Gottfried Benn usw., taucht der Name Prinzhorn – ausweislich der Register – kaum einmal auf. In Benns Bibliothek, die im Deutschen Literaturarchiv Marbach komplett vorhanden ist, findet sich das Buch nicht. Weder Benn noch Döblin haben die ‚Bildnerei der Geisteskranken' ausdrücklich in ihre kunsttheoretischen Überlegungen mit einbezogen, obwohl sie beide, bedingt schon durch ihre medizinische Ausbildung und ihre ärztliche Tätigkeit, nachweislich ein starkes Interesse an den von Prinzhorn dokumentierten und erörterten Phänomenen hatten. Um so erstaunlicher und bemerkenswerter ist die Würdigung, die der Begründer des Dadaismus, Hugo Ball, der ‚Bildnerei der Geisteskranken' bald nach ihrem Erscheinen zukommen ließ.

Hugo Ball wurde 1886 in Pirmasens geboren und starb 1927 in Sant Abbondio im Tessin. Er war von herausragender Intelligenz und zugleich künstlerisch mehrfach begabt. Nach dem Abitur studierte er in München und in Heidelberg Philosophie, Soziologie und Literatur, fand dann aber Anschluss an progressive künstlerische Kreise zunächst in München, dann in Berlin. Als 1914 der Krieg ausbrach, meldete er sich als Freiwilliger, wurde aber wegen seiner schwächlichen Konstitution abgelehnt und wandelte sich nach einem Besuch der flandrischen Schlachtfelder und nach dem Tod einiger Künstlerfreunde zum Kriegsgegner. Im Sommer 1915 emigrierte Ball in die Schweiz und lebte zunächst als Klavierspieler eines Wander-Varietés. Am 5. Februar 1916 eröffnete er in der Zürcher Spiegelgasse das ‚Cabaret Voltaire', in dem sich in den nächsten Monaten der Dadaismus herausbildete: eine Art von Poesie, die den Wahnsinn des Kriegs, den Verfall von Humanität und Kultur, durch eine Dekonstruktion der Sprache spiegeln und konterkarieren wollte. Beispielhaft dafür sind die Simultangedichte, in denen mehrere Stimmen durcheinanderreden, so dass der Eindruck eines babylonischen Stimmengewirrs entsteht, und die von

Hugo Ball erfundenen Lautgedichte, die nur noch aus wortähnlich strukturierten Lautfolgen bestehen. Sechs solcher Lautgedichte hat Hugo Ball am 23. Juni 1916 erstmals vorgetragen; eines davon mit dem Titel ‚Totenklage' beginnt folgendermaßen: „*ombula / take / biti / solunkola / tabla tokta tokta takabla / taka tak / Babula m'balam / tak tru - ü / wo - um [...]*". (Abb.1.)

Nur wenige Monate nach dem Vortrag dieser Gedichte hat sich Ball vom Dadaismus abgewandt. Er hielt ihn als Geste des Protests gegen eine verrückt gewordene und zugleich herrisch Zustimmung heischende Zeit zwar für notwendig, vermisste aber konstruktive Züge. Von Kunst und Politik gleichermaßen enttäuscht, wandte sich Ball philosophie- und religionsgeschichtlichen Studien zu, besann sich auf seine Zugehörigkeit zur katholischen Kirche, befasste sich mit Psychoanalyse und versuchte, seine Zeit auf der Basis der katholischen Glaubenslehre kritisch zu beleuchten. Dieser Absicht verdankt sich auch der umfängliche Traktat ‚Der Künstler und die Zeitkrankheit', den Ball im Sommer und Herbst 1926 schrieb und der ihn veranlasste, sich auch mit Prinzhorns ‚Bildnerei der Geisteskranken' zu befassen.

Dass Ball diesem Buch mehr Aufmerksamkeit als andere Schriftstellerkollegen zukommen ließ, hat allerdings Gründe: War er doch der Exponent einer Kunst gewesen, die durch ihren starken Zug zum Irrationalen und Primitiven Formen annahm, die nach Balls eigenem Bekunden dem nahe kamen, was üblicherweise als pathologisch betrachtet wurde. Dies zeigt sich in einer Notiz, die sich unter dem Datum des 8. August 1916 in den tagebuchartigen Aufzeichnungen findet, die Ball 1926/27 unter dem Titel ‚Die Flucht aus der Zeit' zusammenstellte. Es heißt dort:

> „*Von der Bibliothek Lombrosos ‚Genie und Irrsinn'. Über die Insassen der Irrenhäuser denke ich heute anders als vor zehn Jahren. Die neuen Theorien, die wir aufstellten, streifen in ihrer Konsequenz bedenklich diese Sphäre. Die Kindlichkeit, die ich meine, grenzt an das Infantile, an die Demenz, an die Paranoia. Sie kommt aus dem Glauben an eine Ur-Erinnerung, an eine bis zur Unkenntlichkeit verdrängte und verschüttete Welt, die in der Kunst durch den hemmungslosen Enthusiasmus, im Irrenhaus aber durch eine Erkrankung befreit wird. Die Revolutionäre, die ich meine, sind eher dort, als in der heutigen mechanisierten Literatur und Politik zu suchen. Im unbedacht Infantilen, im Irrsinn, wo die Hemmungen zerstört sind, treten die von der Logik und vom Apparatus unberührten, unerreichten Ur-Schichten hervor, eine Welt mit eigenen Gesetzen und eigener Figur, die neue Rätsel und neue Aufgaben stellt, ebenso wie ein neuentdeckter Weltteil. Im Menschen selbst liegen die Hebel, diese unsere verbrauchte Welt aus den Angeln zu heben. Man braucht nicht wie jener antike Mechaniker nach einem Punkte draußen im Weltall zu suchen.*"

Es liegt nahe, zu vermuten, dass jemand, der zwischen Kunst und Irrsinn eine so starke Affinität sah, durch die ‚Bildnerei der Geisteskranken' in besonderer Weise fasziniert war. Jedenfalls hat Ball das Buch spätestens im Sommer 1926 gründlich studiert und in seinem Groß-Essay ‚Der Künstler und die

Zeitkrankheit' mit einem eigenen Abschnitt bedacht. Dieser vereinigt drei Momente in sich: Er ist eine Würdigung sowohl von Prinzhorns Buch als auch der dort wiedergegebenen Werke der „Geisteskranken"; und er bietet eine prägnante Bestimmung des Verhältnisses von Kunst und Wahn, von künstlerischem und wahnhaftem Schaffen:

> „*Bezeichnend ist ein jüngst erschienenes Werk, betitelt 'Bildnerei der Geisteskranken' (Berlin 1923). Der Verfasser, Hans Prinzhorn, ein Nervenarzt, erweist an einer Auswahl von 187 zum Teil farbigen Abbildungen aus der Sammlung der psychiatrischen Klinik Heidelberg die auffallende Verwandtschaft notorisch schizophrener Kunstübung sowohl mit der Gestaltungsart der Kinder und der Primitiven, wie mit gewissen Stilelementen bei Brueghel, Bosch, Kubin und in der Miniaturmalerei. Der Verfasser weiß, daß die Aufstellung eines neuen Normbegriffes des Menschen nötig wäre, um seiner Publikation und der modernen Kunst überhaupt ihren Rang anzuweisen. Er verhehlt sich nicht, daß die Beziehungen ‚zwischen dem Weltgefühl des Schaffenden und des Geisteskranken' erst auf dem Boden einer Metaphysik der Gestaltung zum Austrag zu bringen wären, daß aber dazu erst in jüngster Zeit die Bausteine zusammengetragen werden. So muß er sich darauf beschränken, einen ‚Beitrag zu einer künftigen Psychologie der Gestaltung' zu geben.*
>
> *Prinzhorn versucht also keineswegs, die Kunst der Geisteskranken zu verstehen; er begnügt sich mit einer diskursiven Darstellung der schizophrenen Ausdrucksmittel (Spieltrieb, Schmucktrieb, Ordnungstendenz, Nachahmungstrieb, Symbolbedürfnis, Anschauungsbild, Physio- und Ideoplastik). Das eigentliche Formproblem fehlt; es sei denn, daß der Verfasser gelegentlich auf die beiden Komponenten des schizophrenen Konfliktes verweist, wobei atavistische (Sexual-)Triebe und die verletzlichsten kirchlichen Vorstellungen gleichermaßen als Quellen des Symbolschatzes erscheinen. Begreiflicherweise; denn auf der Versöhnung dieser beiden Komponenten beruht ja der Versuch des schizophrenen Künstlers, sich selbst zu heilen.*
>
> *Dem weitaus größten Teil des beigebrachten Materials kann man das Prädikat einer einprägsamen Leistung nicht versagen. Gewisse Plastiken Karl Brendels würden sich in einer Ausstellung von Primitiven nicht unterscheiden. Die Heiligenmalereien Moogs, wenn sie als Glasfenster eines frühmittelalterlichen Domes erschienen, stünden weder nach ihrer Leuchtkraft noch nach ihrer Raumaufteilung hinter manchem Meisterwerk zurück. Nach einem sehr gründlich durchgeführten Versuch, eine spezifisch irre Note dieser Bildwerke aufzufinden, muß der Herausgeber gestehen: ein Unterschied zwischen dieser und der Kunst unserer Zeit ergebe sich nur darin, daß die eine ihre seelischen Einstellungen bewußt erstrebt, während bei der andern die gleichen Resultate zwangsläufig auftreten.*
>
> *Hier wie dort führt der Zerfall des traditionellen Weltbildes, führt die Abkehr von der Wirklichkeit zu dem Bedürfnis, die gespaltene (schizophrene) Seele vermittels beschwörender Symbole, durch eine Vereinheitlichung der unter- und der überweltlichen Sphäre zu beruhigen. Der Geisteskranke kann dabei sogar als*

mystische Avantgarde gelten. Er hat den ‚Vorteil', den ihm jeder Künstler neidet: in den Mutterschoß der Dinge eingekehrt zu sein, und seine wachen Sinne sind ihm doch geblieben. Er lebt in einer Welt direkter Wahrnehmung, in der die Wesen ihren inneren, unbeschwerten Lebgeist zeigen, und er kann, bestürzt, das Unerhörte doch noch fassen. Seltsam genug, daß er in seiner anonymen Abgeschiedenheit zu ähnlichem Gestalten kommt wie der bewußte Künstler. Wundersam aber ist es, daß eine Art tieferer Ratio nicht einmal von der Geisteskrankheit erreicht und zerstört wird; ja diese Ratio nimmt bei fortschreitendem Verfall der Sprach- und Deutfähigkeit eher noch zu.

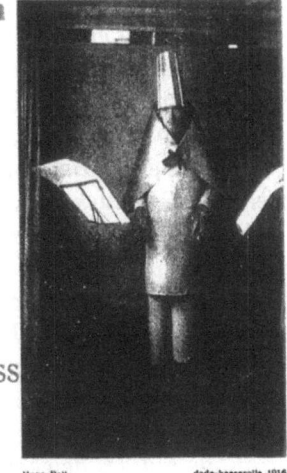

KARAWANE

jolifanto bambla ô falli bambla
grossiga m'pfa habla horem
égiga goramen
higo bloiko russula huju
hollaka hollala
anlogo bung
blago bung
blago bung
bosso fataka
ü üü ü
schampa wulla wussa
hej tatta gôrem
eschige zunbada
wulubu ssubudu uluw ssubudu
tumba ba- umf
kusagauma
ba - umf

Hugo Ball   dada-kasserolle 1916

(1917)
Hugo Ball

Abb. 1. Eine Seite aus dem für 1920 angekündigten, aber nicht erschienenen Buch „Dadaco". Das abgedruckte Gedicht „Karawane" gehört zu den sechs Lautgedichten, die Hugo Ball am 23. Juni 1916 vortrug. Die Aufnahme zeigt Hugo Ball in seiner „kubistischen Maske" aus blauglänzendem Karton mit scharlach- und goldfarbenen Schärpen und mit „Schamanenhut"; Ball fühlte sich darin „als ein magischer Bischof" (so Ball in seinen autobiographischen Aufzeichnungen „Die Flucht aus der Zeit" unter dem Datum des 23. Juni 1916).

Bildnachweis: DADA Zeitschriften Reprint. Hamburg: Nautilus, 1978.

So scheint mir dieses Buch von mehrfacher Bedeutung. Es bezeichnet den Wendepunkt zweier Epochen. Der Kranke belehrt die Gesunden. Kunst und Künstler haben das Höchstmaß ihrer Leiden erreicht. Der Kranke tröstet den Gesunden als den noch nicht der Dissoziierung Verfallenen, aber mit ihr Kämpfenden. Er tröstet ihn, indem er eine Einheit der Anschauungsformen in der fernsten Totemvorstellung des Wilden und den letzten Verwirrungen einer übervölkerten Kultur erweist. Er tröstet den Künstler, indem er zeigt, daß die intellektuelle Katastrophe den Kunst- (oder Heilungs-) Prozeß nicht zu stören vermag, sondern ihn fördert; daß also aller Voraussicht nach bei einer Verschärfung der jetzigen Situation die letzte Fackel der Menschheit, die Kunst, nicht verlöschen wird, fänden die Künstler sich auch in den Sanatorien wieder."

Die zitierten Werke:

Hugo Ball: Der Künstler und die Zeitkrankheit. In: Hugo Ball: Der Künstler und die Zeitkrankheit: ausgewählte Schriften. Herausgegeben und mit einem Nachwort versehen von Hans Burkhard Schlichting. Frankfurt am Main: Suhrkamp, 1988, S. 102-149 (die zitierten Passagen: S. 117-119).

Hugo Ball: Die Flucht aus der Zeit. Herausgegeben sowie mit Anmerkungen und Nachwort versehen von Bernhard Echte. Zürich: Limmat, 1992 (die zitierte Passage: S. 110).

Heidelberger Jahrbuch, Band XLVI:
T. Fuchs, I. Jádi, B. Brand-Claussen, Chr. Mundt (Hrsg.): Wahn Welt Bild
© Springer-Verlag Berlin Heidelberg 2002

Der blinde Fleck der Gestalt. Prinzhorns Formalismus

Beat Wyss

Zusammenfassung

Wer 1922 über die inhaltliche Ausbeute von Zeichnungen der Geisteskranken enttäuscht war, verkennt Prinzhorns Motive, in dieser Hinsicht vorsichtig zu sein. Er hütete sich vor dem Applaus der falschen Seite. Leider sollte der Autor recht bekommen: Die Sammlung Prinzhorn verdankt ihr Überleben in der Nazizeit dem Umstand, dass die Bestrebungen des Psychiaters genau von dessen befürchteten Missverstand abgeholt wurden. Prinzhorns Blick auf die Zeichnungen der Geisteskranken ist absolut modern, sofern er sie nicht ikonografisch, sondern produktionsästhetisch betrachtet. Seine Grundgedanken gehören zum Fundus avancierter zeitgenössischer Anschauungen über Kunst. Die markantesten Übereinstimmungen finden sich bei den Stiltheoretikern und Formalisten wie Konrad Fiedler, Alois Riegl und Wilhelm Worringer.

Es liegt keine Schwäche im analytischen Ansatz vor, sondern eine Denkgrenze wird erkennbar: Das moderne Wissen kann Leben nur beschreiben, indem es dessen Impulse aufzeichnet. Erklären kann es sie nicht. Der Verzicht auf klassifizierende Deutung der Ausdrucksformen entspricht moderner Linguistik, die nicht Inhalte, sondern Struktur untersucht, sich nicht für die Aussage, sondern für den Sprechakt interessiert. Parallel dazu besteht das moderne Bild aus einer Ausdrucksbewegung, die als Spur nicht auf einen Referenten zeigt, sondern auf den Signifikanten. Das moderne Bild steht unter der Dominanz des ‚Index‘ im Sinne von Charles Peirce. Vergleichbar dem Seismographen eines Erdbebens, ist die Hand des Geisteskranken das Medium seiner Erregungen, die auf dem Blatt Papier eine absolute Spur hinterlässt. Nicht was, sondern nur dass ihn was bewegt, ist Thema der Bildnerei.

Gegen den Missverstand

„Wer ein Bildwerk nicht anschauend zu erleben vermag, ohne von einem Denkzwang zum Ergründen- und Entlarven-Wollen befallen zu werden, der mag ein guter Psychologe sein, aber an dem Wesen des Gestalteten geht er notwendig vorbei." Überraschend, diese Aussage eines Psychiaters, der angetreten ist, über die „Bildnerei der Geisteskranken" zu schreiben! „Das Gesamtergebnis unserer Umschau ist bescheiden",[1] gibt der Autor selber zu, in kaum einem Bildwerk könne man sichere Diagnosen auf Geisteskrankheit stellen. Einige Leser monierten denn auch, Hans Prinzhorn hätte eine inhaltliche, klinische Analytik seines Gegenstands verfehlt. Diese Kritik möchte ich zum Thema meiner Ausführungen machen. Der angebliche Mangel soll auf zwei Ebenen diskutiert werden: zunächst auf der manifesten des damaligen Kunstdiskurses, danach auf der Ebene epochaler Latenz: Ob es überhaupt innerhalb des wissenschaftlichen Erkenntnisinteresses sowie den methodischen Möglichkeiten gelegen habe, eine Ikonografie der Geisteskrankheit zu schreiben? Eine Antwort auf diese Frage werde ich am Ende versuchen über den Umweg, Prinzhorns „Bildnerei"-Schrift in den Rahmen moderner Kunsttheorie einzubetten.

Zunächst also betreten wir die manifeste Ebene des Kunstdiskurses anfangs der zwanziger Jahre. Wer damals über die inhaltliche Ausbeute von Zeichnungen der Geisteskranken enttäuscht war, verkennt Prinzhorns Motive, in dieser Hinsicht vorsichtig zu sein. Er will, wie er sich selbst verteidigt, modischer Sensationshascherei begegnen: Die inhaltliche Betrachtungsweise von Zeichnungen der Patienten begünstige die „volkstümliche Neigung zu kunstfremder Indiskretion",[2] die, gerade weil sie so begehrt war, unterlaufen werden musste. Schwerwiegender als die Neugier auf die persönlichen Abgründe des Andern war ein zweites Argument: der Applaus von der falschen Seite. In seinem Vorwort von 1921 äußert Prinzhorn die Befürchtung, seine Ausführungen könnten „eine pharisäische oder banausische Auslegung" fördern.[3] Leider sollte der Autor Recht bekommen: Die Sammlung Prinzhorn verdankt ihr Überleben in der Nazizeit dem Umstand, dass die Bestrebungen des Psychiaters genau von seinem befürchteten Missverstand eingeholt wurden. Die Bildnereien der Geisteskranken galten als formidable Beweise für das „minderwertige Erbgut" ihrer Schöpfer[4]. Umsonst auch Prinzhorns Vorsicht in der Wortwahl: Mit Bedacht spricht er von „Bildnerei" der Geisteskranken und nicht etwa von „Kunst", denn er wollte sich von den Entartungstheorien abgrenzen, die eine Parallele von Kunst und Krankheit aufstellen. Kritisiert wird denn auch der berühmte Kollege Cesare Lombroso: An dessen Publikationen sei nur das populistische Schlagwort von „Genie und Wahnsinn" haften geblieben. „Denn seine Botschaft fiel auf guten Boden bei allen, denen künstlerische Produktion eine lästige Nebenerscheinung bedeutet".[5]

---

[1] Hans Prinzhorn: Bildnerei der Geisteskranken, Ein Beitrag zur Psychologie und Psychopathologie der Gestaltung, (1922) Berlin, Heidelberg: Springer, 1983 (4), S. 333.

[2] A.a. O. S. 333.

[3] A.a.O. S. X.

[4] A.a.O., Geleitwort von Gerhard Roth, S. VII.

Mit „Kunst" haben die Werke der Geisteskranken nur insofern zu tun, als es Gestaltungsversuche sind. Ihre „Bildnerei" ist somit ein „Grenzgebiet"[6] visueller Kultur. So ist der vorsichtige Diskurs zu verstehen, der, am modischen Engpass von Genie und Irrsinn vorbei, einen dritten Weg zu gehen versuchte. Auswahlkriterium der Analyse waren spontan entstandene Bildwerke künstlerisch ungeübter Geisteskranker. Prinzhorn nahm in jeder Gestaltung „einen allgemein menschlichen Kernvorgang" an.[7] Geisteskrankheit macht somit keine Begabten aus Unbegabten, das Gestaltungsvermögen muss unabhängig im Kranken bereits entwickelt sein. Interessant sind deren Bildnereien deshalb, weil in ihnen das allgemeinmenschliche Ausdrucksbedürfnis ganz unverstellt zum Vorschein kommt, denn „sie wissen nicht, was sie tun".[8] In Werken des akademisch Ungebildeten – Unverbildeten, würde Prinzhorn es als Modernist auch positiv herausstellen – haben wir einen Gestaltungsvorgang „sozusagen in Reinkultur vor uns". In der Regel wird im Verlauf des Erwachsenwerdens „ein originaler Gestaltungsdrang, der allen Menschen wesenhaft eigen ist, durch die zivilisatorische Entwicklung verschüttet".[9]

Eine moderne Kreativitätstheorie, in der Tat! Die „Bildnerei der Geisteskranken" will gerade nicht jenen Tendenzen Vorschub leisten, die Kunst im untermenschlichen Bereich des Wahnsinns ansiedeln; dies sollte, 16 Jahre nach Prinzhorns Buch, die berüchtigte Münchner Ausstellung „Entartete Kunst" unternehmen. Ganz im Gegenteil wollte der Heidelberger Psychiater zeigen, dass, mit Joseph Beuys gesagt, jeder Mensch ein Künstler sei – auch der Geisteskranke.

Eine moderne Kunsttheorie

Prinzhorns Blick auf die Zeichnungen der Geisteskranken ist absolut modern, sofern er sie nicht ikonografisch, sondern produktionsästhetisch betrachtet. Seine Grundgedanken gehören zum Fundus avancierter zeitgenössischer Anschauungen über Kunst. Angelehnt an Ludwig Klages definiert er die Ausdrucksbewegung als Manifestation eines seelischen Zustands.[10] Im Ausdrucksbedürfnis drängt der Mensch „aus der persönlichen Enge in die Weite des allgemeinen Lebens". Der Ausdruck schlägt eine Brücke zwischen Ich und Du. Ausdruckstatsachen stellen einen Gegensatz dar zu den „messbaren Tatsachen" der Wissenschaft, da sie „ohne Zwischenschaltung eines intellektuellen Apparates [...] unmittelbar erfasst" werden.[11] Die Ausdrucksgestalt überträgt somit die Botschaft des Senders direkt auf das Gefühlsvermögen der Empfänger. Zeichentheoretisch gesehen ist die Ausdrucksgestalt ein Index in zweifacher Hinsicht: Ein deiktischer Shifter, ein Wink mit dem Zeigfinger: Erlebe du,

---

[5] A.a.O. S. 8.
[6] A.a.O. S. 7.
[7] A.a.O. S. X.
[8] A.a.O. S. 343.
[9] A.a.O. S. 344.
[10] Ludwig Klages: Ausdrucksbewegung und Gestaltungskraft, Grundlegung der Wissenschaft vom Ausdruck, Leipzig 1921.

was ich erlebe! In festgeschriebener Form ist dieser Wink seismografische Spur
eines Innenlebens, das nach außen erfahrbar gemacht ist. Und zwar ohne
Umschweife, unvermittelt wiedererkennbar und lesbar: Siehe, so ist mir!

Das Ausdrucksbedürfnis sei „nur als allgegenwärtiges Fluidum zu begreifen,
wie der Eros".[12] Damit schreibt Prinzhorn dem Ausdrucksbedürfnis eine
Eigenschaft zu, die Schopenhauer im Willen an sich erkannt hat: Er ist überall
wirksam und will nichts als immer nur wollen. Ausdrucksgestalten sind
wesentlich zweckfrei: „Der Sinn alles Gestalteten (liegt) eben in der Gestaltung
selbst."[13] Erst durch die Bindung mit zweckhaften Äußerungen wächst ihnen
Bedeutung zu. Prinzhorn unterscheidet – aufsteigend im Sinne der Zwecksetz-
zung: Spieltrieb, Schmucktrieb, Ordnungstendenz, Nachahmungstrieb und
Symbolbedürfnis. Im Spieltrieb lebt sich ein Betätigungsdrang aus, „ohne
etwas damit zu meinen".[14] Dabei können vorhandene Formen in der Außenwelt spielerisch aufgenommen und formal umgedeutet werden. Leonardos
Anregung, Flecken an der Mauer zur Grundlage einer Komposition zu nehmen, war schon im 19. Jahrhundert als Topos künstlerischer Inspirationslehre
wiederentdeckt geworden. Der Zufall wird aufgewertet zur Initiation schöpferischen Ausdrucks – ein Gedanke, der im Surrealismus einen Höhepunkt finden sollte. Die zweite Stufe ist der Schmucktrieb oder die „Umwelt-Bereiche-
rung": Sie überformt die Natur mit Spuren zweckfreier Ausdruckskraft. Prinzhorn weist die Auffassung zurück, das Ornament sei der abgesunkene Rest
eines figurativ bedeutsamen Zeichens oder das Symbol für eine Zwecksetzung.
Im Visier war damit ein Grundsatz, der sich seit Gottfried Semper in der Archi-
tekturtheorie festgesetzt hatte: Stil sei das Resultat von Form und Zweck. Das
sogenannte ‚materialgerechte Bauen' war ein Schlagwort, das sich in den neu-
sachlichen zwanziger Jahren mit Sullivans Slogan von ‚form follows function'
schmückte. Der zeitgenössisch konkurrierende Utilitarismus in den Gestal-
tungstheorien von Kunst und Architektur war Prinzhorns Denken entgegengesetzt; seine Kunsttheorie basiert auf der idealistischen Ästhetik, die in Kants
Definition der Kunsterfahrung als einem interesselosen Spiel der Einbildungskraft eine epochale Formel gefunden hatte. Dem Grundsatz der Zweckfreiheit
kommt auch die dritte Stufe, die Ordnungstendenz, entgegen, deren Struktur
sowohl in den Gestaltformen des Spieltriebs als auch des Schmuckbedürfnis-
ses wirksam ist. Regel, Rhythmus, Symmetrie nehmen keine Rücksicht auf die
Natur des bespielten, des verzierten Gegenstands: Eine Tätowierung am Körper, der Mäander am Tongefäß durchstreichen gleichsam die funktionelle
Bestimmung des Trägers, um ihn ins Reich der reinen Form zu überhöhen.

Können wir die ersten drei Ausdruckstendenzen: Spieltrieb, Schmuckbe-
dürfnis, Ordnungstendenz im Jargon des damaligen Zeitgeists ´abstrakt´ nen-

---

[11] A.a.O. S.17 ff.
[12] A.a.O. S. 19.
[13] A.a.O. S. 15.
[14] A.a.O. S. 23.

nen, so musste ein Vertreter avantgardistischer Gestaltungsprinzipien mit den
letzten zwei Kategorien: der Abbildtendenz und dem Symbolbedürfnis seine
Schwierigkeiten haben. Die Abbildtendenz sei „lange Zeit ungebührlich im
Mittelpunkt des Interesses gestanden", nämlich von der niederländischen
Malerei des 16. bis zum Naturalismus des 19. Jahrhunderts. Die künstlerische
Imitation der sichtbaren Welt sei Ausdruck eines materialistischen „‚Wirklich-
keits'kultus [...] Sehr zum Schaden der künstlerischen Kultur."[15] Solche Polemik mag heute, in nachmoderner Zeit, als Spiegelfechterei erscheinen; in den
zwanziger Jahren war die Entscheidung zwischen ‚Realismus' und ‚Expressionismus' Kernpunkt kunstpolitischer Grabenkämpfe.

Das Symbolisierungsbedürfnis, die fünfte Tendenz, ist wieder besser einzu-
fügen in die Koordinaten einer auf Abstraktion angelegten Ästhetik. Prinzhorn
deutet das Symbol anthropologisch: Es bestehe in der Zähmung des Dämo-
nischen durch den Akt des Bezeichnens. In diesem Sinne ist jedes Gestalten ein
Symbolisieren. Das Chaos der Naturwahrnehmungen bannt der Künstler im
Bildwerk, das der Flüchtigkeit sinnlichen Erfahrens etwas von Dauer entgegen-
hält. Unschwer ist aus diesem Gedankengang der Einfluss Conrad Fiedlers festzustellen. Dass in der Ausdrucksbewegung der Welt ein bleibendes Bild gewonnen wird, entspricht einer Theorie, die von Paul Cézanne bis zu John Dewey
reicht. Letzterer, ein Generationsgenosse von Prinzhorn, hatte eine anhaltende
Nachwirkung mit seinem Buch „Art and Experience". Erschienen als Alters-
werk, 1934 beeinflusste es die amerikanischen Kunsttheorien vom Abstrakten
Expressionismus bis zur Minimal Art.

Das Anschauungsbild ist nach Prinzhorn geprägt vom „Persönlichen Schematismus" und weniger vom realen Gegenstand der Außenwelt. Die Gestaltung
„schwankt zwischen den Polen größter Naturnähe (Naturalismus, Überwiegen des
Stofflichen) und größter Naturferne (Abstraktion, Überwiegen des Formalen)."[16]
Die Annahme eines anthropologisch fundierten Antagonismus von Schmucktrieb
und Abbildungstrieb geht zweifelsohne auf Wilhelm Worringer zurück. Der nur
fünf Jahre ältere Generationsgenosse hatte mit „Abstraktion und Einfühlung"
einen kunsthistorischen Wurf im Geist des Expressionismus geschrieben. Die geni-
alische Dissertation, 1908 erschienen, konnte noch radikal und unbeschwert die
neue ästhetische Haltung vertreten. Worringers Expressionismus ist kompromisslos: Für ihn war klar, dass der Nachahmungstrieb, „dieses elementare Bedürfnis des
Menschen, außerhalb der eigentlichen Ästhetik steht und dass seine Befriedigung
prinzipiell nichts mit der Kunst zu tun hat."[17] Prinzhorns „Bildnerei", 13 Jahre später erschienen, musste bereits auf die langen Schatten der Reaktion Acht geben, was
er mit Umsicht, Höflichkeit und Skepsis tat. ‚Expressionismus' war vom propagan-
distischen Schlagwort zum populistischen Schimpfwort verkommen, viele Künstler begannen sich im Klima der neuen Sachlichkeit davon zu distanzieren. Kunst-
politisches Fanal war die Säuberungswelle im Bauhaus im Wintersemester 1921/22,

---

[15] A.a.O. S. 33 f.
[16] A.a.O. S. 45.
[17] Wilhelm Worringer: Abstraktion und Einfühlung, Ein Beitrag zur Stilpsychologie, (1908) München: Piper, 1959, S. 44.

als die Esoteriker der Schule einem industrie- und technikfreundlichen Programm Platz machen mussten. Es kann daher nicht wundern, dass die Zweitauflage des Buchs kein Stichwort mehr zum Einsatz fand. Die „Bildnerei der Geisteskranken" ist zu spät und zu früh geschrieben worden.

Die polare Anlage der Ausdrucksbedürfnisse, bei Prinzhorn abgeschwächt und differenziert um die fünf genannten Tendenzen, gerät bei Worringer zum einprägsamen Dualismus. ‚Abstraktion' ist das primäre Gestaltbedürfnis, während die ‚Einfühlung' erst in entwickelten Spätformen einer Hochkultur sich ausbreitet. Die abstrakte Line biete die „größte Beglückungsmöglichkeit", denn in ihr erscheint das Quälende des unmittelbar Körperlichen getilgt. „Hier ist Gesetz, ist Notwendigkeit, wo sonst überall die Willkür des Organischen herrscht."[18] Einfühlung ist lustvoll-gefälliger Naturalismus, Abstraktion hingegen ist Stil. Der Verlauf der Kunstgeschichte beschreibt nichts anderes als diesen sich stets neu einrichtenden Ausgleich zwischen den zwei widerstreitenden Ausdrucksformen. Worringer plädiert für eine noch zu schreibende „Psychologie des Kunstbedürfnisses", wobei er Kunstbedürfnis mit Stilbedürfnis gleichsetzt. „Sie würde", schreibt er weiter, „eine Geschichte des Weltgefühls sein und als solche gleichwertig neben der Religionsgeschichte stehen. Unter Weltgefühl verstehe ich den psychischen Zustand, in dem die Menschheit jeweilig sich dem Kosmos gegenüber, den Erscheinungen der Außenwelt gegenüber befindet."[19] Mit diesem universalen Ansatz der bildnerischen Form sind Worringers „Abstraktion und Einfühlung" und Prinzhorns „Bildnerei der Geisteskranken" kongenial.

Verfolgen wir die Genealogie des Gedankens, wonach Gestaltung ein elementares Bedürfnis sei wie Schlafen, Essen und Sichbegatten zurück in die Tiefe des 19. Jahrhunderts. Ob Prinzhorn die Schriften Alois Riegls gekannt hat, bleibe dahingestellt; für Worringer waren sie maßgebend. Auf Riegl geht die Vorstellung zurück, dass die Gestaltung ein Ausdruck von Weltgefühl sei, in dem sich ein epochales „Kunstwollen" stilistisch einschreibt. „Alles Wollen des Menschen ist auf die befriedigende Gestaltung seines Verhältnisses zu der Welt [...] gerichtet. Das bildende Kunstwollen regelt das Verhältnis des Menschen zur sinnlich wahrnehmbaren Erscheinung der Dinge: es gelangt darin die Art und Weise zum Ausdruck, wie der Mensch jeweilig die Dinge gestaltet und gefärbt sehen will. [...] Der Mensch ist aber nicht allein ein aufnehmendes (passives), sondern ein begehrendes (aktives) Wesen, das daher die Welt so ausdeuten will, wie sie sich seinem [...] Begehren am offensten und willfährigsten erweist. Der Charakter dieses Wollens ist beschlossen in demjenigen, was wir die jeweilige Weltanschauung [...] nennen."[20] ‚Weltanschauung', dieses zutiefst deutsche Wort, ruht auf dem Autochthon eines Idealismus, der in Hegels Weltgeist ein frühes Bewegungsprinzip hat. Riegl übersetzt es in die Vitalkraft jugendstilhafter Lebensphi-

[18] A.a.O. S. 55.
[19] A.a.O. S. 46.
[20] Alois Riegl: Spätrömische Kunstindustrie, (1901; 1927), Darmstadt: Wissenschaftliche Buchgesellschaft, 1973 (4), S. 401.

losophie. Die Ansicht, dass Kunst im Triebleben fußt, ist einem Wiener Kunsthistoriker und Zeitgenossen von Sigmund Freud nur angemessen.

Sowohl für Riegl als auch für Freud ist die Willensphilosophie Arthur Schopenhauers das Vorbild ihres stoischen Pessimismus. Das gewöhnliche Leben sei dranghaftes Vor-Sich-Hinstürzen von einer Gegenwart in die nächste, ein steter Kampf zwischen Schmerz und Langeweile, Unlust und Lust – sowie flüchtigen Augenblicken nirvanahafter Beruhigung im Schlaf, im Sattsein. Die Kunst führt aus diesem blinden Zustand hinaus. Im Werk zündet sich die Welt als Wille ein Licht an, wird gestalthafte Idee der Selbstanschauung. In der ästhetischen Erfahrung erlebt sich der Rezipient als Weltorgan, eine Verschmelzung zwischen Subjekt und Objekt der Erkenntnis, zwischen dem Willen und dem von ihm getriebenen Individuum scheint auf: Das wollende Ich kommt im Kunstgenuss zur Ruhe, indem es sein Gedrängtsein zum Leben interesselos gespiegelt sieht, – eine kurze Feierstunde, denn „nicht auf immer, sondern nur auf Augenblicke" erlöst uns die Kunst vom Leben.[21] Die Verneinung des Willens, jene „gänzliche Meeresstille des Gemüths",[22] der höchste, nur dem Menschen mögliche Zustand, ist nicht in der Kunst, sondern allein im Akt philosophischer Selbsterkenntis von Dauer.

Prinzhorns ‚Ignorabimus‘

Nachdem ich versucht habe, Prinzhorns Schrift ideengeschichtlich einzubetten, sei in diesem Abschnitt jetzt die eingangs aufgeworfene Frage erörtert, ob es überhaupt innerhalb des Erkenntnisinteresses sowie den methodischen Möglichkeiten Prinzhorns gelegen habe, eine Ikonografie der Geisteskrankheit zu schreiben. Damit ist die Ebene epochaler Latenz angesprochen; ich beziehe mich auf Michel Foucaults „Ordnung der Dinge" im Versuch, Prinzhorn in der Struktur moderner Episteme einzuordnen. Zu Ende des 18. Jahrhunderts zieht sich das Denken aus dem Raum der Repräsentation zurück und wird Kritik (Immanuel Kant), Offenbarungsphilosophie (Schelling), Lebensphilosophie (Schopenhauer), Willensphilosophie (Nietzsche). Im Zentrum der Humanwissenschaften, die jetzt erfunden werden, steht die Frage: ‚Was ist der Mensch?‘ Nicht nach seiner Natur – Antworten dazu hatte die klassifizierende Naturgeschichte der Neuzeit geliefert – , sondern nach dessen rätselhaftem Lebendigsein: dieser Endlichkeit ohne Hoffnung auf Transzendenz, ganz roh, ganz ungenau, ganz verschwommen. Der Mensch, sagt Foucault, ist Gegenstand des Wissens, das nicht in Wissenschaft überführt werden kann. Unter dem Zeichen des Lebens stellt sich das Problem des nicht Wissbaren, das ‚ignorabimus‘ ist den Humanwissenschaften konstitutiv. Prinzhorn nimmt eine gängige Floskel auf, wenn er dieses Wort im Schlusssatz benützt und es zugleich bedauert: „Vielleicht dass bis dahin unser mattes ‚Ignorabimus‘, das keine festen Grenzen zu setzen sich getraute, von einer zukunftsfroheren, lebensvolleren Generation in ein instinktsicheres

---

[21] Arhur Schopenhauer: Die Welt als Wille und Vorstellung, Zürich: Diogenes, erster Band, S. 335.
[22] A.a.O S. 507.

´Sic volumus´ verwandelt wird, das alle skeptische Ernenntnis überhöht.“[23] Das Wissen um den methodischen Zweifel und die Sehnsucht, in einem zukünfigen Neuanfang wieder ohne ihn unbändig und ursprünglich leben zu können wie die Primitiven – oder wie Nietzsches Zarathustra –, das gehört zum Paradox moderner Intellektualität. Das souveräne Cogito hat abgedankt, der Mensch ist ein Ort des Verkennens und Nichtwissens, umrissen von den Grenzen des Denkbaren – Kant pflegt es „die Bedingungen der Möglichkeit“ zu nennen. Wissenschaftliches Interesse richtet sich auf den blinden Fleck, den Trieb und das Unbewusste. Die Analyse besteht im Beschreiben des Erlebten oder in der Kritik des Ungedachten und Undenkbaren. Wahnsinn wird als das uns gefährlich Nächste erfahren, „so als ob plötzlich die Leere unserer Existenz selbst sich als Relief abhöbe.“[24] Damit liefert Foucault selber eine analytische Beschreibung für die Undarstellbarkeit der Parallelen zwischen Gesundheit und Wahnsinn. Es ist vielleicht der Schrecken einer Leerstelle, worin Krankheit als bloßes Negativ vom Modell der Normalität aufblitzt.

Die manifesten kunstpolitischen Gründe, warum Prinzhorn etwa die Verwandtschaft vom ‚heiligen Wahnsinn‘ des Künstlers mit dem kreativen Schub des Geisteskranken nicht ausdrücklich erklärt, gewinnt unter dem Eindruck von Foucaults Analyse eine epochale Erklärung. Es liegt keine Schwäche im analytischen Ansatz vor, sondern eine Denkgrenze wird erkennbar. Das moderne Wissen kann Leben nur beschreiben, indem es dessen Impulse aufzeichnet. Erklären kann es sie nicht. Auch in diesem Sinne ist Prinzhorns Kunsttheorie absolut modern. Sie geht aus vom Gestaltungswillen als einer unerklärten, weil unerklärbaren Tatsache. Der Verzicht auf klassifizierende Deutung der Ausdrucksformen entspricht moderner Linguistik, die nicht Inhalte, sondern Struktur untersucht, sich nicht für die Aussage, sondern für den Sprechakt interessiert. Das Wort verliert seine repräsentative Durchsichtigkeit, wird zum Partikel eines Informationsflusses, das von der Syntax energetisch geladen ist. Parallel dazu besteht das moderne Bild aus einer Ausdrucksbewegung, die als Spur nicht auf einen Referenten zeigt, sondern auf den Signifikanten. Das moderne Bild steht unter der Dominanz des Index.

Exkurs: Die drei Zeichenklassen nach Charles Peirce

Zugegeben: Die Beziehung zwischen Semiotik und bildender Kunst ist so wechselvoll, dass sich die Finger zu verbrennen droht, wer daran rührt. Die Schwierigkeit liegt in der Frage, ob eine Methode, die sich an der Sprache als einem Zeichensystem herausbildete, auch auf Bilder zu übertragen ist. Erfolgreich waren semiotische Ansätze im Bereich der Fototheorie. Hier spielt ein Autor die Rolle des Diskursgründers, der erst in den sechziger Jahren entdeckt wurde: der amerikanische Logiker Charles Peirce (1839–1914). Peirce unter-

---

[23] A.a.O. S. 351.
[24] Michel Foucault: Die Ordnung der Dinge, Eine Archäologie der Humanwissenschaften, aus dem Französischen (les mots et les choses) von Ulrich Köppen, Frankfurt a.M.: Suhrkamp, 1971, S. 44.

schied drei Klassen von Zeichen: das Ikon, das Symbol und den Index.[25] Alle drei Klassen sind in einem Zeichen gleichzeitig enthalten. Nehmen wir das Zeichen „O". Als Ikon verkörpert es einen Kreis, der definiert ist als eine Linie, gebildet aus Punkten, die alle denselben Abstand zu einem zweiten Punkt einnehmen. Dieses Gebilde gibt es nur als geometrische Idee, die sich allenfalls ähnlich wiederfindet im Vollmond oder einem Fußball. Das Bildzeichen „O" als Ikon verhält sich unabhängig von einem Referenten. So wie uns vielleicht ein Engel, gemalt von Perugino, an einen schönen Jüngling erinnert, so bezieht sich das Ikon auf die empirische Umwelt im Modus der Ähnlichkeit.

Direkt abhängig vom Referenten ist hingegen „O" als Index. Ich habe es selber von Hand mit meinem Füllfederhalter auf Papier gezeichnet, damit Sie sehen, dass es sich um ein gemachtes Zeichen handelt. Natürlich ist „O" auch als Ausdruck meines Computers eine Spur von der Laserpatrone, doch wer sieht das schon? Um deutlich zu machen, dass ich, der Referent, auch Referent dieses Zeichens bin, habe ich in das „O" den Schwung meiner Hand gelegt. „O" als Index ist abhängig zu einem Referenten im Modus von Ursache und Wirkung. Berühmt sind die Beispiele von Peirce: Rauch sei ein Index für Feuer, der Zeiger des Wetterhahns Index der Windrichtung.

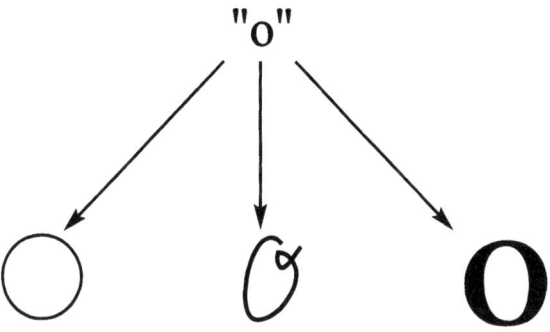

Ikon	Index	Symbol
Erstheit: Idee	Zweiheit: Ursache und Wirkung	Dreiheit: Bezeichnetes, Zeichen, Leser
Unabhängig vom Referenten. Modus der Ähnlichkeit	Abhängig vom Referenten. im Modus der Kausalität	Abhängig vom Referenten. im Modus der Konvention

[25] Semiotische Schriften, hg. und übers. v. Christian Koesel und Helmut Pape, Bd. 1, Frankfurt a.M.: Suhrkamp, 1986, S. 193 = MS 404, 1893.

Das Symbol ist nicht nur vom Referenten abhängig, sondern auch von seinen Lesern. Als symbolisches Bildzeichen wird „O" von allen verstanden, die in der lateinischen Schrift geschult sind und darin den Buchstaben O erkennen. In diesem Sinne ist das Symbol ein arbiträres Zeichen, das konventionell verbindlich einen Referenten bezeichnet – in unserem Beispiel den vierten Vokal des Alphabets.

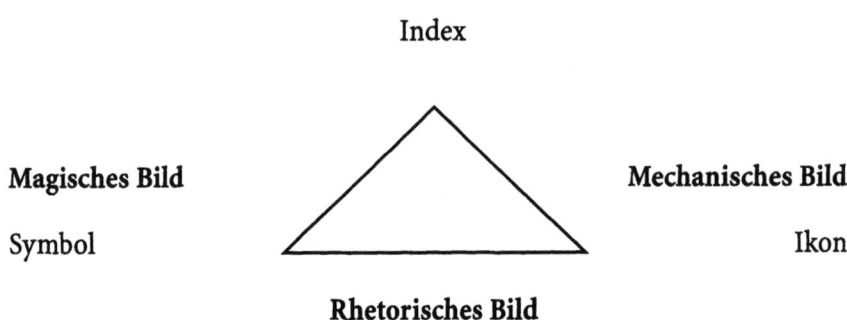

Die drei Klassen von Zeichen, nach Peirce: In jedem Bildzeichen sind alle drei Klassen enthalten: Der Wandel der Bildbegriffe im historischen Dreieck der Zeichen:

Der Wandel der Bildbegriffe im historischen Dreieck der Zeichen

Magisches Bild
→Dominant: Index und Symbol: die wahre Spur der Offenbarung →(achairopoieton)
→Rezessiv: Ikon: Ähnlichkeit als Problem der Legitimität
→Spätantike, Byzanz, Romanik, wundertätige Bilder

Rhetorisches Bild
→Dominant: Symbol und Ikon: Visueller Kommentar im Modus der Überredung (→Ut pictura poesis →Ikono-Grafie).
→Rezessiv: Index: die Spur als „Stil" (auktorial, regional, epochal)
→von der Gotik zum 18. Jahrhundert

Mechanisches Bild
→Dominant: Index und Ikon: die wahre Spur des Wirklichen (à „image – acte")
→Rezessiv: Symbol: Problem konventioneller Lesbarkeit
→Ende 18. – Mitte 20. Jahrhundert

Wie gesagt, erscheinen in jedem Bildzeichen Ikon, Index und Symbol stets ineinander verschränkt. Doch in welcher Weise sind die drei Aspekte aufeinander bezogen? Es lässt sich eine kulturhistorisch wechselnde Konfiguration feststellen. Die drei Klassen ändern ihre Stellung zueinander, wie es hier am Dreieck der Bildzeichen veranschaulicht ist, gültig für die abendländische Kunstgeschichte von der Spätantike bis zur Moderne. Drei große Epochen zeichnen sich ab, während derer zwei Aspekte jeweils dominant, ein dritter Aspekt hingegen rezessiv erscheinen.

Das magische Bild

Beginnen wir mit der ersten Epoche, dem geschichtlich am wenigsten klar umrissenen Kontinent. Auf oströmischem Territorium dehnt er sich bis zur Mitte des 15. Jahrhunderts aus. Im Westen wird das magische Bildverständnis seit dem 13. Jahrhundert zwar aufgeweicht, bleibt aber in der religiösen Praxis bis im Barock gültig, wo wundertätige Bilder nicht nur verehrt, sondern auch noch angefertigt werden. Am besten lässt sich die weiche Grenze mit dem Untertitel von Hans Beltings „Bild und Kult" umschreiben: Das magische Bild steht „vor dem Zeitalter der Kunst".[26] Dominant sind der indexikalische und der symbolische Aspekt. Das magische Bild ist die wahre Spur der Offenbarung, ein greifbarer und sichtbarer Beweis dessen, wovon die Heilige Schrift, die Apokryphen und Heiligenlegenden berichten. Beispiel par excellence ist das Turiner Grabtuch, auf dem der Leib Christi abgedruckt erscheint, des Gottmenschen, der nach dem Neuen Testament auf die Erde kam, uns durch sein Leiden am Kreuz zu erlösen. Jesus hat sich hier selber körperlich mitgeteilt; seine Imago ist acheiropoieton, nicht von Menschenhand geschaffen, vom heiligen Ursprung direkt herrührend. Hinter dieser indexikalischen Echtheit und der symbolischen Bedeutung steht das Ikonische zurück. Paradoxerweise, will man zunächst meinen, wird die Ikone, „die Ähnliche" gerade nach der schwachen, rezessiven und problematischen Seite benannt. „Ähnlich" ist die Ikone weniger im Verhältnis zum Dargestellten, als im Verhältnis zu einem ersten Bild, das durch Entstehungsgeschichte und Wundertätigkeit sich als wahre Spur der Offenbarung zeigt. Aber darf es überhaupt Bilder geben, die dem Göttlichen nur ähnlich sind, und wer beglaubigt die unterstellte Ähnlichkeit? Diese Frage gab, im Osten und im Westen, Anlass zu den Bilderstürmen, welche die Legitimität magischer Bilder erschütterten.

Das rhetorische Bild

ist eine Leistung des Mittelalters, die darin besteht, die magische Aufladung zu neutralisieren. Das Bild wird deutlich als ein Abbild gekennzeichnet, was mit einem zunehmenden Illusionismus einhergeht. Der Wandel des Bildbegriffs beschreibt eine Säkularisation von magischer Realpräsenz zur ästhetischen Repräsentation. Die magische Spur, das reliquienhaft Indexikalische, das in der Ikone steckte, tritt zurück vor der Dominanz des Symbols und des Ikon. Durch das Hochmittelalter zur Neuzeit zieht sich eine konsequente Kodifizierung von ikonischem Bild und symbolischem Kontext im Sinne einer verbindlichen, schriftlich fixierten Ikono-Grafie, wie sie in der Emblemenliteratur nachgeschlagen werden kann. Das rhetorische Bild ist nicht nur visueller Kommentar kanonischer Texte, sondern auch deren beschwörender Interpret. Mit dem Text kann das Bild gar einen Wettstreit aufnehmen, liest man aus Horazens „Ut pictura poesis" einen Vorrang der Malerei vor der Dichtung heraus. Rhetorisch ist

---

[26] Hans Belting, a.a.O.

dieser Bildbegriff zu nennen, da die Kunsttheorie Strategien entwickelt, wie der Künstler den Betrachter zu ergreifen habe mit Mitteln, die der antiken Rhetorik entlehnt sind. In seiner rezessiven Position erscheint der Index als Handschrift des Künsters, als maniera einer Schule, als Signatur einer Epoche. Das Bild wird jetzt Kunst: ein Artefakt. Stellte die Ikone ihre Nähe zum Heiligen unter Beweis, so belegt das rhetorische Bild die Könnerschaft. Der Künstler tritt in den Vordergrund als Autor, dessen Kunst sich nach der Fähigkeit zur visuellen Überredung bemisst. Kein Wunder, dass in dieser Zeit die Veronika, als Patronin des wahren Bildes, Konkurrenz bekommt von Lukas, der die Madonna malt.

Das mechanische Bild

In der Epoche der Moderne wird der Index wieder dominant. Das mechanische Bild ist gewissermassen die Krebsfigur zum magischen. Gemeinsam ist ihnen die herausragende Bedeutung der Spur, unterschiedlich jedoch die Allianz mit der zweiten Dominanten: Zeigte sich das magische Bild als wahre Spur der Offenbarung, so erscheint im mechanischen Bild die wahre Spur des Wirklichen. Eine gewisse Wahlverwandtschaft zwischen magischem und mechanischem Bild zeigt sich etwa darin, dass das Gesicht im Grabtuch Christi erst erkannt werden konnte, als es im Negativ der Fotografie erschien. Der Künstler ist Agent dieses Wirklichen, im Akt der Bildherstellung legt er authentische Spuren. Sein Tun hat sich gewandelt von gewandter Autorschaft zur schlichten, ehrlichen Zeugenschaft der Wahrnehmung. Das Ikonische, die Ähnlichkeit, bezieht sich auf die realen Welt, gegeben durch ein Verfahren, das so kunstlos wie möglich innere Empfindungen oder äussere Eindrücke registrieren soll. Das mechanische Bild ist ein Angriff auf das rhetorische Bild und dessen Illusionismus. Mit seiner Bevorzugung der niederen Gattungen wie Stilleben und Landschaft zielt es gegen die akademische Gattungshierarchie, nach der das rhetorische Bild – in der Art der Literatur – gegliedert ist. Der Aspekt des Symbols wird im mechanischen Bild rezessiv und erscheint als Herausforderung und Problem. Konventionen sind zu brechen, jeder Künstler scheint die Sprache der Bilder neu zu erfinden. Daher stellt sich ein, was der Moderne gern vorgeworfen wurde: ihre Kommentarbedürftigkeit.

Bildnerei als absolute Spur

Die eingangs gestellte Frage, ob es Prinzhorn möglich gewesen wäre, eine Ikonografie der Geisteskrankheit zu schreiben, soll noch beantwortet werden:
Mit meinem Dreieck der Zeichen ist nicht zu erklären, ob Bildnerei von Geisteskranken Kunst sei; erklären lässt sich aber, warum im Zeitalter des mechanischen Bildes sich diese Gleichung als Problem stellt. Denn die Kritzelei eines Schizophrenen und ein Kunstwerk weisen dieselbe Konfiguration der Zeichenklassen auf unter der Dominanz des Index. Wo im Sinne moderner Episteme ´das Leben´ im Zentrum des Interesses steht, gehören die seismografi-

schen Spuren, die dieses hinterlässt, zu den Mitteln, seine Äußerungen zu messen. Die Impulse, die sich im indexikalischen Zeichen darstellen, geben einen ‚authentischen' Verlauf zu Protokoll. Heute, in einer Zeit, wo Simulationstechnik erfolgreich das empirische Experiment abgelöst hat, erkennen wir in jenem Vertrauen auf eine über Spuren bezeugte Wirklichkeit weniger episteme als die vergangene, moderne doxa. Der Index entsteht im Modus der Kausalität. Das indexikalische Zeichen kann nur nachweisen, dass es für die Spur, aus der es besteht, eine Ursache gibt, nicht aber, warum und wozu. Der Rauch am Horizont zeigt, dass es brennt, aber nicht warum. Der Wetterhahn zeigt den Wind an, aber erklärt nicht, warum er bläst. Dasselbe gilt für das mechanische Bild eines Geisteskranken. Es zeigt, dass hier eine gesteigerte Aktivität am Werk ist, deren Zeichen ebenso offenbar wie unleserlich sind. Vergleichbar dem Seismographen eines Erdbebens, ist die Hand des Geisteskranken das Medium seiner Erregungen, die auf dem Blatt Papier eine absolute Spur hinterlässt.

Nicht was, sondern nur, dass ihn was bewegt, ist ablesbar. Zur Bildnerei der Geisteskranken lässt sich so wenig ein Katalog von ikonografisch festgelegten Archetypen aufstellen wie für ein Elektrokardiogramm oder den Börsenindex. Prinzhorn hat sein „Ignorabimus" offen bekannt und es einem „sic volumus" entgegengesetzt. Dabei verkennt er – und das ist sein blinder Fleck –, dass dieser Wille nicht die Alternative, sondern geradezu der Grund ist für sein Nichtwissen. Denn der Wille, im vitalistischen Sinn der Moderne seit Schopenhauer, ist eine unerklärbare Tatsache wie der Urknall oder der Schöpfer-Gott; die Spuren, die er hinterlässt, sind ein Indiz, dass es irgendwie etwas wie ihn geben muss, nicht aber, was es damit sagen will.

Heidelberger Jahrbuch, Band XLVI:
T. Fuchs, I. Jádi, B. Brand-Claussen, Chr. Mundt (Hrsg.): Wahn Welt Bild
© Springer-Verlag Berlin Heidelberg 2002

Hans Prinzhorn – ein „Sinnender" in der Weimarer Republik

Thomas Röske

Einleitung

Hans Prinzhorn sympathisierte zwischen 1930 und 1933 mit den National-sozialisten. Deshalb wurde in letzter Zeit von verschiedener Seite der Vor-wurf erhoben, er sei Faschist gewesen. Und es wurde kritisiert, dass man ihn heute durch die Verbindung seines Namens mit der Sammlung und durch die Feierlichkeiten und Veranstaltungen zur Eröffnung des Museums ehre. Die Tagung kann an diesem Vorwurf nicht vorbeigehen, auch wenn es hier primär um Prinzhorns Jahre in Heidelberg von 1919 bis 1921 geht, die er selbst als seine „Steinzeit" bezeichnet hat.[1] So soll der Versuch gemacht wer-den, den Prinzhorn vom Anfang der Weimarer Republik aus der Perspektive des Prinzhorn vom Ende dieses dramatischen Abschnitts deutscher Ge-schichte zu betrachten.

Um es gleich vorweg zu nehmen: Dabei wird keine Deckungsgleichheit mit der Position des berüchtigten Carl Schneider offenbar. Von diesem trennen Prinzhorn ideologische Welten in der Einschätzung künstlerischer Werke von Patientinnen und Patienten psychiatrischer Einrichtungen.[2] Prinzhorn hat die Artefakte dieser Menschen gerade nicht primär unter dem Aspekt Krankheit betrachtet; selbst ihre Eignung als differentialdiagnostisches Hilfsmittel stellte er in Frage.[3] Und der Absicht, mit ihrer Hilfe zeitgenössische Kunst zu diffa-mieren, die schon vor den Nazis eine Reihe von Wissenschaftlern verfolgte,[4]

---

[1] Das berichtet Elsbeth Gnügge in einem Brief an Walter Ritter von Baeyer, Berlin, den 3.12.1966 (Archiv der Sammlung Prinzhorn, Heidelberg).

[2] Siehe Bettina Brand-Claussen, Häßlich, falsch, krank. „Irrenkunst" und „irre Kunst" zwischen Wilhelm Weygandt und Carl Schneider, in: Psychiatrische Forschung und NS-„Euthanasie". Beiträge zu einer Gedenkveranstaltung an der Psychiatrischen Universitätsklinik Heidelberg, hrsg. von Christoph Mundt, Gerrit Hohendorf und Maike Rotzoll, Heidelberg 2001, 265-329, hier S. 285-289.

[3] Hans Prinzhorn, Bildnerei der Geisteskranken. Ein Beitrag zur Psychologie und Psychopathologie der Gestaltung, Berlin 1922, S. 337.

[4] Siehe Brand-Claussen 2001, wie Anm. 2.

trat er mit dem entwaffnenden aphoristischen Ausspruch entgegen: „Der Schluß: dieser Maler malt wie jener Geisteskranke, also ist er geisteskrank, ist keineswegs beweisender und geistvoller als der andere: Pechstein, Heckel u.a. machen Holzfiguren wie Kamerunneger, also sind sie Kamerunneger."[5]

Doch etwas anderes wird beim Zurückschreiten in der Zeit deutlich. Zwei Grundhaltungen, die Prinzhorn anfällig machten für die Ideologie der Nazis, sind schon in seinem ersten Buch „Bildnerei der Geisteskranken" von 1922 zu finden und haben dort ebenfalls bedenkliche Auswirkungen - wenn auch nicht politische.

Fahrlässige Versöhnungsbereitschaft

Als Prinzhorn zwischen 1930 und 1932 die Artikel-Folge „Über den Nationalsozialismus" in der konservativen Berliner Wochenzeitung „Der Ring" publizierte,[6] war er eine bekannte Persönlichkeit. Durch viele Vortragsreisen sowie eine erstaunliche Anzahl von Büchern und Aufsätzen hatte er sich einen Namen als Psychologe und philosophischer Schriftsteller gemacht.[7] Er durfte also mit Aufmerksamkeit rechnen für seine vier „Ring"-Aufsätze, von denen die letzten drei eigene Überschriften trugen: „Zur Problematik des nationalen Radikalismus", „Moralische Verpflichtungen" und „Psychologisches zum Führertum". Nicht mehr gedruckt wurde eine weitere, fünfte Folge, die Prinzhorn wohl im Mai 1933, einen Monat vor seinem Tod, verfasst hat: „Der Politiker und die Sammlung der Volkskräfte".[8]

In allen fünf Texten behandelt Prinzhorn, zumeist ausgehend von aktuellen Ereignissen, Aspekte des Nationalsozialismus aus psychologischer Perspektive. Dabei kritisiert er Einzelnes scharf, etwa die Hetze gegen Andersdenkende in dem Parteiorgan „Der Stürmer", die gleichschaltende Kulturpolitik Wilhelm Fricks in Thüringen[9] oder die Haltung der Nazis gegenüber der sogenannten „Judenfrage" (wobei er seinen eigenen Antisemitismus nicht verschweigt).[10] Letztlich lenkt er jedoch immer wieder ein und entschuldigt selbst schwerwiegende Eingriffe der Faschisten in die Freiheit anderer als „nicht schön aber vielleicht taktisch notwendig".[11] Denn mit Wesentlichem der Bewegung stimmt er überein; ja, er bekennt sich sogar

---

[5] Prinzhorn 1922, wie Anm. 3, S. 346.

[6] Hans Prinzhorn, Über den Nationalsozialismus, in: Der Ring 3 (1930), S. 884-885; Zur Problematik des nationalen Radikalismus. Über den Nationalsozialismus II, in: Der Ring 4 (1931), S. 573-577; Moralische Verpflichtungen. Über den Nationalsozialismus III, in: Der Ring 5 (1932), S. 88-90 [= Prinzhorn 1932a]; Psychologisches zum Führertum. Über den Nationalsozialismus IV, in: Der Ring 5 (1932), S. 769-770 [= Prinzhorn 1932b]. Siehe hierzu auch den Abschnitt „Handelnde und Sinnende" in: Thomas Röske, Der Arzt als Künstler. Ästhetik und Psychotherapie bei Hans Prinzhorn (1886-1933), Bielefeld 1995, S. 249-262.

[7] Alle aber, die ihn nicht kannten, konnten ausführlich über ihn im Brockhaus der Ausgabe von 1933 nachlesen, die bald nach seinem Tod erschien; siehe: Der große Brockhaus, 15. Aufl., 15. Bd., Leipzig 1933, S. 128. Den Artikel hat vermutlich Prinzhorns Freund Werner Deubel verfasst.

[8] Hans Prinzhorn, Der Politiker und die Sammlung der Volkskräfte (1933), Manuskript (Privatbesitz, Frankfurt am Main).

[9] Prinzhorn 1931, wie Anm. 6, S. 574.

[10] Ebd., S. 576, und Prinzhorn 1933, wie Anm. 8.

[11] Prinzhorn 1930, wie Anm. 6, S. 885.

ausdrücklich zu ihr.[12] Vor allem begrüßt er den „echten Hingebungsdrang junger Menschen, die Sinn und Erfüllung ihres Lebens (...) darin sehen, sich für einen Wert, eine Sache, etwas Überpersönliches einzusetzen und sich zu opfern, wenn es sein muß"[13]; er schätzt die „sichere Führung" dieser „Menschengruppe" und befürwortet einzelne Ziele der Bewegung, wie „Gemeinnutz vor Eigennutz".[14] Die Absicht der Artikel war also eine Klärung der „Hauptlinien" des Nationalsozialismus, in denen er etwas Echtes, Unverfälschtes zu erkennen meinte.[15]

Prinzhorns eigenwillige Position gegenüber den deutschen Faschisten, seine Zustimmung trotz deutlicher Vorbehalte – man könnte auch von fahrlässiger Versöhnungsbereitschaft sprechen – ist zweifellos zu kritisieren. Allerdings trat Prinzhorn niemals in die nationalsozialistische Partei ein. Und die Einschätzung seiner politischen Haltung ging bei den Zeitgenossen weit auseinander. Von einem dezidierten Gegner des Faschismus wie Ludwig Marcuse wurden seine „Ring"-Artikel scharf angegriffen.[16] Andererseits überschrieb 1931 die Berliner „C.V.-Zeitung", die sich im Untertitel „Blätter für Deutschtum und Judentum" nannte, ihren Aufmacher über diese Publikationen mit den Zeilen: „Werden sie auf ihn hören? Ein ernster Kritiker der NSDAP".[17] Prinzhorn sah sich als einen der „Sinnenden" in Deutschland, die den politisch „Handelnden" als Berater zur Seite stehen sollten[18] – eine im Rückblick erstaunlich naive Verkennung der Verhältnisse und Überschätzung seiner Möglichkeiten zum Eingriff. Gleichwohl stand der Psychologe Anfang der 30er Jahre nicht allein mit seiner Erwartung, das rücksichtslose Vorgehen der Nationalsozialisten beeinflussen zu können. Sie ist vielmehr typisch für die Vertreter der „Konservativen Revolution" im damaligen Deutschland.[19] Die zweite problematische Denkfigur Prinzhorns in seinen „Ring"-Artikeln hat Ludwig Klages 1931 in einem Brief an ihn benannt: „Was Sie (...) über den Nationalsozialismus sagen, ist ja an und für sich ganz richtig; nur hat die Sache einen schlimmen Haken. Die Tatsache, dass eine willige und kritiklose Jugend sich für eine sog. Idee oder eine Person begeistert, spricht leider weder für die Güte der Idee noch für irgendwelche Führereigenschaften der Person."[20] Zweifellos täuschte sich Prinzhorn romantisierend[21] über das „Wesen" des

---

[12] Prinzhorn 1932a, wie Anm. 6, S. 90.

[13] Prinzhorn 1930, wie Anm. 6, S. 884.

[14] Prinzhorn 1932a, wie Anm. 6, S. 88.

[15] Prinzhorn 1930, wie Anm. 6, S. 90.

[16] Ludwig Marcuse, Die Papas der Nietzscheaner, in: Das Tagebuch 13 (1932), S. 401-408

[17] C.V.-Zeitung vom 21.8.1931, S. 413-414.

[18] Prinzhorn 1931, wie Anm. 6, S. 577.

[19] Armin Mohler, Die konservative Revolution in Deutschland 1918-1932. Ein Handbuch, 4. Aufl., Darmstadt 1994; zur politischen Haltung der deutschen Psychotherapeuten am Ende der Weimarer Republik s. Geoffrey Cocks, Psychotherapy in the Third Reich. The Göring Institute, 2. veränderte und erweiterte Aufl., New Brundwick und London 1997, S. 23-53.

[20] Brief von Ludwig Klages an Hans Prinzhorn vom Januar 1931, zit. nach: Ausst.Kat. Ludwig Klages 1872-1956, hrsg. von Hans Eggert Schröder, Literaturarchiv Marbach, Bonn 1972, S. 104.

[21] Das Eintreten für eine Idee mit der ganzen Person als Wert an sich hat Isaiah Berlin als einen der wesentlichen Züge romantischer Geisteshaltung herausgestellt, s. Isaiah Berlin, The Roots of Romanticism. The A.W. Mellon Lectures in the Fine Arts, 1965, hrsg. von Henry Hardy, London 1999, S. 8-12.

Nationalsozialismus. Er vertraute, wie viele gerade deutsche Geisteswissen-schaftler der Zeit, bei seiner Urteilsbildung allzu sehr auf einfühlendes Vorge-hen (auch „Wesensschau" genannt), das stets die Gefahr einer Projektion birgt. Prinzhorn wurde bei seinem Bekenntnis zum Nationalsozialismus von einem Wunschbild geleitet.

Rückbindung in die Gemeinschaft

Im ersten seiner Aufsätze „Über den Nationalsozialismus" von 1930 hebt Prinzhorn hervor, dass er sich erstmals zu einer politischen Bewegung bekenne.[22] Wie viele andere „Unpolitische" der Weimarer Republik hatte sich der Psychotherapeut lange einzig zu den „Revolutionären für ewige Dinge" gerechnet.[23] Diese „Dinge" schlossen schon früh die „Gemeinschaft" ein, worunter seit Ferdinand Tönnies im Gegensatz zur „Gesellschaft" eine Form von ursprünglicher Gruppenbildung verstanden wurde, biologisch oder metaphysisch geprägt.[24] Bereits 1924 veröffentlichte Prinzhorn einen Beitrag über das Verhältnis von Gemeinschaft und „Führerschaft",[25] eine Konstella-tion, die ihn auch später immer wieder, in verschiedenen Kontexten, beschäf-tigte. Der Text handelt unter anderem von Mussolini als Idealtyp politischer Führung, ohne sich auf konkrete Ereignisse zu beziehen. Nur kurz stellt Prinzhorn dem „Duce" die „Hitlerfarce" gegenüber, womit vor allem das Auf-treten Hitlers im Zusammenhang mit dem nationalsozialistischen Putsch-versuch von 1923 gemeint sein dürfte.[26] Schon damals interessierten Prinz-horn offenbar weniger politische Inhalte als die öffentliche Selbstdarstellung von Politikern.

Die Gemeinschaftstheorie Prinzhorns wurzelte in einem weltanschaulichen Denken, das von den philosophischen Positionen Ludwig Klages' und Max Schelers geprägt war und sich für „biozentrisch" erklärte.[27] Für Prinzhorn war der Mensch durch die Spannung zwischen den polaren Mächten Geist und Leben bestimmt. Dabei trat er entschieden für das Leben ein: „(...) wenn schon Geist, dann höchste Form – aber in jeder Alternative zwischen Geist und Leben unbedingt für Leben als das Unersetzliche, den schöpferischen Urgrund."[28] Man könne dem Menschen nur dadurch gerecht werden, dass man ihn als Einzelwesen mit individuellen Eigenheiten werte, die sich nicht nach einem Ideal ausrichten ließen. Noch 1929 war Prinzhorn der Nationalso-

---

[22] Prinzhorn 1930, wie Anm. 6, S. 90.

[23] Hans Prinzhorn, Um die Persönlichkeit. Gesammelte Abhandlungen und Vorträge zur Charakterologie und Psychopathologie, Band 1, Heidelberg 1926, S. 6.

[24] Ferdinand Tönnies, Gemeinschaft und Gesellschaft. Abhandlung des Communismus und des Socialismus als empirischer Kulturformen, Leipzig 1887.

[25] Hans Prinzhorn, Geltungsbedürfnis – Geltungspflicht. Studien zur Gemeinschaftsbildung, in: Der neue Merkur 7 (1924), S. 907-915.

[26] Ebd., S. 912.

[27] Siehe hierzu Röske 1995, wie Anm. 6, S. 195-205.

[28] Hans Prinzhorn, Die Begründung der reinen Charakterologie durch Ludwig Klages, in: Jahrbuch für Charakterologie 4 (1927), S. 115-132, hier S. 126-127.

zialismus genauso suspekt wie „Bolschewismus" und „Amerikanismus", da alle drei Bewegungen einer „Ethik der mächtigen Masse" folgten und den Menschen nach einem Idealtypus zu erziehen trachteten.[29]

Psychologie begriff Prinzhorn als eine grundlegende Wissenschaft, die auf das Erkennen und Bestimmen eben jener individuellen Eigenheit des Menschen ausgerichtet sei.[30] Er glaubte, dass die eigentliche Befähigung, solche „Charakterologie" oder „Persönlichkeitspsychologie" zu betreiben, der Intuition des Dichters verwandt sei und nicht erlernt werden könne. Eine rein experimentelle Psychologie, wie sie damals vor allem in Amerika vorangetrieben wurde, lehnte er ab. Aber auch wesentliche Züge der Psychoanalyse kritisierte er scharf. Ein Psychotherapeut hatte für Prinzhorn vor allem das „persönliche Optimum" des Patienten zu erkennen, ihn zu diesem hinzuführen und ihm gegebenenfalls zu einer neuen Rückbindung, bevorzugt in eine Gemeinschaftsform, zu verhelfen. Demgemäß sah Prinzhorn in der Führung das zentrale Problem gerade der psychotherapeutischen Methode.[31] Als „Führer" hatte er also nicht in erster Linie Politiker wie Mussolini oder Hitler im Blick.

Um seiner besonderen Rolle zu entsprechen, müsse der Psychotherapeut, so Prinzhorn, eine Persönlichkeit seltener Qualitäten sein: Er solle verfügen über „1. Weite und sichere Menschenkenntnis – gleichgültig in welchem Bewußtseinsgrade, 2. Leichte Selbstobjektivierung (Ausschaltung des Privat-Ich), 3. Angeborenes Führertum (instinktmäßige vitale Richtungsgewißheit). Hinzu kämen etliche erwünschte Charakter- und Intelligenzeigenschaften, wozu auch eine seltene gehört: das Freisein von eigenen neurotischen und infantil-unreifen Zügen."[32] So wundert es nicht, dass Prinzhorn im Arzt-Führer schlicht „die höchste Form der Art" verkörpert sah.[33] Unverkennbar übertrug er später seine Idealvorstellung vom Seelenarzt auf die Stellung eines politischen Ratgebers. Dieser sollte Therapeut von Machthabern sein.

Problematisch an Prinzhorns Sicht des Verhältnisses zwischen Arzt und Patient ist zweierlei: Zum einen begründete er das Erkennen des „Echten" und des „persönlichen Optimums" am Patienten, gemäß dem dieser „gestaltet" werden soll, einzig aus der Introspektion. Zum anderen wird, obgleich manches in Prinzhorns Ausführungen über den Therapeutenberuf noch heute beherzigenswert ist, eine erhebliche Selbstüberschätzung in der Figur des omnipotenten Arztes deutlich, die den Patienten zum Gestaltungsobjekt degradiert.[34]

---

[29] Hans Prinzhorn, Psychotherapie. Voraussetzungen, Wesen, Grenzen. Ein Versuch zur Klärung der Grundlagen, Leipzig 1929, S. 316.

[30] Siehe hierzu Röske 1995, wie Anm. 6, S. 206-213.

[31] Siehe etwa Hans Prinzhorn, Das Problem der Führung und die Psychoanalyse, Erfurt 1928.

[32] Prinzhorn 1929, wie Anm. 26, S. 18.

[33] Ebd., S. 279.

[34] Siehe hierzu Röske 1995, wie Anm. 6, S. 229-234.

Auf der Suche nach neuen Normen

Als Prinzhorns Hauptwerk wird man zweifellos auch in Zukunft sein erstes Buch ansehen: „Bildnerei der Geisteskranken", erschienen 1922. Diesen „Beitrag zur Psychologie und Psychopathologie der Gestaltung" vermochte er innerhalb von nur drei Jahren auf der Grundlage eines gerade erst zusammengetragenen reichen Bildfundus fertig zu stellen - eine erstaunliche Leistung, die nicht allein dadurch möglich wurde, dass er von seinen Verpflichtungen als Assistenzarzt der Heidelberger Psychiatrischen Universitätsklinik weitgehend freigestellt war. Prinzhorn konnte auch auf früher Erarbeitetem aufbauen. Später einmal hat er angemerkt, an der Sammlung hätte sich gleichsam „entzündet", was er „an alten Studien über das künstlerische Schaffen oder über die Psychologie des Gestaltungsvorganges längst halbfertig" in sich getragen habe.[35] Damit verwies er offenbar auf die Zeit seines ersten Studiums, der Philosophie und Kunstgeschichte, zwischen 1904 und 1909.[36] Dafür, dass das Buch gleichsam eruptiv entstand, ist aber vor allem die existentielle Situation verantwortlich zu machen, in der er 1919 - immerhin schon 33 Jahre alt - in Heidelberg seine erste Stelle antrat.

Seelisch erschüttert und desillusioniert waren nach dem Ersten Weltkrieg viele. Für den Kriegsteilnehmer Prinzhorn kam hinzu, dass seine Karriere als Sänger, auf die er große Hoffnung gesetzt hatte, gerade gescheitert war und er nur widerwillig seinen neuen bürgerlichen Beruf akzeptierte. Die Sinnfrage stellte sich für ihn radikal – auch wenn er seine Lage im Rückblick 1927 sicherlich noch überhöhte: „Weder religiöse, noch soziale, noch bestimmte weltanschauliche Formen vermochten [ihm] in jener Zeit (...) eine Bindung oder auch nur einen Halt zu bieten. Er war allen Kulturformen gegenüber im Tiefsten Nihilist".[37] Tendierte Prinzhorn damals überhaupt zu einer politischen Richtung, so überraschenderweise zur linken, finden sich in einem frühen Entwurf zum Buch doch die Stichworte: „1. Das Versagen der alten Ästhetik, 2. Tolstoj und die sozialistische Gesinnung als Rettung".[38] Im Buch ist dieser Anklang einer politischen Perspektive allerdings einer kulturpsychologischen Sicht gewichen. Im Vorwort heißt es: „Sollen wir den Angelpunkt unserer Betrachtungsweise noch näher bezeichnen, so erinnern wir an Tolstojs Auffassung der Kunst, der es entsprechen würde, wenn wir hinter der ästhetisch und kulturell zu bewertenden Schale des Gestaltungsvorganges einen allgemein menschlichen Kernvorgang annehmen."[39] Bereits im Sinne der Ideologie der „ewigen Dinge" geht es Prinzhorn um „neu zu errichtende Normen", jenseits „aller fachmäßig oder durch die Tradition einzelner Kulturkreise begründeten Wertungen".[40]

---

[35] Hans Prinzhorn, Bildnerei der Geisteskranken, in: Magdeburger Zeitung vom 20.1.1927, 1. Beilage.
[36] Siehe hierzu Röske 1995, wie Anm. 6, S. 86-124.
[37] Hans Prinzhorn, Die erdentrückbare Seele, in: Der Leuchter 8 (1927), S. 277-296, hier S. 278-279.
[38] Hans Prinzhorn, Skizzen zum Buch „Bildnerei der Geisteskranken", 1919 oder 1920 (Privatbesitz Frankfurt am Main).
[39] Prinzhorn 1922, wie Anm. 3, S. X.
[40] Ebd., S. X und IX.

Obgleich er sich auch um eine naturwissenschaftliche Beschreibung und psychopathologische Erörterung des ausgebreiteten Materials bemühte, war er vor allem an einer „durchaus metaphysischen Untersuchung über den Vorgang der bildnerischen Gestaltung"[41] interessiert. Wesentlich beim „Kernvorgang" künstlerischen Schaffens war für ihn die konstruktive Spannung von Ausdruck und Gestaltung, die er beide als triebhafte Tendenzen grundsätzlich im Lebendigen verankert sah.[42] Beides aber, Tiefe des Ausdrucks wie Höhe der Gestaltung, war für ihn nicht messbar und kaum zu beschreiben. Prinzhorn zufolge kann man die „seelische Atmosphäre der gestaltenden Persönlichkeit" nur mit Hilfe von Einfühlung oder Wesensschau nacherleben.[43] Und diesen Weg wiederum könne nur jemand einschlagen, dessen „Lebensgefühl in den Gestaltungen aller Künste zu gipfeln vermag" und der mit Weitblick „die Gestaltungsversuche dieser letzten Jahrtausende auf unserem kleinen Erdball ungefähr übersieht."[44]

Auf der Grundlage dieser Theorie, bei der es sich gewissermaßen um ein Extrem romantischer Kunstauffassung handelt, nimmt Prinzhorn eine verblüffende Wertung vor. Er stellt die Arbeiten von Patientinnen und Patienten psychiatrischer Einrichtungen den Werken professioneller Künstler gegenüber und findet hier authentischen Ausdruck, während er dort „fast nur intellektuelle Ersatzkonstruktionen" festzustellen vermag.[45] Der eigentliche Beginn der ästhetischen Umwertung der Werke von Patienten psychiatrischer Einrichtungen setzt mit einer radikalen Kritik zeitgenössischer professioneller Kunst ein.

Prinzhorn hat mit seinem Buch zweifellos das Gebiet der sogenannten „Geisteskrankenbildnerei" für die Kunstgeschichte erst eigentlich erschlossen. Dabei sind nicht nur die zahlreichen Illustrationen hervorzuheben und der Enthusiasmus, mit dem der Autor viele der Werke bespricht. Anzuerkennen ist auch der Versuch, ein Kriterium zu entwickeln, das erlaubt, die „souveränste Zeichnung Rembrandts" genauso wie das „kläglichste Gesudel eines Paralytikers" zu schätzen – als „Ausdruck von Seelischem".[46] Prinzhorn lenkt die Aufmerksamkeit des Publikums auf die gestalterischen Qualitäten von Werken, die fast ausschließlich unter diagnostischen Gesichtspunkten betrachtet worden waren. Vor allem sieht er ab von dem alten Qualitätskriterium der Wirklichkeitsnähe künstlerischer Gestaltung und weiß eine Fülle von Alternativen an dessen Stelle zu setzen. So ausgerüstet, führt er eine erstaunliche Vielfalt von Gestaltungsweisen vor.

Doch Prinzhorns Ansatz hat auch fragwürdige Aspekte. Zu kritisieren ist, dass er die Werke, die er in seinem Buch vorführt, auf die in ihnen erschaute „seelische Atmosphäre" verkürzt und ihren gesellschaftlichen und historischen

---

41 Ebd., S. X.
42 Ebd., S. 48.
43 Ebd., S. 86.
44 Ebd., S. 318
45 Ebd., S. 348.
46 Ebd., S. X.

Kontext nicht zur Sprache bringt. Gerade an „Bildnerei der Geisteskranken"
lässt sich zudem aufzeigen, dass der Anspruch, das „Echte" - diesmal im künstlerischen Ausdruck – allein mit Hilfe der Wesensschau zu erkennen, leicht
scheitern kann. Erweist sich doch das Postulat der Unerfahrenheit der Patienten in künstlerischen Fragen bei vielen der vorgestellten „Fälle" als unhaltbar.
Häufig sind die Werke der Sammlung „intellektueller" und konstruierter als
Prinzhorn es wahrhaben wollte.

Bedenklich ist zudem die Selbstüberschätzung, die sich in dem Anspruch an
Erfahrung und Weitblick des Interpreten bemerkbar macht. Zwar verfügte
Prinzhorn tatsächlich über eine breite Kenntnis verschiedener künstlerischer
und ethnologischer Gebiete. Eine objektive Position begründete dies allerdings
nicht - was auch schwer möglich scheint. Das zeigt sich nicht zuletzt daran,
dass Prinzhorn keineswegs vorurteilslos Arbeiten aus dem reichen Fundus der
Heidelberger Sammlung auswählte, vielmehr deutlich von der expressionistischen Perspektive auf Kunst geprägt war.[47]

Bedenklich, wenngleich zeittypisch, ist auch, dass Prinzhorn mit einer Ent-
scheidungsgewalt in der Nachbarschaft „eugenischer" Tendenzen liebäugelte.
Am Ende von „Bildnerei der Geisteskranken" kommt er auf die Idee eines
neuen Normbegriffs zurück. Jetzt soll er helfen, die „Beziehungen zwischen
schizophrener und dekadenter Gestaltung" zu klären.[48] Die zugehörige
Anmerkung[49] hebt immerhin hervor, dass für diese neue Norm des Menschen
„schöpferische Gestaltung als wichtigste Eigenschaft" gelten solle. Mithin
wären die kreativen Patienten, die er in seinem Buch vorstellt, eingeschlossen.
Prinzhorn verweist für diese Idee „vor allem" auf den „strengen klaren Versuch" von Kurt Hildebrandt in dessen Schrift „Norm und Entartung des Menschen" von 1920. Darin wird allerdings kaum über das Schöpferische gehan-
delt; vielmehr handelt es sich um einen nietzscheanischen, „herrische(n) Text
zur Rassenhygiene",[50] der „Ausmerze" von „pathologisch Entarteten, also den
erblich Geisteskranken und den im krankhaften Grade Minderwertigen" empfiehlt.[51] Ungläubig hält man dieses Zitat neben Prinzhorns „revolutionäre
Vision vom authentischen, in sich versponnenen Irrenkünstler"[52] und fragt
sich unwillkürlich, ob er Hildebrandts Buch wirklich gelesen hat. Wahrscheinlich handelt es sich hier jedoch nicht um ein Beispiel für jenes Name-Drop-
ping, das sich bei Prinzhorn schon in der ersten Studienzeit nachweisen lässt.[53]
Vielmehr legt er offenbar bewusst lediglich die Modifikation einer Einstellung
nahe, die in der damaligen Ärzteschaft nahezu ausnahmslos akzeptiert wurde.

---

[47] Das zeigte auch die Ausstellung, mit der die Sammlung Prinzhorn eröffnet wurde (siehe den Ausst.Kat. „Vision und
Revision einer Entdeckung", Sammlung Prinzhorn, Heidelberg 2001). Die Wertungen aufgrund der „neuen Normen" decken
sich weitgehend mit der gewandelten Ästhetik zwischen 1900 und 1914.

[48] Prinzhorn 1922, wie Anm. 3, S. 345.

[49] Ebd., S. 361 (Anm. 46).

[50] Brand-Claussen 2001, wie Anm. 2, S. 275.

[51] Kurt Hildebrand, Norm und Entartung des Menschen, Dresden 1920, S. 264 f., zitiert nach Brand-Claussen 2001,
wie Anm. 2, S. 275.

[52] Brand-Claussen 2001, wie Anm. 2, S. 275.

[53] Röske 1995, wie Anm. 6, S. 70.

In der Haltung Prinzhorns gegenüber den Nazis, in seinem Konzept des Therapeuten wie in seiner Einstellung zur „Geisteskrankenbildnerei" treten demnach immer wieder die gleichen Punkte als problematisch hervor: die Verabsolutierung der Einfühlung und die Selbstüberschätzung. Geprägt wurde dieses Syndrom im Zeitraum 1904-1909, als Prinzhorn in Leipzig und München Philosophie und Kunstgeschichte studierte. Zu seinen universitären Lehrern gehörten der prominenteste Einfühlungstheoretiker der Jahrhundertwende, Theodor Lipps, und der ähnlich denkende Kunsthistoriker August Schmarsow.[54] Auf diesem Fundament baute in den 20er Jahren Prinzhorns Begeisterung für die Charakterologie Ludwig Klages' auf, der ebenfalls Lipps-Schüler war. Das immense Größenselbst des Autors von „Bildnerei der Geisteskranken" aber wurde gefördert durch die Begegnung des Jugendlichen mit nietzscheanischen Positionen wie denen des „Rembrandtdeutschen" Julius Langbehn und Ernst Horneffers[55] - Namen, die schon länger als Wegführer zur Rechtswende in Deutschland ausgemacht sind.

Kritik an Prinzhorn ist angebracht, insbesondere an der fatalen ideologischen Verengung seines Blicks in den späten Jahren. Daneben bleibt jedoch bestehen, dass ihm in seine Heidelberger Zeit, als seine Weltsicht am offensten war, mit „Bildnerei der Geisteskranken" ein Werk gelang, das durch seine Radikalität zum Anregendsten gehört, das auf diesem Gebiet bis heute veröffentlicht worden ist.

---

[54] Siehe hierzu ebd., S. 91-101 sowie 118-122.
[55] Siehe hierzu ebd., S. 129-135.

Heidelberger Jahrbuch, Band XLVI:
T. Fuchs, I. Jádi, B. Brand-Claussen, Chr. Mundt (Hrsg.): Wahn Welt Bild
© Springer-Verlag Berlin Heidelberg 2002

Carl Schneider, die Bildersammlung, die Künstler und der Mord

Maike Rotzoll, Bettina Brand-Claussen, Gerrit Hohendorf

Zusammenfassung

Auch Patienten-Künstler, deren Werke zu Beginn des 20. Jahrhunderts in die Sammlung Prinzhorn aufgenommen wurden, starben später durch die nationalsozialistische „Euthanasie". Öffentlichkeitswirksam wurde diese Tatsache im polemischen Schlagwort „Beutekunst für den Hörsaal der Mörder" gegen den Verbleib der Sammlung Prinzhorn am Standort Heidelberg verwandt. Abgesehen von aktueller tagespolitischer Argumentation scheint das Schicksal der Patienten-Künstler im Nationalsozialismus jedoch kaum Interesse gefunden zu haben; der Frage, wie viele und welche Künstler durch die „Euthanasie" getötet wurden, ist bisher niemand systematisch nachgegangen.
In diesem Beitrag werden die Rolle der Heidelberger Psychiatrischen Klinik und ihres damaligen Leiters Carl Schneider, für die „Euthanasie" und ihre Verbindung zur etablierten Wissenschaft von entscheidender Bedeutung, sowie die Geschichte der Sammlung Prinzhorn im Nationalsozialismus kurz dargestellt. Anschließend berichten wir über das Schicksal der Ermordeten.

Einleitung

Die Heidelberger Psychiatrische Klinik hat eine besondere geschichtliche Last zu tragen: ihre Schrittmacherfunktion im Nationalsozialismus für eine wissenschaftlich fundierte „Euthanasie". Damit diese Vergangenheit nicht zur bloßen Historie wird, die man distanziert als etwas bereits Bewältigtes betrachten kann, sehen wir es als Aufgabe und Herausforderung an, uns immer wieder mit diesem Kapitel der Klinikgeschichte, die mit der Geschichte der Sammlung Prinzhorn eng verknüpft ist, mit Opfern und Tätern auseinanderzusetzen.

„Beutekunst für den Hörsaal der Mörder" (Abb.1.) – so lautet das Motto der Gegner dieses Museums, derjenigen, die in einem auch öffentlich ausgetragenen

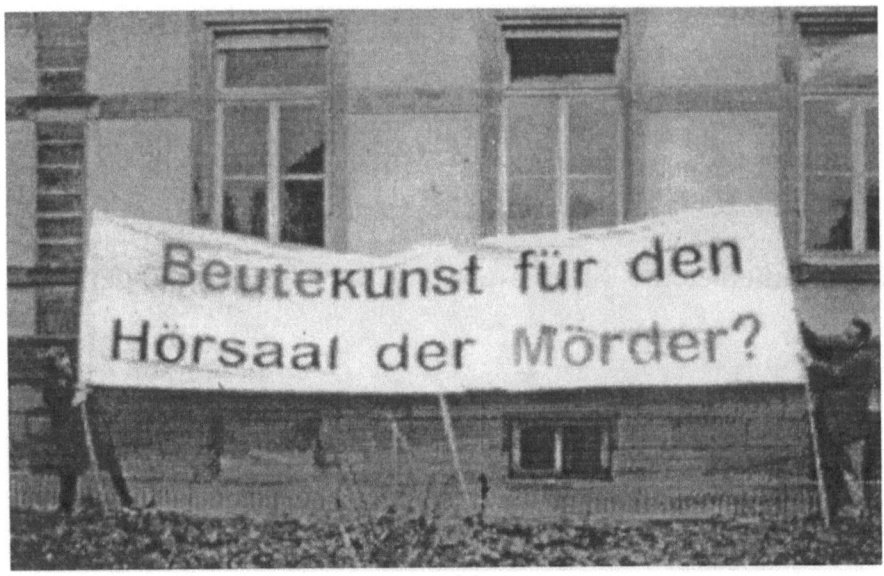

Abb.1.   Aktion des Bundes Psychiatrie-Erfahrener, Berlin, 1999 in Heidelberg am
zukünftigen Domizil der Sammlung Prinzhorn

Meinungsstreit verlangt haben, die Sammlung Prinzhorn ganz oder teilweise
für ein „Haus des Eigensinns" herauszugeben. Dieses soll in der Berliner Tier-
gartenstraße 4, am Ort der Planungszentrale der nationalsozialistischen Mas-
senmordaktion als Erinnerungsstätte für die „Euthanasie"-Opfer geschaffen
werden (Abb.2.). Der moralische Anspruch dieser Forderung ist klar: Es wird
die Auffassung vertreten, daß die Psychiatrische Universitätsklinik Heidelberg,
die über ihren damaligen Direktor Prof. Carl Schneider maßgeblich an der wissenschaftlichen Begleitung, Planung und Durchführung des psychiatrischen
Holocaust beteiligt war, das moralische Recht verloren habe, über Kunstwerke
von Patienten und Patientinnen zu verfügen, die potentiell oder tatsächlich den
nationalsozialistischen Vernichtungsaktionen zum Opfer gefallen sind.

Entgegnend könnte man auf das historische Detail hinweisen, daß dieser Hörsaal, in dem die Werke der Sammlung Prinzhorn jetzt ausgestellt werden
(Abb.3.), nicht der Hörsaal Carl Schneiders gewesen ist. Dieser Hörsaal gehörte
zur damaligen Nervenabteilung der medizinischen Klinik (Ludolf-Krehl-Kli-
nik)[1]. Doch scheint eine Diskussion über historische Details dem Thema nicht
angemessen. Man könnte dem Moralismus der Kritiker entgegenhalten, hier
werde die „Schande instrumentalisiert", hier werde der psychiatrische Holocaust
benützt, um antipsychiatrische Zwecke zu verfolgen. Dies erscheint bedenkens-
wert, doch kann man bei Gebrauch eines solchen Arguments leicht in die Nähe
derjenigen gerückt werden, die mit der Auffassung, Auschwitz eigne sich nicht
als „Moralkeule", eine Verbannung dieser historischen Erfahrung aus gegenwär-

---

[1] Vgl. Eckart (2001).

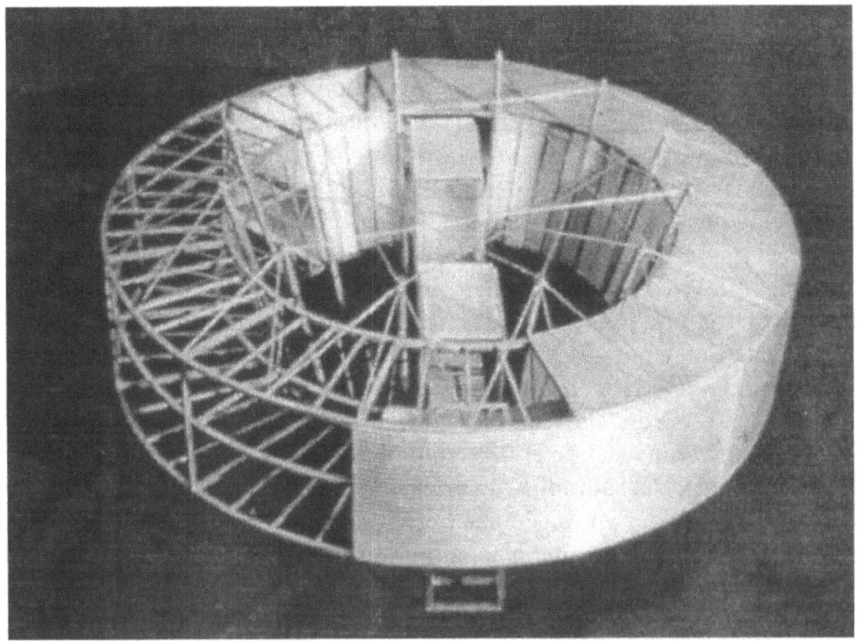

Abb.2.   Museumsmodell Haus des Eigensinns, Berlin, Bund Psychiatrie-Erfahrener, 1999

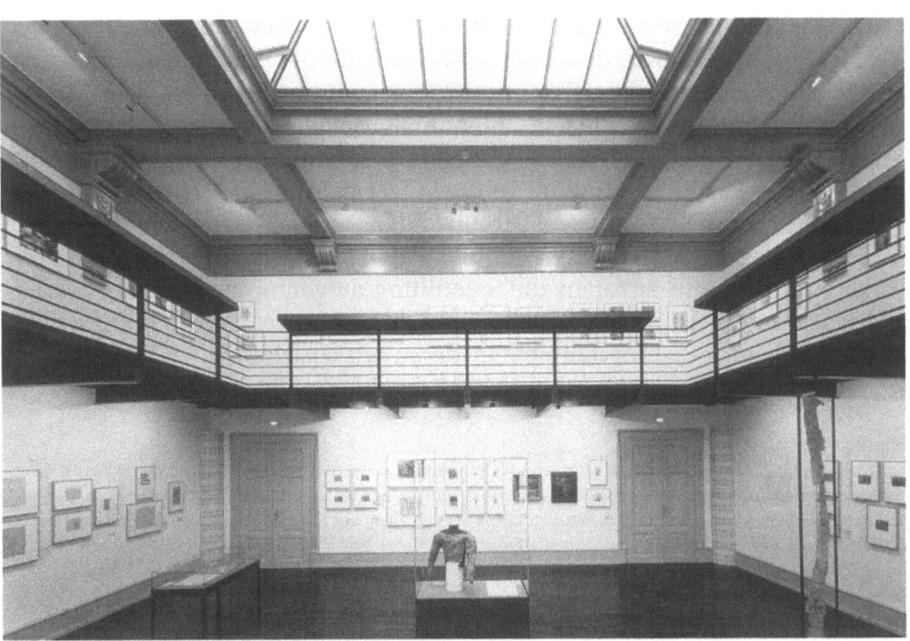

Abb.3.   Ausstellungsraum der Sammlung Prinzhorn, seit September 2001 um 1895 erbaut,
Josef Durm zugeschrieben; ehemals Hörsaal der Medizinischen, bzw. Neurologischen Klinik

tigen Debatten intendieren[2]. Man könnte schließlich darauf verweisen, dass die Sammlung Anfang der zwanziger Jahre entstanden ist und daher mit dem Nationalsozialismus und dem „Euthanasie"-Programm sachlich nichts zu tun habe. Doch gerät man mit diesem Argument leicht in die Gefahr, zu denen gezählt zu werden, die den Nationalsozialismus und seinen Vernichtungswillen gegenüber allem Andersartigen als etwas bereits Bewältigtes einklammern oder gar zu „einem Detail der Geschichte erklären" wollen.

Uns stellt die Museumseröffnung der Sammlung Prinzhorn vor die Aufgabe, die Brüche und Widersprüche in der bisherigen Geschichte der Sammlung als Teil der jüngeren und jüngsten deutschen Geschichte wahrzunehmen und darzustellen: Die Entstehung der Bilder und Werke der Sammlung vor und während des ersten Weltkriegs fällt in eine Zeit, in der Anstaltsinsassen unter heute nur mehr schwer vorstellbaren Beschränkungen und Entbehrungen litten. Erinnert sei an zehntausende Hungertote in deutschen Anstalten während des ersten Weltkriegs[3]. Die Sammlung wurde begründet von einem Arzt und Kunsthistoriker (Abb.4.), der jenseits eines rein psychopathologisierenden Urteils in den Werken der „Geisteskranken" einen ursprünglichen Gestaltungswillen des Menschen suchte. In seinem politischen Urteil jedoch verlor derselbe Mensch bald die Orientierung: Beeinflusst von nietzscheanischem Denken verfiel er einer zeitgenössischen Sehnsucht nach Gemeinschaft und Führertum, sympathisierte mit Nationalsozialismus und Antisemitismus, bevor er kurz nach der sogenannten Machtergreifung der Nazis verstarb[4]. Gleichzeitig gewann die Sammlung in der Weimarer Republik Anziehungskraft für Künstler der Avantgarde. Möglicherweise hat die Sammlung den Nationalsozialismus, Ironie der Geschichte, nur dadurch überlebt, dass Teile für die Femeschau „Entartete Kunst" des Reichspropagandaministeriums benötigt wurden[5]. Die „Irrenkunst" sollte mit ausdrücklicher Unterstützung von Carl Schneider als Folie dienen, um die Kunstwerke der Avantgarde und ihre Künstler als krank und damit minderwertig zu diffamieren[6], ein Vernichtungsurteil nicht nur für unzählige Kunstwerke, sondern auch für die betroffenen Künstler, das bis zur physischen Auslöschung führen konnte. Auch die Anstaltspatienten, deren Werke zwanzig Jahre zuvor in die Sammlung aufgenommen worden waren, unterlagen, sofern sie nicht vorher verstorben waren, dem Vernichtungswillen der NS-„Euthanasie"-Programme", an deren wissenschaftlicher Legitimation und Durchführung eben genannter Carl Schneider maßgeblich beteiligt war[7].

---

[2] Vgl. Walser (1998). In der Dankesrede zur Verleihung des Friedenspreises des deutschen Buchhandels führte Martin Walser unter anderem aus: "Jeder kennt unsere geschichtliche Last, die unvergängliche Schande, kein Tag, an dem sie uns nicht vorgehalten wird. Könnte es sein, daß die Intellektuellen, die sie uns vorhalten, eine Sekunde lang der Illusion verfallen, sie hätten sich, weil sie wieder im grausamen Erinnerungsdienst gearbeitet haben, ein wenig entschuldigt, seien für einen Augenblick sogar näher bei den Opfern als bei den Tätern?"

[3] Faulstich (1999), S. 25-68.

[4] Zu Hans Prinzhorns Einstellung zu Gemeinschaft und Führertum vgl. das entsprechende Kapitel in Röske (1995), S. 244-249.

[5] Zuschlag (1995), S. 244 ff. und Brand-Claussen (1990).

[6] Brand-Claussen (2001a), S. 288-289.

[7] Hohendorf, Roelcke, Rotzoll (1996).

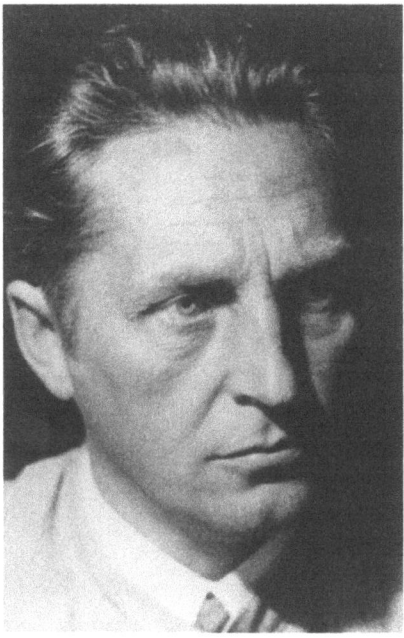

Abb.4.   Hans Prinzhorn (1886-1933), Fotografie, um 1925

Dem Andenken der Patienten-Künstler, die zwischen 1939 und 1945 in den verschiedenen Phasen der NS-Mordprogramme umgebracht wurden, ist dieser Vortrag gewidmet; denjenigen, deren Ermordung bekannt ist und denjenigen, die unbekanntermaßen das gleiche Schicksal erlitten. Nur wenn wir uns neben und jenseits aller ästhetischen Bewunderung der Lebenswirklichkeit und der möglichen oder tatsächlichen Ermordung in der Sammlung vertretener Anstaltspatienten und Kunstschaffender stellen, können wir auch dem dunkelsten Kapitel in der Geschichte dieser einzigartigen Sammlung gerecht werden.

Carl Schneider

Beginnen möchten wir mit einigen Anmerkungen zu dem bereits mehrfach genannten Carl Schneider (Abb.5.), Direktor der Psychiatrischen Universitätsklinik Heidelberg von 1933 bis 1945:

Carl Schneider, geb. 1891, wurde, wie viele seiner Generation, als junger Arzt durch die Teilnahme am 1. Weltkriegs geprägt. Anders als viele Künstler brachte er noch 1939, kurz vor dem Beginn des 2. Weltkriegs, seine Abscheu gegenüber den Antikriegsbildern eines Otto Dix (Abb.6.) zum Ausdruck:

„Ordnung verwandelt sich in Chaos, Edles wird zur gemeinen Sudelei. Dafür nur ein Beispiel: Dix stellte sexuelle Stoffe, wie es hieß, vor der Dreckli-

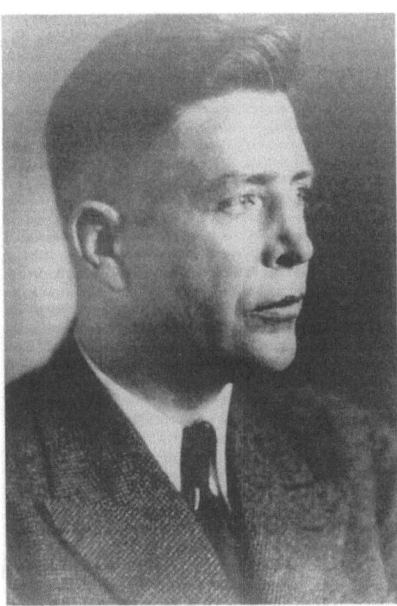

Abb.5. Carl Schneider (1891-1945)
Fotografie, um 1935

nie des vorderen Schützengrabens dar, Mutterschaft und Geburt wurde zum ekelerregenden und anstößigen Vorgang, Gram zur grimassierenden Fratze, Ehrfurcht zur höllischen Angst, die Wunde des Kriegsopfers wurde im Plakatstil verhöhnt"[8].

Nach seiner Assistenzarztzeit an der Leipziger Universitäts-Nervenklinik wechselte Schneider an die sächsische Anstalt Arnsdorf. 1930 wurde er zum Chefarzt der Psychiatrischen Abteilung der von Bodelschwinghschen Anstalten in Bethel ernannt. In den 20er Jahren hatte er sich als psychopathologischer Forscher etabliert, 1930 trat er erstmals mit einer rassenhygienisch fundierten Position an die Öffentlichkeit[9].

Im November 1933 wurde Carl Schneider, seit 1932 Parteimitglied, als Nachfolger des aus politischen Gründen aus dem Amt gejagten Karl Wilmanns (Abb.7.) auf den Heidelberger Lehrstuhl berufen. Bei der Umgestaltung der Klinik im Sinne der „neuen Zeit" setzte er eindeutige Schwerpunkte: Umsetzung des Gesetzes zur Verhütung erbkranken Nachwuchses, erbbiologische Feldforschung und als Hauptanliegen die arbeitstherapeutische Gestaltung der Klinik (Abb.8.,9.). In den Kellerräumen entstanden Buchbinder-, Schuhmacher- und Schreinerwerkstätten von solchem Umfang, dass die örtlichen Handwerkszünfte sich beim zuständigen Ministerium in Karlsruhe über die drohende

---

[8] Schneider (1940), S. 156.
[9] Zur Biographie Schneiders vgl. Teller (1990).

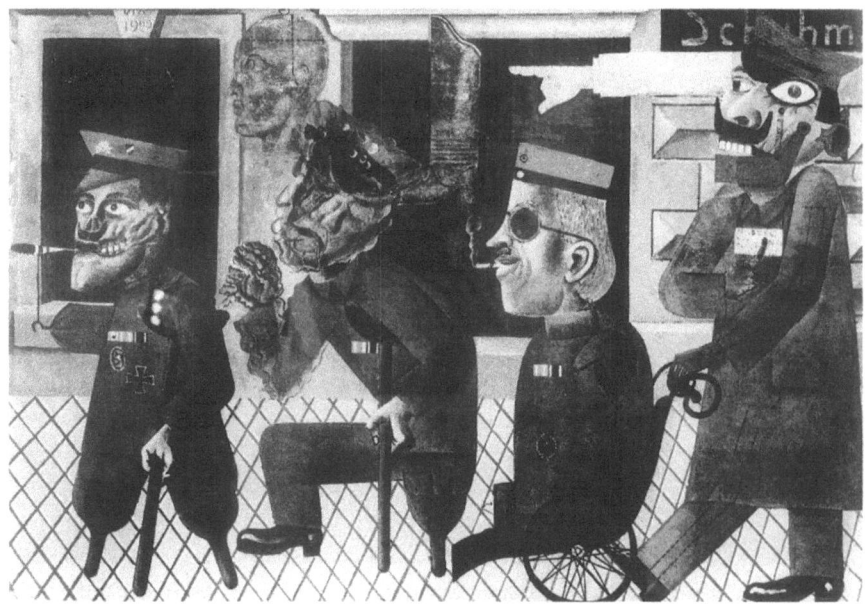

Abb.6.   Otto Dix
Die Kriegskrüppel, 1920, Öl auf Leinwand
ehemals Stadtmuseum Dresden, Verbleib unbekannt

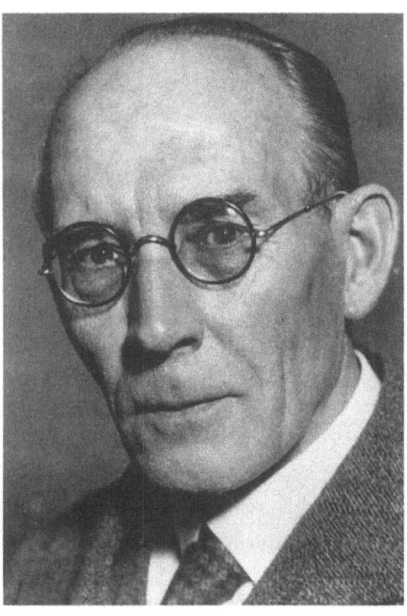

Abb.7.   Karl Wilmanns, Leiter der Psychiatrischen Universitätsklinik 1919-1933,
Fotografie, um 1925

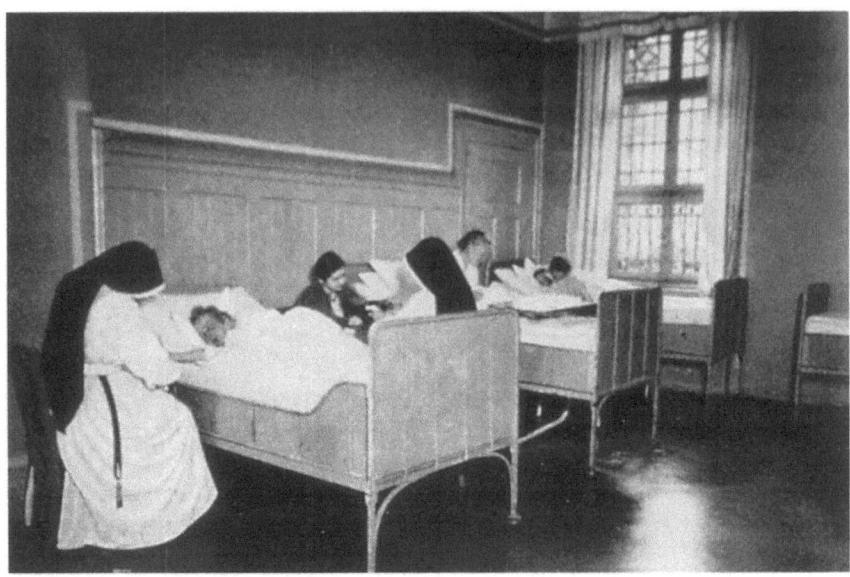

Abb.8.   "Frauen-Unruhe: Bindenwickeln", Arbeitstherapie um 1935 in der Psychiatrischen Klinik Heidelberg in: Schneider, Carl (1939): Behandlung und Verhütung der Geisteskrankheiten. Allgemeine Erfahrungen, Grundsätze, Technik, Biologie. Monographien aus dem Gesamtgebiete der Neurologie und Psychiatrie, Bd.71, Berlin: Springer, Abb. 12

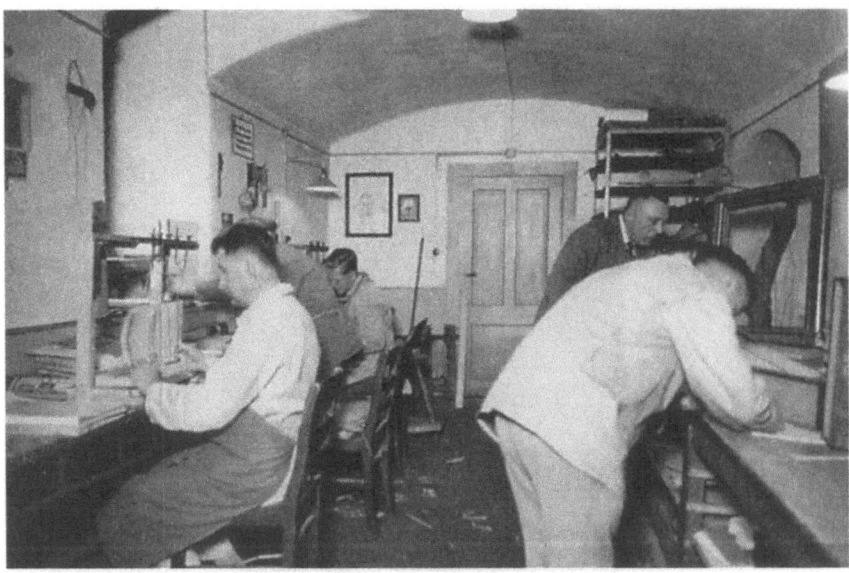

Abb.9.   "Buchbinderei", Arbeitstherapie um 1935 in der Psychiatrischen Klinik Heidelberg in: Schneider, Carl (1939): Behandlung und Verhütung der Geisteskrankheiten. Allgemeine Erfahrungen, Grundsätze, Technik, Biologie. Monographien aus dem Gesamtgebiete der Neurologie und Psychiatrie, Bd.71, Berlin: Springer, Abb. 9

Konkurrenz beschwerten[10]. Für Schneider hatte die Arbeitstherapie nicht nur eine ökonomische und disziplinierende Zielsetzung, er verstand sie vor allem als eine biologische Heilweise, die in die seelischen und physiologischen Regulationsabläufe des Kranken eingreife[11]. Hinter dem therapeutisch-rehabilitativen Anspruch stand der Zwang zu einer Anpassung an ein Gemeinschaftsleben, das für Schneider wesentlich und ausschließlich durch Arbeit und produktive Leistung bestimmt war. Die mit diesem Verfahren verbundene Gewalt wird deutlich, wenn der Arzt die arbeitstherapeutische Intervention bei einer „schizophrenen Künstlerin" schildert: „Wir hoben die krankhaften Erzeugnisse der Künstlerin nicht auf, sondern wir zerstörten sie und wir leiteten die Kranke bei der Lösung ihrer selbstgewählten normalen Aufgabe"[12].

Wo Heilung und Wiedereingliederung ins Arbeitsleben so hoch bewertet und eng verküpft werden, stellt sich die Frage, was mit den Kranken geschah, die sich in Schneiders Sinne als unheilbar erwiesen: Sie wurden nach einer Beobachtungszeit in Heil- und Pflegeanstalten verlegt und damit einem potentiell tödlichen Schicksal überlassen. In den Jahren 1936 bis 1945 sind fast 1700 (1686) Patienten und Patientinnen aus Heidelberg in andere Anstalten verlegt worden. Es konnte nachgewiesen werden, dass mindestens 116 der Verlegten der ersten Phase der „Euthanasie", und mindestens 95 ehemalige Heidelberger Patienten den späteren Phasen der dezentralen „Euthanasie" zum Opfer fielen[13]. Carl Schneider musste davon wissen, denn er war frühzeitig an der Planung und Durchführung der ersten Massenvernichtungsaktion an den Anstaltspatienten beteiligt. Er hat als Obergutachter letztgültig über das Schicksal Zehntausender Menschen entschieden, ohne sie je gesehen oder untersucht zu haben. Er war beteiligt an den Beratungen über ein „Euthanasiegesetz", das den „Gnadentod" auf eine gesetzliche Grundlage stellen sollte[14]. Vor allem aber war er einer der Protagonisten einer durchgreifenden Reform des Anstaltswesens und der Psychiatrie insgesamt, einer Reform, die die „Euthanasie" ausdrücklich einschließen sollte. Ihr Grundgedanke war, dass für die heilbaren Kranken alles getan werden solle, während die nicht reintegrierbaren Kranken nach Ausbeutung ihrer Arbeitskraft durch „Euthanasie" vernichtet werden sollten[15].

Gleichzeitig plante Carl Schneider in Zusammenarbeit mit der „Euthanasie"-Zentrale ein umfangreiches Forschungsvorhaben zur Schizophrenie, zum Schwachsinn und zur Epilepsie. Realisieren konnte er mit seinen Mitarbeitern, von denen manche später in der Bundesrepublik und in der DDR Karriere machten, kriegsbedingt nur ein Teilprojekt, bei dem die „Euthanasie" der

---

[10] Heidelberg, Historisches Archiv der Psychiatrischen Universitätsklinik, Verwaltungsakte XII/1.

[11] Schneider (1939), S. 91-92 und 130-139.

[12] Schneider (1940), S. 160.

[13] Wir danken Sara Bienentreu für diese Auskunft; ihre Dissertation zum o.g. Thema wird demnächst beendet sein. Sie konnte nachweisen, daß 11,5% der Verlegungspatienten durch die „Euthanasie" umkamen. Es ist allerdings davon auszugehen, daß die reale Zahl der Getöteten höher ist.

[14] Vgl. Roth (1984).

[15] Vgl. Carl Schneider, Gedanken und Anregungen betr. die künftige Entwicklung der Psychiatrie, in: Heidelberger Dokumente 126 420-427, Washington, National Archives, T 1021 Roll 10 File 707 Vol. 11, Mikrofilm Berlin, Bundesarchiv, Nr. 41149. Vgl. Aly (1985), S. 41-48 und kritisch dazu Blasius (1994), S. 186-191.

„beforschten" Patienten von vornherein eingeplant war[16]. An die 21 im Rahmen dieses Forschungsprojektes getöteten Kinder erinnert heute ein Mahnmal vor der Heidelberger Klinik[17].

Der psychiatrische Reformeifer und der wissenschaftliche Impetus Schneiders mitten im zweiten Weltkrieg erklärt sich durch einen subjektiven therapeutischen Idealismus sowie eine Überschätzung der Rolle der Psychiatrie für die damalige Gesellschaft bzw. das „deutsche Volk":

„Es ist an der Zeit, dass eine am Menschen heilend handelnde Disziplin endlich eingreift in den Gang der Ideengeschichte der Menschheit; denn so wie einst die Astronomie durch K[o]pernikus, so wird einmal die Psychiatrie [...] den Weg frei machen zu einem innigeren und reicheren Leben unseres Volkes nach seinen eigenen Kräften und Gaben"[18].

Wie er sich diese Gemeinschaft des Volkes vorstellte, spiegelte sich auch in seiner Kunstauffassung wider.

Die Sammlung im Nationalsozialismus[19]

Als Klinikchef verfügte Carl Schneider nicht nur über die Patienten, sondern auch über die Bildersammlung in seinem Haus. 1938 lieferte er eine unbekannte Anzahl von Blättern an die Berliner Station der Ausstellung „Entartete Kunst" (Abb.10.). Die „Irrenkunst" sollte in der Konfrontation mit ähnlichen Kunstwerken der Modernen deren Irrsinn in einem visuellen Analogieschluss beweisen. Jeder Besucher durfte seinen eigenen Augen trauen.

Schon Prinzhorn hatte 1922 in der *Bildnerei der Geisteskranken* die suggestive Methode von Psychiatern kritisiert, aus ähnlichen Bildern von Künstlern und Patienten auf eine ähnliche Geistesverfassung zu schließen. Er, der keinerlei Krankheitsindizien in den Werken anerkannte, wollte beide, Künstler und Patienten aus diesem unsauberen, scheinbar wissenschaftlichen Verfahren heraushalten. Doch sein Kontrahent Wilhelm Weygandt, Kraepelinschüler und Klinikleiter in Hamburg, hatte den längeren Atem. Weygandt lehrte die Künstler bereits 1921 das Fürchten, wenn er in einer Illustrierten Zeitschrift verkündete: „Aber den Kunstwerken neuester Zeit gegenüber erwacht auf den Lippen Tausender die Frage, ob da nicht [...] der Künstler selbst krankhaft beeinflußt erscheint."[20] Pathologisiert wurden van Gogh, Klee, Kokoschka, Dix und Schwitters, aber auch Chagall, Marc und Schmidt-Rottluff. Einzelne, wie Heinrich Vogeler oder Kurt Schwitters, wehrten sich[21]. Doch wer las schon eine so wenig verbreitete Künstler-Zeitschrift wie den „Sturm"? Angesichts der

---

[16] Hohendorf, Roelcke, Rotzoll (1996), S. 941-944. Zum Thema Psychiatrische Forschung und „Euthanasie" vgl. auch Roelcke, Hohendorf, Rotzoll (1998), Hohendorf, Weibl-Shah, Roelcke, Rotzoll (1999) und Roelcke (2000).

[17] Mundt, Hohendorf, Rotzoll (2001).

[18] Carl Schneider: Schlußbemerkungen, in: Heidelberger Dokumente 127 585-591, Washington, National Archives, T 1021 Roll 10 File 707 Vol. 20, Mikrofilm Berlin, Bundesarchiv, Nr. 41151.

[19] Ausführlich vgl. hierzu Brand-Claussen (2001a) S. 265-320.

[20] Weygandt (1921)

[21] Zu Vogeler vgl. Brand-Claussen (2001a), S. 280; Zur Polemik Schwitters vgl. Brand-Claussen (2001b), S. 29.

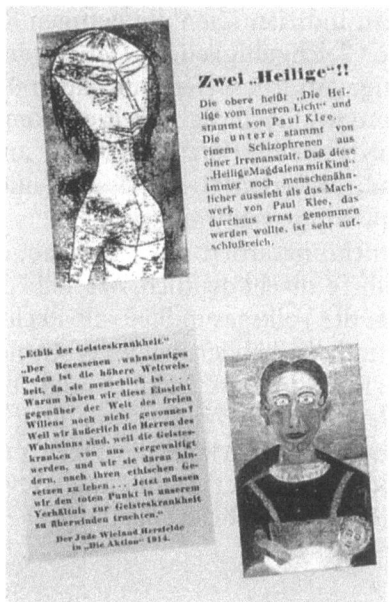

Abb.10. Broschüre zur Ausstellung "Entartete Kunst", Berlin 1938, S.25:
Paul Klee, "Die Heilige vom inneren Licht", 1921 und Oskar Herzberg, Madonna,
ehemals Sammlung Prinzhorn, Verbleib unbekannt

bedrohlichen erbhygienischen Propaganda wird verständlich, warum gerade
deutsche Künstler, wie der mit Prinzhorn befreundete Emil Nolde, dessen Werk
häufig als abartig, triebhaft und krank diffamiert wurde, sich hüteten, eine
künstlerische Nähe zur Irrenkunst zu offenbaren.

Bereits zu Beginn der 1890er Jahre hatte Max Nordau in seinem Buch *Entartung*
nach der Verantworung der Psychiater für die „Hygiene des Geistes"[22] gerufen.
Statt krankhafter idealistischer Kunst forderte er gesunde realistische Kunst von
und für wohlgeordnet funktionierende Menschen. Emil Kraepelin, Autor des entscheidenden und noch heute anerkannten diagnostischen Regelwerks der Psychiatrie, folgte dem Ruf. Der Heidelberger Klinikdirektor schrieb um 1895 Diagnosen
auf Blätter symbolistischer Künstler und Literaten wie Max Klinger, Jan Toorop,
Richard Dehmel oder Stéphane Mallarmé, um sie vermischt mit Irrenkunst Stu-
denten als Ratespiel vorzulegen. Wer ist krank? Was sind die Indizien? Damals
bremste die öffentliche Empörung der Gebildeten das Spiel noch aus[23].

Nach dem ersten Weltkrieg setzte Kraepelins Schüler Wilhelm Weygandt die
Indiziensuche fort, unterstützt von ähnlich denkenden oder schweigenden
Kollegen. Ungehindert suchte der Direktor der Hamburger Psychiatrischen
Universitätsklinik, nach eindeutigen Zeichen für Krankhaftes. An einem Lieb-
lingsbild Prinzhorns, dem „Würgengel" (Farbtaf. 1, Abb.11.) von Franz Karl

---

[22] Nordau (1892/93), Bd. 2, S. 560.
[23] Vgl. Panizza (1896a), S. 365 und Panizza (1896b), S. 941.

Bühler machte er sie fest: Indizien seien die heftigen Kerbungen des Papiers
beim Strahlenkranz, die Gleichgültigkeit im Gesicht des Opfers und die Tor-
sion der Beine[24]. Derartige Ausdruckselemente hatten Prinzhorns einfühlende
Deutungsmethode angezogen, doch die Augen des konventionellen Ästheten
Weygandt verirrten sich; das Bild verletzt, weil Papier und kanonische Körper-
darstellung verletzt sind; es verwirrt, ist hässlich und krank und wie die
Krankheit selbst keinen Deutungsaufwand wert.

Weygandts Kunstvernichtungsarbeit seit etwa 1920, die direkt zur Ausstel-
lungspraxis der Nazis führte, macht deutlich, was Teile der Universitätspsychi-
atrie längst beschäftigte: die Volksgesundheit, als Rechtfertigungstrategie für
soziale Ausmerzungen, und die Etablierung des erbhygienischen Diskurses im
Kulturbereich (Abb.12.). Eine defensive Haltung zeigte bereits 1932 der Heidelberger Professor Gruhle, der eine Wanderausstellung der Sammlung durch
deutsche Kunstvereine betreute. Er erteilte der Presse ein Bilderverbot, weil es
mit vergleichbaren Bildern aus der Sammlung Weygandt „Missverständnisse"[25] und „unerfreuliche Presseerörterungen" gegeben habe.

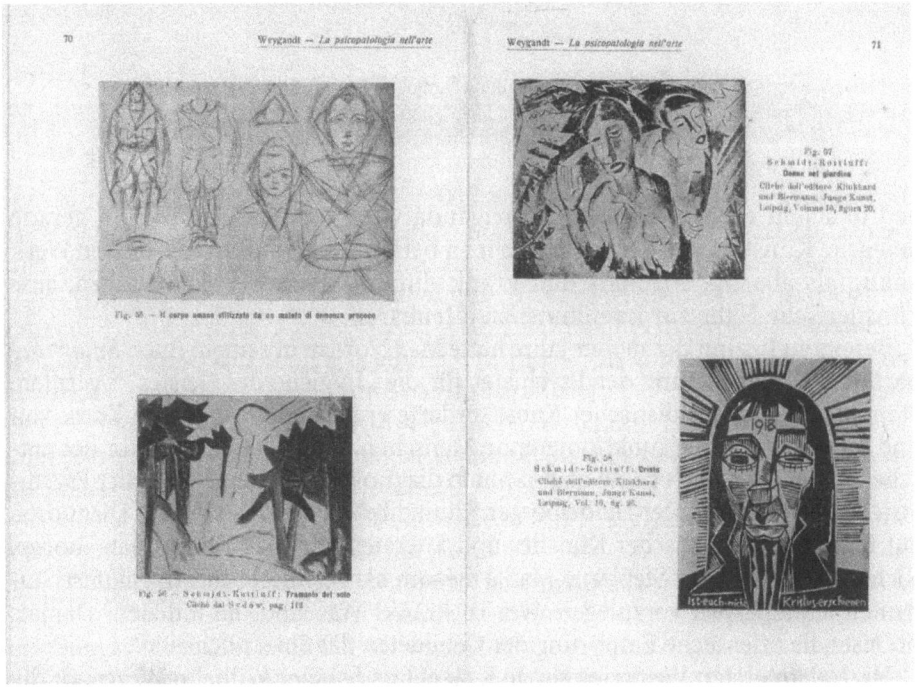

Abb.12. Werke eines anonymen Patienten und Karl Schmidt-Rottluffs
in: Weygandt, Wilhelm (1923), La psicopatologia nell' arte, in: Giornale di Psichiatria clinica e Manicomiale,
51, Ferrara, S. 29-77, Abb. 70f

---

[24] Vgl. Wilhelm Weygandt (1925), S. 423.
[25] Hans Gruhle, Brief an den Kunstverein Kassel vom 14. März 1932, Heidelberg, Archiv Sammlung Prinzhorn .

Die Ausstellung „Entartete Kunst" reiste erfolgreich zwischen 1937 und 1941 durch das Reich. Neben München dokumentierte Christoph Zuschlag noch 12 weitere, bisher teilweise unbekannte Stationen: Berlin (Abb.13.,14.), Leipzig, Düsseldorf, Salzburg, Hamburg, Stettin, Weimar, Wien, Frankfurt/Main, Chemnitz, Waldenburg und zuletzt Halle, im April 1941[26].

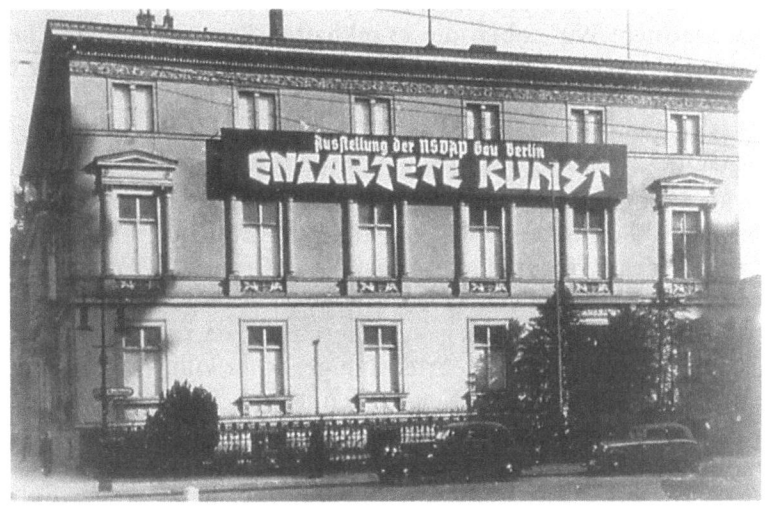

Abb.13.   "Entartete Kunst", Ausstellung im Deutschen Historischen Museum, Berlin 1938, Postkarte

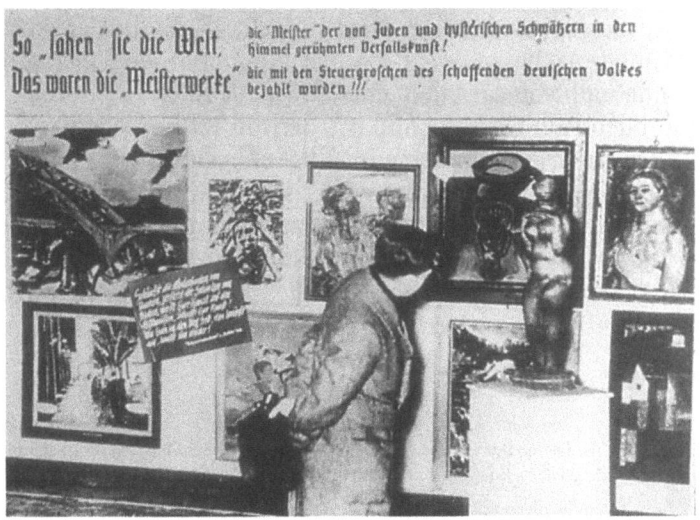

Abb.14.   "Entartete Kunst", Ausstellung Berlin 1938

[26] Vgl. Zuschlag (1995), S. 237-299.

In seinem von den Organisatoren der Ausstellung zum ersten Jahrestag 1939 gewünschten Vortrag[27] versuchte Carl Schneider, das Ziel der Ausstellung zu begründen. Seine ausschweifenden Überlegungen enden bei der Forderung, das Unbeherrschbare, Triebhafte zu vernichten. Schneider schildert, wie bereits erwähnt, die „erfolgreiche Therapie" einer „schizophrenen Künstlerin", die „bereits krankhafte Erzeugnisse geliefert hatte [...] Es wurde freilich nur dadurch erreicht, daß wir das Gegenteil von dem taten, was Lombroso, Prinzhorn u.a. machten: Wir hoben die krankhaften Erzeugnisse der Künstlerin nicht auf, sondern wir zerstörten sie und wir leiteten die Kranke bei der Lösung ihrer selbstgewählten normalen Aufgabe"[28].

Die „biologische" Verwandtschaft zwischen „entarteten" Künstlern und Irren begründet er in einem Zirkelschluß mit ihrer latenten Verwandtschaft, insofern als man nur nachahmen könne, was biologisch verwandt sei. Beweis ist die schlichte Gleichsetzung des künstlerisch Ähnlichen mit den „eindeutigen" Zeichen des Krankhaften: „Angstlust", „Grauen", „Wollust", „Chaos", „Fratzen", „Sudelei", „Ekel", „Gier", „innere Gehaltlosigkeit", „Schwelgen"[29] - all diese triebhaften Strebungen gelte es auszumerzen, damit „der treue, fleissige, disziplinierte, anständige, urteilsfähige, opferwillige, ehrliebende und ehrenhafte Mensch"[30] erstehe. Neu ist Schneiders Menschenbild nicht, nur die Radikalität seiner (versuchten) Durchsetzung.

Die ermordeten Patienten-Künstler

„Die Bilder sind zum Teil mehr als modern", heißt es 1921 in der Krankenakte des Künstlers Paul Goesch[31] (Farbtaf. 1, Abb.15.; 2, Abb.16.). Etwa zeitgleich zum Erscheinen von Prinzhorns Bildnerei der Geisteskranken (1922) und im Gegensatz zu dessen Grundtenor wird hier durch die beiden kurzen Worte „mehr als" (modern) bereits die Diffamierung moderner Kunst, sei sie außerhalb oder innerhalb von Anstalten entstanden, deutlich.

Vielleicht blieb Paul Goesch (Abb.17.), der mit Käthe Kollwitz verschwägert war und in den 20er Jahren noch ausstellte, unbeeindruckt von der wachsenden Ablehnung jener Art von Kunst, wie er sie laut Krankenakte immer wieder schuf, sofern er diese Stimmen überhaupt zur Kenntnis nahm. Vielleicht ahnte er auch nichts von der nach Beginn des Nationalsozialismus bereits am Horizont aufziehenden Gefahr, einer existentiellen Gefährdung, die noch schwerer wog als die Abwertung des Oeuvres.

---

[27] Vgl. den Begleitbrief Pistauers vom 2.7.1938, Heidelberg, Historisches Archiv der Psychiatrischen Universitätsklinik, Verwaltungsakte X/4. Der für den 19.7.1938 in Düsseldorf zum ersten Jahrestag der Münchner Ausstellung geplante Vortrag Carl Schneiders wurde nicht gehalten, jedoch veröffentlicht, vgl. Schneider (1940).

[28] Schneider (1940), S.160.

[29] Ebd., (1940), S. 135 und 156-157.

[30] Ebd., (1940), S. 162.

[31] Krankengeschichte Paul Goesch, Göttingen. Hier wurde Goesch von 1921 bis 1934 behandelt, anschließend wurde er nach Teupitz/Brandenburg verlegt. Aus der Zeit in Teupitz ist die Personalakte erhalten (Berlin, Bundesarchiv, R 179/16503), die Göttinger Krankengeschichte ist in der Sammlung Prinzhorn in Kopie einzusehen.

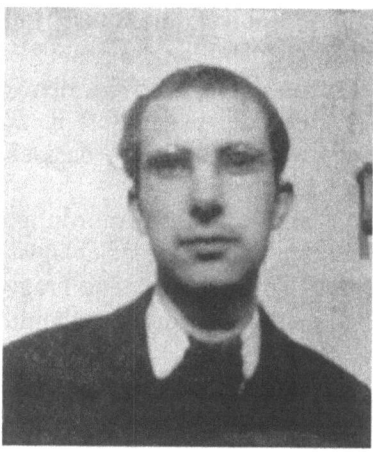

Abb.17 Paul Goesch, Fotografie, um 1915/20 Familienbesitz
in: Poley, Stephanie (1990), Das Vorbild des Verrückten. Kunst in Deutschland zwischen 1920 und 1945, in:
Gorsen, Peter, Benkert Otto, Von Chaos und Ordnung der Seele. Ein interdisziplinärer Dialog über
Psychiatrie und moderne Kunst, Berlin, Heidelberg, New York: Springer, S. 55-90, 83

Paul Goesch wurde ermordet. Mit fast 55 Jahren brachte man ihn aus der
brandenburgischen Anstalt Teupitz, in der er zuletzt gelebt hatte, in eine der
sechs Tötungsanstalten, durch die sich die Psychiatrie im Nationalsozialismus
Menschen entledigte, die sie als „lebensunwertes Leben" klassifizierte[32]. Somit
teilte er das Schicksal von über 70.000 Patienten psychiatrischer Heil- und Pflegeanstalten. „Verlegt in eine andere Anstalt" heißt es lapidar am Ende der meisten erhaltenen Akten dieser „Aktion T4" genannten ersten systematischen NS-
Massenvernichtungsaktion[33].

Auch als einer derjenigen, deren Werke zur Sammlung Prinzhorn beigetragen haben, steht Paul Goesch mit diesem Schicksal nicht allein[34]. Die
Patienten-Künstler der Sammlung waren gefährdet, denn um 1940 waren sie
alt, oft seit Jahrzehnten in Anstalten und galten sicherlich in den meisten Fällen als „unbrauchbar" für die in den Anstalten anfallenden Arbeiten. Arbeits-
fähigkeit konnte sie also kaum, wie manchen jüngeren Patienten, vor dem
Gas, oder, in späteren Phasen der „Euthanasie", vor dem Verhungern oder der
vorsätzlichen Tötung durch Medikamente retten. Oft hatten sie jahrzehnte-
lang in den jeweiligen Anstalten Arbeit geleistet, während der künstlerische
Impetus, wenn überhaupt, geduldet wurde – wie auch bei Paul Goesch, in des-

---

[32] Zur NS-„Euthanasie" vgl. grundlegend Klee (1983) und Schmuhl (1987) und Faulstich (1998), zur Zahl der „Euthanasie"-
Opfer auch Faulstich (2000).

[33] Die Krankenakten der in der „Aktion T4" getöteten Patienten galten lange als verschollen. Ein Teil dieser Akten ist wahrscheinlich vernichtet worden, etwa 30.000 Akten wurden wiederentdeckt und befinden sich heute im Bundesarchiv Berlin
(Bestand R 179). Zur wechselvollen Geschichte dieses Aktenbestandes vgl. Roelcke und Hohendorf (1993)
sowie Sandner (1999).

[34] An die in der nationalsozialistischen "Euthanasie" umgekommenen Künstler-Patienten und ihre Werke erinnert ab
Oktober 2002 eine Ausstellung in der Sammlung Prinzhorn. Zur Ausstellung ist ein Katalog erschienen, in dem ausführ-
licher auf das Schicksal der einzelnen Künstler eingegangen wird, vgl. Brand-Claussen, Rotzoll, Röske (2002).

sen Akte es 1934 heißt: „Er sammelt Lumpen, Obstschalen, Papierreste und stellt alles dann zu einem Christusbilde zusammen"[35].

Es ist keine neue Erkenntnis, dass Goesch zu den Opfern zählt[36]. Gleiches gilt für Franz Karl Bühler, einen der bekanntesten in der Sammlung vertretenen Künstler. Bereits 1993 wurde publiziert, dass er in der Tötungsanstalt Grafeneck ermordet worden ist[37].

Sicherlich hat sich das Wissen um die Ermordung bestimmter Patienten-Künstler im eingangs erwähnten polemischen Schlagwort von der „Beutekunst für den Hörsaal der Mörder" konkretisiert. Die Frage jedoch, wie viele und welche Künstler tatsächlich ermordet wurden, scheint bisher kaum Interesse gefunden zu haben.

435 Patientinnen und Patienten schufen die rund 5000 Kunstwerke, die Prinzhorn zusammentrug. Hierunter waren Schweizer, Italiener, Franzosen und sogar Japaner, die alle als mögliche Opfer der „Euthanasie" nicht infrage kamen. Gleiches gilt für die Anstaltsinsassen, die vor 1940 oder nach dem zweiten Weltkrieg verstarben. Wir haben versucht, das Schicksal derjenigen etwa 230 Patienten aufzuklären, deren Todesdatum nicht bekannt war. Nach ihren Namen forschten wir gezielt in den relevanten Archiven. Nun können wir über sechzehn sicher aussagen, dass sie in einer der sechs Tötungsanstalten durch Gas starben[38]. Es ist allerdings davon auszugehen, dass es noch weitere Opfer der sogenannten „Aktion T4" gab, die mit den derzeitigen archivalischen Möglichkeiten nicht zu erfassen sind[39] oder über die wir für eine Nachforschung nicht genügend wissen, da wir z.B. nur die Initialen kennen.

Sicherlich noch höher ist die „Dunkelziffer" möglicher Opfer der späteren „Euthanasie"-Phasen, in denen insgesamt wohl noch mehr Patienten umgekommen sind als in der „Aktion T4"[40]. Hier konnten wir nur die Akten derjenigen Patienten genauer ins Blickfeld nehmen, die bekanntermaßen zwischen 1939 und 1945 in einer Heil- und Pflegeanstalt, nicht in einer der sechs Tötungsanstalten, verstarben, denn nicht wenige der übrigen Heil- und Pflegeanstalten fungierten als Sterbeanstalten der dezentralen „Euthanasie". Einen sicheren Beweis für eine Ermordung dieser Patienten liefern Krankenakten nicht. Nach sorgfältiger Abwägung sehen wir es bei drei weiteren Patienten-Künstlern als wahrscheinliches Schicksal an[41].

---

[35] Krankengeschichte Paul Goesch, Göttingen, Eintrag vom 20.9.1934.

[36] Zu Paul Goesch vgl. Poley (1990), S 80-90, die den Bildteil ihrer Habilitationsschrift zu Goesch in Kürze publiziert.

[37] Zu Bühler vgl. Keller-Kempas (1993), S. 11.

[38] Sehr herzlich danken wir den Mitarbeitern der Gedenkstätten, die uns mit ihren Recherchen unterstützten, namentlich Frau Dr. Ute Hoffmann, Gedenkstätte Bernburg, Herrn Thomas Stöckle, Gedenkstätte Grafeneck, Herrn Peter Sandner, Gedenkstätte Hadamar, Herrn Dr. Gerhart Marckghott, Oberösterreichisches Landesarchiv Linz, und Herrn Dr. Boris Böhm, Gedenkstätte Pirna-Sonnenstein, sowie dem Bundesarchiv Berlin, namentlich Herrn Dr. S. Büttner, Herrn Dr. H. Lenz, Herrn Matthias Meissner, Frau Carmen Lorenz und Frau Doris Marten, für die außerordentlich freundliche Unterstützung unseres Forschungsvorhabens.

[39] In einigen Gedenkstätten sind noch nicht die Namen aller Opfer erfasst. Auch im Bestand R 179 des Bundesarchivs Berlin ist nur ein Teil (etwa 30.000) der Akten der rund 70.000 „T4"-Opfer erhalten.

[40] Vgl. erneut Faulstich (2000). Zur dezentralen Phase der Euthanasie vgl. auch Klee (1983), S. 417-456, und Schmuhl (1987), S. 220 ff.

[41] Zur Methode des statistischen Nachweises von Opfern der späteren „Euthanasie"-Phasen vgl. von Rönn (1991).

Als Beispiel hierfür erinnern wir an *Eva Bouterwek*. Am 5. 12. 1875 in Stettin geboren[42], wurde die „ledige Geheimratstochter" erstmals 1902, also mit 27 Jahren, hospitalisiert. Nach zwei kürzeren Anstaltsaufenthalten und noch kürzeren Zwischenzeiten wurde Eva Bouterwek in der Anstalt Ueckermünde aufgenommen. Hier blieb sie 32 Jahre – bis zu ihrem Tod am 19.10.1944. Der vorletzte Eintrag in der kargen Krankengeschichte stammt von 1941 (30.7.): „Autistisch, absonderlich, verschroben. Hält sich ganz für sich. Unterhält sich mit niemand. Äußert niemals Wünsche. Beschäftigt sich in der Flickstube."

Der nächste Eintrag, gut drei Jahre später, ist auf den Todestag der Patientin datiert[43]: „In letzter Zeit starke Stauungsödeme. Bettlägerig. Erlahmen der Herzkraft. [...] T[odes]U[rsache] Altersschwäche." Dies erscheint zunächst plausibel bei einer fast 69jährigen Patientin. Aus der Forschung ist die Anstalt Ueckermünde jedoch als Sterbeanstalt bekannt. Für Eva Bouterweks Todesjahr 1944 müssen über 2/3 der verstorbenen Patienten als NS-Opfer, wohl durch Verhungernlassen, gelten[44]. Die in der Krankengeschichte erwähnten Symptome (Ödeme, Bettlägerigkeit, Herzschwäche) können auch als Folgen des Hungers gedeutet werden. Wir halten daher einen Hungertod der Patientin für wahrscheinlich.

Eva Bouterwek bemalte einen Bogen zum Ausschneiden von Anziehpuppen rückseitig (Farbtaf. 2, Abb.18.; 3, Abb.19.). Wann das Aquarell auf dem Mädchenspielzeug entstand, ist unklar. Es ist das einzige erhaltene Blatt aus der seit 1902 mit wenigen Unterbrechungen lebenslänglichen Anstaltszeit. Deutlich verrät es künstlerische Kenntnisse der ungewöhnlich autonomen Autorin, die 1897 ein Semester Malerei in Berlin studiert und bei einem jungen Bildhauer gearbeitet hatte.

Eva Bouterwek paraphrasiert die Anhäufung von Puppen und Kleidern. Sie verdichtet sie zu mächtigen körperlosen Gewändern, zwischen denen sich zierliche weibliche Figuren im Hemd herumtreiben, Inzenierungen ihres vervielfältigten Selbst, das offenbar von massiven Hindernissen eingeengt war. Vor der rosabraunen Garderobe, molluskenartigen Weiblichkeitsmustern, versucht sich das zierliche Mädchen im rosa Unterkleide vergeblich zu verstecken.

Das Blatt verrät eine souveräne, expressiv vereinfachte Handschrift, die sich von perspektivischer Ordnung befreit hat. Ähnliches wird in der damaligen Kunst im Bereich der Skizze, nicht der Studie oder des fertigen Bildes, längst praktiziert.

Patient der Heidelberger Klinik war *Josef Heinrich Grebing* (Abb.20.), einer der bekannteren Patienten-Künstler der Sammlung. Er stammte aus Magdeburg, wo er am 22.3.1879 geboren wurde. Als Kaufmann lebte er später an verschiedenen Orten, in Wien, Berlin und Mannheim. „Zuletzt Reisender für eine Chocoladen-Fabrik", heißt es in der Akte[45]. 1908 war er in Heidelberg in Behandlung, später in Wiesloch, Emmendingen und Konstanz. Anfang der 30er Jahre, nochmals in Wiesloch in Behandlung, erinnert er sich laut Krankengeschichte an Heidelberg und an die Sammlung bzw. das Buch: „Das Prinzhorn'sche Buch, zu

---

[42] Krankengeschichte Eva Bouterwek, Ueckermünde (Kopie in der Sammlung Prinzhorn).

[43] Krankengeschichte Eva Bouterwek, Eintrag vom 19.10.1944.

[44] Vgl. Faulstich (1998), S. 456-458 und Bernhardt (1994), S. 77-90.

[45] Krankengeschichte Josef Heinrich Grebing, Wiesloch (1931-1933), erhalten in Berlin, Bundesarchiv, R 179/7465. Die Angabe findet sich auf einem Personalbogen, ausgefüllt am 18.7.1908.

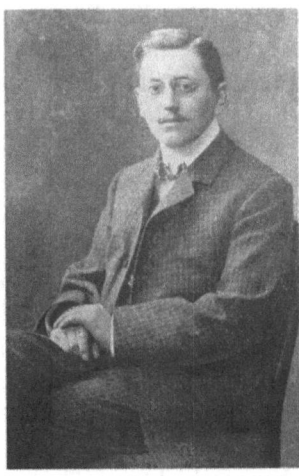

Abb.20. Josef Heinrich Grebing, Fotografie
Sammlung Prinzhorn Heidelberg

dem man ihm damals einige Zeichnungen abgenommen habe, sei ein derartiger Eingriff in die ‚Menschenbildung', dass man beinahe sagen könne, sowas sei noch nie dagewesen, solange die Welt bestehe"[46]. An anderer Stelle wird erwähnt, daß er nach Heidelberg wolle, „in der Klinik seine ihm dort zurückbehaltenen Bilder abholen", er verlange „350.000 M bzw. 75.000 M 'Schadenersatz', die er bei Gerichten einklagen will"[47]. Immer wieder wird in der Akte neben Feldarbeit die künstlerische Tätigkeit genannt: Er arbeite „täglich an seinem Kalender, dem einzig richtigen der existiert"[48], er „schimpft da er in seinen künstlerischen Arbeiten nicht genügend gefördert wird"[49]. Wenige Jahre später starb er in der „Aktion T4" in der Tötungsanstalt Grafeneck[50].

Josef Heinrich Grebing bringt Ordnungssysteme zur Geltung und treibt auf die Spitze: „Komm Herr Jesus und sei unser Gast und friß du selber, was du uns bescheret hast". Er ergänzt die Hausordnung der Wieslocher Anstalt, führt endlose Listen seiner Kleiderbestände, schreibt einen „Extemporalaufsatz über das Closettpapier" und plant minutiös seinen Tagesablauf als Geschäftsmann. Der weltläufige Kaufmann aus Rostock, Berlin und Mannheim, dessen Männer-Warenhaus in Konkurs ging, konstruiert sich ein Universum, in das er vertraute Elemente, wie Geld und Auszeichnungen (Abb.21.), das Expandieren von Absatzmärkten, die geordnete Zeit und Zahlenkolonnen einbaut und ausbaut. Die elementaren Zahlenreihen seines Berufes (Abb.22.) und seiner Anstaltstage,

---

[46] Ebd., Eintrag vom 4.2.1931.
[47] Ebd., Eintrag vom 5.7.1931.
[48] Ebd., Eintrag vom 5.7.1931.
[49] Ebd., Eintrag im Juli 1932.
[50] Die Tatsache, dass ein Teil seiner Krankengeschichte im Bestand R 179 des Bundesarchivs Berlin erhalten ist, belegt bereits seine Zugehörigkeit zur Gruppe der „T4"-Opfer. Auf Grafeneck als Tötungsanstalt weist zusätzlich das Erscheinen seines Namens im dortigen Opferbuch hin.

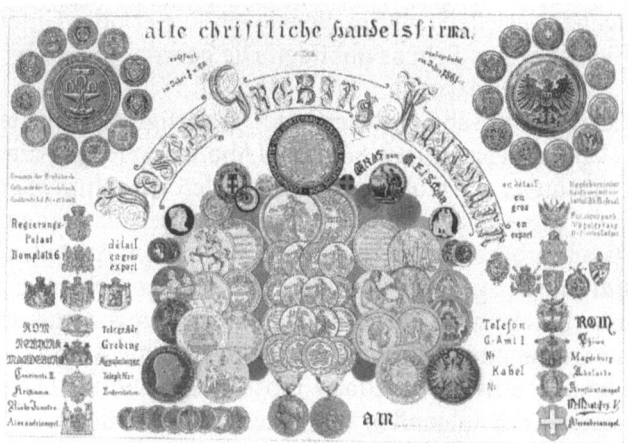

Abb.21. Josef Heinrich Grebing
"JOSEPH GREBING KAUFMANN alte christliche Handelsfirma", undatiert
Feder, Pinsel, Bleistift und Collage auf Papier
28, 7 x 42,8,1 cm
Sammlung Prinzhorn Heidelberg, Inv. Nr. 620

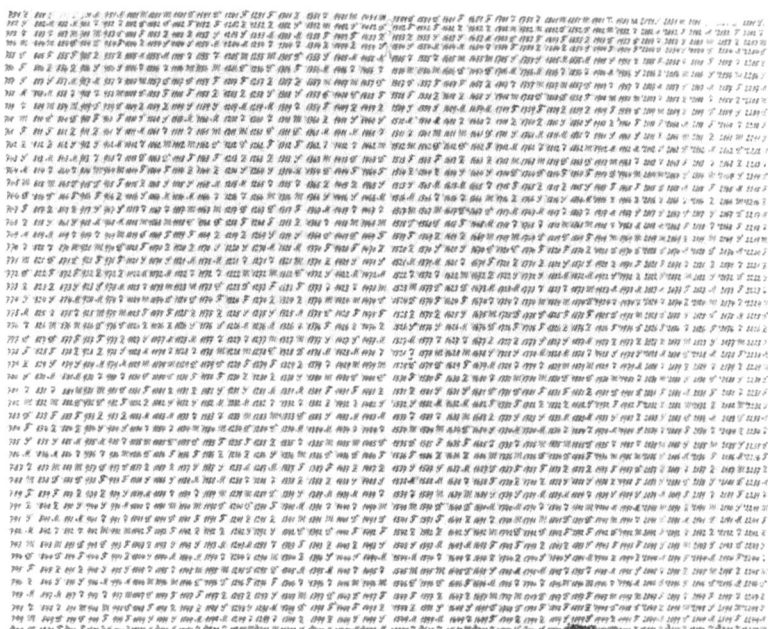

Abb.22. Josef Heinrich Grebing
Ohne Titel (Zahlen); undatiert
Feder auf Papier, 22,1 x 14 cm
Sammlung Prinzhorn Heidelberg, Inv. Nr. 624/12 verso

in welchen er immerhin als Formularschreiber eingesetzt war, überführt er in eine überzeugende serielle Struktur, die wie ein Raster oder Gitter die ausweglose Einförmigkeit seines Lebens abbildet. Die geordnete Zeit bearbeitet er in unterschiedlichen Kalendarien.

Grebings schwärmerische Seite erfindet großzügige Ansichten von Rom, „Stadt Gottes", oder riesigen Luft-Schiffen (Abb.23.).Wie ein Künstlerfürst der Gründerzeit möchte er die Wohnräume mit Malereien schmücken, einen Marmorbrunnen für die Anstalt bauen und einen Mantel aus Pfauenfedern arbeiten lassen – das kostbare Herrschergewand will er dem Anstaltsarzt schenken.

Auch *Gustav Sievers*, geb. am 13.11.1865, zählt zu den bekannteren Künstlern der Sammlung. Er war von Beruf Weber, stammte aus Almstedt und wurde wohl zunächst wegen eines „Sittlichkeitsdeliktes" in die Anstalt Lengerich eingewiesen[51]. Von dort entwich er jedoch. 1903 wies man ihn in Lüneburg ein. Die Krankengeschichte der folgenden Jahre liest sich abenteuerlich, eine Aneinanderreihung von Ausbruchsversuchen und Rebellion, einschließlich der Planung eines Attentates auf den Anstaltsdirektor. Zwischendurch heißt es jedoch auch: „Ist in der letzten Zeit wieder zugänglicher geworden. Hat um Schreibpapier gebeten und zeichnet Neu-Ruppiner Bilderbogen, macht auch den recht abenteuerlichen Text selbst dazu"[52].

1909-1934 war Sievers in Göttinger Anstalten hospitalisiert, aus dieser Zeit sind keine Aufzeichnungen erhalten. 1934 wurde er wieder nach Lüneburg zurückverlegt. Aus den Zeilen der Krankengeschichte wird spürbar, wie sehr sich der einst so rebellische, inzwischen jedoch fast 70jährige Patient nach 30 Jahren Anstaltsleben verändert hatte: „Wurde auf Haus 5 verlegt, da er nicht fortdrängte [...], sich ruhig verhielt und keine Schwierigkeiten machte. Wird [...] mit Flicken und Hausarbeit beschäftigt. Lebt für sich dahin, sieht häufig mißmutig und unzufrieden aus und kommt nur gelegentlich einmal mit den alten Ideen, die sein Patent betreffen, entwirft auch wieder eine Zeichnung seiner Webstuhl-Erfindung, die er umständlich erklärt"[53].

Der letzte Akteneintrag über den inzwischen 75jährigen Patienten lautet: „Stumpf, gleichgültig, verschroben, hält sich für sich. Gespräche über die Vergangenheit [...] bewegen ihn nicht mehr. Endzustand. Ungeheilt nach Herborn"[54].

Für Gustav Sievers war Hadamar die Endstation, am 16.6.1941[55].

Er hinterließ ein umfangreiches literarisches und zeichnerisches Werk. Sein kongeniales Medium ist der mit spitzem Stift gezeichnete Bilderbogen, bei dem er seine kuriose, oft modern anmutende bildnerische Phantasie mit Witz, Gesellschaftskritik und oft furiosen Sprachspielen vernetzen

---

[51] Krankengeschichte Gustav Sievers, Lüneburg (1903 – 1909 und 1934 – 1941), erhalten in Berlin, Bundesarchiv, R 179/27405, Aufnahmebericht vom 28.11.1903.

[52] Ebd., Eintrag vom 20.9.1906.

[53] Ebd., Eintrag vom 3.5.1934.

[54] Ebd., Eintrag vom 22.4.1941.

[55] Auskunft der Gedenkstätte Hadamar. Auch für Sievers kann als doppelt gesichert gelten, dass er zu den Opfern der "Aktion T4" gehört: Nachweis in einer Gedenkstätte und Erscheinen der Akte im Bestand R 179 des Bundesarchiv Berlin.

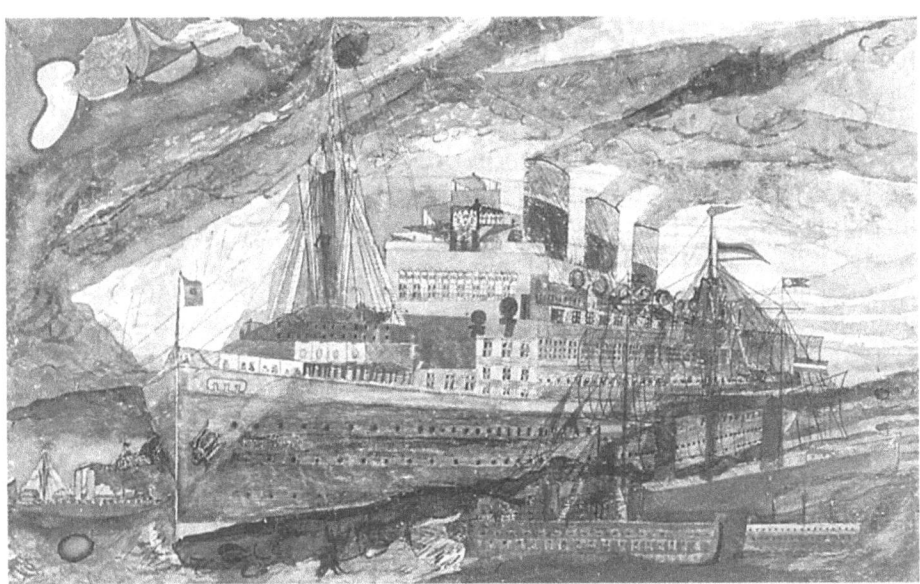

Abb.23.   Josef Heinrich Grebing
"Neu zu bauende Luft-Arche
analog dem starren System der grossherz. baadischen Zeppeline", undatiert
Mischtechnik auf Zeichenkarton
28,6 x 42,6 cm
Sammlung Prinzhorn Heidelberg, Inv. Nr. 608verso

kann. Obgleich er sich an die Form des Neuruppiner Bilderbogens hält, interessiert ihn das traditionelle Szenarium der Moritat nicht, vielmehr sucht er nach sonderbaren oder phantastischen Ereignissen, nach Weisheiten oder alltäglichen kleinen Wundern. Im Zentrum der Erzählung steht häufig das monumentale Weibsbild (Farbtaf. 3, Abb.24.), treu und stark, das zudem dekorativ auf Fahrrädern sitzt.

Die Ansicht der Korrigendenanstalt (Farbtaf. 4, Abb.25.), von der es Prinzhorn zufolge 54 Kopien gab, können wir nicht mehr, wie bisher, als Indiz seines monotonen Anstaltsalltags lesen. Die Ansichten sind mit seriellen Mitteln ausgeführt. Unterschiede in der Dichte des Farbauftrags zeigen an, dass Sievers nicht jedes Stück einzeln bzw. insgesamt schuf, sondern dass er die Stücke partienweise zeichnete und anmalte: erst alle Seitenwände, dann alle Dächer etc. Auf diese Weise verkürzte er die Produktionszeit, ein Ergebnis, das ihm als Weber vertraut gewesen sein wird. Wollte er die vielen Ansichten wie Ansichtskarten verkaufen?

Das Schicksal einer Patientin und dreier Patienten, die wahrscheinlich, wie Eva Bouterwek, oder sicherlich, wie Josef Heinrich Grebing, Paul Goesch und Gustav Sievers, in der nationalsozialistischen „Euthanasie" ermordet wurden, konnte hier kurz umrissen und in Bezug zu ihrem Werk gesetzt werden. Zum Abschluss möchten wir alle bisher bekannten „Euthanasie"-Opfer unter den Patienten-Künstlern nennen.

KARL AHRENDT[56] (Farbtaf. 4, Abb.26.)
JOHANNA MELITTA ARNOLD[57] (Farbtaf. 5, Abb.27.)
ERNST BERNHARDT[58] (Farbtaf. 5, Abb.28.)
EVA BOUTERWEK[59] (Farbtaf. 3, Abb.19.)
FRANZ KARL BÜHLER[60] (Farbtaf. 6, Abb.29.)
ALOIS DALLMAYR[61] (Farbtaf. 7, Abb.30.)
JOHANN FAULHABER[62] (Farbtaf. 7, Abb.31.)
GERTRUD FLECK[63] (Farbtaf. 8, Abb.32.)
ANTON FUCHS[64] (Farbtaf. 8, Abb.33.)
PAUL GOESCH[65] (Farbtaf. 9, Abb.34.)
JOSEF HEINRICH GREBING[66] (Farbtaf. 9, Abb.35.)
KONSTANTIN KLEES[67] (Farbtaf. 10, Abb.36.)
ANNA MARGARETE KUSKOP[68] (Farbtaf. 10, Abb.37.)
KARL MOSER[69] (Farbtaf. 11, Abb.38.)
AUGUSTE OPEL[70] (Farbtaf. 11, Abb.39.)
JOSEPH SCHNELLER[71] (Farbtaf. 12, Abb.40.)
MATTHIAS LORENZ SEITZ[72] (Farbtaf. 13, Abb.41.)
GUSTAV SIEVERS[73] (Farbtaf. 13, Abb.42.)
JOHANNES FELIX ALEXANDER TAUBER[74] (Farbtaf. 14, Abb.43.).

---

[56] Krankengeschichte im Bundesarchiv Berlin, R 179/5597. Ferner nachgewiesen in der Gedenkstätte Bernburg, Transport-datum 18.3.1941.

[57] Nachgewiesen in Pirna-Sonnenstein, dort ermordet am 18.7.1941.

[58] Name nachgewiesen im Opferbuch der Gedenkstätte Grafeneck, dorthin verlegt aus der Anstalt Rastatt, die zu diesem Zeitpunkt nach Zwiefalten ausgelagert war, am 24.4.1940, vgl. „Hauptkrankenbuch" der Anstalt Rastatt, Karlsruhe, General-landesarchiv, Signatur GLA Abt. 463, Zug. 1984, Nr. 6/1.

[59] Vgl. Anm. 42-44.

[60] Nachgewiesen in Grafeneck, dort ermordet am 5.3.1940.

[61] Krankengeschichte im Bundesarchiv Berlin, R 179/26331.

[62] Personalakte im Bundesarchiv Berlin, R 179/1731, Name erscheint in der Opferliste der Gedenkstätte Grafeneck.

[63] Krankengeschichte im Bundesarchiv Berlin, R 179/12087, nachgewiesen auch in Pirna-Sonnenstein, dort ermordet am 14.11.1940.

[64] Krankengeschichte im Bundesarchiv Berlin, R 179/19786.

[65] Vgl. Anm. 31.

[66] Vgl. Anm. 50.

[67] Krankengeschichte im Bundesarchiv Berlin, R 179/6882, Name erscheint im Opferbuch Grafeneck.

[68] Krankengeschichte im Bundesarchiv Berlin, R 179/11939, ermordet am 8.5.1941 in Pirna-Sonnenstein.

[69] Karl Moser wurde am 9.1.1945 von Emmendingen nach Kaufbeuren verlegt, dort verstarb er am 2.5.1945 an einer Hand-phlegmone (Freiburg, Staatsarchiv, E 120/1, Bl.109 5/45). Für den Hinweis danken wir Sara Bienentreu. Zu Emmendingen und der Zahl der NS-Opfer durch Hunger vgl. Faulstich (1998), S. 358-365.

[70] Krankengeschichte im Bundesarchiv Berlin, R 179/9265, ermordet am 6.12.1940 in Pirna-Sonnenstein.

[71] Sell verstarb 1943 in München-Haar, die Krankenakte ist erhalten im Archiv des Bezirks Oberbayern (Kopie Heidelberg, Archiv Sammlung Prinzhorn). Zur Zahl der NS-Opfer unter den verstorbenen Patienten in der Anstalt Eglfing-Haar vgl. Faulstich (1998), S. 335-336 (für 1943 gibt Faulstich 527 NS-Opfer bei 576 Sterbefällen an).

[72] Name des Patienten nachgewiesen im Opferbuch Grafeneck.

[73] Vgl. Anm. 55.

[74] Ermordet in Pirna-Sonnenschein am 18.9.1940, freundliche Auskunft von Dr. Boris Böhm.

Bibliographie:

Aly, Götz (1985): Der saubere und der schmutzige Fortschritt, in: Aly, G., Masuhr, K.F., Lehmann, M., Roth, K.H., Schultz, U. (Hg.), Reform und Gewissen – „Euthanasie" im Dienst des Fortschritts, Beiträge zur nationalsozialistischen Gesundheits- und Sozialpolitik, Bd. 2, Berlin: Rotbuch, S. 9-78.

Bernhardt, Heike (1994): Anstaltspsychiatrie und „Euthanasie" in Pommern 1933 bis 1945. Die Krankenmorde an Kindern und Erwachsenen am Beispiel der Landesheilanstalt Ueckermünde, Mabuse-Verlag Wissenschaft Bd. 15, Frankfurt/Main: Mabuse.

Blasius, Dirk (1994): ‚Einfache Seelenstörung' - Geschichte der deutschen Psychiatrie 1800-1945, Frankfurt/Main: Fischer.

Brand-Claussen, Bettina (1990): Die „Irren" und „Entarteten" – Die Rolle der Prinzhorn-Sammlung im Nationalsozialismus, in: Buxbaum, Roman Stähli, Pablo (Hg.), Von einer Wellt zu'r Andern - Kunst von Aussenseitern im Dialog, Köln: DuMont, S. 143-150.

Brand-Claussen, Bettina (2001a): Häßlich, falsch, krank. „Irrenkunst" und „irre" Kunst zwischen Wilhelm Weygandt und Carl Schneider, in: Mundt, Ch., Hohendorf, G., Rotzoll, M. (Hg.), Psychiatrische Forschung und NS-„Euthanasie". Beiträge zu einer Gedenkveranstaltung an der Psychiatrischen Universitätsklinik Heidelberg, Heidelberg: Wunderhorn, S. 265-320.

Brand-Claussen, Bettina (2001b): Prinzhorns Bildnerei der Geisteskranken. Ein spätexpressionistisches Manifest, in: Dies., Jádi, Inge (Hg.), Vision und Revision einer Entdeckung, Heidelberg.

Brand-Claussen, Bettina; Röske, Thomas; Rotzoll, Maike (Hg.) (2002): Todesursache: Euthanasie. Verdeckte Morde in der NS-Zeit, Heidelberg: Wunderhorn.

Eckart, Wolfgang U. (2001): Das neue Domizil der Sammlung Prinzhorn, in: Sammlung Prinzhorn - ein Museum der eigenen und anderen Art, Vernissage 9 (2001), S. 56-59.

Faulstich, Heinz (1998): Hungersterben in der Psychiatrie 1914-1949. Mit einer Topographie der NS-Psychiatrie, Freiburg/Breisgau: Lambertus.

Faulstich, Heinz (2000): Die Zahl der „Euthanasie"-Opfer. In: Frewer, A., Eickhoff, C. (Hg.), „Euthanasie" und die aktuelle Sterbehilfe-Debatte. Die historischen Hintergründe medizinischer Ethik, Frankfurt/Main, New York: Campus, S. 218-232.

Hohendorf, Gerrit, Roelcke, Volker, Rotzoll, Maike (1996): Innovation und Vernichtung – Psychiatrische Forschung und „Euthanasie" an der Heidelberger Psychiatrischen Klinik 1939-1945, Der Nervenarzt 67 (1996), S. 935-946.

Hohendorf, Gerrit; Weibel-Shah, Stephan; Roelcke, Volker; Rotzoll, Maike (1999): Die „Kinderfachabteilung" der Landesheilanstalt Eichberg 1941 bis 1945 und ihre Beziehung zur Forschungsabteilung der Psychiatrischen Universitätsklinik Heidelberg unter Carl Schneider, in: Vanja, Ch., Haas, St., Deutschle, G., Eirund, W., Sandner, P. (Hg.): Wissen und irren. Psychiatriegeschichte aus zwei Jahrhunderten – Eberbach und Eichberg, Historische Schriftenreihe des Landeswohlfahrtsverbandes Hessen, Quellen und Studien, Bd. 6, Kassel: Eigenverlag des LWV Hessen, S. 221-243.

Keller-Kempas, Ruth (1994): Franz Karl Bühler. Eine Biographie. S. 11-34, in: Ausst.Kat. Franz Karl Bühler. Bilder aus der Prinzhorn-Sammlung, Museum im Ritterhaus Offenburg (Hg.), Offenburg 1993.

Klee, Ernst (1983): „Euthanasie" im NS-Staat. Die „Vernichtung lebensunwerten Lebens", Frankfurt/Main: Fischer.

Mundt, Christoph, Hohendorf, Gerrit, Rotzoll, Maike (Hg.) (2001): Psychiatrische Forschung und NS-„Euthanasie". Beiträge zu einer Gedenkveranstaltung an der Psychiatrischen Universitätsklinik Heidelberg, Heidelberg: Wunderhorn.

Nordau, Max (1892/93): Entartung, Bd. 1 (1892), Bd. 2 (1893), Berlin: Duncker und Hamblot

Panizza, Oskar (= Saint Froid, Jules) (1896a): Die geisteskranken Psychiater, in: Die Gesellschaft 12, 1. Quartal (1896), S. 362-367.

Panizza, Oskar (= Saint Froid, Jules) (1896b): Neues aus dem Hexenkessel der Wahnsinns-Fanatiker, in: Die Gesellschaft 12, 3. Quartal (1896), S. 938-943.

Poley, Stephanie (1990): Das Vorbild des Verrückten. Kunst in Deutschland zwischen 1920 und 1945, in: Gorsen, P., Benkert, O. (Hg.): Von Chaos und Ordnung der Seele. Ein interdisziplinärer Dialog über Psychiatrie und moderne Kunst, Berlin, Heidelberg, New York: Springer, S. 55-90.

Roelcke, Volker, Hohendorf, Gerrit (1993): Akten der „Euthanasie"-Aktion T 4 gefunden, in: Vierteljahrshefte für Zeitgeschichte 41 (1993), S. 479-481.

Roelcke, Volker; Hohendorf, Gerrit; Rotzoll, Maike (1998): Erbpsychologische Forschung im Kontext der „Euthanasie": Neue Dokumente zu Carl Schneider, Julius Deussen und Ernst Rüdin, in: Fortschritte der Neurologie Psychiatrie 66 (1998), S. 331-36.

Roelcke, Volker (2000): Psychiatrische Wissenschaft im Kontext nationalsozialistischer Politik und „Euthanasie". Zur Rolle von Ernst Rüdin und der Deutschen Forschungsanstalt für Psychiatrie/Kaiser-Wilhelm-Institut, in: Kaufmann, D. (Hg.) Geschichte der Kaiser-Wilhelm-Gesellschaft im Nationalsozialismus – Bestandsaufnahme und Perspektiven der Forschung, Geschichte der Kaiser-Wilhelm-Gesellschaft im Nationalsozialismus, Bd. 1/1, Göttingen: Wallstein, S. 112-150.

Roth, Karl Heinz, Aly, Götz (1984): Das „Gesetz über die Sterbehilfe bei unheilbar Kranken" - Protokolle der Diskussion über die Legalisierung der nationalsozialistischen Anstaltsmorde in den Jahren 1938-1941, in: Roth, K.H. (Hg.) Erfassung zur Vernichtung – Von der Sozialhygiene zum „Gesetz über Sterbehilfe", Berlin: Verlagsgesellschaft Gesundheit, S. 101-179.

Rönn, Peter von (1991): Zum indirekten Nachweis von Tötungsaktivitäten während der zweiten Phase der NS-„Euthanasie" – Das Beispiel der Langenhorner Patienten in Königslutter, in: Recht und Psychiatrie 9 (1991), S. 8-13.

Röske, Thomas (1995): Der Arzt als Künstler. Aesthetik und Psychotherapie bei Hans Prinzhorn (1886-1933), Bielefeld: Aisthesis.

Sandner, Peter (1999): Die „Euthanasie"-Akten im Bundesarchiv – Zur Geschichte eines lange verschollenen Bestandes, in: Vierteljahrshefte für Zeitgeschichte 47 (1999), S. 385-400.

Schmuhl Hans-Walter (1987): Rassenhygiene, Nationalsozialismus, Euthanasie. Von der Verhütung zur Vernichtung 'lebensunwerten Lebens' 1890-1945, Kritische Studien zur Geschichtswissenschaft, Bd. 75, Göttingen: Vandenhoeck & Ruprecht.

Schneider, Carl (1939): Behandlung und Verhütung der Geisteskrankheiten. Allgemeine Erfahrungen, Grundsätze, Technik, Biologie. Monographien aus dem Gesamtgebiete der Neurologie und Psychiatrie, Bd.71, Berlin: Springer.

Schneider, Carl (1940): Entartete Kunst und Irrenkunst, in: Archiv für Psychiatrie, 110 (1940), S. 135-164.

Teller, Christine (1990): Carl Schneider – Zur Biographie eines deutschen Wissenschaftlers, Geschichte und Gesellschaft 16 (1990), S. 464-478.

Walser, Martin (1998): Dankesrede bei Verleihung des Friedenspreises des deutschen Buchhandels, abgedruckt in: Erfahrungen beim Verfassen einer Sonntagsrede – wie Martin Walser sich für den Friedenspreis des deutschen Buchhandels bedankte, Frankfurter Rundschau vom 12.10.1998, S.10.

Weygandt, Wilhelm (1921): Pathologische Erscheinungen in der modernen Kunst, in: Der Deutsche, 8.12.1921.

Wilhelm Weygandt (1925): Zur Frage der pathologischen Kunst, in: Zeitschrift für die gesamte Neurologie und Psychiatrie 94 (1925), S. 421–429.

Zuschlag, Christoph (1995): „Entartete Kunst" – Ausstellungsstrategien im Nazi-Deutschland, Worms: Wernersche Verlagsgesellschaft.

Heidelberger Jahrbuch, Band XLVI:

T. Fuchs, I. Jádi, B. Brand-Claussen, Chr. Mundt (Hrsg.): Wahn Welt Bild

© Springer-Verlag Berlin Heidelberg 2002

Simulation als Methode.
Brückenkonstruktionen zwischen Kunst und Wahn.
Das surrealistische Paradigma

Peter Gorsen

Zusammenfassung

Das Konzept, an der Wahnerfahrung verstehend teilzunehmen, sie
täuschend genau nachzuahmen, die Intention so vieler Künstler,
mehr als nur Pasticcios der Krankheitssymptome zustandezubrin-
gen, führte die grenzüberschreitende Moderne an einen kritischen
Punkt ihrer Entwicklung. Ist ein Dialog zwischen Vernunft und Irrsinn ohne Selbstverlust und Tragik für den Künstler möglich? Ist die
Geistesstörung literarisch und bildkünstlerisch überhaupt einfühl-
und nachahmbar? Der französische Surrealismus hat die schon
gegenüber Hölderlins später Dichtung diskutierte „Verstehensgrenze" angesichts einer immer durchlässiger werdenden Grenze
zwischen Kunst und Irrsinn mit dem Ziel ihrer Wertnivellierung
erneut thematisiert. André Breton und Paul Eluard haben in ihrem
gemeinsam geschriebenen Werk „L' Immaculée Conception" (1930)
fünf Simulationsversuche psychotischer Sprachstörungen unternommen, für deren Symptomatik sie sich an Emil Kraepelins „Introduction à la psychiatrie" (1907) orientierten. Die pejorative, psychopathologische Bedeutung der Simulation erfährt eine positive ästhetische Umwertung durch die surrealistische Poesie, die von den
Protagonisten als ein überindividuelles, Gegensätze überbrückendes,
ganzheitliches, nur vom psychischen Automatismus reguliertes Verstehen programmiert ist. Sie glaubten, ein „gefährliches Buch"
geschrieben zu haben, dass in der Koinzidenz von simulierter und
wirklicher Sprachstörung sich jeder Kontrolle und Abänderung der
originalen Denk- und Sprachstörung und damit auch jeder Rückversicherung durch Logik und Vernunft begibt. Der surrealistische
Simulationsversuch verwickelte sich in Widersprüche. Einerseits
sollen eine Verständigungsbrücke vom nachahmenden poetischen

Subjekt zur beeindruckenden eigenschöpferischen psychotischen
Sprachlichkeit geschlagen und die debilen, manisch-depressiven,
paralytischen, paranoischen, schizophasischen Textproduktionen
zur gleichwertigen, wenn nicht überlegenen Dichtung inauguriert
werden, die die traditionellen Literaturgattungen ablöst. Andererseits soll das „geistige Gleichgewicht" zwischen Nachahmung und
Nachgeahmtem in der subjektlosen Koinzidenz mit der psychotischen Sprachlichkeit bewahrt werden können.

Das Simulations-Experiment der Surrealisten trieb über seine heute anerkannte sekundäre literarische Anwaltschaft für die Geisteskranken-Dichtung
weit hinaus. Es ging ihm primär darum, „den Urstoff der Sprache (im Sinne der
Alchemie) erfasst zu haben". Man verstand Automatismus und Simulation als
Methode der passiven subjektlosen Reproduktion, die den Surrealismus zur
psychotischen Sprache und Bildlichkeit vor und unabhängig von jeder Literatur und Kunst führen sollte. An diesem Anspruch, der riskanten Identifikation
mit der psychotischen Befindlichkeit wollen und müssen das Simulations-
Experiment und Bretons Wahndialoge im Besonderen gemessen werden. Breton, der in seinem Erfahrungsbericht über „Nadja" (1928) zwischen „la non-
folie et la folie" keine Grenze anerkennen wollte, schreckte vor einer tieferen,
dauerhaften Berührung mit dem Wahn zurück. Sein Selbsterhaltungswille und
die Berührungsangst vor der schizophrenen Existenz Nadjas waren stärker als
der selbstdestruktive Antrieb zur Emanzipation des Wahnsinns.
   Psychiatrische Lehrbücher und Lexika definieren „Simulation" als „absicht-
liche Vortäuschung und Nachahmung von Krankheitssymptomen, um für
krank gehalten zu werden."[1] Die Militärpsychiatrie des ersten und zweiten
Weltkrieges stand häufig vor der Aufgabe, den Kriegsdienstverweigerer als
Simulanten zu entlarven, der vom Frontdienst befreit werden will, aber kli-
nisch nicht krank ist. Bekannt wurde Thomas Manns literarische Verwendung
dieses Motivs in seinem Roman „Die Bekenntnisse des Hochstaplers Felix
Krull". Recht lapidar beschreibt Karl Jaspers die zweckgerichtete Handlung des
Simulanten: „Der Kranke will unzurechnungsfähig sein und bekommt eine
Haftpsychose, er will eine Rente haben und bekommt eine Rentenneurose, er
will in einer Anstalt versorgt sein und hat die mannigfaltigen Beschwerden der
Anstaltsbummler ... Aus einer anfänglich vielleicht bewußten Simulation
erwächst erst die Krankheit, der dann das Individuum wehrlos gegenüber-
steht."[2] Häufiger und populärer ist die Sinnumkehrung der Simulation im
Begriff der „Dissimulation": dem Verbergen und Verheimlichen krankhafter
Symptome zur „Vortäuschung von Gesundheit"[3]. Auch hier kann die Absicht,
sich einen sozialen Vorteil zu verschaffen, eine Beförderung zu bewirken, einen
Vertrag, eine Versicherung abzuschließen, das Motiv sein, oder „der chronische

---

[1] Peters (1977).
[2] Jaspers (1948, Erstausg. 1913), 322.
[3] Wie 1.

Paranoiker hütet sein Wahnsystem, von dem er weiß, daß alle es für verrückt halten, der Melancholiker verbirgt seine tiefe Verzweiflung unter einer ruhigen, lächelnden Miene, um als genesen angesehen zu werden und eine Gelegenheit zum Selbstmord zu gewinnen."[4]

Das Simulieren und Dissimulieren, das Vortäuschen von Krankheit und Gesundheit, verliert seine psychopathologische, einseitig abwertende, pejorative Bedeutung, wenn wir uns in das Gebiet der Kunst und Literatur begeben. Hier hat das Vortäuschen einen positiven Sinn. Als ästhetischer Schein, als ein von der Einbildungskraft, der Imagination und Phantasie Hervorgebrachtes verbürgt es eine andere, höhere Wirklichkeit, die es auf Distanz von der Erscheinungswelt abgesehen hat und den spezifischen Modus der Realität von Kunstwerken bezeichnet. Der von Schiller geprägte Begriff des „aufrichtigen Scheins" kommt der Verwechslung der Wirklichkeit mit jener im Kunstwerk dargestellten zuvor und postuliert wie Kant mit seinem Begriff des „interesselosen Wohlgefallens" ein zweckfreies ästhetisches Erleben, das seinen Gegenstand in seiner sinnlichen Unmittelbarkeit und reinen Eigenbedeutung nimmt. Als zweckfreier, autonomer, ästhetischer Schein hat die Vortäuschung und Nachahmung der Wirklichkeit in der Kunst und Literatur der letzten zweihundert Jahre Karriere gemacht. Es geht im Folgenden nicht um eine Rekonstruktion dieser idealistischen Tradition, sondern die gleichzeitigen, als Krise erlebten Einbrüche in den Scheincharakter der Kunst und des selbstzweckhaften ästhetischen Erlebens sind das Thema. In den ästhetischen Rückbildungen und Grenzüberschreitungen der Moderne und Postmoderne erhält die Simulation eine neue Bedeutung und Funktion, die sie, zumal interessiert an neurotischen und psychotischen Symptomen, auch in einen Diskurs mit Psychopathologie und Psychiatrie verwickelt. Die ontologische Differenz zwischen Schein und Sein steht in den neuen, Kunst und Leben vermischenden oder identifizierenden Entwicklungen (Happening, Performance, Readymade, Environment, Installation, Medienästhetik, Netzkunst usw.) zur Disposition. Die auseinander dividierten beiden Wirklichkeiten, das Simulierte und das Authentische, rücken wieder zusammen. Die Frage nach der Kommunikation zwischen Wahnsinn und Vernunft gehört in diesen Zusammenhang. In den letzten zwei Jahrhunderten ist die WahnerfahFrung von der Peripherie ins Zentrum des künstlerischen Interesses gerückt, ist über ihre signifikante Darstellung in den Werken Hogarths, Géricaults, Goyas und Kaulbachs hinausgeschritten, um den Sprung von Symbolisierung und nachahmender Ästhetik in die direkte Partizipation mit dem Wahn zu riskieren, wie wir sie in den Werken des Zusammenbruchs beim späten Hölderlin, Nietzsche, Strindberg, van Gogh, Josephson, Munch, Artaud und Robert Walser antreffen. Die künstlerische Anerkennung der Sprache und „Bildnerei der Geisteskranken", der Art brut und Textes brutes, kulminierte im 20. Jahrhundert, inspiriert von einer dadaistischen, surrealistischen, expressionistischen Revolte, die an der absoluten Differenz zwischen Vernunft und Wahnsinn, der selbstgerechten Aufgeklärtheit des modernen

---

[4] Wie 2, 690.

Denkens sich nicht mehr beteiligen wollte. Der Rück-Schritt vom ästhetischen Schein zur Wirklichkeit und Authentizität erhielt die metaphysische Dignität einer Rückerinnerung an die archaische, frühmittelalterliche Beziehung des abendländischen Menschen zu Wahnsinn, Demenz, Unvernunft. „Vielleicht verdankt die abendländische Vernunft", meint Michel Foucault, „einiges von ihrer Komplexität gerade dieser vagen Daseinsform, so wie die sophrosyne [die antike Tugend der Besonnenheit, P.G.] der sokratischen Redner einiges der drohenden hybris verdankt. Auf jeden Fall stellt das Verhältnis von Vernunft und Unvernunft für die Kultur des Abendlandes eine der Dimensionen ihrer Ursprünglichkeit dar; schon lange vor Hieronymus Bosch hat dieses Verhältnis die abendländische Kultur begleitet und wird ihr auch über Nietzsche und Artaud hinaus nachfolgen."[5]

Foucault hat über die regressive Verwicklung der Vernunft in den Wahnsinn, die er in den geistigen Krisen und Brüchen der modernen Kunst wahrzunehmen glaubt, eine Wahnphilosphie oder besser: einen fiktiven psychiatrischen Roman geschrieben, der davon handelt, dass das dramatische Gespräch mit dem Wahn, ein gegenseitiger Austausch, in Gang kommt, das Denken über Geisteskrankheit aus der Ruhe seiner Gelehrsamkeit und der Selbstsicherheit seiner rationalen Monologe aufgeschreckt wird. Die Kunst als Zaunreiterin zwischen Schein und Sein erscheint als der beste, ja letztlich einzige Anwalt einer Erfahrung, die es mit dem Wahn ernst meint, ihm „nicht den zerbrechlichen Status eines pathologischen Fehlers verleiht"[6], sondern an seine „Notwendigkeit" für die Logik der Vernunft glaubt. „Das heißt, daß es Wahnsinn immer nur in Beziehung zu einer Vernunft gibt, aber die ganze Wahrheit der letzteren besteht darin, einen Augenblick einen Wahnsinn, den sie ablehnt, erscheinen zu lassen, um sich ihrerseits in einem Wahnsinn, der sie auflöst, zu verlieren."[7] Aber diese hochfliegende dialektische Analyse will künstlerisch eingelöst sein. Der Austausch mit der Wahnerfahrung, die Konfusion der Vernunft im Gegenzug, sind nicht ohne Selbstgefährdung und Tragik für den Künstler zu haben, der sich auch nur für einen Augenblick in diesen Stoff versenkt und die Mimesis des Wahns riskiert. An den Wahnexperimenten der grenzüberschreitenden Kunstavantgarden lässt sich ablesen, welche verführerische Faszination von ihr ausgeht und wie riskant sie ist. Wie kann der Wahndialog anders erfüllt werden, als eine Denkzerfahrenheit mitzudenken, eine Sprachverwirrung mitzustammeln oder den verstummten Wahnsinn mitzuschweigen? Der anmaßende Wahndialog der Surrealisten (ich komme darauf zurück) musste misslingen, weil er alsbald in die kalkulierte Vortäuschung der Geistesstörung zurückfiel, sie zum poetischen Stilmittel fälschte oder der wahnhaften Partizipation sich durch Abbruch der Beziehung entzog. Bretons hybride Begegnung mit Nadja! Das Konzept, an der Sprach- und Bildschizophrenie verstehend teilzunehmen, sie täuschend genau nachzuahmen, die Intention so vieler Künstler, mehr als

---

[5] Foucault (1969), 9.
[6] Wie 5, 12.
[7] Wie 5, 54.

nur Pasticcios der Krankheitssymptome zu Stande zu bringen, führte die grenzüberschreitende Moderne an einen kritischen Punkt ihrer Entwicklung. Ist die Geistesstörung nachahmbar? Hat der späte Hölderlin seine Geisteskrankheit nur simuliert? Die Auseinandersetzung von Uwe Henrik Peters mit Pierre Bertaux und vice versa. Und vorweg: ist die Geistesstörung überhaupt nacherlebbar, restlos einfühlbar? Kann das Unverständliche verständlich gemacht werden oder gibt es eine „Verstehensgrenze" (Dilthey)? Eine Frage, in die moderne Kunsttheorie und Psychopathologie gleichermaßen involviert sind. Es scheint heute, der schizophrene Ausdruck ist weder unnachahmbar, uneinfühlbar, sprachlich und bildnerisch unzugänglich, sondern eine Annäherung erscheint möglich und wird in Kunst und Literatur auch riskiert. Dieser Sinneswandel, der sich bereits in den ästhetischen Umwertungen psychopathologischer Phänomene bei Walter Morgenthaler und Hans Prinzhorn ankündigte, steht im Widerspruch zum klassischen psychopathologischen „Postulat von der absoluten Verstehensgrenze"[8]. Das Jaspers-Gruhlesche „Unverständlichkeitstheorem", das sich auf die verstehensmäßige Uneinfühlbarkeit einzelner psychopathologischer Tatbestände festlegte[9], wurde in den tiefenpsychologischen Schulen schon einer Kritik unterzogen. Jaspers stellte fest: „Das Verstehen findet überall Grenzen." „Das Verstehen führt... durch den Stoß an das Unverständliche zum kausalen Erklären."[10] Dilthey kannte noch „keine grundsätzliche Verstehensgrenze"[11], wenn er hypostasierte: „Das Verstehen ist ein Wiederfinden im Du"[12]. In seinen „Ideen über eine beschreibende und zergliedernde Psychologie" nimmt das Verstehen analytisch seinen Ausgang vom erfahrenen Zusammenhang des Seelenlebens „als einem lebendig gegebenen Ganzen".[13] Nach Jaspers sind „nur gewisse Seiten des Seelischen unserem Verstehen zugänglich"[14]. Es könnten „Zusammenhänge fremdseelischen Erlebens nur dann als evident verstanden werden, wenn in ihnen potentiell eigenes Seelenleben wiedererkannt wird", daher ergibt sich die „Annahme einer Verstehensgrenze"[15]. Für Dilthey konnte es eine solche Grenze nicht geben, „weil alles Handeln und Leben immer durch die Bezogenheit auf eine psychische Struktur, die ... stets erlebbar ist, in einem Sinnzusammenhang verbunden ist", eine „unzugängliche Lebensäußerung ein Widerspruch in sich" sei[16]. Unverständliches soll durch Strukturerfassen „verstehend aufgelöst werden" können[17]. Dies klingt immer noch oder vielmehr wieder sehr zeitgemäß!

Hat die grenzüberschreitende Prozess- und Kommunikationskunst des 20. Jahrhunderts alles bis dahin kulturell und wissenschaftlich Ausgegrenzte in ihr

---

[8] Glatzel, in: Handwörterbuch der Psychiatrie (1992), 1.

[9] Ebd.

[10] Jaspers (1948, Erstausg. 1913), 253, 254.

[11] Glatzel (1978), 152.

[12] Zitiert in 11, 149.

[13] Ebd.

[14] Wie 11, 157.

[15] Wie 11, 151.

[16] Wie 11, 159.

[17] Ebd.

umspannendes intersubjektives Netz eingefangen? Moderne Ausstellungsin-
szenierungen und Kunstmuseen, die sich in der Mischung von Geisteskrankenbildnerei und Zeitkunst, von „Art brut" und „Art culturel", übrigens entgegen der Erwartung Jean Dubuffets, ergehen, gebärden sich, als sei der stigmatisierte Wahn, seine Ausschließung von Schöpfung und Vernunft, endgültig
überwunden und eine gemeinsame Sprache auf Grund formal-ästhetischer
Analogien gefunden.

Eine frühe Verständnisbrücke zwischen Kunst und Wahn, die es auf ihre
Wertnivellierung angesichts ihrer immer durchlässiger werdenden Grenze
abgesehen hat, konstruierte der Surrealismus. Weiter als Max Ernsts pseudo-
halluzinatorische Frottagen und seine Pasticcios hysterischer Attitüden und
Attacken aus der psychiatrischen Klinik von Jean Martin Charcot und Paul
Richer, die im Collagenroman „Une semaine de bonté" (1934) aufgenommen
sind[18], gingen André Breton und Paul Eluard in ihrem gemeinsam geschriebenen Werk „L'Immaculée Conception" (1930). Die hier abgedruckten fünf Simulationsversuche psychotischer Sprachstörungen orientieren sich an den
damals üblichen Krankheitssymptomen, die ein psychiatrisches Lehrbuch wie
beispielsweise Emil Kraepelins seit 1900 mehrmals aufgelegte „Einführung in
die psychiatrische Klinik" aufzählt und Breton durch Lektüre der französischen Übersetzung „Introduction à la psychiatrie" von 1907 bekannt waren[19].
In einem Brief von 1916 an Theodor Fraenkel, dem Freund aus der Zeit des
gemeinsamen Medizinstudiums (1913), drückte er seine weniger ärztliche als
literarische Bewunderung für das Formulierungstalent Kraepelins in einem
Zweizeiler aus:

Démence précoce, paranoia, états crépusculaire.

O poésie allemande, Freud et Kraepelin![20]

Die Stationen von Bretons psychiatrischer Ausbildung hat Marguerite Bonnet
recherchiert. Der Neunzehnjährige begann nach seiner Grundausbildung in
einem Artillerieregiment 1915 als Sanitäter und wurde 1916 an das neuro-psy-
chiatrische Zentrum des Hôpital du Collège von Saint-Dizier, unweit von Chau-
mon und Verdun, an die Front versetzt. 1917 diente er im Centre neurologique de
la Pitié in Paris unter dem berühmten Neurologen und Charcot-Schüler Joseph
Babinski. 1917 bis 1918 absolvierte er in Valde-Grâce als Anwärter für den „médecin auxiliaire" (Hilfsarzt) ein medizinisches Praktikum, das er durch abermalige
Einberufung zum Sanitätsdienst bei einer Artillerieeinheit nicht abschließen
konnte. Nach Kriegsende und vor Bretons Abmusterung im Juli 1919 wurde er
schließlich zum „médecin auxiliaire" ernannt.[21] Mit der im gleichen Jahr von
Aragon, Breton und Soupault gegründeten Zeitschrift „Littérature" war dieser
Lebensabschnitt beendet, der Bretons geistige Biographie nachdrücklich beeinflusst hat. „Aus der Zeit in Saint-Dizier habe ich eine lebhafte Neugier und einen

---

[18] Gorsen, in: Eiblmayr (2000), 43-60.
[19] Bonnet, Breton (1988), 99.
[20] Wie 19.
[21] Wie 19, 70f.

großen Respekt für das behalten, was man landläufig die Verirrungen des menschlichen Geistes nennt", gibt er 1952 in seinen gesammelten Radio-Interviews „Entretiens" zu Protokoll. In die psychiatrische Station der 2. Armee in Saint-Dizier „wurden diejenigen von der Front verlegt, die an geistiger Verwirrtheit litten (darunter eine Anzahl Tobsüchtiger [de délires aigus]), sowie einige Untersuchungshäftlinge, über die das Kriegsgericht ein gerichtsmedizinisches Gutachten angefordert hatte [...]. Die gerichtsmedizinischen Gutachten waren schöne Abhandlungen in der Art braver Schulaufsätze; diese Berichte, von deren Ergebnissen alle Lebensaussichten eines Menschen abhingen, hinterließen in mir ein äußerst kritisches Verhältnis gegenüber dem Begriff der Verantwortung".[22] Breton lässt nicht unerwähnt, dass er in dieser Zeit das später surrealistisch vereinnahmte methodische Rüstzeug kennen gelernt hat, den psychischen Automatismus, die psychoanalytische Assoziationslehre, die Traumanalyse und nicht zuletzt die Simulation geistiger Erkrankung, die an dem hier vorzustellenden, gemeinsam mit Paul Eluard verfassten Werk „L'Immaculée Conception" eine positive ästhetische Umwertung erfährt. Die Autoren nehmen die täuschende Nachahmung des Krankheitssymptoms nicht als psychopathologischen Erweis einer Lüge, eines Täuschungsversuches, der sich einen persönlichen Vorteil verschaffen will, sondern erläutern ihn als überindividuelles, ganzheitsstiftendes Verstehen, das Gegensätze überbrücken kann. In der Einleitung zu den im Hauptkapitel „Les possessions" („Die Besessenheit" oder „Zustände der Besessenheit") versammelten Simulationen heißt es: wir hoffen zu beweisen, „daß der poetisch ausgerichtete Geist beim normalen Menschen durchaus in der Lage ist, die widersinnigsten, die überspanntesten sprachlichen Äußerungen in ihren wesentlichen Zügen zu reproduzieren, ja daß dieser Geist es vermag, sich nach Belieben die hauptsächlichen Wahnvorstellungen zueigen zu machen, ohne daß es sich für ihn um eine dauerhafte Störung handelte, und ohne daß seine Fähigkeit zu geistigem Gleichgewicht den geringsten Schaden nähme."[23] Wir erkennen darin die surrealistische Grundintention, die Antinomie von Schein und Sein, Traum und Wirklichkeit, Wahnsinn und Vernunft[24] aufzuheben und durch ihre Grenzüberschreitung eine „überwirkliche" Einheit zu erreichen. Die Berufung auf den poetischen Geist des normalen Menschen (l'esprit dressé poétiquement chez l'homme normal) könnte zu der Annahme verleiten, dass sich Breton und Eluard einer Darstellungsästhetik wie in der romantischen Literatur bedienen. Tatsächlich aber gedenken sie ihr Ziel durch Nachahmung, Simulation, die Reproduktion oder das Pasticcio der Sprachstörung zu erreichen. Subjekt und Objekt der Simulation sollen koinzidieren, ein Sprachexperiment, das sich an den zeitgenössischen klinischen Bildern orientierte: der „débilité mentale" (Schwachsinn), der „manie aigue" (akute Manie), der „paralysie générale" ([progressive] Paralyse), dem „délire d'interpretation" (Interpretationswahn [bei Paranoia]) und der „démence précoce" (Dementia praecox).

---

[22] Breton (1996), 37, 34f.
[23] Breton, Eluard (1930, Zweisprachige Ausgabe, Deutsch v. Johannes Hübner, München 1974), 33.
[24] Wie 22, 19.

Es ist von anderer Seite schon überprüft worden, wie gut oder schlecht diese Simulationsversuche gelungen sind, und man hat die Identifikation der Sprachdisziplin des surrealistischen Poeten mit der Sprachstörung des Geisteskranken zu Recht für unhaltbar kritisiert. Roger Cardinal hält dieses Experiment schon deshalb für wissenschaftlich unbefriedigend, weil „die Nachahmung sich einzig auf sprachliche Phänomene beschränkt, d.h. auf nur ein Symptom unter vielen"[25], die surrealistischen Simulanten demnach am Ausdruck der Halluzinationen der Körpersinne und der leiblichen Begleiterscheinungen gestörter Sprachlichkeit (Katatonie, Stupor, Katalepsie, Tics) in diesem Zusammenhang uninteressiert sind. Die Autoren meinten ein „gefährliches Buch" (Breton) vorgelegt zu haben, dass in der Koinzidenz von simulierter und wirklicher Sprachstörung sich jeder Kontrolle und Abänderung der originalen Denk- und Sprachstörung und damit auch jeder Rückversicherung durch die normative Logik und Mitteilungssprache begibt. Das Simulieren wäre nach der Surrealismus-Definition des Ersten Manifestes von 1924 einzig vom psychischen Automatismus dirigiert. Der ästhetisch distanzlose, jeder Absicht und Reflexion sich entledigende Simulant reüssiert als reproduziertes klinisches Untersuchungsobjekt, als selbst sprachgestörter Patient. Werden in diesem Nachahmungs-Experiment, das sich dem psychischen Automatismus überlässt, nicht die Unabhängigkeit und Freiheit des poetischen Subjekts im Surrealismus aufs Spiel gesetzt? Die Aussagen Bretons und Eluards sind in diesem Punkt widerspruchsvoll. Einerseits wollen sie wirklich eine riskante Brücke zur beeindruckenden eigenschöpferischen psychotischen Sprachlichkeit schlagen und die debilen, manisch-depressiven, paralytischen, paranoischen, schizophasischen Textproduktionen zur gleichwertigen, wenn nicht überlegenen Dichtung inaugurieren, die dadurch bisherige Literaturgattungen wie „Ballade, Sonett, Epos, das Gedicht sowie andere altersschwache Dichtungsarten mit Vorteil ersetzen würde."[26] Andererseits behaupten die Autoren, durch nachgeahmte Sprachstörungen und Wahnvorstellungen in ihrem eigenen „geistigen Gleichgewicht" (faculté d'équilibre) nicht im geringsten (en rien) gefährdet zu sein, noch fürchten sie, dass ihr Geist (esprit) eine „dauerhafte Störung" (un trouble durable) davonträgt.[27] Doch dafür gibt es in der Koinzidenz von Dichtung und Wahnsinn, Schein und Sein, Freiheit und Notwendigkeit, auf die im monistischen surrealistischen Denken und Bilden alles hinausläuft, nicht die mindeste Gewähr. Der Ausgang des Experiments bleibt ungewiss, oder vielmehr: Es war den Surrealisten daran gelegen, ihn offen, als Schlüssel nach draußen[28] erscheinen zu lassen, anstatt zuzugeben, den sprachlichen und bildnerischen Irrsinn für den Manierismus surrealistischer Poesie und Kunst ausgewertet zu haben. Berühmtes Beispiel ist Dalis „kritisch-paranoische Methode".

---

[25] Cardinal, Breton, in: Urban, Kudszus (1981), 315.

[26] Wie 23, 35.

[27] Wie 23, 33. Sinngemäß gibt Breton gesondert für den paranoischen Deutungswahn später noch einmal die gleiche Versicherung ab. „A l'exception de l' «Essai de simulation du Délire d'interprétation», délire d'hypertrophie des facultés raisonnantes que cette seule particularité nous ampêcha valablement de reproduire, nous croyons, hors de tout pastiche, être arrivés, sans aucune peine à representer des monologues d'aspect clinique acceptable." Breton (1932), in: Breton (1970), 97.

[28] Ein Artikel Bretons, der sich mit Irrenkunst und Art brut auseinandersetzt, heißt „L'art des fous: la clé des champs"(1948).

Bei aller Widersprüchlichkeit der Simulationsversuche war ihr riskanter grenz-
überschreitender Vorstoß in das Wahn-Sein, die Wahnwirklichkeit, der ausschlaggebende revolutionäre Impuls für die nachfolgende Literatur- und Kunstgeschichte[29]. Eine direkte Wahnberührung, die bereits in den automatischen,
grammatikalisch unkontrollierten, paralogischen Texten mit Philippe Soupault
unter dem bezeichnenden Titel „Les champs magnetiques" (1919) versucht
wurde, war für Breton und letztlich die gesamte surrealistische Bewegung die einzige glaubwürdige Strategie, die die wortreiche, polemische, programmatisch
manifestierte Parteinahme für die Imaginationskraft und Inspiriertheit der kulturell und sozial Ausgegrenzten rechtfertigen konnte.

Dagegen das Simulations-Experiment nicht ernst zu nehmen, weil die Krankheitssymptome nicht wirklich erlebt, sondern zu literarischen Stilübungen subli-
miert worden seien, ihren Wert nicht am Willen zur Transzendenz des literar-
ästhetischen Scheins, sondern nur an der klinischen Authentizität zu messen,[30]
hieße nicht nur, vorschnell auf die Seite der damaligen akademischen klinischen
Psychiatrie zu wechseln, die die surrealistischen Wahnberührungen zumal Bretons nicht ohne sein Verschulden bekanntlich ignoriert hatte, sondern bedeutete
auch, die verschüttete Dialektik des Austausches von Vernunft und Wahn zu
schwächen und zu verspielen, die Foucault in der abendländischen Geschichte
des Denkens einklagt. Wahn-Sinn impliziert harte, wesentliche Arbeit der Vernunft.[31] Roger Cardinal hingegen führt den öffentlichen Erfolg der Simulations-
stücke „Les possessions" darauf zurück, dass sie mehr oder weniger gescheitert,
„im wissenschaftlichen Sinn von geringem Wert" seien, dafür aber „literarische
Qualitäten" aufwiesen[32]. So wird der unter „Paralyse" rubrizierte Text für seinen
„erstaunlichen poetischen Schwung" gelobt, der mehr an einen delirösen Liebes-
brief und die für den Surrealismus typische „berauschte, erotische Litanei" denken lasse als an psychopathologisches Geschehen.[33] Breton und Eluard wählen in
der Tat aus dem schon bei Kraepelin sehr umfassend und variabel beschriebenen
Symptomenkomplex nur einzelne Momente aus, die in dem folgenden Textaus-
zug eines Liebesbriefes die Sprachstörung des Paralytikers nur annäherungsweise und unsystematisch wiedergeben.

„Du wirst kommen du denkst an mich du wirst kommen du eilst auf deinen
dreizehn vollen Beinen und auf allen deinen leeren Beinen herbei die die Luft
deiner balanzierenden Arme schlagen einer Vielzahl von Armen die mich
umschlingen wollen mich auf den Knien zwischen deinen Beinen und Armen
um dich zu umschlingen ganz ohne Furcht daß dich meine Lokomotiven hindern zu mir zu kommen und ich folge dir und ich bin dir voraus um dich auf-
zuhalten um dir alle Sterne des Himmels zu geben in einem Kuß auf die Augen
alle Küsse der Welt in einem Stern auf den Mund. Bien à toi en flambeau."[34]

---

[29] Gorsen, in: Thomashoff, Naber (1999), 8-19.
[30] Wie es bei Cardinal geschieht, wie 25, 315.
[31] Wie 5, 57.
[32] Wie 25, 317.
[33] Wie 25, 317f.
[34] Wie 23, 55.

Lesen wir die Symptomanalyse in Kraepelins „Einführung in die psychiatrische Klinik", die zu den Lektüren Bretons aus seiner medizinischen Ausbildungszeit gehört hat, und unterstellen wir, dass dieses Lehrbuch beim Simulations-Experiment benutzt wurde, lässt sich Folgendes resümieren. Der dem Manischen gleichende starke Erregungszustand des „agitierten" Paralytikers, die „Überschwänglichkeit der Stimmung", „die Zusammenhangslosigkeit seiner Wahnbildungen"[35], Urteilsschwäche und Schreibfluss sind in dem Textbeispiel des Liebesbriefes gut nachvollziehbar, während andere Symptome der Sprachstörungen, die Kraepelin unter „Progressive Paralyse" anführt, wie „‚Silbenstolpern', Auslassung, Verdoppelung, Versetzung, Verwechslung von Silben und Buchstaben beim Sprechen und Schreiben, das plötzliche Stocken [...], das Schmieren und Lallen (verwaschene Sprache), wie es durch Verlangsamung und Erschwerung der Sprachbewegungen bedingt wird",[36] in dem ausschnitthaften Simulationstext der Surrealisten nicht reproduziert sind. Für eine adäquate Nachahmung der paralytischen Störungen hätte man vor allem auch die Manifestationen der gesprochenen und handverschriftlichten Sprache berücksichtigen müssen, die wiederum im Zusammenhang mit den somatischen Begleiterscheinungen des Sprech- und Schreibaktes (wie zitternder Zunge, Pupillenstarre usw.) zu sehen sind. Offensichtlich haben sich die anfänglich nur mit Texten experimentierenden Surrealisten hier auf die eigentümliche Selbständigkeit der Sprachlichkeit, einer „Selbständigkeit des Sprachwesens" (Jaspers), das als reine Geistigkeit erscheint, gestützt, während sie an anderer Stelle, man denke an das 1928 von Aragon und Breton formulierte Manifest „Le Cinquantenaire de l'hysterie" in der Zeitschrift „Revolution surréaliste", längst auf den Automatismus und die Simulation physischer, körpersprachlicher, physiognomischer Phänomene eingegangen waren.

Der letzte, längste Text der sprachlichen Simulationsversuche von Breton und Eluard gilt der vorwiegend im Adoleszenzalter beginnenden „Dementia praecox", für die Eugen Bleuler 1911 den Begriff ‚Schizophrenie' einführte. Sieht man die von Kraepelin gesammelten Symptome der Sprachzerfahrenheit (Schizophasie) durch, wird verständlich, dass ihre getreue Reproduktion und die zu einem Prozess verdichtete, den Sprachzerfall des Endzustandes einschließende Form des Textes für literarisch ambitionslos und uninteressant gehalten wurden[37]. In der Schizophasie werden „die verschiedenartigsten Gedanken- oder Sprachbruchstücke beziehungslos", d.h. ohne Satzform „aneinander gereiht. Bisweilen kommt es dabei zu ‚Wortspielereien', zu sinnloser Abwandlung einzelner Wörter und Silben", zu Wortneubildungen (Agrammatismus), „sinnlosem Wiederholen (‚Verbigeration') und Einflicken der gleichen Wendungen."[38] Auf die Wiedergabe des über sieben Seiten langen Textes, der unübersetzbar ist und im Deut-

---

[35] Kraepelin (1910, Leipzig 1916, 3. Aufl.), 101, 107, 326, 411.
[36] Wie 35, 324.
[37] Wie 25, 314.
[38] Wie 35, 443, 455.

schen zu neuen manieristischen Kapriolen verleitet hat, muss hier verzichtet
werden. Ein kurzes Beispiel kann dies verdeutlichen: „Pierre est syllogone en pipe
de mucèdre en or et en donc, matrès et matrop. L'étage au-dessous est occupé par
Paris. – Peter ist syllogen als Schleimpfeife in glanz und in gar, Matrief und
Matroz. Die Etage darunter wird von Paris bewohnt.“[39]

Die in den zwanziger Jahren übliche abschätzige literarische Kritik an der
Sprachschizophrenie dürfte heute allgemein verstummt sein. Dabei hatte Alexander Mette schon 1928 die Psychiatrie auf „instruktives Vergleichsmaterial"
in den expressionistischen Werken Arps, Nebels, Schwitters, Stramms hingewiesen, die dazu verhalfen, den „auffälligen Reichtum der Schizophrenenspra-
che an ungewöhnlichen Bildungen" zu entdecken.[40] In vielen expressionistischen und, wie zu ergänzen ist, surrealistischen Dichtungen scheinen sich
„Spracherscheinungen zu wiederholen, die uns vom schizophrenen Rededrang
bekannt sind. Zu diesen gehören Neologismen, Anakoluthe, gedankliche Inkohärenz, Verwendung mehr oder weniger beliebigen Vorstellungsmaterials zur
Ausfüllung äußerlich in die gewohnte Reihenform gekleideter Sätze. Man muss
hinzufügen, daß die Ansprüche der Logik [...] prinzipiell als unmaßgeblich
betrachtet werden. Dafür erhalten Formreize, die rein vom Wort, d.h. von seiner aus dem logischen Gang der Gedankenbildung losgelösten geistigen und
sinnlichen Lautgestalt ausgehen, außerordentliche Bedeutung."[41] Nicht anders
und nicht weniger wirkungsvoll als Mettes expressionistische Zeitzeugen trugen die fast gleichzeitigen Simulationsversuche von Breton und Eluard dazu
bei, die Formreize eines nur noch Lautgebilde produzierenden, bedeutungs-
freien, paralytischen Textes oder eines agrammatischen, zerfahrenen, mit Neologismen gespickten Satzbaus bei einem Schizophrenen für die moderne Dichtung, man denke nur an Artaud, zu erschließen.

Für Breton und Eluard ging es jedoch noch um etwas anderes und weiteres.
Die surrealistischen Simulanten begnügten sich nicht damit, wie noch Alexander Mette und Hans Prinzhorn, den vorgefundenen reizvollen Manieriethei-
ten, den Neologismen und Neomorphismen geisteskranker Produktion zu
ihrem ästhetischen Recht in Bezeichnungen wie „,schön', ,bedeutend', ,tief',
,lebendig',,anschaulich', ,gewandt' etc." (Mette)[42] zu verhelfen. Hier gilt es vielmehr zu erkennen, dass das surrealistische Simulations-Experiment über seine
(literaturhistorisch heute anerkannte) sekundäre literarische Anwaltschaft für
die Geisteskranken-Dichtung weit hinaustrieb und in ein ästhetisches Nirwana
vorstieß. Bleiben wir hingegen dabei stehen, den offensichtlich „schönen",
„bedeutenden" Sprachstörungen die hässlichen, unbedeutenden, nur psychiatrisch relevanten, abwertend gegenüberzustellen, und diese Absicht steht
unverkennbar auch noch hinter den Ausführungen Cardinals[43], geht der primäre antiliterarische, antikünstlerische Affront der revolution surréaliste, des

---

[39] Wie 23, 76, 77.
[40] Mette (1928), 9.
[41] Wie 40, 89.
[42] Wie 40.
[43] Wie 25, 315, 317.

Automatismus-Axioms im surrealistischen Manifest,[44] gegenüber jeder von Verstand und Vernunft, ästhetischer und ethischer Reflexion kontrollierten Literatur und Kunst wieder verloren. Bei der literarischen und künstlerischen Rechtfertigung psychotischer Formbildungen stehen zu bleiben, bedeutet den Rückfall auf eine Sicht, die das Krankheitssymptom wieder in ein poetisches oder künstlerisches und ein klinisch-psychiatrisches Phänomen aufteilt, es gewissermaßen in Dichtung und Wahnsinn trennt. Diese Zweiteilung, ja Wesensdifferenz zwischen Kunst und Wirklichkeit, sollte doch in der unkontrollierten, ästhetisch unbenoteten Simulation psychotischer Sprachlichkeit wie schon im „reinen psychischen Automatismus" überwunden werden. „Es geht hier nicht mehr darum, sich der freien Gedankenassoziation" und, wie zu ergänzen ist, der Simulation „zu bedienen, um ein literarisches Werk hervorzubringen, das durch seine Kühnheiten alle vorangegangenen zu überbieten sucht [...] Für den Surrealismus ging es einzig darum, den ‚Urstoff' der Sprache (im Sinne der Alchemie) erfaßt zu haben."[45] Dieser alchemistische, noch von jeder rationalen Formung und Vernunftkontrolle unerfaßte Urstoff der Sprache soll durch Automatismus und Simulation, beide sind Methoden der passiven subjektlosen Reproduktion, zugänglich gemacht werden könnnen. Wir finden die surrealistischen „Essais de simulation" über die Grenze zwischen Poesie und Wahnsinn hinwegschreiten, um in etwas zu gelangen, was außerhalb und vor jeder Literatur und Kunst als Wahnwirklichkeit zu entdecken sei. Diese riskierte und letztlich gescheiterte Identifikation mit der psychotischen Sprachlichkeit und Bildlichkeit, den Textes bruts und der Art brut, muß gegen den sich praktisch durchsetzenden Literatur- und Kunstcharakter der surrealistischen Produktionen als richtunggebende, regulative Idee festgehalten werden.

Die Gefährdung und Bedrohung des Selbst, die Berührungsangst vor der Wahnwirklichkeit, sind von Breton ständig erfahren und reflektiert worden. Er suchte Nähe und Distanz zu dem, was er aus eigener Anschauung kannte und, lange vor Jean Dubuffets in den vierziger Jahren reifendem Plan für eine „Societé de l'art brut", sogar sammelte. Als Sammler psychotischer Kunst begegnet man ihm bereits in seinem teilweise autobiographischen Erfahrungsbericht „Nadja" von 1928, der eine Reihe „symbolistischer" Zeichnungen enthält, die die schizophrene Nadja von ihrer Begegnung mit Breton anfertigte. Worin dieser bebilderte Text und seine Fortsetzung in dem Band „L'amour fou" von 1937 sich von herkömmlichen Biographien unterscheiden, hat Peter Bürger zutreffend in der Gleichung „Schreiben – Leben" ausgedrückt.[46] Anstatt über das Leben aus der Distanz der Erinnerung zu schreiben, kommt es Breton erst schreibend zum Bewusstsein und erst schreibend wird er sich seiner Konflikte bewusst und treibt sie einer Lösung zu. „Nadja" ist ein roher, ungeglätteter, unabgerundeter, unfertiger, aus Reflexionen, Photos und Zeichnungen collagierter Text, darin dem Tagebuch sehr verwandt, das im Normal-

---

[44] Breton (1968), 26.

[45] Breton (1953), in 44, 128.

[46] Bürger (1996), 213.

fall gleichfalls keine literarische Fiktion anstrebt, sondern mehr fragmentarischer Erfahrungsbericht und heimliches Protokoll ist. Was einerseits nicht zur Veröffentlichung geeignet ist, wurde andererseits gerade dadurch zu einem typisch surrealistischen Buch, dass es „ästhetische Erwartung überhaupt zerstören will", die Leseerwartung „zu enttäuschen sein eigentlicher Zweck ist".[47] Was den Text „Nadja" als „Antiliteratur" und „eine Art Antiroman" (Bürger) plausibel und überzeugend erscheinen lässt, ist nicht allein seine diskontinuierliche, montierte, teils berichtende, teils frei assoziierende, teils reflektierende Form, sondern das Breton faszinierende Wahnthema. Die Begegnung mit einer aus dem Passantenstrom der Pariser Boulevards auftauchenden „jungen, sehr ärmlich gekleideten Frau [...] mit erhobenem Kopf" und „so zart, daß sie den Fuß kaum aufsetzt"[48], mündet in ein exzentrisches, lebensgefährliches Liebesverhältnis, in dessen Verlauf die schizophrene Persönlichkeit Nadjas offenkundig wird und Breton sie mystifiziert. Unter seinem Einfluß blüht die ohnehin allen Konventionen sich kompromisslos verweigernde Nadja zur erotisch herausfordernden, exzessiven Gefährtin auf. Der surrealistische Verführer weckt in ihr kreative, okkultische Fähigkeiten, macht sie gewissermaßen zum Medium seiner Vorstellungen von „verrückter Liebe", die beide schließlich in eine Grenzsituation führen, aus der sich Breton nur durch die Flucht in die Normalität retten kann, während die ganz auf sich gestellte Nadja auffällig wird und in eine psychiatrische Anstalt verbracht werden muss.

Was war an Nadja so faszinierend, einerseits so anziehend und andererseits so lebensgefährlich, dass Breton sich ihr nähern und sie wieder fallen lassen musste? Diese Frage hat er sich selbst gestellt, sie war angesichts der schizophrenen Existenz Nadjas eine Überlebensfrage. Das „qui suis-je? – wer bin ich" zieht sich durch den gesamten Text, und die Grenze zwischen Selbstkontrolle und Selbstverlust verschiebt sich ständig. Diese Unsicherheit und Ichlabilität im Erfahrungsbericht über seine Beziehung zu Nadja erinnert an die Simulationsversuche psychotischer Sprachlichkeit. Einerseits möchte Breton mehr und anders mit der Wahnwirklichkeit kommunizieren als die Psychopathologie, die darüber distanzierte Ausführungen macht und ihre Wertvorstellungen aus dem Willen zur Vernunft bezieht. Die Briefe Nadjas hätten für ihn „nichts Beunruhigendes" gehabt, versichert Breton. „Da es bekanntlich zwischen dem Nicht-Wahnsinn und Wahnsinn (la non-folie et la folie) keine Grenze gibt, bin ich nicht geneigt, den Wahrnehmungen und den Ideen des einen oder des anderen Zustandes einen ungleichen Wert (valeur différente) zuzubilligen."[49] Diese Wertnivellierung und absolute Entgrenzung der Wahnerfahrung setzt andererseits die Instanz des erkennenden und wertenden Subjekts schachmatt, liefert es dem Wahnsinn aus.

So schreckte Breton am Ende vor der Selbstriskierung, vor einer tieferen, dauerhaften Berührung mit dem Wahn zurück. Die Beziehung zu Nadja ging zu

---

[47] Wie 46, 120.
[48] Breton (1976), 47f.
[49] Wie 48, 111.

Bruch. Nach ihrer Internierung in die psychiatrische Anstalt hat er sich nicht mehr um sie gekümmert, ein Akt der Barbarei, der hier nicht beschönigt werden soll. Der Selbsterhaltungswille und die Berührungsangst vor der schizophrenen Existenz Nadjas waren stärker als der selbstdestruktive Antrieb zur Emanzipation des Wahnsinns. Die Wertantinomie von Freiheit und Notwendigkeit, Vernunft und Wahnsinn, Hass und Liebe, Lebens- und Todestrieben ließ sich durch den monistischen Gewaltakt des Surrealismus, die Idee der „sur-réalité", nicht überwinden, aber die moralische Entrüstung aller „Nadja"-Leser hat Breton wenigstens als Anti-Ästhetiker und Nicht-Literaten begriffen und die surrealistische Revolte gegen die „vérités de raison" vor dem falschen Beifall bewahrt.[50]

Bibliographie

Marguerite Bonnet. André Breton, Naissance de l'aventure surréaliste, Paris 1988.

André Breton, L'art des fous: la clé des champs" (1948). In: André Breton, le Surréalisme et la Peinture, Paris 1965.

André Breton, Was der Surrealismus will, 1953. In: André Breton, Die Manifeste des Surrealismus, Deutsch von Ruth Henry, Reinbek 1968.

André Breton, Lettre à A. Rolland de Renéville (1932). In: André Breton, Point du Jour, Paris 1970.

André Breton/ Paul Eluard, L'immaculée conception, Die unbefleckte Empfängnis (1930), Zweisprachige Ausgabe, Deutsch v. Johannes Hübner, München 1974.

André Breton, Nadja, Frankfurt a.M. 1976.

André Breton, Entretiens – Gespräche(1913-1952). Dada, Surrealismus, Politik. Aus dem Französischen u. herausgegeben v. Unda Hörner u. Wolfram Kiepe, Dresden 1996.

Peter Bürger, Der französische Surrealismus, Studien zur avantgardistischen Literatur. Um neue Studien erweiterte Auflage, Frankfurt a.M. 1996.

Roger Cardinal. André Breton, Wahnsinn und Poesie. In: Bernd Urban/ Winfried Kudszus (Hrsg.), Psychoanalytische und psychopathologische Literaturinterpretation, Darmstadt 1981.

Michel Foucault, Wahnsinn und Gesellschaft. Eine Geschichte des Wahns im Zeitalter der Vernunft, Frankfurt a.M. 1969.

Johann Glatzel, Allgemeine Psychopathologie, Stuttgart 1978.

Johann Glatzel in: Handwörterbuch der Psychiatrie, Stuttgart 1992.

Peter Gorsen, Kunst und Wahn in der Perspektive des 20. Jahrhunderts. In: Hans-Otto Thomashoff/ Dieter Naber(Hrsg.), Psyche und Kunst, Psychiatrisch-kunsthistorische Anthologie, Stuttgart-New York 1999.

Peter Gorsen, Die stigmatisierte Schönheit aus der Salpêtrière. Kunst und Hysterie im Surrealismus und danach. In: Silvia Eiblmayr u.a. (Hrsg.), Die verletzte Diva. Hysterie, Körper, Technik in der Kunst des 20. Jahrhunderts, Köln 2000.

Karl Jaspers, Allgemeine Psychopathologie, Berlin-Heidelberg 1948 (Erstausg. 1913).

Emil Kraepelin, Einführung in die Psychiatrische Klinik (1910), Leipzig 1916, 3. Aufl.

Alexander Mette, Über Beziehungen zwischen Spracheigentümlichkeiten Schizophrener und dichterischer Produktion, Dessau 1928.

Uwe Henrik Peters, Wörterbuch der Psychiatrie und medizinischen Psychologie, Zweite, neubearbeitete u. erweiterte Auflage, München-Wien-Baltimore 1977.

---

[50] Worauf bereits Peter Bürger hingewiesen hat. Man wird „anerkennen müssen, dass das, was die moralische Empörung des Lesers herausfordert, eben das ist, was den ästhetischen Konsum verhindert. Es mag sein, dass in der bürgerlichen Gesellschaft sich das Ästhetische nur um den Preis der Inhumanität dem Leben wiederum verbinden lässt." Wie 36, 132.

Heidelberger Jahrbuch, Band XLVI:
T. Fuchs, I. Jádi, B. Brand-Claussen, Chr. Mundt (Hrsg.): Wahn Welt Bild
© Springer-Verlag Berlin Heidelberg 2002

„Kunst ohne Nerven?
Was hat die zeitgenössische Kunst noch
mit der Prinzhorn-Ästhetik zu tun?"

EDUARD BEAUCAMP UND
PETER GORSEN IM GESPRÄCH

Beaucamp

Leider kann ich den angekündigten Vortrag nicht halten. Ich muss gestehen, ich bin da zu etwas überredet worden, und als ich mich damit beschäftigen wollte, merkte ich, dass mich das bei weitem überfordert. Ich bin Laie, Kunstkritiker, Liebhaber sozusagen, ich interessiere mich allerdings für die Thematik sehr. Groß war meine Begeisterung, als der Prinzhorn 1968 wiedergedruckt erschien. Da hat man sich damals drauf gestürzt. Jetzt suche ich Stütze bei dem Kenner, aber auch gleichzeitig Kollegen, Herrn Gorsen, der ja auch Kunstkritiker ist und also viele Lager überschaut.

Ich möchte nur ein paar Stichworte, die mir so durch den Kopf gegangen sind, referieren. Wenn ich von einem aktuellen Beispiel ausgehen darf. Sie haben es vielleicht gelesen: im Düsseldorfer Ehrenhof hat Herbert Martin - das ist ein früherer Pompidou-Direktor, der bekannt geworden ist vor allen Dingen durch die umstrittene Ausstellung „Les magiciens de la terre" – eine Ausstellung „Altäre" zur Eröffnung des Neubaus inszeniert, wo er sehr rigoros die Authentizität oder Glaubwürdigkeit der Westkunst bei den kultischen Themen ablehnt und 66 authentische zeitgenössische Altäre aus allen Religionen, Sekten, rund um den Globus, hinduistische, buddhistische, nomadische aus Innerasien, aber auch einen christlichen Altar installiert hat und von Priestern und Schamanen auch hat weihen lassen. Interessante daran ist die Absage an die zeitgenössischen Westkünstler, verbunden mit heftiger Kritik, wenn nicht geradezu Verachtung. Alle Annäherungsversuche, Anbiederungsversuche, Ausbeutungsversuche unserer Künstler, die sie sich mit dem Exotismus selbst aufladen, also Installationen, Environments, Pseudoaltäre, werden nicht mehr zugelassen. So möchte ich hier die Frage stellen, ob das übertragbar ist, dieser Umgang mit dem, wie die Franzosen sehr schön sagen: „l'art premier" auf den Umgang der Künstler mit den

Geisteskranken – und Herrn Gorsen fragen, wo hier die Grenze zwischen authentisch, adaptiv und ausbeuterisch–„kolonialistisch" verläuft.

Handelt es sich überhaupt um echte Parallelen? Ist die Kunst mit Hilfe schizophrener Vorbilder tatsächlich zu den reinen Quellen einer anderen „art premier", zu einem unverfälschten Unterbewusstsein vorgedrungen, oder hat nur ein kulturrevolutionärer Paradigmenwechsel stattgefunden, hat man genauso imitiert oder ausgebeutet wie vorher die Nazarener und Ingres Raffael – wie die ganze akademische Tradition. Hat man einfach andere Vorbilder gesucht – sicher ursprünglichere – und auf diese Weise auch eine akademische Praxis etabliert? Das kann man fragen, nachdem man mehrere Generationen dieser Künstler im Einfluss psychotischer Kunst überschaut.

Dann würde ich auch gerne Herrn Gorsen fragen: Gibt es da gewisse Schübe in der Moderne, gibt es in der Rezeption Unterschiede zwischen den Generationen? Denn es fällt auf, dass die Pioniere bei der Erkundung dieser Bereiche sehr viel emphatischer, inspirierter, intensiver, auch ironischer waren – Klee, Picabia, Michaux, Wols, sicher auch die Cobra-Gruppe, die ja in der Nachkriegszeit einen gewaltigen Einbruch bedeutete in die Idylle einer ziemlich pazifizierten Abstraktion der École de Paris und einer lyrischen Abstraktion, wie man das damals nannte. In diese Szene brachen dann Jorn oder Beuys ganz elementar ein.

Es fällt bei den späteren Generationen auf, dass sich das Verhältnis in der Tat fast akademisiert, dass es sich verdinglicht und veräußerlicht, dass es schulmäßige Manieren und Methoden gibt, dass es zu einer Trivialisierung automatistisch-aktionistischer Kunstpraktiken in der Malerei kommt. In den 50er/60er Jahren, als der Prinzhorn in Neuauflage erschien, war das Thema noch hochvirulent, damals diskutierte man über exzessive Psychographie - bei den Tachisten, den Action Painters, den Aktionskünstlern usw. Ich würde sagen, dass eigentlich ein Einbruch so um 1970 mit der Pop Art stattfand, wo eine Art Medialisierung von Kunst sich anbahnt. Produktiv reagiert Andy Warhol auf diese Exzesse, indem er sich völlig verschließt und neutralisiert, ein Maskenkünstler, ein Klischee- und Schablonenvirtuose, der die Innerlichkeit, das Innenleben verweigert und jede Aussage darüber und eigentlich nur in der vordergründigen Zivilisationsdinglichkeit lebt und agiert.

Wenn ich noch zwei Beispiele anführen darf: Rainer und Baselitz - beide hochinteressant, so zwischen den Generationen –, da brodelt es anfangs, dann veräußerlicht sich das Seelendrama auch bei Rainer durch fast routinierte Übermalungen, da wechseln Sujets, da verlagert sich fast die psychotische Kraft, die Aufladung, auf die Vorlagen, siehe die Totentänze, die Totenköpfe. Bei Baselitz, der mit einem pandämonischen Manifest antrat und der die Quellen auch genau kannte, findet plötzlich, so um 1970, eine Wende statt, der Versuch, sich zu objektivieren, Anschluss bei den Amerikanern zu finden, die Gegenständlichkeit zu bekämpfen, aber auch die Psychotik oder psychische Virulenz der Kunst, und in einer Art Farbfeldmalerei, in den großen Formaten einen Ausweg zu suchen. Der interessanteste Fall ist natürlich Dubuffet, der die Art Brut sammelte und auch dressierte und sie auf eine sehr elegante und ökonomische Weise ausbeutete. Da ist die Gefährlichkeit, die Psychotik ganz raus. Ich glaube auch jede Identifikation ist raus – die ja die erste Generation auszeichnete.

Gorsen

Ich möchte zu diesem ganzen Bündel von Fragen einleitend bemerken, dass heute ein demokratischer Diskurs der Ethnien und Kulturen die altkolonialistische Adaption zwischen ihnen abzulösen beginnt, die okzidentale und orientale Gegenwartskunst (z.B. der Aborigenes) in den großen Weltkunst-Ausstellungen ihre friedliche Koexistenz erproben. Dies gilt auch für die angesprochene Rezeption heutiger – und historisch zurückliegender – psychotischer Kunst, des gesamten Bereichs der früher marginalisierten Außenseiterkunst (Naive, Primitive, Inspirierte, Kriminelle, Unbegabte) und für das gegenwärtige Grenzgebiet der kunsttherapeutisch bedingten Kunst. Ich würde daher generell nicht von Ausbeutung, Imitation, akademischem Traditionalismus sprechen und nicht am Unverfälschtheits-Postulat dogmatisch festhalten. Authentizität ist ein historischer Begriff. Sind Entgrenzungen (ob es uns passt oder nicht) heute nicht authentischer als die strikte Reinhaltung und Kontrolle kultureller und ethnischer Erbschaften? Dienen wir mit rigiden Begrenzungen dem Diskurs der Kulturen? Ich würde die explosive Medialisierung des Kulturaustausches seit 1970, die alles durcheinander wirbelt und den Grenzbegriff der künstlerischen (pseudoethnologischen) Kommunikation opfert, nicht nur negativ und als ein Nachlassen von Kraft und Intensität bewerten.

Hat sich die künstlerische Rezeption psychotischer Erfahrungen in der 2. Hälfte des 20. Jahrhunderts abgeflacht, wenn man an den kunsttherapeutischen Boom und die wachsende Geltung der Behinderten-Kunst denkt, oder ist sie „nur" anders geworden? Zugegebenermaßen haben Rainer und Baselitz (mit dem ausgeschiedenen Schönebeck) ihre frischen Erstanregungen und künstlerischen Identitätskrisen im Kontext mit der Geisteskrankenkunst hinter sich. Die Motive haben sich verschoben, bei Baselitz beispielsweise hin zum Melancholie-Thema, das er jüngst in seinem Zyklus über Caspar David Friedrich in reflexiver Form aufnahm. Dubuffet ist ein Sonderfall. Eine genaue Untersuchung, wie tiefgreifend seine Stileinfälle von seiner großartigen Art brut-Sammlung und vor allem von Chaissac abhängig sind, steht mit der fehlenden Veröffentlichung seiner Gesamt-Sammlung noch aus. Seine eigene „art culturel" war übrigens von Anfang an nie so „gefährlich" und „identifikatorisch" wie die ihn faszinierende „art brut". Dubuffets Aktualität bezeugt gegen seine Absicht die heutige Vermischung dieser von ihm einst streng geschiedenen Sphären.

Ich sehe, um auf den von Beaucamp zuletzt angesprochenen Gegenstand zu kommen, die jüngst vergangene und zukünftige Kunstentwicklung auf einer mehrgleisigen Spur. Der Paradigmenwechsel von expressiver Ausdruckskunst zur Medienästhetik „via Warhol" wird kompensatorisch primitive, untertechnologische Ausdrucks- und Aneignungsweisen erst recht attraktiv machen, und deren Tradition in abwehrender regressiver Reaktion auf die „kalte, technische Kunst", die Künstlichkeit der Internet-Kommunikation, fortsetzen. Die primitive, regressive, Krankheit verinnerlichende Reaktionsform der Kunst hat in der hochkomplizierten, verwissenschaftlichten, elektronischen Wissensgesellschaft eine große Zukunft. Immer mehr Menschen werden dieser Spur missglückter oder verweigerter Anpassung an den technologischen Lernprozess aus geistiger Schwäche, in reaktiver Depression und mit dem Stigma der Behinderung folgen. Das Lebensrecht des „imperfekten Menschen", dem das Hygiene-Museum in Dresden kürzlich eine Ausstellung gewidmet hat, stellte die Frage, ob die „Wahnwelt der Normalität" nicht schon die Grenze zum Wahnerleben in der Psychose überschritten hat. Aus dieser Perspektive können wir uns den Hochmut einer „Medialisierung von Kunst", deren Schablonenvirtuosität jedes „Innenleben" des Menschen verabschiedet (Beaucamp), nicht leisten. Es ist nicht wünschenswert, den für antiquiert und verbraucht gehaltenen Rezeptionsstrom der Alt-Künstler gegenüber der „Bildnerei der Geisteskranken", der „arts des fous" und Outsider Art versickern zu lassen. Das neu errichtete Prinzhorn-Museum hat daher die wichtige Funktion, die Erinnerung an den traditionellen Diskurs zwischen Kunst und Behinderung für die Gegenwart wachzuhalten. Ein Museum für Geisteskrankenkunst kann als Vermittlungs- und Identifikationsmedium für den imperfekten Menschen nur gewinnen. Die Künstler des 20. Jahrhunderts haben dieses Verständnis geschürt und ihm eine lebensbejahende, undiagnostische Bedeutung verliehen. Es ereignete sich nahezu eine Dämonisierung und Überschätzung der Sammlung Prinzhorn durch expressionistische, surrealistische und dadaistische Künstler, die die Bestände für Freiheit, Subversion und Kulturkritik einspannten.

Es wurde gestern viel über Kraft und Intensität, die die klassischen Werke des Prinzhorn-Museums ausstrahlen, und damit im Grunde mit ganz verwaschenen, qualitativen Begriffen diskutiert. Die Rezeption war und ist bis heute mehr von Intuition als wissenschaftlichem Wissen bestimmt. Prinzhorn sprach von „schizophrenem Weltgefühl", „schizophrener Atmosphäre" und die Psychiatrie, wo sie ausnahmsweise nicht klassifizierte und diagnostizierte, ließ sich von „Evidenzgefühl" und „Wesensschau" leiten. Die gefühlsmäßige, verstehenspsychologische und lebensphilosophische Annäherungsweise an die widerspruchsvoll „schizophrene Kunst" (Jaspers) bezeichneten Phänomene war eine Kapitulation vor der Aufklärung, indem sie sich als Faszination, als Einfühlung in den Schöpfungsakt tarnte und in eine andere „metaphysische" Dimension umstieg. Die Faszinationswelle der Geisteskrankenkunst, befördert durch die Vernunftkrise zweier Weltkriege, eskalierte zum ästhetischen Nihilismus, erhielt eine Nobilität als Bürgerschreck und kulturrevolutionäre Attitüde.

Beaucamp

Da wurden die Prinzhorn-Produkte auch benutzt, vor allem als militantes Instrumentarium.

Gorsen

Bei Hugo Ball und anderen Kunstanarchisten wurde das Infantile, wurden Demenz und Paranoia zu subversiven Einstellungen, die aus dem Glauben an eine bis zur Unkenntlichkeit verschüttete, logisch unberührte Welt von „Ur-Schichten" kommen und die Kunst von ihrem zivilisatorischem Schutt befreien. Der Dadaismus überkreuzte sich mit dem Archaismus und Atavismus in der expressionistischen Kunst. Der Nationalsozialismus machte dem ein Ende, indem er die subversiven Bilder zu klinischen Dokumenten einer entarteten Moderne umkehrte. Nach dem zweiten Weltkrieg wurde die freiheitliche Identifikation der Avantgarden mit der Geisteskrankenkunst wieder hergestellt und erneut instrumentalisiert, um gegen den konventionellen Abstraktionismus der École de Paris vorzugehen. Der Rückgriff auf den Primitivismus der Kinder-, Geisteskranken- und Stammeskunst wurde nach 1945 in Paris durch Michel Tapié, Jean Dubuffet, Jean Fautrier, Henri Michaux, Wols und den Amerikaner Jackson Pollock intensiv vorangetrieben und in Ausstellungen für eine alternative, „anders geartete Kunst" (art autre) programmiert.

Und vom Norden her stießen Egill Jacobsen, Carl Henning Pedersen und Asger Jorn, die nordischen Mythologien und die Kinderzeichnung dazu. Eine erneute Entdeckung des alten Potentials fand statt: Primitive, Kinder und Geisteskranke wurden in den internationalen Sog der informellen Figuration einbezogen, um sich mit Künstlern wie Appel, Constant und Corneille Anfang der 50er Jahre in der CoBrA-Gruppe zu vereinigen, so dass sich jetzt noch mal verstärkt etwas abspielte, was in der ersten Jahrhunderthälfte stattfand.

Dubuffets Interesse für Art brut fußt auf Breton, man weiß ja genau, dass dieser sich viel früher engagiert, um 1929, seine Sammlungsstücke erstmals ausgestellt hat. In Briefen und einem Interview mit John M. MacGregor erfahren wir, dass Dubuffet und Breton eigentlich zusammen eine Gesellschaft für Irrenkunst, der Name „Compagnie de l'Art Brut" entstand erst später, gründen und gemeinsam sammeln wollten. Diese Zusammenarbeit kam nicht zustande.

Beaucamp

Mit ihr wäre der Surrealismus ein zweites Mal inszeniert worden.

Gorsen

Dem hat sich Dubuffet verweigert. Er wollte seine eigene kulturrevolutionäre Theorie nicht in den Surrealismus versenken, das ginge nicht. Aber eindeutig geht die historische Linie von Breton zu Dubuffet. Dubuffet postulierte eine subversive Distanz der Art brut zu der Art professionnel, der Art culturel, und nahm damit auch wieder Motive des Dadaismus auf. Es wird ja zwischen beiden Kunstarten streng getrennt, und das heute existierende Lausanner Museum ist somit das einzige auf der Welt, das nur Art Brut sammelt und nicht mischt. Die anderen mischen und nivellieren.

Also gehen wir weiter. In der zweiten Hälfte unseres Jahrhunderts wird dann bis in die 80er Jahre hinein massiv – da könnte ich ganze Listen von neoexpressiven Künstlern und Neuen Wilden aufstellen – der expressionistische Primitivismus und die Auseinandersetzung mit der Geisteskrankenkunst im weitesten Sinne – es kommt ja immer wieder Neues hinzu – fortgesetzt und hält sich bis heute. Auch wenn diese Rezeption heute nicht in dem Maße aktuell und Mode ist, wird sie ihre Rolle im soziokulturellen Diskurs zwischen Behinderung und Normalität weiter spielen. Ich kenne Künstler, die nach wie vor diesen vermeintlich unzeitgemäßen, stark autistischen, schizophrenieartigen Drive haben. Und dann gibt es eben den stilistischen Sonderweg der Kunst geistig Behinderter. Deren Kunst sieht wieder anders aus. Dort findet sich eine Mischung und Verunklärung der Art brut mit herrschenden Kunstmoden, für die weitgehend die neuen Künstler-Therapeuten verantwortlich sind.

Beaucamp

Ich habe noch eine Frage. Ich würde unsere Situation schon historistisch sehen: Es ist ein enormes Phänomen, dass jetzt endlich, im Jahr 2001, die Prinzhorn-Sammlung öffentlich wird. Vorher war sie ja versteckt und tauchte nur in Büchern und gelegentlich in Ausstellungen auf. Was für eine Rezeption ruft sie hervor? Ist das jetzt die Gipssammlung oder die Lehrmittelsammlung für diese Strömungen? Sie ist natürlich historisch geworden. Gerade die Neoexpressiven haben sich hier bedient. Da, finde ich, wird es eigentlich so dünn, da ist dieser Untergrund gar nicht mehr erkennbar, da ist kein psychotischer Schub mehr drin, kein Unterbewusstsein mehr erkennbar, sondern es sind Attitüden. Es wird aus dem Handgelenk gemacht, oder per Performance. Und die Frage ist nur: Ist das tradierbar und historisierbar, ist das zwangsläufig 20. Jahrhundert-Ästhetik, die auch mal zum Ende kommt, oder ist das ein anthropologischer Vorrat, der unerschöpfbar bleibt, der besser als die griechische Antike überlebt, da er ursprünglicher ist? Ist diese Ursprünglichkeit konservierbar, ist sie imitierbar, ist sie tradierbar? Trifft sie einen Nerv, berührt sie noch unsere Seelen? Wir haben keine Kriege erlebt, insbesondere nicht den Ersten Weltkrieg, auch den Zweiten nicht. Also in diese Tiefen, in diese Abgründe haben wir nicht sehen müssen. Sind unsere Seelen kosmetischer und flacher geworden, sind wir beruhigt, stillgestellt? Die Geisteskranken selber werden heute ganz anders behandelt, da gibt es gar nicht mehr diese Wucht und Tiefe der Imagination. Was machen wir mit der Sammlung Prinzhorn? Ist sie jetzt ein Museum unter anderen, ist sie eine historische Beispielsammlung, ist sie aktualisierbar?

Gorsen

Es kommt darauf an, wie man das instrumentalisiert. Ich denke, dass es nach wie vor eine mehr als „kosmetische" Sensibilität und psychische Tiefendimension gibt – sagen wir mal bei dem Betrachter, dem die Prinzhorn-Sammlung „gefällt" und der daraufhin heutige Art brut sammelt. Eine gewisse Affinität seiner Emp-

findung zu dem, was ihn „anspricht", ist nach wie vor da, die ist ausbaufähig. Es sind
heute andere Begriffe, es sind Begriffe aus einer ganz anderen theoretischen Herangehensweise, die uns zur Begegnung mit der Psychose anregen. Dissoziations-
lust, Freude an der Fragmentierung, Destruktion-Konstruktion-Relationen, das
„Alice-im-Wunderland-Syndrom", Psychedelismus, reflektierte Melancholie, Feti-
schismen, im weitesten Sinne wie Prothesen funktionierende Perversionen finden
wir in der Gegenwartskunst ausdrucksstark artikuliert. In Analogien, Montagen,
Anagrammen, Zitaten und Simulationen bemächtigen sich heutige Künstler des
historischen Materials. Und die Sammlung Prinzhorn ist ein historisches Produkt
mit dem starken Aufforderungscharakter weiterzusammeln, Neues hineinzusehen
und zu erfinden, sie ist niemals abgeschlossen. Man kann dieses Produkt als ein
revidierbares Modell, von mir aus auch für Kunsttherapeuten, vorstellen. Aber
aktuell in dem Sinne, dass heutige Künstler, auch die psychotischen Künstler, einfach so weiter wie zu Prinzhorns Zeiten arbeiten, ist es nicht. Es ist ein Irrtum, die
„zustandsgebundene Kunst" (Navratil) als ungeschichtliche zu verstehen. Auch die
psychotische Kunst ist synkretistisch, sie nimmt vieles zusammen, Zuständlichkeit
und Geschichtlichkeit, Abstraktions- und Einfühlungsdrang, wie schon Wilhelm
Worringer für den ästhetischen Subjektivismus der Moderne generell festgestellt
hat.

Beaucamp

Sie haben es eben selbst angedeutet: Verschiebt sich nicht etwas, oder hat sich
nicht längst etwas verschoben ins Sozialtherapeutische? Die geistig Behinderten
sind wohl etwas anderes als die Geisteskranken oder die Psychoten, da kommt eine
soziale Kategorie hinein. Und die Kunst der Behinderten ist eine andere als die der
Schizophrenen.

Gorsen

Es gibt das heute inflationäre Phänomen der Kunstwerkstätten, dass also Künstler, die nebenbei auch Kunstpädagogen, oder Kunsttherapeuten, die nebenbei auch
Künstler sind, also eine Art Zwitterfunktion innehaben, mit den geistig schwachen
oder beschädigten Menschen zusammenarbeiten und eine kollektive Autorschaft
ausbilden. Dadurch wird eine Verschiebung ins Kulturelle und Soziale begünstigt.
Die geistig Behinderten müssen ja keine Psychose haben, sie haben halt einen
geringen Intelligenzquotienten und aufgrund dieser Tatsache, könnte man lax
sagen, sind sie zu bestimmten Abstraktionen und Redundanzen fähig, das heißt sie
sind dazu konditioniert, sie können nicht anders. Anstatt mit dieser restringierten
Eigenfähigkeit systematisch und operationell zu arbeiten, haben viele Kunsttherapeuten es darauf abgesehen, den künstlerisch begabten Pflegling an kunsthistorischen Vorbildern oder aktuellen Leitbildern künstlerischer Praxis zu schulen, ihn
gewissermaßen ästhetisch zu elaborieren. Dies ist ein gefährlicher Weg der
Zusammenarbeit, der gegenseitiges Lernen mit Überfordern und Nachahmen verwechselt. Die Behinderten machen schockierende, surrealistische Montagen, stel-

len Combine Paintings her, malen in „Hard Edge"-Manier, oder benutzen ähnliche Pop-Effekte wie die offizielle Kunst. Es kommt zu einer langweiligen Nivellierung mit der Produktion der Kunstmarkt-Kunst, die sie in der pädagogischen Kunsttherapie kennen gelernt haben.

Beaucamp

Da kann die Heidelberger Kunstsammlung ja dann auch als Prinzhorn-Akademie eingesetzt werden, als Schausammlung – sage ich mal etwas provozierend.

Gorsen

Das Schlimmste wäre, dass man etwas nachzumachen versucht. Es ist aber doch nicht ausgeschlossen, dass eine „Prinzhorn-Akademie" wie jede intelligente Akademie zur künstlerischen Selbständigkeit erzieht. Ebenso klischiert finde ich die Behauptung, in den Kliniken „gibt's heut keinen künstlerischen Ausdruck mehr wie in den 20er Jahren, der wird weggespritzt" und ähnliches. Ich kenne Künstler, die sind in Therapien, wo sehr behutsam auf Verweigerung von Medikamenten geantwortet wird. Da wird eben kein Medikament aufgezwungen oder nur sehr reduziert verabreicht, der Künstler kann arbeiten und behält seine Ausdrucksfreiheit. Da ist sehr viel Neues, auch aufgrund auch einer großen Toleranz in der heutigen Psychiatrie-Behandlung, zu beobachten.

Beaucamp

Eine andere Frage ist die Frage nach der Ursprünglichkeit geisteskranker Bildnerei. Sind das Archetypen was sich da kristallisiert hat aus der Not, was sich da Durchbruch verschafft hat, eine erzwungene Grenzüberschreitung? Gibt es Parallelen in Phänomenen älterer Kunst? Oder handelt es sich um einen originär modernen Durchbruch? Sie haben mal sehr schön historische Beispiele in einer Ausstellung in Wien im Kunstforum der Bank Austria („Kunst und Wahn") vorgeführt. Das war natürlich viel Theatralisierung, auch Verkleidung, Hysterien im Barock. Das könnte man fast psychographisch, bis, sagen wir mal, Pontormo zurückverfolgen, wo Linien zerfallen oder sich verirren oder verinseln. Ist das damals schon ein Durchbruch gewesen zu einer Schicht, die ein anthropologisches Fixum ist, also ein Vorrat? Ist da ein Horizont im 20. Jahrhundert offenbar und entdeckt worden, den man verteidigen muss, der nicht wieder verschüttet und verdrängt werden darf, ein Schatz, der bereitgehalten werden muss, mit dem sich auch spätere Generationen identifizieren können? Oder ist das ein Stück Kulturgeschichte, bedingt durch soziale oder therapeutische Rahmenbedingungen, sozusagen ein Zivilisationsprodukt, wie das sich bei Prinzhorn darstellt? Es taucht da zum ersten Mal auf. Solche Zeugnisse hat man vorher nicht gesammelt. Was hat man vorher mit den Produkten von Kranken gemacht?

Gorsen

Bleiben wir bei der Ursprünglichkeit, das ist eine sehr schwere Frage. Es war sicher eine Reduktion bei Prinzhorn, ein Fehler, aber es war sein Denkmodell, Originalität auf Ursprünglichkeit zurückzuführen. Andererseits sollte man die Archetypenlehre und die Jungschen Bemühungen nicht total ad acta legen. Wir haben bei Bosch auch wieder gelernt, wie solche Dinge wichtig werden können. Fraenger hat auf dem Gebiet gearbeitet. Nach wie vor stehen Fragen im Raum. Wie kommt es, dass miteinander nicht kommunizierende Kulturen oder nachweislich nicht in Beziehung stehende Stile und Mystiken das Gleiche produzieren, obwohl kein historischer Einfluss besteht? Gibt es ahistorische, überzeitliche Konstanten der Kunstproduktion? Ich hab das meinen Lehrer Adorno mal gefragt, der in diesen Sachen sehr kritisch war. Er schaute versonnen an die Decke, sagte: „Ja, ich glaube auch an die Objektivität der Bilderwelt." Aber es war eine verzweifelte Feststellung, es war ein Platonismus, sachlich abgehoben von dem, was eigentlich meine Frage war: warum diese Vergleichsmöglichkeiten, warum diese merkwürdigen Affinitäten, Formverwandtschaften von moderner Kunst und schizophrener Kunst, oder in Mandala-Darstellungen, in ethnischer Kunst. Es gibt ja überall diese Parallelen, die sich nicht einfach historisch erklären lassen. Prinzhorn hat auf diese Schwierigkeit mit der Archetypenlehre geantwortet, aber letztlich wird sie uns, glaube ich, keine Ableitung aus einer gemeinsamen Wurzel ermöglichen. Es gibt ein Bündel von Ursachen. Und die historische, zumindest die kunstgeschichtliche Dimension müssen wir, was die Prinzhorn-Sammlung anbelangt, nach und nach einholen. Das soeben erschienene August-Natterer-Buch von Inge Jádi und Bettina Brand-Claussen hat sich gerade bemüht, die Formwelt dieses Künstlers in einen historischen Zusammenhang zurückzuversetzen, was sehr schwer ist, weil vieles an Bildvorlagen verloren gegangen oder nicht dokumentiert ist, was zur Aufklärung dienen könnte. Die Ikonographie der Geisteskrankheit ist kein souveränes Gebilde. Bei den Manien, vor allem den Wahnvorstellungen, der Paranoia in der Kunst, überall haben wir zeitlich bedingte Ideen. Das kann man in den Psychopathologien selber nachlesen – Religionswahn hat irgendwann abgenommen zugunsten eines Technikwahns, heute eines Science fiction-Wahns, und so weiter. Also der Wahn ist flexibel, er ist ideoplastisch, er kann sich alle möglichen Inhalte aneignen und wird sich in solcher Weise ständig modernisieren. Und wir werden unsere Mühe haben, da eine Grenze zu setzen, zwischen Realität und Fiktion, Geschichtlichem und Archetypischem.

Beaucamp

Könnte man das nicht unerhört erweitern, wenn man ins Historische ginge? Ich denke jetzt nicht an die Manierismusforschung, die war ja sehr formalistisch und musterte bestimmte Verhaltensformen. Es gibt da noch eine subversive Schicht – wenn man da überhaupt mal eindringt –, die ist meines Erachtens überhaupt noch nicht erschlossen. Man stößt auf sie hin und wieder in der Kunstgeschichte bei

Zeichnern. - Das letzte Mal ist es mir ausgerechnet bei Breughel so ergangen. Bei Bosch ist's ja offensichtlich, obwohl es da bisher keine schlüssige These oder Exegese gibt. Aber der ältere Breughel scheint ganz normal, bauernmäßig und so. Doch diese vollgedrängten Blätter neulich in Rotterdam - ich dachte, ich bin bei Prinzhorn. Es ist wirklich alptraummäßig. Bei Rainer - danach kann ich wunderbar schlafen, selbst an Beuys habe ich mich gewöhnt, aber bei Breughel, vor allem bei den Zeichnungen, diesen voll gedrängten Wahnsinnsbildern, wo jeder über jeden herfällt und sich das auch komischerweise in einen zwanghaften Rhythmus, in ein Massenmuster einschreibt – also da war auf einmal eine Schicht erreicht, wo ich dachte, hier hat man es mit Nervenkrisen zu tun.

Gorsen

Also das, muss ich sagen, ist jetzt Projektion, denn gerade bei Breughel [Gelächter im Publikum] wissen wir, dass er ein Realist war.

Beaucamp

Ich meine jetzt nicht die Bilder, sondern die Zeichnungen, wo da auch so eine Psychographie reinkommt und ein Duktus, ein Drive sozusagen ...

Gorsen

Auch, auch. Die „Dulle Griet", wo es in der Tat Ansätze für die Vermutung gibt, dass Breughel eine psychotische Frau als Modell für diese Figur genommen hat, also sein Realismus war hier zielführend. Im Mittelalter war Phantasie bestimmend, die jetzt vom Realismus Breughels kontrolliert wird, während der Bosch noch viel eher in seinen mentalen Phantasiekonstruktionen befangen war. Ich halte es für sehr gefährlich, wenn man heutzutage mit Freud an Bosch herangeht, das ist schon versucht worden. An seine Anamorphosen und Dissoziationen muss man mit einem anderen, medizinisch-historischen Vokabular aus früherer Zeit herangehen.

Beaucamp

Darf ich noch einen Satz dazu sagen, nur um Missverständnissen vorzubeugen. Ich meine jetzt nicht das, was Sie auch in Ihrer Ausstellung hatten, dass man Historien darstellt wie im Barock, also die Ekstasen von Theresa von Avila oder so etwas. Das ist dargestellter Wahn oder dargestellte Psychose. Sondern es geht um eine untere Schicht, eben bei Breughel. Bei den Zeichnungen stößt man auf eine Psychomotorik und das Phänomen, dass er sich selber in ein Labyrinth verirrt und da nicht mehr rauskommt, und selber Angst kriegt, dass richtige Angstzustände von diesen Phantasien ausgehen. Das meine ich damit, nicht die Ikonographien, auch nicht den Formalismus.

Heidelberger Jahrbuch, Band XLVI:
T. Fuchs, I. Jádi, B. Brand-Claussen, Chr. Mundt (Hrsg.): Wahn Welt Bild
© Springer-Verlag Berlin Heidelberg 2002

II. Psychopathologie und Kunst – Wahrnehmungen und Deutungen

Homo pictor

Anthropologische und psychopathologische Aspekte bildnerischen Ausdrucks

THOMAS FUCHS

Zusammenfassung

Den Ausgangspunkt des Beitrags stellt eine allgemeine phänomenologische Analyse des Bildes und der Bildproduktion dar. Es wird
gezeigt, dass die Umsetzung imaginierter Entwürfe in den symbolisch abgegrenzten Raum des Bildes eine grundlegende Äußerung
menschlicher Freiheit bedeutet. So kann die Möglichkeit, bedrängen-
des inneres Erleben in eine sichtbare Gestalt zu bringen, auch
psychotisch erkrankten Menschen eine Handlungsfreiheit zurückge-
ben, die sie in der gewöhnlichen Realität verloren haben.
Im zweiten Teil wird – anhand von Werken vornehmlich aus der
Sammlung Prinzhorn der Psychiatrischen Klinik Heidelberg – der
Zusammenhang zwischen den Erlebnisweisen Schizophrener und
typischen Strukturmerkmalen ihrer Bildproduktionen untersucht.
Eine vorrangige Rolle spielt dabei die Polarität von Physiognomisie-
rung und Formalisierung, die sowohl als Ausdruck wie als Versuch
der Bewältigung der schizophrenen Erlebnisstörungen anzusehen ist.

Einleitung

Um das Jahr 1916 malte der schizophrene Künstler Josef Forster in der psychiatrischen Anstalt Regensburg ein Bild, das heute zum Emblem der Sammlung
Prinzhorn geworden ist (Farbtaf. 15, Abb.1.). Es zeigt die zarte Gestalt eines Mannes, der auf langen Stelzen mit Gewichten an den Enden geschickt über dem
Boden balanciert; er scheint fast in der Luft zu schweben. Das Gesicht des Mannes ist von einem Schal oder Stoff verdeckt, als wäre er maskiert oder geknebelt.
Die Notierung in der rechten oberen Ecke lautet: „Dieses soll darstellen das wenn
einer kein Körper Gewicht mehr hat, das man sich dann an Gewicht beschweren
muß, und man kann mit großer geschwindigkeit durch die Luft gehen".

Das Bild zeigt also einen Menschen, der sein Eigengewicht und den festen Grund unter den Füßen verloren hat, der sich daher künstlich Gewicht verleihen muss; einen Menschen, der in seiner natürlichen, mimischen und verbalen Kommunikation mit anderen beeinträchtigt ist, und der nun seinen Weg durch die Welt alleine und auf Stelzen sucht – also in einer exzentrischen, künstlichen oder „gestelzten" Weise. So könnte man dieses Bild auch als Darstellung einer Existenzform ansehen, die sich besonders in chronischen schizophrenen Krankheitsverläufen entwickelt, und die der anthropologische Psychiater Ludwig Binswanger in einem bekannten Aufsatz als „Verschrobenheit", „Manieriertheit" und „Verstiegenheit" beschrieben hat. Er zitiert darin einen seiner Patienten mit dem Satz: „Ich bin wie an einem Faden hereingelassen in die Welt und könnte jeden Augenblick herausgezogen und weggezogen werden" (Binswanger 1992, S.379). Dem Schizophrenen fehlt es an Schwere, Gewicht und Bodenhaftung. Forsters Bild deutet somit die Daseinsweise eines Menschen an, der den Grund seiner Existenz und den natürlichen Kontakt mit anderen verloren hat, und der sich als Ersatz mit einer künstlichen, exzentrisch und maniert wirkenden Lebensform behelfen muss.

Zu diesem Künstlichen aber gehört nun gerade auch das Künstlerische, der Selbstausdruck im Bild, das Gestalten einer eigenen Welt. Die Patienten, deren Bilder Hans Prinzhorn gesammelt hat, haben zumeist ganz aus eigenem Antrieb, ohne Anleitung gemalt; was hat sie dazu gedrängt? Und wie äußert sich ihr Erleben, ihre Existenzweise in den Strukturen ihrer Bilder? Ich will im Folgenden versuchen, zum Verständnis des künstlerischen Ausdrucks schizophrener Menschen beizutragen, und zwar, indem ich zunächst das Phänomen des Bildes als solches betrachte, dann im 2. Teil Zusammenhänge zwischen der schizophrenen Psychopathologie und dem bildnerischen Ausdruck.

1) Zur Anthropologie des Bildes

Was ist ein Bild? Und welche besondere menschliche Fähigkeit ist es, die sich im bildnerischen Ausdruck manifestiert?

Ein Bild ist ein sonderbares Ding. Es präsentiert uns etwas Abwesendes; es zeigt etwas, was es doch selbst nicht ist. So ist das Bild ein eigenartiges Gebilde zwischen Sein und Nicht-Sein: Wir sehen nicht eine farbige Leinwand oder ein schwarzweißes Papier, sondern wir sehen den dargestellten, gemalten oder fotografierten Gegenstand. Wir sehen das Bild als Bild. Gottfried Boehm hat von der „ikonischen Differenz" zwischen Bild und Bildmaterial gesprochen (Boehm 1994). Sie ist Ausdruck der spezifisch menschlichen Fähigkeit, vom bloß Faktischen abzusehen, es gewissermaßen einzuklammern, oder dasselbe zugleich als ein anderes sehen zu können. Wir sehen das Dargestellte so, als ob es das Wirkliche selbst wäre. Das heißt, der Rahmen des Bildes grenzt eine andere, symbolische Welt von der gewöhnlichen Realität ab. So ist das Bild ein gänzlich anderes Ding als ein Stein, ein

Apfel oder auch ein Tisch; Bilder gibt es nur für Wesen, die ihre Darstellungsfunktion, ihre „Als-ob"-Funktion begreifen. Hans Jonas (1973) hat daher die Bildproduktion als das wesentliche Kriterium angesehen, das den Menschen vom Tier unterscheidet: Der Mensch zeigt sich zuallererst als Bildner, als *homo pictor*.

Das Bild ist das Phänomen, an dem wir den Menschen erkennen können. Aber was zeigt sich im Bild, was liegt ihm zugrunde? Es ist offensichtlich das Vermögen der Einbildungskraft, der Imagination. Denn schon die Einbildung vergegenwärtigt wie das Bild etwas Abwesendes. Sie operiert mit Nicht-Physischem, nur Vorgestelltem. Das Bild ist nichts anderes als die nach außen gesetzte Einbildung; die Darstellung ist die materialisierte Vorstellung. Die menschliche Phantasie hat die Bilder der Dinge in ihrer Verfügung und kann sie daher beliebig fingieren, verwandeln, umformen und neu kombinieren. Mit der Fähigkeit zur Fiktion ist eine ungeheure Freiheit gewonnen, ein unbegrenztes Reich des Möglichen eröffnet. Das künstlerische Vermögen bedeutet die Realisierung dieser Freiheit im Äußeren, die Rückübertragung der Imagination in die stoffliche und sichtbare Welt. Das Geheimnisvolle dieser Verwandlung von Form in Stoff wurde seit jeher in einer Analogie zu Zeugung und Empfängnis gesehen.

In dieser Verwandlung betätigt sich zugleich eine weitere Freiheit des Menschen, nämlich die, welche ihm die Beherrschung seines Körpers ermöglicht. Erst die freie Verfügung über die Motorik erlaubt es, die Glieder nicht nach einem festen Reiz-Reaktions-Schema zu bewegen, sondern gemäß einer geistig entworfenen Form. Auch dies ist ja ein erstaunliches Vermögen, das wir am Künstler so bewundern: seine Glieder gemäß den innerlich vorgebildeten Gestalten zu deren Ausführung zu leiten und so eine nur vage vorgestellte in eine reale und bestimmte räumliche Gestalt überzuführen. Dieses Gestaltungsvermögen nannten die Griechen „poiesis", und darin ist impliziert, dass der menschliche Leib selbst „poietisch", künstlerisch verfasst ist.

Im künstlerischen Prozess liegt weiter die Möglichkeit, etwas als bedrängend Erlebtes auszudrücken, und das heißt ganz wörtlich: nach draußen zu bringen, es sich gegenüberzustellen und in die Distanz des sichtbaren Bildes zu rücken. Denn im Bild kehren nicht nur innere Bilder wieder, sondern auch die vom Künstler empfundenen Gefühlstöne, Bewegungsanmutungen und Ausdrucksgestalten, die sich in den Farben und Formen des Bildes niederschlagen. Das Bild hat das Vermögen, die Empfindungen des Malers widerzuspiegeln.

Der Reiz, den das so entstandene Bild nun auf den Betrachter ausübt, ergibt sich wesentlich daraus, dass er seinerseits an einem sichtbar-stofflichen Gegenstand seine Einbildungskraft betätigen kann – weshalb die Kunst ja oft gerade im Andeuten und im Weglassen besteht, das der Imagination Raum lässt. Und der Reiz ergibt sich aus den Gefühlsempfindungen, die das Bild auch im Betrachter wachruft. Auch wir spüren beim Blick auf den Stelzenmann das Leichte und Grazile in seiner Bewegung, weil sich das Wahrnehmen der Gestalt in entsprechende leibliche Bewegungsimpulse übersetzt, d.h. weil wir uns selbst unwillkürlich ein wenig so fühlen, als gingen wir gerade auf Stelzen durch die Luft.[1]

Die besondere, über das Bild vermittelte Kommunikation zwischen Künstler und Betrachter liegt also darin, dass das ursprünglich vom Künstler Imaginierte und innerlich Empfundene im Bildbetrachter ähnliche oder verwandte Imaginationen und Empfindungen auslöst.

Diese skizzenhaften Überlegungen zum Phänomen des Bildes geben uns Hinweise auf die Rolle des künstlerischen Ausdrucks für schizophrene Patienten. Schizophrene werden von inneren Bildern, wuchernden Assoziationen und intensiven äußeren Eindrücken überschwemmt, für die unsere alltägliche Sprache keine geeigneten Worte zur Verfügung stellt. In dieser Lage eröffnet ihnen das Bild eine abgegrenzte Sonderwelt, in der sie ihren bedrängenden, namenlosen Erlebnissen eine nicht-verbale Form und Gestalt geben können. Es ist gerade die eigentümliche Stellung des Bildes zwischen Sein und Nicht-Sein, die es zu einem Raum für das sonst Unsagbare, das Unwirkliche und das Schreckliche macht; zu einem Spiegel, in dem sich der Patient in seinem Erleben und Erleiden doch selbst wiedererkennen kann.

Schizophrene Patienten sind andererseits nur unzureichend in der Lage, auf ihre Umgebung aktiv Einfluss zu nehmen und in der gemeinsamen sozialen Realität zu agieren. Ihre Handlungsfreiheit ist mehr oder minder schwer beeinträchtigt. Nun bedeutet Malen oder Zeichnen, wie zuvor erwähnt, die Freiheit der Verfügung über den eigenen Körper und das Material; bedeutet das Vermögen, einen inneren Entwurf auch zur sichtbaren Ausführung zu bringen. Den Raum des Bildes kann der Kranke leichter gestalten als die bedrohliche äußere Realität. Diese Erfahrung der Selbstwirksamkeit ist umso wichtiger, als in der Psychose der Gestaltkreis, also das Ineinandergreifen von Wahrnehmen und Handeln gestört ist. So lassen sich etwa Halluzinationen als eine Form sensorischer Erlebnisse verstehen, die nicht motorisch verifiziert werden können (Fischer 1969). Der Schizophrene ist zur Passivität gegenüber seinen psychotischen Erlebnissen verurteilt. Demgegenüber vermittelt die bildnerische Tätigkeit auf einfache Weise ein Erlebnis von „beantwortetem Wirken" (Willi 1996): Entwurf, Aktion und Ergebnis schließen sich zu einem Kreis. Dies verhilft dem Kranken zu einer festeren Verankerung in der Realität und scheint bei einigen schizophrenen Künstlern wie etwa bei Adolf Wölfli sogar eine antihalluzinatorische Wirkung gehabt zu haben (Bader & Navratil 1976, S. 111).

Abb.1. zeigt ein Bild des amerikanischen Malers Richard Lachman mit dem Titel „The voices never stop" („Die Stimmen geben keine Ruhe"), entstanden in einer akuten psychotischen Erkrankung. Lachman schrieb dazu später:

---

[1] Für diesen von der Phänomenologie schon lange erkannten Zusammenhang von Wahrnehmung und eigenleiblichem Spüren (vgl. Schmitz 1989, S.37ff.; Fuchs 2000, S.167ff.) deutet sich inzwischen auch eine neurophysiologische Grundlage an, nämlich in den sog. „Spiegelneuronen": Diese Neuronen des prämotorischen Kortex feuern sowohl dann, wenn die Versuchsperson eine Bewegung wie Greifen oder Manipulieren von Objekten ausführt als auch dann, wenn sie die gleiche Bewegung bei einer anderen Person sieht (Rizzolatti et al. 2001). Sie stellen offenbar ein System dar, das beobachtete zu selbstverursachten Handlungen in Beziehung bringt und so eine Verbindung zwischen dem Beobachter und seinem Gegenüber herstellt.

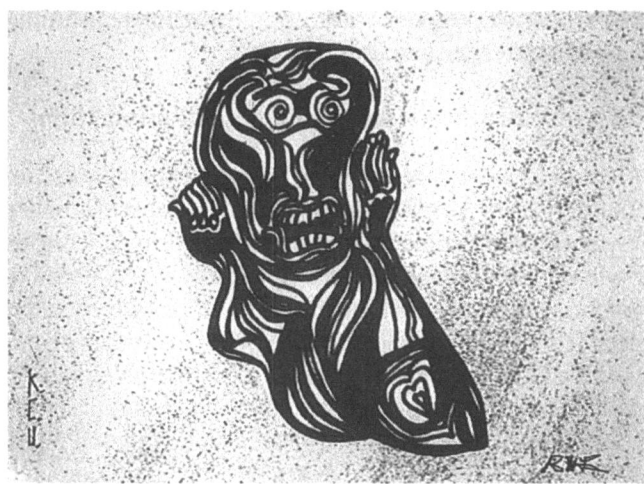

Abb.1. Richard Lachman (geb. 1928): „The voices never stop", 1965. Aus: Thomashoff & Naber 1999, S. 128
(mit freundlicher Genehmigung des Verlags)

„Während der Zeit im Krankenhaus hörte ich andauernd Stimmen, die mir
sagten, was ich zu tun hatte. Als ich dieses Bild malte, war ich so krank, dass ich
nicht mehr unterscheiden konnte, ob sie wirklich oder nur in meinem Geist
existierten. Ich erlebte mich als den Angriffen der Menschen und Kräfte um
mich herum ausgesetzt. Zu dieser Zeit war ich so krank, dass ich in eine
geschlossene Abteilung musste. Das einzige Material, das man mir damals zur
Verfügung stellte, waren Papier und ein abgestumpfter Filzstift" (Thomashoff
& Naber 1999, S. 128).

Lachman schreibt weiter, wie es ihm im Verlauf der Erkrankung durch das
Malen möglich wurde, „... aus dem Bild heraus etwas mitzuteilen, anstatt als
Opfer in seinem Zentrum zu verharren ... Anstatt alle meine Gedanken nur
noch auf mich selbst zu richten, begann ich wieder Beziehungen mit anderen
aufzunehmen" (ebd. S. 129).

Wir sehen: Künstlerisches Gestalten bedeutet die Betätigung von imagina-
tiver und motorischer Freiheit und wirkt damit der schizophrenen Ent-
mächtigung entgegen. Der Patient kann sich in einem geschützten, symbolischen Raum, im „Als-ob"-Raum des Bildes als aktives, handelndes und be-
stimmendes Subjekt erfahren. So dient ihm das Bild als Gegenüber oder
Spiegel, in dem er sich und seine Eigenwelt trotz ihrer Verzerrung wieder-
erkennt – wenn man will, als eine Art „Selbst-Objekt". Er kann mit seiner Hilfe
zum Ausdruck bringen, was nicht oder nur schwer verbalisierbar, sondern nur
gestaltbar ist. Dadurch wird das Bild aber immer auch zu einem – wenn auch
verhüllten oder verschlüsselten – Signal und Kommunikationsangebot an die
Anderen. Denn die präverbale Welt des Ausdrucks, der Farben und Formen ist
uns allen gemeinsam, auch wenn wir nicht die gleiche Sprache sprechen. Wir
können an Lachmans Bild etwas davon spüren, wie es sein muss, Stimmen ausgeliefert zu sein. Das Bild stellt eine Brücke zur Welt des Kranken dar, auch

wenn es, wie bei vielen Werken der Sammlung Prinzhorn, mitunter lange dau-
ert, bis wir diese Brücke erkennen und begehen.

2) Grundstrukturen schizophrener Bildproduktion

Im zweiten Teil meines Beitrages soll der Zusammenhang zwischen dem Erleben und dem bildnerischen Ausdruck schizophrener Menschen näher untersucht
werden. Als Ausgangspunkt nehme ich typische Stilmerkmale schizophrener Bildproduktionen, wie sie von Helmut Rennert (1962) und Leo Navratil (1976) analysiert wurden. Solche Merkmalsauflistungen sind nicht zu Unrecht auf Kritik gesto-
ßen, da sie Gefahr laufen, individuelle, künstlerische Ausdrucksformen als pathologische Symptome aufzufassen (Maran 1970, Kraft 1986). Jedenfalls sind sie sicher
nicht als verbindliche Kataloge anzusehen, die etwa gar eine Diagnose aufgrund
der Bildanalyse erlauben würden. Vielmehr lassen sich in diesen Merkmalen zwei
polare Grundtendenzen erkennen, die sich keineswegs nur in den Werken Schizophrener finden, sondern gerade die künstlerischen Produktionen der Moderne
vielfach kennzeichnen. Auf der einen Seite stehen nämlich Merkmale, die eine

(1) Auflösung der Gestalten und der Bildkomposition bezeichnen:

Viele Bilder zeigen eine vertikale Blickwinkelverschiebung bis zum Aufblick
(Abb.2.; Farbtaf. 16, Abb.3.), landkartenartige oder polyperspektivische Darstellungen: Der Maler scheint gleichsam den festen Grund und Standpunkt
verloren zu haben. Viele Bilder zeigen auch eine Tendenz zu schwebenden
Figuren, wie etwa das schon beschriebene Bild Forsters.

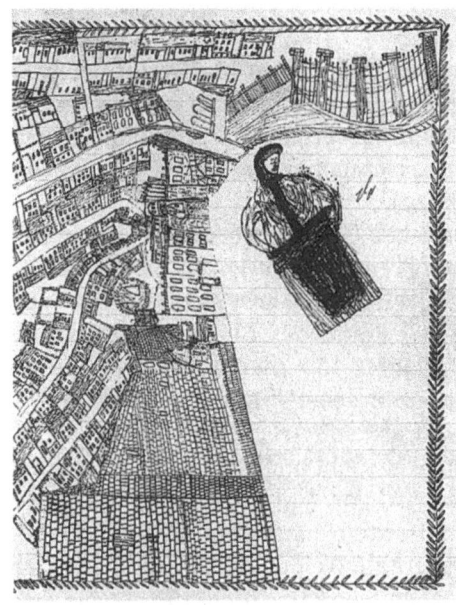

Abb.2.   August Adam Höpfinger (Lebensdaten unbek.), Feder in Schwarzer Tinte auf Papier, 1910,
(Sammlung Prinzhorn, Inv.-Nr. 1454 recto)

Weiter finden wir häufig eine Desintegration räumlicher Beziehungen zwischen Bildelementen, eine Dysproportion oder Dislokation zusammengesetzter Objekte, Metamorphosen, Auflösungen menschlicher Physiognomien und Zergliederungen von Figuren (Abb.3., 4.).

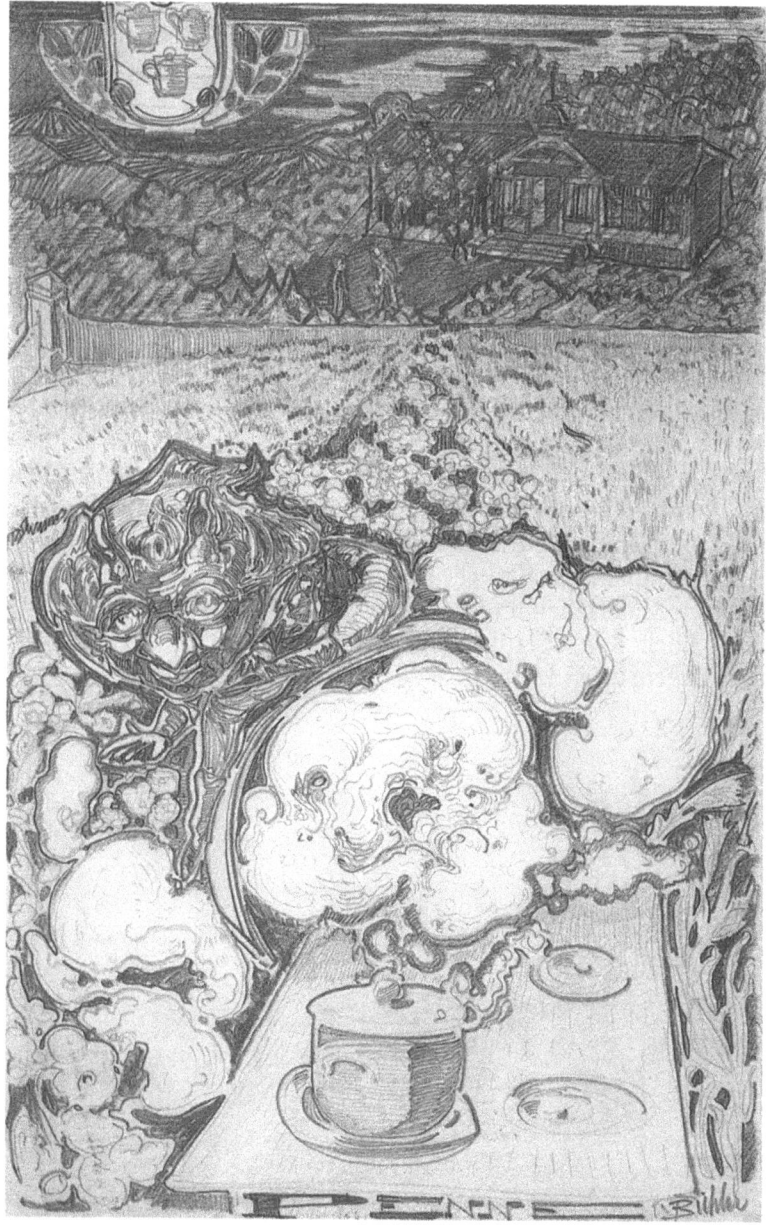

Abb.3. Franz Karl Bühler (1864-1940): „Penne", 1901 (Sammlung Prinzhorn, Inv.-Nr. 2897)

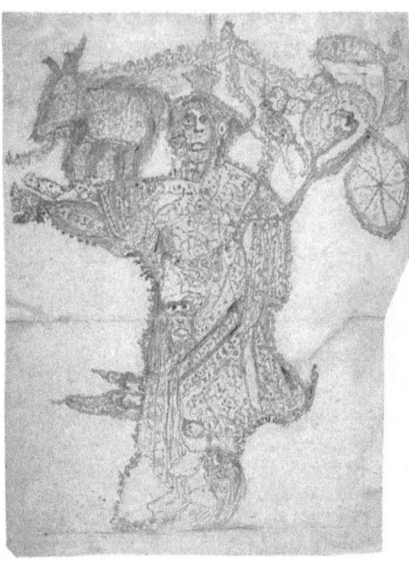

Abb.4. Hermann Beil (1867-?) Bleistift (Sammlung Prinzhorn, Inv. -Nr. 76 recto)

Schließlich zeigen sich heterogene inhaltliche Elemente: Menschliche Körper oder Körperteile werden mit unbelebten Objekten verbunden; Dinge erscheinen aus ihrem natürlichen oder sinnvollen Zusammenhang gerissen (Abb.5.); Buchstaben, Schriftzüge, Titel oder Erklärungen sind in das Bild eingefügt; fremde Materialien und Kollagen kommen zum Einsatz. Manche Bilder zeigen nur noch Kritzelstrukturen, bis hin zum völligen Verlust eines intendierten Gegenstands (Abb.6.)

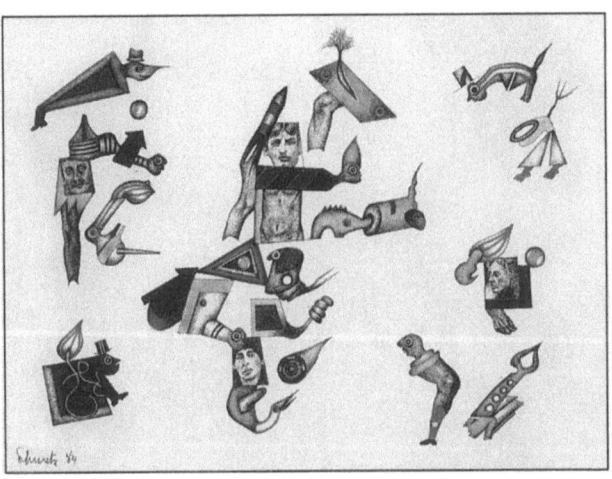

Abb.5. Augustin Wilhelm Schnietz (1933-1988) Ohne Titel, 1984.
Aus:Kraft 1986, S.203 (mit freundl. Genehmigung des Verlags)

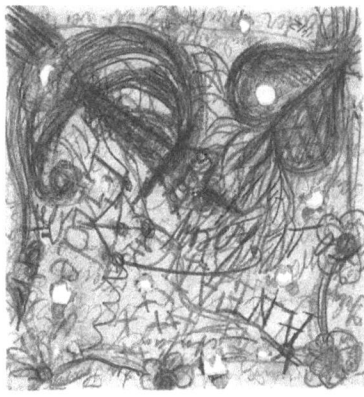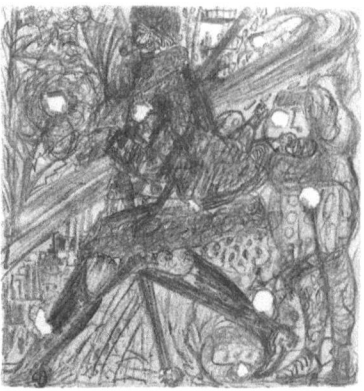

Abb.6. Karl Moser (1876-?) Ohne Titel, 1902 (Sammlung Prinzhorn, Inv.-Nr. 1412 recto/verso)

Zusammengefasst bedeutet dies eine Desintegration und Dekomposition der Bildgestaltung, bis zum Verlust einer einheitlichen Komposition des Bildes. Dem gegenüber steht nun auf der anderen Seite eine Tendenz zur

(2) Formalisierung und Schematisierung:

– Häufig findet sich eine Überladung mit verschnörkelten Formen („Zuckerbäckerstil"), ein gedrängtes Durcheinander zahlloser Einzelelemente (Farbtaf. 15, Abb.2.);
– die Struktur wird geometrisch-flächig (Geometrisierung) (Farbtaf. 18, Abb.5.), schematisierte, maskenhafte Gesichter tauchen auf (Farbtaf. 17, Abb.4.);
– es kommt zu Iterationen von Formen und Symbolen (Abb.7., 8.), ornamentalen Stereotypen und hieroglyphenartigen Schriftbildern (Farbtaf. 18, Abb.6.).

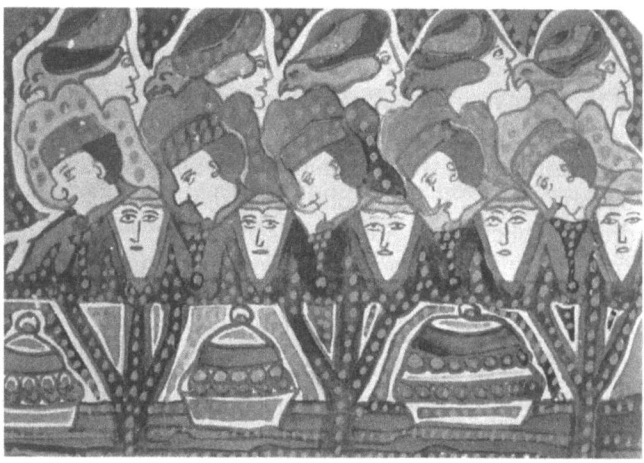

Abb.7. August Klotz (1866-1928) „Fr. Spath Co Antwerpen". Gouache (Sammlung Prinzhorn, Inv.-Nr. 478)

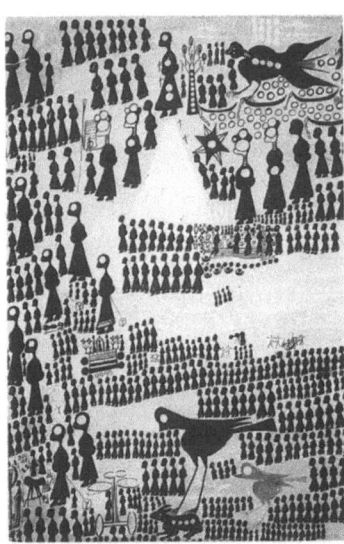

Abb.8.   Carlo (1916-1974): Tempera, Ospedale Psichiatrica di Verona, um 1960. Aus: Bader u. Navratil (1976), S.232
(mit freundlicher Genehmigung des Verlags)

Wir können all diese stilistischen Merkmale besser verstehen, wenn wir
uns eine Polarität in der Wahrnehmung vergegenwärtigen, die die Gestaltpsy-
chologie entdeckt hat, nämlich die Polarität von *Physiognomie und Struktur.*
Physiognomie bedeutet die Qualität des lebendigen Ausdrucks, der Expressivität und Affektion, die wir eindringlich oder doch zumindest latent in jeder
Wahrnehmung spüren. Ihre bildnerische Darstellung ist oft mit einer Defor-
mation oder Formauflösung verbunden (z.B. in der Karikatur). – Struktur-
und Formeigenschaften hingegen rücken das Wahrgenommene in Distanz,
objektivieren und versachlichen es. Struktur und Form helfen uns gewissermaßen, die elementaren, affektgeladenen Physiognomien der Umwelt zu zäh-
men und zu bannen.

Setzt man nun die Bildproduktion Schizophrener in Beziehung zum Krank-
heitsverlauf, so findet man in der akuten Phase meist eine Tendenz zur Physio-
gnomisierung bei gleichzeitiger Formauflösung und Dekomposition, oft eine
regelrechte Explosion der Ausdruckselemente, impulsive Strichführung und
intensive Farbgebung. Geschlängelte Linien werden zu Schlangen, Kreise oder
Punkte zu bedrohlich blickenden Augen etc. Mit zunehmender Dauer und Chro-
nifizierung der Krankheit tritt hingegen die Formalisierung und Strukturierung
in den Vordergrund – bis hin zu den geometrisierten oder mechanisch repetie-
renden Bildern, wie sie sich in der Sammlung Prinzhorn häufig finden. Schizophrene Kunst ist dann sicher kein reiner, unmittelbarer Selbstausdruck mehr,
sondern nimmt im Gegenteil einen formalisierten, künstlichen, mit Ornamenten
und Symbolen überladenen Stil an. Man kann diesen Stil als eine verfestigte
Abwehr gegenüber drohenden auflösenden Tendenzen verstehen – durchaus in
Analogie zur stabilisierenden Funktion rigider schizophrener Wahnbildungen.

Navratil (1976) selbst hat auf die Ähnlichkeit dieses Stils zu schizophrenen Verhaltens- und Ausdrucksformen hingewiesen, die in der Psychopathologie traditionell als Manieriertheit und Verschrobenheit bezeichnet werden. Viele, besonders chronische Patienten zeigen solche eigentümlichen Verhaltens-schablonen, etwa ein feierliches, geziertes oder bedeutungsvolles Auftreten, künstlich wirkende Gesten oder sonderbare Rituale. Ihr sprachlicher Ausdruck wird umständlich, geschraubt und floskelhaft (vgl. den Beitrag von Ch. Mundt in diesem Band). An ihrer Mimik fallen Bewegungsstereotypien, unmotivierte Grimassen oder eine maskenhafte Starre auf.

Mit Manieriertheit ist nicht etwa Affektiertheit oder gar narzisstische Selbst-darstellung gemeint. Der manierierte Patient sucht nicht Aufmerksamkeit und Zuschauer, die Reaktion der anderen ist ihm nicht wichtig. Er versucht vielmehr, einen Verlust natürlichen Verhaltens und spontanen Ausdrucks zu kompen-sieren, indem er notgedrungen Stilmuster, -fragmente und -klischees annimmt. Diese Muster werden oft übertrieben, ritualisiert oder stereotyp wiederholt. Sie kaschieren notdürftig eine innere Leere und ersetzen den erlittenen Verlust eines unreflektierten, vertrauten Lebensvollzugs – ein für die chronische Schizophre-nie charakteristisches Phänomen, das Blankenburg (1971) treffend als „Verlust der natürlichen Selbstverständlichkeit" bezeichnet hat, und das im Begriff der Negativsymptomatik nur unzureichend erfasst wird. Der Schizophrene muss sozusagen sein Verhalten fortwährend reflektieren und künstlich „machen", denn er hat die Sicherheit der Gewohnheit und des Auftretens verloren, durch die wir uns sonst frei der Welt und den Anderen zuwenden können. Anstatt durch das Medium seines Körpers und seines Verhaltens selbstverständlich am Leben teil-nehmen zu können, muss er fortwährend überlegen, wie er seinen Körper bewegen, wie er dies oder jenes tun, wie er überhaupt den zwischenmenschlichen Kontakt bewerkstelligen soll. So bleibt er schon im Ansatz seines Wollens stecken: Anstatt sich auf Ziele und Inhalte richten zu können, muss er ständig auf die Formen seines Handelns und Verhaltens achten. Man kann sagen: Die Form dient nicht mehr dem Inhalt, sie wird selbst zum Inhalt seines Lebens.

Heinrich von Kleist hat diese Dialektik von Künstlichkeit und Natürlichkeit in seiner Abhandlung „Über das Marionettentheater" thematisiert. Das Bewusstsein, die Reflexion auf das eigene Auftreten und Handeln ist nach Kleist verbunden mit einem Verlust an Spontaneität, Grazie und Anmut; Künstliches und Gemachtes tritt an ihre Stelle. „Denn Ziererei erscheint ... wenn sich die Seele (vis motrix) in irgendeinem andern Punkt befindet, als in dem Schwer-punkt der Bewegung" (v. Kleist 1961). Anmut hingegen wäre das Merkmal einer situations- und umweltgerechten Motorik, die nicht exzentrisch, „gestelzt", sondern im Schwerpunkt des Leibes verankert ist. – Eine Disharmonie der Bewegungsabläufe charakterisiert nun auch viele schizophrene Patienten; Bleuler spricht von einem „Mangel an Grazie" (Bleuler 1983, S. 436). Der Verlust der Harmonie von Verhalten und Umwelt führt andererseits zu dem Bemühen, alltägliche Situationen durch angestrengte Überlegung und willentliche Steue-rung zu meistern. „Hyperreflexivität" (Sass 1996) tritt an die Stelle der natür-lichen, lebensweltlichen Selbstverständlichkeit.

Dieses Phänomen kehrt, wie wir gesehen haben, in vielen schizophrenen Bildern vor allem chronischer Patienten wieder, in ihrer Künstlichkeit, Überreflektiertheit und Formenüberladung. Darin ähneln sie in gewisser Hinsicht dem Manierismus in der Kunstgeschichte, einer Stilrichtung, die vor allem im 16. Jahrhundert, in der italienischen und spanischen Spätrenaissance, auftrat. Man kann den Manierismus aber auch als ein wiederkehrendes Phänomen ansehen, nämlich als den Kontrapunkt zu jeweils voraufgehenden „klassischen" Kunstperioden, der durch die Auflösung der bisherigen Einheit von Form und Inhalt charakterisiert ist (Sherman 1988). Viele seiner Charakteristika erinnern an die Merkmale schizophrener Bildproduktion: Der Manierismus sucht die künstliche, nicht die organisch gewachsene Form, die stilisierte statt der natürlichen Darstellung. Er bevorzugt gedehnte, geschraubte oder verzerrte Figuren, die Kombination von heterogenen Teilen, von Fragmenten aus verschiedenen Stilen. Beliebte Motive des Manierismus sind geometrische Muster, Spiralen und Labyrinthe, Symbole und Rätselbilder, die Zeit und der Tod, Körperfragmente und Masken (Hocke 1966, S. 98ff.). Die Parallele zu Werken der Sammlung Prinzhorn sei hier nur an zwei Gegenüberstellungen illustriert: Einer anamorphotischen Landschaft bzw. Kopfdarstellung bei Giuseppe Arcimboldi (Abb.9., 10.) und verwandten Darstellungen bei August Natterer (Abb.11.) bzw. Carl Lange (Abb.12., 13.).

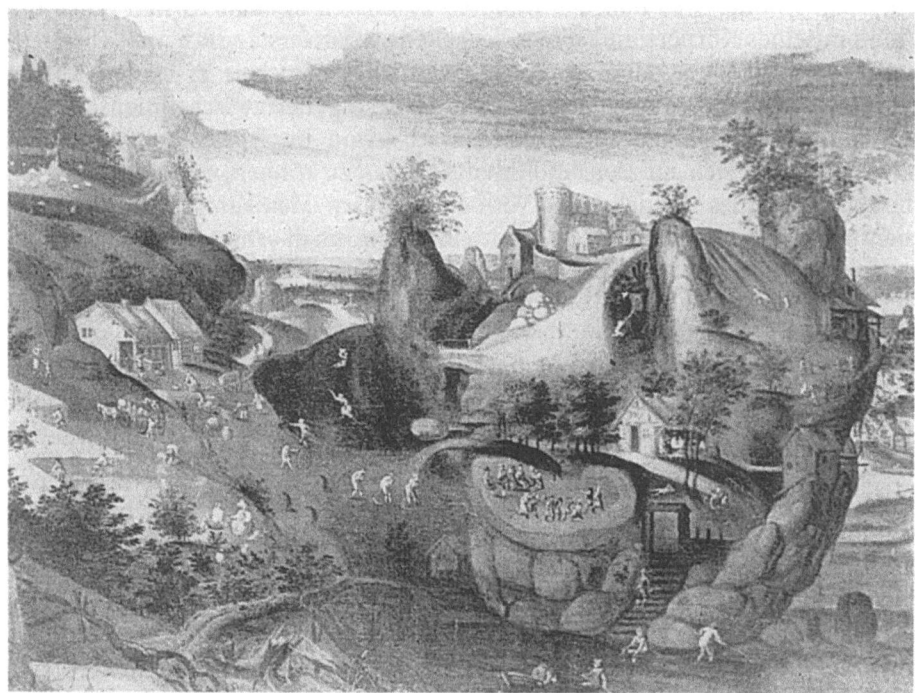

Abb.9.   Guiseppe Arcimboldi (1527-1593): Anamorphotische Landschaft

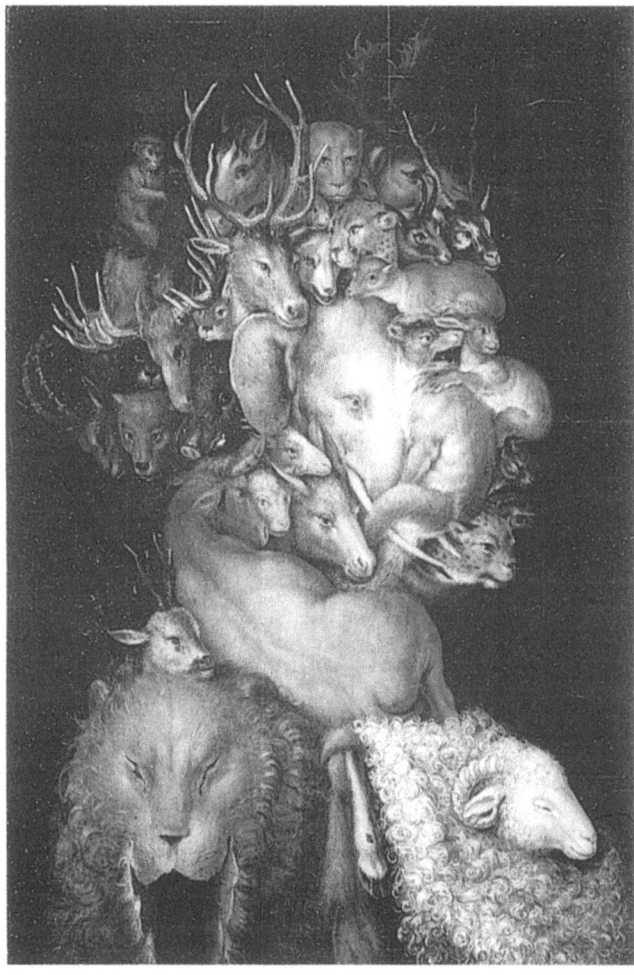

Abb.10. Guiseppe Arcimboldi (1527-1593): Die Erde (Grotesker Kopf)
Privatsammlung, Wien

Manche Kunsthistoriker haben die genannten Merkmale des Manierismus gedeutet als die Abwehr einer latenten existenziellen Angst durch die Überbetonung technischer, rationaler Konstruktion, durch starre Oberflächen und überbordende Formalisierung (Pinder 1932, Hocke 1966). Man kann den Manierismus als eine „künstliche Kunst" nachklassischer Perioden bezeichnen, in der äußere Form und Fassade tiefer liegende Zweifel und Fragwürdigkeiten kompensieren sollen. Diese Künstlichkeit findet sich in vielen schizophrenen Bildern wieder, und wir können sie – bei aller Verschiedenheit der Voraussetzungen – in ähnlicher Weise deuten, nämlich als Ersatz für den Verlust an natürlicher, vertrauter Beziehung zur Welt und zu den Mitmenschen. Die Form dient dann nicht mehr als Medium der Wahrnehmung und Darstellung der Welt, sondern wird selbst zum Gegenstand der Darstellung. Offensichtlich besteht dabei eine Parallele zur

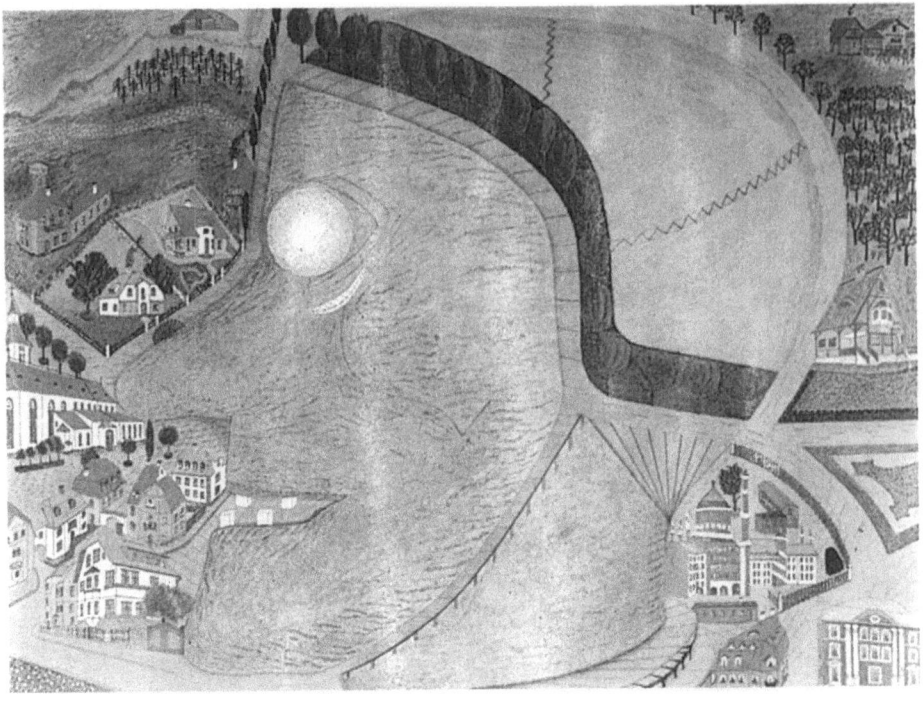

Abb. 11. August Natterer (1868-1933) Hexenkopf (Sammlung Prinzhorn, Inv.-Nr. 184 recto)

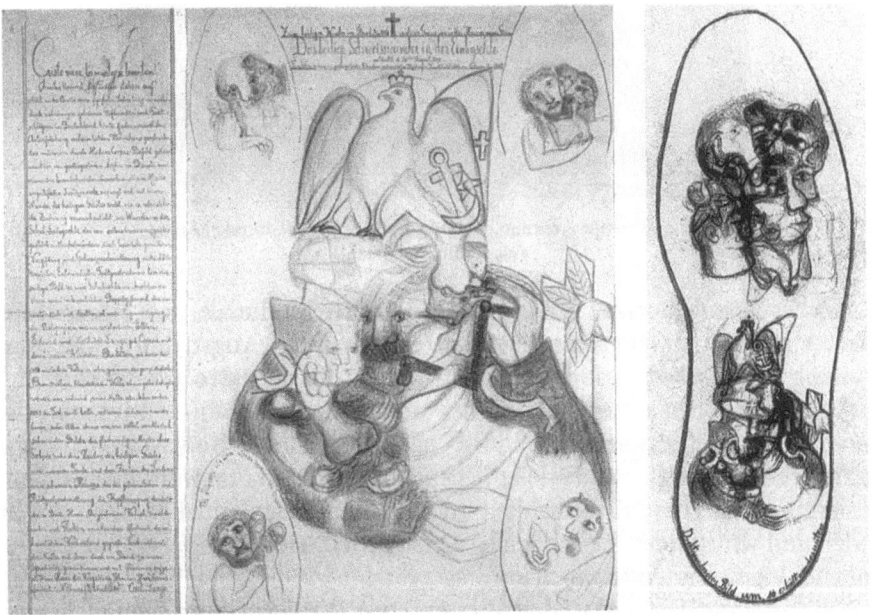

Abb. 12., 13. Carl Lange (1852-?) „Zum heiligen Wunder in Brod", um 1900 (Sammlung Prinzhorn, Inv.-Nr. 98);
Ohne Titel, um 1900 (Sammlung Prinzhorn, Inv.- Nr. 94)

modernen Kunst insgesamt, die ja die mimetische Tradition klassischer Kunst hinter sich gelassen hat und die Formen selbst zu erfassen sucht, durch die wir die Welt wahrnehmen. Die Wirkungsgeschichte und die heutige Aktualität der Sammlung Prinzhorn scheinen mir wesentlich in dieser Parallele begründet zu sein.

Zusammenfassung

Zwei polare Tendenzen charakterisieren die schizophrenen Bildproduktionen: Gestaltzerfall und Entfesselung des physiognomischen Ausdrucks einerseits, Überformalisierung, Schematisierung und Manierismus andererseits. Die klassische Einheit von Inhalt und Form löst sich auf. Doch dienen beide Tendenzen auch einer Stabilisierung, im einen Fall durch die Ausdrucksgestaltung, die das Bedrängende nach außen, in sichtbare Distanz rückt, im anderen Fall durch eine Hypertrophie des Formalen, die wie der Wahn eine Ersatzstruktur, ja eine Art Ersatzidentität herstellt. In beidem kann der Kranke durch sein Gestalten ein Moment der Freiheit wiederfinden. Die heutige Kunsttherapie greift diese Möglichkeit auf, um den Patienten in seinem Ausdruck zu begleiten, zu fördern und zu verstehen.

Nach der radikalen Veränderung des Kunstbegriffs im 20. Jahrhundert können wir heute die Exzentrizität der Werke weit eher akzeptieren, ohne die Künstler nur unter psychopathologischer oder Störungsperspektive betrachten. Die Welten des Traums, der Ekstase, des Surrealen und des Wahns sind zu Quellen und zu Gegenständen der Kunst geworden, weil sie uns Blicke in eine Welt jenseits der Grenzen der Normalität eröffnen. Die Prozesse und Brüche der künstlerischen Gestaltung, das Fragmentarische, und Zerrissene interessieren uns mehr als die Perfektion abgeschlossener Resultate. In den Bildern der Patienten, in ihrem verzweifelten und vergeblichen Ringen um Ordnung und Harmonie finden wir etwas von der Fragwürdigkeit und der Abgründigkeit wieder, in der sich uns nach den Schrecken des 20. Jahrhunderts die menschliche Existenz darstellt.

Werfen wir zum Schluss noch einmal einen Blick auf das Bild von Josef Forster (Farbtaf. 15, Abb.1.): Der Mann steht nicht auf seinen Füßen, er ist ohne Verbindung mit der Erde. Sein Gesicht ist verdeckt und maskiert, d.h. er hat den natürlichen Kontakt mit anderen verloren, ja sein Aussehen, seine Identität. Er geht auf Stelzen, kann sich also nur auf eine unnatürliche, „gestelzte" Weise bewegen; und dadurch versucht er, an „Gewicht" zu gewinnen, was wir als eine konkretistische Redeweise ansehen und so übersetzen können: Er sucht den empfundenen Verlust von Selbstsein, von Bedeutung und Selbstwert auszugleichen. Wir können annehmen, dass das Bild einem Kampf ums seelische Überleben in der Verlorenheit einer Anstalt, in der Einsamkeit des psychischen Andersseins abgerungen ist. Und doch schwingt auch ein Moment von Freude und Stolz in diesem Bild mit, wenn es heißt, mit Hilfe seiner Stelzen könne dieser Mann „mit großer Geschwindigkeit durch die Luft gehen". So mag der schizophrene Künstler bei allem Leiden in seinen eigenartigen und eigenweltlichen Bildschöpfungen auch eine Art von Freude finden, die wir nur von ferne zu erahnen vermögen.

Literatur

Bader, A., Navratil, L. (1976) Zwischen Wahn und Wirklichkeit. Bucher, Luzern.

Binswanger, L. (1992) Drei Formen missglückten Daseins – Verstiegenheit, Verschrobenheit, Manieriertheit. In: Ausgewählte Werke Bd. 1, hg. v. M. Herzog, S. 233-418. Asanger, Heidelberg.

Blankenburg, W. (1971) Der Verlust der natürlichen Selbstverständlichkeit. Enke, Stuttgart.

Bleuler, E. (1983) Lehrbuch der Psychiatrie. 15. Aufl., bearbeitet von M. Bleuler. Springer, Berlin Heidelberg New York.

Boehm, G. (1994) Die Wiederkehr der Bilder. In: Ders. (Hrsg.) Was ist ein Bild? S. 11-38. Fink, München.

Fischer, R. (1969) The Perception-Hallucination Continuum. Diseases of the Nervous System 30: 161-171.

Fuchs, T. (2000) Leib, Raum, Person. Entwurf einer phänomenologischen Anthropologie. Klett-Cotta, Stuttgart.

Hocke, G.R. (1966) Die Welt als Labyrinth. Manier und Manie in der europäischen Kunst. 5. Aufl. Hamburg.

Jonas, H. (1973) Homo pictor. Von der Freiheit des Bildens. In: Ders., Organismus und Freiheit. Ansätze zu einer philosophischen Biologie, S.226-257. Vandenhoeck & Ruprecht, Göttingen.

Kleist, H.v. (1961) Über das Marionettentheater. In: Sämtl. Werke und Briefe, hg. v. H. Sembner. 2. Aufl., Hanser, München.

Kraft, H. (1986) Grenzgänger zwischen Kunst und Psychiatrie. DuMont, Köln.

Maran, O.F.P. (1970) Ein Urteil von Künstlern und Laien über moderne Malerei ohne Rücksicht auf den psychischen Zustand des Malers. Confinia Psychiatrica 13: 145-155.

Navratil, L. (1976) Schizophrenie und Sprache. Schizophrenie und Kunst. Ein Beitrag zur Psychologie der Dichtung und des Gestaltens. Dtv, München.

Pinder, W. (1932) Zur Physiognomik des Manierismus. Festschrift für Ludwig Klages zum 60. Geburtstag, hg. v. Hans Prinzhorn, S. 148-156. Barth, Leipzig.

Rennert, H. (1962) Die Merkmale schizophrener Bildnerei. Fischer, Jena.

Rizzolatti, G., Fogassi L., Gallese V. (2001) Neurophysiological mechanisms underlying the understanding and imitation of action. Nature Reviews Neuroscience 2: 661 -670.

Sass, L.A. (1996) Madness and modernism. Insanity in the light of modern art, literature and thought. Harvard University Press, Cambridge/Mass., London.

Schmitz, H. (1989) System der Philosophie Bd. III/5: Die Wahrnehmung. Bouvier, Bonn.

Sherman, J. (1988) Manierismus. Das Künstliche in der Kunst. Athenäum, Frankfurt.

Thomashoff, H., Naber, D. (1999) Psyche und Kunst: psychiatrisch-kunsthistorische Anthologie. Katalog zur Ausstellung anlässlich des XI. Weltkongresses für Psychiatrie in Hamburg. Schattauer, Stuttgart New York.

Willi, J. (1996) Ökologische Psychotherapie. Hogrefe, Göttingen.

Heidelberger Jahrbuch, Band XLVI:
T. Fuchs, I. Jádi, B. Brand-Claussen, Chr. Mundt (Hrsg.): Wahn Welt Bild
© Springer-Verlag Berlin Heidelberg 2002

Manisch-depressive Erkrankungen und Kreativität

ANDREAS MARNEROS

Alles Schlimme enthält auch Gutes

Der vorliegende Beitrag steht in einer symbolischen Interaktion mit der Geschichte der Heidelberger Psychiatrischen Universitätsklinik. Sein Thema hat nämlich eine janusköpfige Gestalt, so wie in manchen Aspekten auch die Geschichte der Heidelberger Psychiatrie: Sie vereint Glorie und Tragik, Triumph und Niederlage in einem – Mundt, Hohendorf und Rotzoll (2001) haben dies kürzlich eindrucksvoll dargestellt. Die antithetischen Gestalten von Hans Prinzhorn einerseits, Carl Schneider und Wilhelm Weygandt andererseits sind repräsentative Beispiele einer „antibiotischen Symbiose" in der Heidelberger Psychiatriegeschichte, in der deutschen Psychiatriegeschichte, in der deutschen Geschichte. Problematisch und antithetisch ist auch das Thema „Manisch-depressive Erkrankung und Kreativität".

Aus vielerlei Gründen fühle ich mich zu diesem Thema hingezogen, nicht nur weil ich mit meinem Buch „Hitlers Urenkel" (Marneros 2002a) eine „Apologie eines Wahldeutschen" geschrieben habe, sondern auch aus wissenschaftlich-pragmatischen Gründen: Mein Interesse an den bipolaren Störungen führte mich unausweichlich nicht nur zu Emil Kraepelin und Karl Kleist, sondern auch zu Wilhelm Weygandt – dem Heidelberger Widersacher Hans Prinzhorns, dem Wetteiferer gegen die sogenannte „entartete Kunst", gegen die „Entarteten". Gerade für diesen Wilhelm Weygandt, dessen politische bzw. kunstwissenschaftliche Ansichten Angst und Empörung erzeugen, musste ich bereits Plädoyers halten, und zwar für seine *anderen* wissenschaftlichen Leistungen im Bereich der bipolaren Erkrankungen (Marneros 1999, 2002b, Angst und Marneros 2002). Wilhelm Weygandt ist nämlich der Autor des ersten Buches in der Weltliteratur über sogenannte „Mischzustände", und er hat dieses Konzept praktisch etabliert. Man muss also differenzieren. Auch mein Thema ist ein heikles Thema, es kann missverstanden werden. Ich werde versuchen, Missverständnissen vorzubeugen, indem ich Limitierungen und kritische Einstellungen aufzeige.

Vor 2400 Jahren stellte Aristoteles in seinem Buch „Problemata physica" die Frage: „*Warum erweisen sich alle außergewöhnlichen Männer in Philosophie oder Politik, in Dichtung oder in den Künsten als Melancholiker?*" Er selbst gab keine verbindliche Antwort auf diese Frage. Als ich vor einiger Zeit einen Vortrag zu diesem Thema mit eben jenem Zitat von Aristoteles begann, unterbrach mich ein sichtlich empörter Kollege, um mir zuzurufen: „Hier irrte Aristoteles!" Obwohl ich verständlicherweise nie akzeptieren kann, dass ein Grieche sich jemals irren könnte, habe ich dieses Mal dem empörten Kollegen zugestimmt, mit der Einschränkung, dass wir nur dann annehmen können, Aristoteles habe sich geirrt, wenn wir sein Wort „alle" wortwörtlich nehmen.

Ich möchte unmissverständlich betonen:

- Es gibt keinen Zweifel daran: Depression ist Schmerz, Hoffnungslosigkeit, Dunkelheit und kann todbringend sein.
- Es gibt auch keinen Zweifel daran: Manie ist Explosion, ist isolierend und kann zerstörend sein.
- Es gibt keinen Zweifel daran: Wahn und Halluzinationen in den produktiv-psychotischen, etwa schizoaffektiven Formen von unipolaren und bipolaren Erkrankungen kapseln den Menschen in eine eigene und eigenartige Welt ein – „privat" und „privativ" nach den Worten von Scharfetter – sie isolieren, quälen, stempeln ab.
- Es gibt keinen Zweifel daran: Man hat ein schweres Kreuz zu tragen, wenn man an einer unipolaren oder bipolaren Erkrankung leidet.

Aber die Griechen wussten auch folgendes: „Ouden kakon amiges kalou". Also: „Alles Schlimme enthält auch Gutes" – und umgekehrt.

In nicht zu übertreffender, kompetenter Form wird dies auch für die affektiven Erkrankungen bestätigt durch Kay Redfield Jamison (1995), die ausgezeichnete Wissenschaftlerin, faszinierende Autorin und Patientin, die an einer schweren, psychotischen bipolaren Erkrankung leidet. Sie schreibt: „*I have often asked myself whether, given the choice, I would choose to have manic-depressive illness. If lithium were not available to me, or didn't work for me, the answer would be a simple no – and it would be an answer laced with terror. But lithium does work for me, and therefore I suppose I can afford to pose the question. Strangely enough I think I would choose to have it. It's complicated.*" Jamison stellt in ihrem fesselnden Buch „Touched with Fire" (1994) positive Beziehungen zwischen „*manic-depressive illness*" und „*artistic temperament*" fest.

Außergewöhnliche Kreativität wurde seit der griechischen Antike als einer der positivsten Aspekte manisch-depressiver Erkrankungen angesehen. Schon Sokrates, Platon, Aristoteles, Hippokrates oder Demokrit vermuteten eine Verbindung zwischen Kreativität bzw. Genialität und krankhaften psychischen Konstellationen. Bezeichnend hierfür ist eine vielzitierte Episode zwischen Hippokrates und Demokrit: Das Verhalten von Demokrit, dem Begründer der Atomphilosophie, gab seinen Mitbürgern im nordgriechischen Abdera Anlass zur Sorge. Sie beauftragten Hippokrates, Demokrit zu untersuchen, da sie die Befürchtung hegten, dass er an Melancholie leide. Hippokrates nahm den Auftrag an; seine Exploration von Demokrit endete jedoch in einem hochphilosophischen Disput. So musste er den Abderiten mitteilen: „Machen Sie sich keine Sorgen, Demokrit ist kein Melancholiker. Er ist ein Genie." Ein Punkt, den 2400 Jahre später Cesare Lombroso (1887) in missverständlicher Weise aufgriff – so missverständlich wie seine monströse Kreation des „delinquente nato", des „geborenen Verbrechers".

Durch Sokrates wissen wir, dass Kreativität, Inspiration und Schöpfung mit Unruhe, Exaltation oder Gehobenheit verbunden sind. Wir wissen, dass „Musizieren" und die Schöpfung von „Musik" – das heißt wortwörtlich „Hingabe an die Musen" („Musik" im sokratischen und insgesamt im altgriechischen Sinn bedeutete nicht nur, was wir heute darunter verstehen, sondern beinhaltete jede Kunst und Kreativität, die von den Musen geschützt und gefördert wird) –, dass die Schöpfung von Musik also das Produkt von Zuständen ist, die Sokrates mit dem Wort „Dämon" oder „Dämonion" bezeichnete. Aber gerade diese „dämonische" Exaltation, die Sokrates meinte, entspricht weitgehend den heutigen Beschreibungen der „hyperthymen Persönlichkeit", der „hypomanischen Zustände" und anderer maniformer Konstellationen.

Das „Dämonion" des Sokrates, die Kreativität, bedeutet aber leider nicht immer Glück. „Kreativ sein" bedeutet gewiss nicht immer „glücklich sein", aber teilweise und zeitweise doch. Kreativität kann Erfüllung, Genugtuung, Zufriedenheit, Hoffnung, manchmal auch hoher Genuss sein, so dass manche Kreative den Höhepunkt schöpferischen Schaffens als Rausch empfinden.

Manche unipolare und bipolare Patienten sind außergewöhnlich kreativ. Und: Manche Kreative sind manisch-depressiv; manche. Die wenigsten.

Untersuchungen zum Thema

Es gibt nur wenige systematische Untersuchungen zum Thema „manisch-depressive Erkrankung und außergewöhnliche Kreativität". Die meisten stützen sich auf Analysen von Biographien oder Autobiographien von Wissenschaftlern, Künstlern, Autoren oder politischen Leitfiguren, so etwa die Studien von Felix Post (1994). Systematische wissenschaftliche Untersuchungen zu heute lebenden kreativen Menschen stellen die Ausnahme dar. Sehr wenige Autoren verwenden standardisierte Instrumente und allgemeingültige diagnostische Kriterien. Als repräsentativ können hier die Veröffentlichungen von Andreasen und Mitarbeitern (1987, 1974, 1975, 1988), Jamison (1989, 1994), Ludwig (1992, 1994) und Richards und Mitarbeitern (1988) erwähnt werden.

Eine endgültige Antwort auf die alte Frage von Aristoteles wird wahrscheinlich nie gegeben werden können. Es gibt viele Gründe, die dies erschweren; nicht nur statistische, epidemiologische, Wahrscheinlichkeits- oder Zufälligkeitsgründe, sondern auch andere, die mit der Beantwortung von Fragen zu tun haben wie etwa: Was ist Kreativität? Ab wann sprechen wir von „gewöhnlicher" und ab wann von „außergewöhnlicher Kreativität"? Wie operationalisiert und misst man sie? Manche Kreativitätsskalen, etwa die von Richards et al. (1988), können nichts anderes darstellen als einen Kompromiss. Betrachtet man die vorhandene systematische und unsystematische Forschung sowie die biographische, autobiographische oder historische Literatur, kann eines als sicher gelten: Manche Menschen mit ungewöhnlicher Kreativität leiden an unipolaren und bipolaren Erkrankungen – vorwiegend bipolaren. Umgekehrt jedoch gilt, dass die meisten Menschen mit einer unipolaren oder bipolaren Erkrankung nicht übermäßig kreativ sind. Die Listen von hervorragenden Poeten, Schriftstellern, Wissenschaftlern, Komponisten, Malern oder führenden Politikern, die an einer bipolaren oder unipolaren Erkrankung litten, sind eindrucksvoll. Aber sie zeigen auch etwas anderes. Betrachtet man z.B. die Liste von Felix Post (1994), wird man erkennen, dass sie wie das Orakel von Delphi zweideutig verstanden werden kann. Wenn wir sie von der einen Seite aus betrachten, können wir sagen, dass nur ungefähr 20% der Wissenschaftler mit dokumentierter Biographie bzw. Autobiographie eine schwere psychopathologische Störung haben. Betrachten wir sie jedoch von der anderen Seite, dann würden wir sagen, dass nur ungefähr 30% von ihnen keine psychopathologische Störung aufweisen.

Wissenschaftler

Keine	Leichte	Ausgeprägte	Schwere Erkrankung
Charcot	Bernard	Babbage	Bell
Eddington	Boole	Darwin	Bohr
Fermi	Brunel	Hamilton WR	Boltzmann
Heisenberg	Dalton	Helmholtz	Galton
Henry	Edison	Liebig	Mayer R
Herschel	Ehrlich	Lister	Mendel
Humboldt A	Einstein	Mach	Metchnikoff
Kelvin	Faraday	Pasteur	Michelson
Koch	Gauss	Röntgen	
Marconi	Lyell	Rutherford	
Maxwell	Pavlov	Schrödinger	
Osler		Tyndall	
Planck			
Virchow			

So ist es auch bezüglich der Komponisten:

Komponisten

Keine	Leichte	Ausgeprägte	Schwere
Bartok	Bizet	Chopin	Berg
Brahms	Britten	Grieg	Berlioz

Busoni	Debussy	Mahler	Bruckner
Chabrier	Donizetti	Mendelssohn	Elgar
Hindemith	Dvorák	Rimski-Korsakov	Falla
Janacek	Fauré	Rossini	Gounod
Offenbach	Franck	Schoenberg	Martinu
Smetana	Gershwin	Sibelius	Moussorgsky
Shostakovich	Léhar	Stravinsky	Puccini
	Liszt	Wolf	Rachmaninoff
	Meyerbeer		Reger
	Prokofiev		Satie
	Ravel		Schumann
	Strauss J		Scriabin
	Strauss R		Tchaikovsky
	Sullivan		Wagner
	Verdi		

Bei ca. 30% zeigt sich eine schwere psychopathologische Störung – *oder*: bei nur weniger als 20% konnte *keine* Störung festgestellt werden.

Bei den Künstlern kann gesagt werden, dass nur 40% eine schwere psychopathologische Störung haben – *oder*: es sind etwa nur 10%, die keine haben.

Künstler			
Keine	Leichte	Ausgeprägte	Schwere
Braque	Cornelius	Böcklin	Cézanne
Corot	Degas	Corinth	Courbet
Daumier	Delacroix	Giacometti	Ensor
Derain	Hodler	Ingres	Epstein
Liebermann	Kaulbach	Matisse	Friedrich
Pissarro	Klee	Monet	Gauguin
Sargent	Manet	Rodin	John
	Menzel	Whistler	Kandinsky
	Mondrian		Kokoschka
	Renoir		Modigliani
	Rousseau		Munch
	'Le Douanier'		Picasso
	Schiele		Rivera
	Seurat		Rossetti
	Spitzweg		Sickert
			Turner
			Utrillo
			van Gogh

Das Gleiche gilt ungefähr auch hinsichtlich der Schriftsteller:

Schriftsteller			
Keine	Leichte	Ausgeprägte	Schwere
Maupassant	Chekov	Balzac	Conrad
	France	Bennett	Dostoevsky
	Hauptmann	Brecht	Faulkner
	Melville	Camus	Gide
	Orwell	Dickens	Gogol
		Dumas (père)	Hemingway
		Flaubert	Hesse
		Galsworthy	Ibsen
		Gorky	Joyce
		Hardy	Kafka
		Hugo	Kipling
		Huxley A	Lawrence DH
		James H	Mann T
		Maugham S	Manzoni
		Pasternak	Proust
		Pirandello	Sartre
		Shaw	Scott Fitzgerald
		Thackeray	Stendhal
		Trollope	Strindberg
		Turgenev	Tolstoy
		Zola	Waugh E
			Wells
			Wilde

Ungefähr die Hälfte von ihnen wies eine schwere psychopathologische Störung auf – aber nur ein einziger nicht: der Glückliche ist Guy de Maupassant.

Bei den Politikern möchte ich mich nicht so genau festlegen, da ich nicht weiß, ob Posts Einschätzung so zutrifft. Aber die Liste kann auch ungefähr in der Art verstanden werden: Nur etwa 10% der Politiker hatten eine schwere psychopathologische Störung – *und*: nur 10% der Politiker wiesen *keine* Merkmale für eine psychopathologische Störung auf.

Politiker			
Keine	Leichte	Ausgeprägte	Schwere
Briand	Asquith	Adenauer	Bismarck
Franco	Ben Gurion	Cavour	Bülow
Gandhi	Bethmann-Hollweg	Chian Kai-Shek	Disraeli

Metternich	Garibaldi	Churchill	Hitler
Smuts	Lenin	Clemenceau	Kemal Ataturk
Stresemann	Mao-Zedong	Gambetta	Lincoln
Thiers	Masaryk	Gladstone	O'Connell
	Mazzini	De Gaulle	Woodrow Wilson
	Nkrumah	Lloyd George	
	Poincaré	Mussolini	
	Roosevelt FD	Nasser	
	Sun-Yat-Sen	Nehru	
		Palmerston	
		Parnell	
		Peel	
		Perón	
		Pilsudsky	
		Stalin	
		Venizelos	

In bezug auf künstlerische Kreativität und das Vorhandensein von unipolaren und bipolaren Erkrankungen entwickelte Kay Redfield Jamison (1989) beeindruckende Listen, die auf ihren eigenen langjährigen Recherchen basieren.

Die Listen der Dichter,

Antonin Artaud	Robert Fergusson	Hugh MacDiarmid
KonstantinBatyushkov	Afanasy Fet	Louis MacNeice
Charles Baudelaire	Anne Finch,	Osip Mandelstam
Thomas Lovell Beddoes	Countess of	
	Winchilsea	James Clarence Mangan
John Berryman	Edward Fitzgerald	Vladimir Mayakovsky
William Blake	John Gould Fletcher	Edna St. Vincent Millay
Aleksandr Blok	Gustaf Fröding	Alfred de Musset
Barcroft Boake	Oliver Goldsmith	Gerard de Nerval
Louise Bogan	Adam Lindsay Gordon	Boris Pasternak
Rupert Brooke	Thomas Gray	Cesare Pavese
Robert Burns	Nikolai Gumilyov	Sylvia Plath
George Gordon,		
Lord Byron	Robert Stephen Hawker	Edgar Allan Poe
Thomas Campbell	Friedrich Hölderlin	Ezra Pound
Paul Celan	Gerard Manley Hopkins	Alexander Pushkin
Thomas Chatterton	Victor Hugo	Laura Riding
John Clare	Randall Jarrell	Theodore Roethke
Hartley Coleridge	Samuel Johnson	Delmore Schwartz
Samuel Taylor Coleridge	John Keats	Anne Sexton
William Collins	Henry Kendall	Percy Bysshe Shelley
William Cowper	Velimir Khlebnikov	Torquato Tasso

Hart Crane	Heinrich von Kleist	Sara Teasdale
George Darley	Walter Savage Landor	Alfred Lord Tennyson
John Davidson	Nikolaus Lenau	Dylan Thomas
Emily Dickinson	J.M.R. Lenz	Edward Thomas
Ernest Dowson	Mikhail Lermontov	Francis Thompson
T. S. Eliot	Vachel Lindsay	Georg Trakl
Sergey Esenin	James Russell Lowell	Marina Tsvetayeva
	Robert Lowell	Walt Whitman

Schriftsteller,

Hans Christian Andersen	F. Scott Fitzgerald	Herman Melville
Honoré de Balzac	Lewis Grassic Gibbon	Eugene O'Neill
James Barrie	Nikolai Gogol	Francis Parkman
Arthur Benson	Maxim Gorky	John Ruskin
E. F. Benson	Kenneth Graham	Mary Shelley
James Boswell	Graham Creene	Jean Stafford
John Bunyan	Ernest Hemingway	Robert Louis Stevenson
Samuel Clemens	Hermann Hesse	August Strindberg
Joseph Conrad	Henrik Ibsen	Leo Tolstoy
Charles Dickens	William Inge	Ivan Turgenev
Isak Dinesen	Henry James	Tennessee Williams
Ralph Waldo Emerson	William James	Mary Wollstonecraft
William Faulkner	Charles Lamb	Virginia Woolf
	Malcolm Lowry	Emile Zola

Komponisten

Anton Arensky	Mikhail Glinka	Sergey Rachmaninoff
Hector Berlioz	Georg Friedrich Händel	Giocchino Rossini
Anton Bruckner	Gustav Holstl	Robert Schumann
Jeremiah Clarke	Charles Ives	Alexander Scriabin
John Dowland	Otto Klemperer	Peter Tchaikovsky
Edward Elgar	Orlando de Lassus	Peter Warlock
Carlo Gesualdo	Gustav Mahler	Hugo Wolf
Samuel Clemens	Modest Mussorgsky	Bernd Alois Zimmerman

sowie nichtklassischen Komponisten und Musiker

Irving Berlin	Charles Mingus	Cole Porter
Noel Coward	Charles Parker	Bud Powell
Stephen Foster		

oder anderer Künstler,

Ralph Barton	Arshile Gorky	Edvard Munch
Francesco Bassano	Phillip Guston	Jules Pascin
Ralph Blakelock	Benjamin Haydon	Georgia O'Keeffe
David Bomberg	Carl Hill	Jackson Pollock
Francesco Borromini	Ernst Josephson	George Romney
John Sell Cotman	George Innes	Dante Gabriel Rossetti
Richard Dadd	Ernst Ludwig Kirchner	Mark Rothko
Edward Dayes	Edwin Landseer	Nicolas de Staël
Thomas Eakins	Edward Lear	Pietro Testa
Paul Gauguin	Wilhelm Lehmbruck	Henry Tilson
Theodore Gericault	John Martin	George Frederic Watts
Hugo van der Goes	Charles Méryon	Sir David Wilkie
Vincent van Gogh	Michelangelo	Anders Zorn
	Adolphe Monticelli	

sind in der Tat eindrucksvoll. Sie können weiter ergänzt werden durch hoch-kreative Menschen anderer Nationen.

Diskussion

Trotz dieser eindrucksvollen Listen muss eines gesagt werden: Die erwähnten Kreativen stellen eine verschwindende Minorität dar, und zwar im doppelten Sinn:

Erstens: Innerhalb der vielen Millionen von Menschen, die seit den homerischen Epen bis zur Gegenwart an unipolaren und bipolaren Erkrankungen gelitten haben, bilden die außergewöhnlich Kreativen eine kleine Minorität.

Zweitens: Die Stellung von Diagnosen aufgrund von Pathographien ist eine heikle Sache. Pathographien sind hochselektiert und selektierend. Nicht nur deswegen, weil nur für manche „großen" Männer und Frauen Pathographien geschrieben wurden; sondern auch deswegen, weil der Bekanntheitsgrad kreativer Menschen auch von den jeweiligen soziokulturellen, linguistischen, ja auch sozioökonomischen und politischen Bedingungen des Herkunftslandes abhängig ist. Damit meine ich den Verbreitungsgrad von Literatur und Sprache durch begünstigende soziopolitische und linguistische Gegebenheiten. Ist es ein Zufall, dass in diesen Listen bzw. Tabellen z.B. kein chinesischer, indischer oder arabischer Künstler, Komponist, Autor oder Philosoph aufgeführt ist? Und dass fast ausschließlich amerikanische und europäische „Große" in der entsprechenden Literatur zu finden sind?

Außerdem ist eine retrospektive psychiatrische Diagnosestellung Jahre, Jahrzehnte oder sogar Jahrhunderte nach dem Tod einer Person problematisch.

Biographisch gestützte Diagnosen sind nicht nur von der Vollständigkeit der
Informationen abhängig, sondern auch von dem jeweiligen „*diagnostischen
Zeitgeist*", wie Brieger (1997) anhand der Pathographien von Conrad Ferdinand Meyer zeigen konnte: In den verschiedenen Pathographien des genannten Dichters, u.a. von Möbius, Hellbach, Saedger, Lange, Jung und später Kiel-
holz, spiegelte sich zum einen die Auseinandersetzung mit dem Kraepe-
linschen Lehrgebäude, zum anderen der Konflikt mit der Psychoanalyse wider.
Bei manchen außergewöhnlichen Personen wurde zuerst eine „reine" bipolare
oder unipolare Erkrankung angenommen, dann änderten sich die Ansichten
und damit auch die Diagnose, z.B. zu einer „organischen affektiven Erkrankung", etwa bei Friedrich Nietzsche, Robert Schumann und anderen, bei denen
eine syphilitische Erkrankung als Ursache der maniformen oder depressiven
Symptomkonstellation angenommen wurde. Und dies nicht nur bei bereits
verstorbenen, sondern auch bei lebenden Personen, wie das Beispiel des
französischen Psychiaters Gilles de la Tourette zeigt, des Beschreibers des
gleichnamigen Syndroms, der zuerst in Paris als „manisch-depressiv" diagnostiziert und behandelt wurde, dann aber in der Psychiatrischen Klinik in Lau-
sanne als Mittvierziger an Syphilis starb; die Diagnose änderte sich dann von
„manisch-depressiver Erkankung" in „syphilitische Psychose".

Was wir also über Kreativität und psychische Erkrankung wissen, ist relativ
und mangelhaft. Frühere systematische Untersuchungen, darunter auch die
große Untersuchung von Adele Juda (1949, 1953), die 19.000 Personen berücksichtigt (wovon 5.000 persönlich untersucht wurden), sind durch die
Einschlusskriterien und diagnostischen Methoden wenig brauchbar. Arbeiten
von Nancy Andreasen und Mitarbeitern (1974, 1975, 1987) erfüllen dagegen
standardisierte Kriterien. Sie untersuchten über mehrere Jahre hinaus kreative
Schriftsteller des „*University of Iowa Writers Workshop*". Die Gruppe der Untersuchten umfasste bei der letzten Untersuchung 1987 30 Autoren (27 Männer
und 3 Frauen), die mit einer analogen Kontrollgruppe verglichen wurden. Die
Autoren fanden eine Lebenszeitprävalenz von affektiven Erkrankungen bei
80% der Schriftsteller und bei 30% der Kontrollgruppe, wobei die bipolaren
Erkrankungen bei 43% der Schriftsteller und bei 10% der Kontrollgruppe auf-
traten (am häufigsten Bipolar-II-Störung). Eine hohe Anzahl von affektiven
Erkrankungen fand sich ebenfalls signifikant häufiger in der Verwandtschaft
ersten Grades der Schriftsteller als in der der Kontrollgruppe. Die Anzahl der
„Kreativen" in den Familien der Schriftsteller war ebenfalls signifikant höher
als in der Gruppe der Kontrollprobanden. Diese Befunde können eine Beziehung zwischen affektiven Erkrankungen und Kreativität unterstützen. Allerdings scheint die hohe Anzahl der betroffenen Personen überraschend, sowohl
in der Gruppe der Schriftsteller als auch in der Kontrollgruppe (offensichtlich
ist diese Anzahl nicht mit breiten Definitionskriterien zu erklären, weil Andreasen und Mitarbeiter die RDC-Kriterien verwendet haben).

Die erwähnten Untersuchungen, die eine Beziehung zwischen bipolaren und
unipolaren Erkrankungen mit Kreativität zeigen, gaben Anlass zu der Frage,
worauf diese Kreativität basiert.

Kreativität und hyperthyme Psychopathologie

- Fluidität der Denkprozesse
- Anstieg der kognitiven Flexibilität
- Steigerung im sprachlichen, assoziativen und expressiven Bereich
- Steigerung der Vorstellungskraft
- Hyperakusis
- Verminderung des Schlafbedürfnisses
- Antithetische Natur der Erkrankung

(Nach Marneros 1999)

Kreativität

Rothenbergs Theorie (1990)

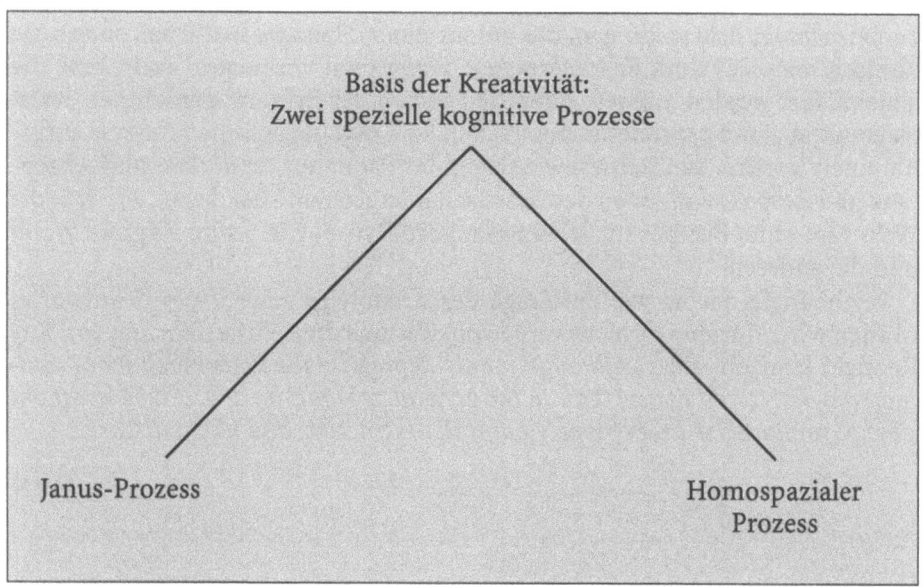

Rothenberg (1990) vertritt aufgrund seiner Untersuchungen bei tausenden kreativen Menschen (im Vergleich mit einer Kontrollgruppe) die Auffassung, dass zwei spezielle kognitive Prozesse die Basis von Kreativität bilden. Diese beiden Prozesse seien ein gemeinsames Charakteristikum jeder Art von Kunst, Wissenschaft, Produktivität und Kreativität. Den einen Prozess nennt er „Janus-Prozess" („Janusian process"), und den zweiten „gleichräumigen Prozess"(„homospatial process"). Der Janus-Prozess wird definiert als ein mentaler Prozess, bei dem multiple Antithesen gleichzeitig nebeneinander existieren oder in gleicher Weise wirksam, valid oder wahr sind. Im Gegensatz zum paranoiden Denken ist dem Individuum in einem Janus-Prozess immer bewusst, dass es sich hierbei um Antithesen und Widersprüche handelt. Diese Bewusstheit der Antithese der kognitiven Prozesse sei ein wesentliches Merkmal der Kreativität. Der *„gleichräumige Prozess"* (*„homospatial process"*) greift später über in den Prozess der Kreativität im Sinne des *„Empfangens"* (*„conceiving"*) von zwei oder mehr unterschiedlichen kognitiven Entitäten, die den gleichen Raum besetzen. Dies führt wiederum zu der Artikulation von neuen Identitäten. – Andere psychologische Modelle versuchen das Phänomen durch eine *„funktionelle Überkommunikation"* (*„functional hyperconnectivity"*) der beiden Hemisphären zu erklären oder durch einen Hoch-Energieprozess (*„high-energy process"*), der auch zu Kreativität führen kann (siehe Carreño und Goodnick 1998).

Die alte Frage des Aristoteles wurde noch nicht beantwortet. Aber eines steht fest, die Griechen haben Recht: Es gibt nichts Schlimmes ohne Beimischung von Gutem. Dennoch, die positiven Aspekte der unipolaren und bipolaren Erkrankungen, wie sie in diesem Beitrag kurz skizziert wurden, sollen uns nicht davon abhalten, sie als schwere, schmerzhafte, isolierende Erkrankungen zu betrachten; Erkrankungen, die immer einer Therapie bedürfen, sofern sie klinisch manifest sind; Erkrankungen, denen man vorbeugen muss, bzw. die abgemildert werden müssen. Aber die Positiva der Erkrankung können stabilisierend in einen psychotherapeutischen bzw. psychagogischen Prozess aufgenommen werden, das Selbstbewusstsein der Patienten verstärken und Akzeptanz und Respekt von seiten der Gesellschaft erzeugen. Man denke, wie arm die Welt wäre ohne Beethoven, Schumann, Lord Byron, van Gogh, Virginia Woolf und die anderen!

Unabhängig davon, wie die Frage des Aristoteles eines Tages beantwortet werden wird, dürfen wir nicht vergessen, was uns die Selbsterfahrung von Kay Redfield Jamison lehrt: *„Although manic-depressive illness is much more common in writers and artists than in the general population, it would be irresponsible to romanticize an extremely painful, destructive, and lethal disease."*

Literatur

Andreasen NC. Creativity and mental illness: prevalence rates in writers and their first degree relatives. Am J Psychiatry. 1987; 144:1288-1292.

Andreasen NC, Powers PS. Creativity and psychosis: an examination of con-ceptual style. Arch Gen Psychiatry. 1975; 32:70-73.

Andreasen NC, Canter A. The creative writer: psychiatric symptoms and family history. Compr Psychiatry. 1974; 15:123-131.

Andreasen NC, Glick ID. Bipolar affective disorder and creativity: implications and clinical management. Compr Psychiatr. 1988; 29:207-217.

Angst J, Marneros A. Bipolarity from ancient to modern times: conception, birth and rebirth. J Affect Disord. 2002 (in press)

Brieger P. Conrad Ferdinand Meyer im Spiegel der Paradigmenwechsel der deutschsprachigen Psychiatrie. Fortschr Neurol Psychiat. 1997; 65:62-70.

Carreño T, Goodnick PJ. Creativity and mood disorder. In: Goodnick PJ. Mania. Clinical and research per-spectives. Washington London: American Psychiatric Press; 1998.

Jamison KR. Mood disorders and patterns of creativity in British writers and artists. Psychiatry. 1989; 52:125-134.

Jamison KR. An Unquiet Mind. New York: Vintage Books; 1995.

Jamison KR. Touched with fire. Manic-depressive illness and the artistic temperament. New York London Toronto Sydney: Free Press; 1994.

Juda A. Höchstbegabte: Ihre Erbverhältnisse sowie ihre Beziehung zu psychischen Anomalien. München: Urban und Schwarzenberg; 1953.

Juda A. The relationship between highest mental capacity and psychic abnormalities. Am J Psychiatry. 1949; 106:296-307

Lombroso C. Genie und Irrsinn. Reclam, Leipzig 1887 (italienisch: Genio e follia, 1864).

Ludwig AM. Creative achievement and psychopathology: comparison among professions. Am J Psychother. 1992; 46:330-354.

Ludwig AM. Mental illness and creative activity in female writers. Am J Psychiatry.1994; 151:1650-1656.

Marneros A. Origin and development of concepts of bipolar mixed states. J Affect Disord. 2002b (in press)

Marneros A. Handbuch der unipolaren und bipolaren Erkrankungen. Thieme, Stuttgart, 1999.

Marneros A. Hitlers Urenkel. Bern: Scherz-Verlag, 2002a.

Mundt Ch, Hohendorf G, Rotzoll M. Psychiatrische Forschung und NS-'Euthanasie'. Heidelberg, Wunderhorn, 2001.

Post F. Creativity and psychopathology: a study of 291 world-famous men. Br J Psychiatry. 1994; 165:22-34.

Richards R, Kinney DK, Benet M, et al. Assessing everyday creativity: characteristics of the lifetime creativi-ty scales and validation with three large samples. J Pers Soc Psychol. 1988; 54:476-485.

Rothenberg A. Creativity and Madness. Baltimore, MD: Johns Hopkins University Press, 1990.

Heidelberger Jahrbuch, Band XLVI:
T. Fuchs, I. Jádi, B. Brand-Claussen, Chr. Mundt (Hrsg.): Wahn Welt Bild
© Springer-Verlag Berlin Heidelberg 2002

Die Sprache der Schizophrenen

CHRISTOPH MUNDT

Das Nackedei der Städte

Das Nackedei der Städte,
wenn ich's nur einmal hätte
gar fest in meiner Hand.
Ich steckt's in meine Tasche
zu Schnürband, Messer, Asche
und lief damit durchs Land.

Es würd' sich bitter sträuben,
und ich würd' es betäuben
mit meiner Daumen Druck,
und tät ich es zerkneten,
ich würd es wieder löten
mit meinem Schleim und Spuck!

Das Nackedei der Städte,
was ist das? – Ja, ich wette,
es kam von ungefähr.
Es bleibt nicht in mir stehen,
es wird im Kopf vergehen,
als ob es nie gekommen wär.

Christiane von Hancke

Vorbemerkung

Sprach- und Denkstörungen psychotischer Patienten sind bereits um 1800, lange vor Etablierung des Krankeitskonzepts Schizophrenie durch E. Bleuler (1911), beschrieben worden. Auch die belletristische Literatur, von der die damalige, wesentlich qualitativ arbeitende wissenschaftliche Literatur nicht allzu weit entfernt war, hat heute der Schizophrenie zugeordnete Denk- und Sprachstörungen beschrieben (vgl. Lenz und Woyzeck von Büchner bei Crighton, 1998). Der Traum wurde damals als Erklärungsmodell verwendet, bevor der „automatisme mental" (Viviani, 1999) nach der Entdeckung der Sprachzentren durch Broca und Wernicke in der zweiten Hälfte des 19. Jahrhunderts durch die Spaltungs- bzw. heutigen Diskonnektivitätsmodelle abgelöst wurde.

Die folgende Abhandlung schildert dem nicht fachkundigen Leser kurz die klinischen Phänomene schizophrener Sprachstörungen. Es folgt ein Gang durch die deutschen und kontinentaleuropäischen theoretischen Ausformungen der Interpretation dieser Sprachstörungen. Den Abschluss bilden Überlegungen zum Bedingungsgefüge sprachlicher Kreativität bei Schizophrenen und Gesunden.

1. Die Klinik formaler Denkstörungen

Die Assoziationsauflockerung, die Eugen Bleuler und C.G. Jung in ihren Assoziationsstudien bei Schizophrenen gefunden hatten, wurden für Bleuler zu einem zentralen Symptom der Schizophrenie, das die mentalen Spaltungs- und Degradationsphänomene der Schizophrenie am nachhaltigsten repräsentierte. Damit verbunden sein können Klangassoziationen und die Sprunghaftigkeit des Denkens, bei der die Sinngehalte abrupt und ohne erläuternden Übergang wechseln. Eine Steigerung der Assoziationsauflockerung und Sprunghaftigkeit ist die Inkohärenz, bei der der logische Zusammenhang von Satzteilen und Sätzen weitgehend verloren geht. Steigerungen zur Zerfahrenheit oder einem ratlosen Grübeln, das erregt und auch sprachlos geworden sein kann, zeigen den gänzlichen Verlust einer zielbestimmten Ausrichtung auf Sinnfindung an.

Die Manifestation dieser Sprachstörungen hängt stark vom Rededrang des Patienten ab. Bei ausgeprägter Sprachverarmung und enger Dialogführung durch einen Dialogpartner kann die Störung weitgehend verborgen bleiben (vgl. Mundt, 1988). Der maximale Ausprägungsgrad der Sprachhemmung wird als Mutismus bezeichnet, die augenblickliche Unterbrechung des Gedankenstroms als Sperrung.

Im Dialog kann sich Sprunghaftigkeit als sogenanntes Vorbeireden manifestieren, d.h. der Patient trifft mit seiner Antwort die Frage nicht genau.

Eine besondere Form aufgelockerter Sinnbezüge gibt es in der Sprache nicht mehr akut kranker Schizophrener im Residualzustand. Diese Sprachform, von Mayer-Gross als „woolly thinking" oder auch als „vague" bezeichnet, ist gewissermaßen die zum dauerhaften Sprachstil in Ruhe gewordene assoziative Auflockerung der akuten Psychose im Sinne Bleulers.

Verschiedene Formen von Wiederholung kommen in der Sprache Schizophrener häufig vor, so die Sprachstereotypien; die Iterationen, das sind einfache Wiederholungen von Wörtern oder Satzteilen; die Echolalie, mit der ein Sprachstück des Gegenübers wiederholt wird; die Glossolalie, die eine Produktion nicht sinnhaft gestalteter Silben und Wörter meint, bei der Wiederholungen nicht notwendigerweise im Mittelpunkt stehen.

Die Schizophasie kennzeichnet längere Sprachpassagen, die zunächst verworren klingen, aber einen gewissen, nur unscharf definierbaren Sinn erkennen lassen. Im Gegensatz zur Zerfahrenheit und der assoziativen Auflockerung, die meistens mit erhöhter Affektdynamik verbunden sind, kann die schizophasische Rede aus völliger Entspanntheit erfolgen. Entsprechend enthält sie wieder mehr intentionale Gestaltung.

Phänomene der aktiven Umgestaltung der Sprache sind Neologismen, d.h. Wortneuschöpfungen. Der Konkretismus resultiert aus einem Verfehlen der metaphorischen Ebene, die wir im sprachlichen Umgang miteinander metakommunikativ definieren. Ein den Neologismen ähnliches Phänomen hat Peters (1973) mit den Satzfeld- und Wortfeldstörungen beschrieben, bei denen Patienten geläufigen Wörtern oder Satzaussagen einen anderen als den gemeinhin zu unterstellenden Sinn – unkorrigierbar – beilegen.

Als Beispiel für einen Konkretismus kann der Patient von Hermann Lang angeführt werden (Lang, 1991; vgl. auch Lang 1981), der nach einer psychoanalytischen Therapiestunde, die ihn offenbar überfordert hatte, würgende Schluckbewegungen machte und auf die Frage des Therapeuten, was mit ihm sei, antwortete, er schlucke Informationen. Man könnte sich vorstellen, dass dahinter eine ausgeprägte Gefühlsambivalenz stand, mit einerseits Schamgefühlen darüber, dass er die Interventionen nicht hat verstehen und verarbeiten können, andererseits vielleicht Ärger über den Therapeuten, dass er sich nicht besser hat verständlich machen können, aber auch ein Gefühl der Loyalität, da der Therapeut engagiert und zugewandt war. Die Komplexität dieser Emotionslage in einer angemessenen Weise zum Ausdruck zu bringen und mit einer eigenen Intention, die daraus eine Botschaft zu formen gehabt hätte, die dem Therapeuten zumutbar ist, ohne Kränkung für ihn und ohne Selbsterniedrigung des Patienten, hat den Patienten offenbar überfordert. Der einsetzende Degradationsprozess der Kommunikation kam auf der Ebene dieses Konkretismus mit seiner wesentlich vereinfachten Sinnstruktur zur Ruhe.

2. Ich-Schwäche, Symbolisationsdefizit und Triangulierungsstörung

Ausgehend vom Phänomen des Konkretismus hat sich im Umkreis des strukturalistischen Zweigs der Psychoanalyse (H.U. Peters, H. Lang, J. Lacan, S. Consoli in Kraus u. Mundt, 1991) die Vorstellung entwickelt, dass schizophrenen Sprach- und Textproduktionen ein Symbolisationsdefizit und damit eine Schwäche der Sinnzuschreibung zugrunde liege. Lang hat dazu Material aus 15 Langzeitpsychotherapien Hebephrener zusammen getragen. Daraus ergibt sich folgende pathogenetische Kette: Übermächtige primäre Dyade, in der Regel Mutter – Kind; Schwächung der Triangulierung zum Vater und damit des Bezugs zur außerfamiliären Welt; atrophisches Ich; Ausbleiben eigenständiger Sinnzuschreibungen; defizitäre Symbolisierungsfähigkeit, geschwächte und lückenhafte Repräsentanzenwelt, Denk- und Sprachstörungen mit Konkretismen und Störungen der Metaphorik als Kompensation durch Vereinfachung der Sinnsetzung.

Consoli (Kraus u. Mundt, 1991) hat in Untersuchungen an Schizophrenen und an gesunden Kontrollen mit TAT-Interpretationen (Thematic Apperception Test) beobachtet, dass die gesunden Kontrollprobanden eine metakommunikative Botschaft mitlieferten, die eine gewisse Distanz zwischen ihrem beobachtenden Ich und dem Gegenstand herstellte. Die Probanden verwandten Formulierungen wie „also, das könnte sein ..."; „darin würde ich erkennen, dass ..."; „ich frage mich, wie das zu verstehen ist"; „es macht mir den Eindruck, als würde ..." etc., also ein Bedeutungszusammenhänge abwägendes, prüfendes Ich. Vergleicht man damit die Äußerungen der schizophrenen Probanden, so stellen sie unvermittelt Prädikatsätze ohne Stellungnahme hin, wie „das ist ..."; „er tut ..."; etc.. Consoli interpretiert: Das Ich des Probanden kommt als der Sache untergeordnet ins Spiel, etwa bei der unvermittelt selbstreferentiellen Aussage eines schizophrenen Probanden „auch ich habe als Kind ...".

3. Die Sprechakt-Theorie

Unter Rückgriff auf die soziologischen Beobachtungen zur Perspektiven-Inkongruenz zwischen Dialogpartnern hat Johann Glatzel (1976, 1977) in einer interaktionalen Psychopathologie das Wesentliche des Dialogs wahnhaft Schizophrener darin gesehen, dass sie die zwischen Gesunden übliche unausgesprochene Abmachung zur Auseinandersetzung mit der Perspektive des anderen zur Herstellung eines interperspektivischen Verstehens aufgekündigt haben. Sie verhielten sich so, als wäre der andere von vornherein und unabdingbar auf die eigene Perspektive eingeschworen. Küchenhoff hat die von Habermas (1981; vgl. auch Küchenhoff, 1991) entwickelte Ontogenese der kommunikativen Kompetenz zur Interpretation schizophrener Sprachstörungen beigezogen, mit der die Auffassung vertreten wird, dass am Anfang dieser Kompetenzentwicklung totale Kontext- und Umweltgebundenheit bestehe, die sich immer weiter relativiere bis schließlich mit Erreichen der Pubertät die Möglichkeit entstehe, an der Wirklichkeitskonstituierung der Lebenswelt nicht nur gleichberechtigt mitzuwirken, sondern ihre Kategorien selbst in Frage zu stellen oder zu variieren.

John Searle (1983) hat sinngemäß eine kollektive Intentionalität postuliert, auf die sich die Intentionalität des Einzelnen, also seine Sinnzuschreibungen, beziehen müssten. Ausdruck der Sinnzuschreibungen durch kollektive Intentionalität ist die fortlaufende Spracherneuerung zur Aufrechterhaltung von Authentizität, die mit dem Gebrauch von zur Schablone gewordenen Sprach-Versatzstücken nicht mehr gelingt. Die Provokation initiiert oft einen solchen Neugewinn an Ausdrucksfrische, wie die Umdefinition des Wortes „geil" in den 90er Jahren zeigt.

Für diesen kreativen Prozess von Sprachneuschöpfung, der sich von der privaten Bedeutungssetzung des Neologismus dadurch unterscheidet, dass ihm die kollektive Intentionalität zuwächst, bedarf es eines Hiatus' zwischen Sinnintention und sprachlicher Realisierung, der nie vollständig zu überwinden ist.

Er ist Vorbedingung für den lebendigen, verändernden Dialog mit dem anderen und sich selbst.

In Anwendung der Habermasschen Version der Sprechakttheorie auf die Schizophrenie sieht Küchenhoff folgende Möglichkeiten einer Interpretation der Störung der Sinnzuschreibung, – des sog. illokutiven Aktes: Die Abschwächung der Geltungsansprüche des Gesagten, wie in der schizophrenen Ambivalenz; Nicht-Relativierbarkeit eines erhobenen Geltungsanspruches, wie im Wahn; die intermodale Konfusion, bei der keine Differenzierung verschiedener Geltungsansprüche hergestellt wird, etwa im Sinngleiten Hebephrener; oder eine Verwechslung der Geltungssphären, wie im Konkretismus.

Eine Schwäche der Sprechakt-Theorie besteht darin, dass sie einseitig am Modell des wissenschaftlichen Diskurses mit dem Ziel der Wahrheitsfindung orientiert ist. Sprache als Bedürfnis emotionalen Ausdrucks schlechthin, als Kontaktnahme, als Akt der Autokommunikation und Selbstdistanzierung, wie im Überraschungs- oder Schmerz-Ausruf, wird zu wenig beachtet.

4. Linguistische Analysen von Sprache und Texten Schizophrener

Die Literatur hierzu ist außerordentlich umfangreich (vgl. Kraus u. Mundt, 1991). Die Studien haben im Wesentlichen das Ergebnis gebracht, dass die formalen Denkstörungen Schizophrener mit einer Auflockerung der Sinnstruktur der Sprache in der Weise verbunden sind, dass semantische und syntaktische Verweisungsinstrumente weniger genutzt werden, womit sich der Bedeutungshof des Gesagten enorm erweitert: Mehrdeutigkeit und Ambiguitäten nehmen zu.

So haben Tress et al. nachweisen können, dass bei Nacherzählungen Schizophrener Verweisungspartikel zwischen den Sätzen signifikant seltener vorkommen als bei Kontrollprobanden und auch seltener als bei hirnorganisch gestörten Patienten.

Blattmann et al. haben die Minderung der Verweisungsbezüge bei einem schizophasischen Brief eines Patienten an seine Mutter herausgearbeitet, indem sie die wie Schalen einer Zwiebel um den Aussagekern des Textes gelegten Verweisungsbezüge erläutert haben.

Holm-Hadulla et al. haben zeigen können, dass bei Sprichwortinterpretationen Schizophrener die Erfassung der metaphorischen Ebene weniger gut gelingt als bei gesunden Kontrollprobanden.

Schmitt-Knaebel (1983) stützt ihre Studien über schizophrene Sprache auf die Analyse von tiefenpsychologischen Psychotherapien mit schizophrenen Patienten. Von der Untersuchung der quantitativen Repräsentanz bestimmter Wörter und Strukturelemente kommt sie zu inhaltlichen Interpretationen. So findet sie, dass Negation und Passiva vermehrt gebraucht werden. Die Häufung von Werdens- und Seinspassiva führe oft zum Beeinträchtigungs- und Verfolgungswahn hin. Selbstreflexive Pronomina werden vorzugsweise im Passiv gebraucht; es finde sich eine gehäufte Intransivierung des konjugierten Verbs, und es gebe eine Schwächung der Nominalausdrücke beim konjugierten Verb, was als Ausdruck des Objektverlustes interpretiert wird. In der Sprachsymbolik falle die Häufung des Fremdheitsmotivs auf, die Pluralisierung und damit Anonymisierung des Bezugs zum sozialen Anderen, das Maschinenmotiv, das Marionettenmotiv; aber auch Textteile, die wie ein Forschungsbericht klingen, wo persönliche, emotional wertende Äußerungen zu erwarten wären: „Das Brüllwunder hat sich wieder einmal ereignet" (ein Patient über sich selbst nach einem Erregungszustand); oder: „nach langen Widerlegungen und Dispositionen bin ich in der Lage, die Verfremdung vollkommen zu einer zeitgenössischen Gefühlsfrage auszubauen"; sowie das kosmische Motiv Strahlungen. All dies reihe sich ein in die syntaktisch-semantischen Strategien, das Sprecher-Ich zu entwerten. Es stellt sich hier die Frage, inwieweit eine erlittene Entfremdung des vitalen Subjekterlebens und eine zumindest partiell und zeitweise intendierte, gestaltete Verweigerung der Preisgabe von noch erhaltener Innenwelt nebeneinander stehen.

Eine Schwäche der Einzelfall-Studien von Schmidt-Knaebel liegt darin, dass keine Kontrollgruppe untersucht wurde; ihre Stärke darin, dass linguistische Kategorien mit simultanen metakommunikativen Akten und emotionalen Austauschprozessen integriert werden konnten. Damit liegt das Hauptverdienst der Studie darin, dass sie von den formalen sprachanalytischen Aspekten zu den inhaltlichen Deutungen auf den Status des Ich und des Subjekts geht. Auch wenn die Studie über die Richtung der Kausalität keine Aussage treffen kann, lassen sich aus den semantisch-syntaktischen Parallelen, um nicht zu sagen Strategien der Selbstvernichtung des Ich und seiner Abkoppelung vom sozialen Anderen mit Übermächtigwerden einer anonymen Außenwelt, doch klare Handlungsanweisungen für die Sprache des Therapeuten ableiten und ein Übungsprogramm für eine Art Sprachpädagogik, ähnlich der kognitiven Umstrukturierung der Verhaltenstherapie.

5. Die neurobiologischen Befunde

Mit bildgebenden Verfahren konnte gezeigt werden, dass die semantischen Begriffe in neuronalen Netzwerken des Cortex repräsentiert sind. Sie weisen eine gewisse Ordnungsstruktur auf, beispielsweise liegen Tiere nach Gattungen gruppiert zusammen, das Gleiche ist nachgewiesen für Früchte. Schon die Bildung dieser Repräsentanzen-Ordnung kann im Rahmen einer auch neuropsychologisch gesicherten Entwicklungspsychopathologie Schizophrener gestört sein und zu ungewöhnlich konfigurierten oder fehlerhaften neuronalen und mentalen Repräsentanzen geführt haben (vgl. dazu Frith, 1992; David, 1994; Spitzer, 1996). Bei Schizophrenen mit formalen Denkstörungen findet sich eine Überaktivierung des semantischen Netzwerkes, die dazu führt, dass rascher assoziiert wird, Reiz-Reaktionszeiten bei Assoziationsexperimenten sich verkürzen im Verhältnis zu Gesunden, vor allem bei ungewöhnlichen Assoziationszielen, wie die Studien mit negativer Bahnung zeigen. Der assoziative Hof um ein Stimuluswort ist bei Schizophrenen vergrößert gegenüber Kontrollprobanden. Da die semantischen Netzwerke assoziativ verknüpft sind und damit

Gegensätze wie etwa schwarz – weiß, süß – sauer in unmittelbarer Nähe zueinander liegen, kann das schnellere Durchschießen von Assoziationen dazu führen, dass bei Schizophrenen Widersprüchlichkeiten schneller assoziiert werden als bei Gesunden, etwa Nacht über schwarz zu weiß, Zitrone über sauer zu süß.

Weisbrod (2001) hat in einer Übersicht über die neuropsychologischen Untersuchungen zur Sprachproduktion und -rezeption bei Schizophrenen auf ihren verminderten Rechtsohrvorteil bei der Sprachdekodierung hingewiesen, auf das reduzierte und verschobene Frequenzband der gesprochenen Sprache, die reduzierte Zahl benutzter Worte bei erhaltenem Wortschatz und die verzweigtere Diskursstruktur. Alle Befunde bestärken den Gesamteindruck, dass die Sinn setzende intentionale Kraft der Sprachproduktion wie der Sprachentschlüsselung bei Schizophrenen geschwächt und damit die entstehenden Bedeutungsstrukturen gelockert sind.

Dazu tragen auch die bei Schizophrenen reduzierte Filter- und „gaiting"-Funktionen bei, die verminderte Spanne gleichzeitig aufnehmbarer Informationen und die weniger lang unter Belastung aufrechtzuerhaltende fokussierte Aufmerksamkeit (Sims, 1995). Schon durch die damit gegebene Reizoffenheit weitet sich der Assoziationsstrom über das zunächst nur Unkonventionelle ggf. bis zum Zerreißen der Sinnzusammenhänge aus, es sei denn, die Patienten betreiben im Rahmen einer häufig praktizierten spontanen Bewältigungsstrategie Reizabschirmung mit der möglichen Folge eines dann verarmten Assoziationsstromes. Das bei Schizophrenen eingeschränkte Arbeitsgedächtnis, verantwortlich auch für die Bereithaltung von Information, die zur laufenden Sprachproduktion benötigt wird, – trägt ebenfalls zur Strukturminderung von Kohärenz und Fokussierung bei, umso mehr, je komplexer der Gesprächsgegenstand ist. Ein analoges Phänomen in der bildenden Kunst, die neuropsychologisch bedingten Perspektivfehler auch gut ausgebildeter und erfahrener Maler (Meyer-Ostenkamp, 1973; Mundt, 1990), werden dadurch besser unter Kontrolle gebracht, dass der Maler sein in der Arbeit befindliches Bild stets in Gänze vor Augen hat, während der Sprechende zur Bewahrung des verklingenden Wortes ausschließlich auf sein Arbeitsgedächtnis angewiesen ist.

6. Kreatologische Textanalysen

Karl Jaspers (1977) hat seinen Essay über Hölderlin eingeleitet mit der Bemerkung, dass auch noch so sorgfältige pathographische Arbeit nie den künstlerisch kreativen Vorgang erklären und erfassen könne. Kunstwerke übten ihre Wirkung unabhängig von der Kausalität ihres Entstehens aus, sie seien insofern vergleichbar einem Naturprodukt wie einem Diamant, einer Pflanze, einer Landschaft, die auf uns wirken. Die Zurückhaltung in der Bewertung erlaube aber gleichwohl, Entstehungsgeschichte und Verwobenheit von Krankheit und Werk näher zu betrachten.

Jaspers teilt das Schaffen Hölderlins in drei Phasen ein: die erste bis 1801 von seelischer Gesundheit, die zweite von 1801 bis 1806 der akuten Psychose und die Zeit danach, des Residuums. Jaspers spricht von beeindruckend Schlichtem, das neben karikaturhaft Leerem in der mittleren zweiten Phase stehe. Er spricht von einer gewissen Überspanntheit in der Selbstauffassung Hölderlins. Der Übergang von 1801 bis 1806 zeige eine Radikalisierung, ein Leiden am Ungenügen noch, aber zunehmende Missachtung der Konventionen, der Meinung anderer, ja der Wirklichkeit und schließlich eine Verflachung, als er sich souverän fühlt in seiner Welt, in dem Maß, in dem seine mythische Weltanschauung für ihn realer wird, ihren metaphorischen Charakter verliere; man denkt hier an die Konkretismus-Theorie des Wahns (vgl. Mundt, 1996).

Der „erdenferne, idealische Hölderlin" gewinne nach einem „Vorstadium weltanschaulicher Erregtheit größere Sicherheit und Unbekümmertheit des Selbstbewusstseins, erfahre aber starke Spannungen zwischen dem vehementen Erleben und der disziplinierenden Formung". Eine gewaltige Anstrengung habe den langsam zunehmenden Kräften der Auflösung das Äußerste abgerungen. Jaspers sieht in dem Gedicht „Hälfte des Lebens" einen Ausdruck dieses Ringens. Das Gedicht werde von manchen als bereits formal gestört, von anderen als Höhenpunkt seiner Sprachkraft angesehen.

Aus einer ganz anderen Perspektive sieht Navratil (1965, 1977) die Texte Schizophrener. Er sucht nach Sprachmerkmalen Schizophrener in Texten deutschsprachiger Lyriker und Schriftsteller. Es zeigt sich, dass praktisch jede Sprachauffälligkeit Schizophrener auch als Stilmittel in der belletristischen Literatur zu finden ist.

Navratil hat eine große Zahl solcher literarischer Stilmittel mit den entsprechenden philologischen Fachausdrücken zusammengestellt, um anhand seiner Sammlung von Text- und Sprachproduktionen Schizophrener Vergleiche mit literarischen Texten vorzunehmen.

Laut- bzw. Klangassoziationen und Wortneubildungen, die zu Sprachspielen und kalauerähnlichen Formulierungen führen, sind bereits erwähnt worden. Die Auflistung wiederholt z.T. Symptome in anderer Begrifflichkeit. Ihre Trennung von Stilmitteln ist also nicht möglich. Rhythmisierungen mit Assonanzen und Alliterationen, mit Stakkatophänomenen, die Navratil als sekundäre Strukturgebung für vom Zerfall bedrohte Texte ansieht, finden sich in seinen Sammlungen häufig – wie auch in der Literatur, etwa bei Rilke. Auch die Wiederholung eines zentralen Wortes, die Anapher, findet sich in der von Navratil zusammengestellten Sammlung von Gedichten Alexanders häufig, beispielsweise in dem Gedicht Traum.

„Der Traum ist ein Papier, der Traum ist zur Nacht, da kam der Pförtner, der die Tore aufmacht."

Oder in dem Gedicht *Eine zarte Hand*:

„Eine zarte Hand, zierlich. Eine zarte Hand begehrlich."

Auch die Verschmelzung von Ambiguitäten in einem einzigen Ausdruck oder sogar in einem einzigen Wort, das Oxymoron, findet sich gleichermaßen in den Texten Schizophrener und in der Literatur. Navratil zitiert Patiententexte:

„Summend Geheul, entjungferte Jungfrau, glitzert matt." Berühmt ist Hölderlins Wendung *das heilignüchterne Wasser* aus dem Gedicht „Hälfte des Lebens".

Die Alltagssprache ist ebenfalls voll solcher Oxymora wie ‚Hassliebe‘, ‚beredtes Schweigen‘. Auch hier unterscheiden sich entsprechende Formulierungen Schizophrener allenfalls durch die semantische und assoziative Distanz der Teilwörter voneinander.

Auch Bedeutungsverschmelzungen – Apokoinu oder Kontamination genannt –, wie sie für Bilder schizophrener Künstler beschrieben worden sind, finden sich in der Sprache häufig. Viele Metaphern sind in den Sprachschatz eingegangen wie ‚doppelzüngig‘ oder ‚blauäugig‘. Schizophrene gebrauchen unvermittelte Metaphorik mit viel größeren semantischen Distanzen als üblich, so dass einerseits durch die Unvermitteltheit der Aussage die affektive Wucht der Wahrnehmung des Wesensmerkmals (Sigmund, 1998) für die Metapher ungeschmälert bleibt, andererseits beim Rezipienten einer solchen Metapher wegen ihrer größeren Distanz zur common sense – Assoziation aber Überraschung entsteht, die Offenheit und Mut fordert, dem Schizophrenen durch das Labyrinth seiner weiteren Assoziationswege zu folgen, um eigene Einfälle zum Klingen zu bringen und sie nicht durch die vorzeitige Setzung rationaler Sinnstrukturen auszuschließen vom weiteren Assoziationsstrom. Manche Assoziationen Schizophrener sind zwar ungewöhnlich, aber zwingend und erhellend wie etwa die Umschreibung des Wortes ‚Wüste‘ mit der Formulierung „stumme Sandweit". Man denke an den Erneuerungsbedarf abgegriffener Metaphern.

Zusammenfassend zu dem Material Navratils und seiner philologischen Bearbeitung der Texte lässt sich festhalten, dass neben den durch die Psychose erzwungenen Verwerfungen und formalen Fehlern bei der Sprach- und Textproduktion Schizophrener die aktive, sinn-intendierende Selbstgestaltung erhalten bleibt oder partiell wiedergewonnen wird. Das Verhältnis, das die funktionsfähigen Ich-Bereiche der Patienten im Umgang mit ihren psychotischen Erlebnisinhalten und der stets gegenwärtigen Zerbrechlichkeit von Sinnerfahrung und Sinnproduktion einnehmen, kann unterschiedlich sein. Sie können mit der Psychose und der nachlassenden intentionalen Gestaltungskraft ringen, sie können sich den psychotischen Erfahrungen aber auch spielerisch anheim geben wie Alexander unter der freundlich väterlichen Ermutigung durch Navratil, oder sie mögen quasi-mediale Verfassungen akzeptieren wie in der Glossolalie, in der sie die durch die Psychose erzwungene Ent-Ichung noch ausbauen (vergleiche religiöse Trance als Fähigkeit, nicht Defizit). Dieses Nebeneinander von Zerfall, Reparation, spielerischem Umgang mit beidem, gezwungen und überwältigt werden durch soziale Einflüsse, oder Stützung und Halt finden, ermutigt werden, die erlebten Sinnbrüche sogar noch aktiv in den sozialen Kontakt hinein tragen, lässt die Grenzen zu künstlerischem Handeln außerhalb der Psychiatrie fließend werden.

7. Resümee

Was ist das Gemeinsame in der Vielzahl der Befunde?
1. Die Strukturminderung der Texte Schizophrener.
2. Die Steigerung dieser Strukturminderung durch eine Intensivierung der Gefühlswelt.
3. Das Übermächtigwerden der Wahrnehmung von Wesensmerkmalen in dieser Konstellation (Sigmund, 1998).
4. Private Sinnsetzung.

Dieser für akute psychotische Verfassungen charakteristische Zustand hat einen pathischen Charakter, d.h. er wird erlitten, weniger gestaltet, obgleich es ein Ringen der verbliebenen Fähigkeiten um aktive Sinnsetzung gibt.

In der postakuten Verfasstheit ist die Intensivierung der Gefühlswelt im Großen und Ganzen wieder abgeklungen, dadurch können sich die Sprachstrukturen wieder festigen, wenngleich sie jederzeit irritierbar bleiben, wie etwa das Phänomen der Schizophasie zeigt. Es findet sich eine erstaunliche Vielfalt in der Beziehung des gesunden Ich's zu den psychotischen Erfahrungen und im Umgang mit der Irritierbarkeit von Sinnsetzung und Sinnentzifferung. Es gibt kämpferisch missmutigen Umgang, es gibt spielerisch genüsslichen Umgang, es gibt Hingabe an den Zerfall, und es gibt gewolltes Abtauchen in die private, traumartige Welt des Autismus.

Worin liegt das Kreative?

Die kreative Leistung liegt im Grenzgängertum. Es kann zweifach sein: ein Grenzgängertum zwischen Sinnbildung und dem Sinnentgleiten, dem Nichts sozusagen; oder ein Grenzgängertum zwischen dem allgemein verstehbaren common sense und der privaten Sinnsetzung des Patienten. Das erstere ist das Grenzgängertum der akuten Psychose, das letztere das der postakuten Verfassung.

Die Grenzlinie zwischen Sinnfindung und Sinnverlust erweitert die Wahrnehmungsfähigkeit um den Preis drohender Konfusion, Möglichkeit und Risiko des beim Menschen durch Sprachsymbolisation indirekt gewordenen Realitätsbezugs.

Der Grenzweg zwischen common sense-Wirklichkeit und privater Wirklichkeit ist der zwischen Sozialisation und Individuation, zwischen Entfremdung und Vereinzelung.

Ist die Kreativität Schizophrener anders als die Gesunder?

Nein. Die genannten Elemente des Erleidens und Gestaltens dürften auch bei nicht aus krankhaften Veränderungen erwachsener Kreativität bestimmend sein. Auch das Beschreiten der geschilderten Grenzwege wird sich nicht unterscheiden zwischen schizophren kreativen und seelisch gesunden

Künstlern. Auch das Unterscheidungskriterium, dass psychoseerfahrene Künstler in eine Grenzerfahrung gezwungen seien, gesunde Künstler sie aufgesucht hätten, verwischt sich, wenn man die kreativen Krisen Gesunder einerseits und den spielerisch gekonnten Umgang Kranker mit ihrer Psychose andererseits betrachtet. Die Inhalte seelischer Erfahrung und geistiger Beschäftigung einerseits, die Aufnahmebereitschaft des Rezipienten andererseits sind hier wie dort bestimmend für Originalität, Spannbreite und Kontraste der wahrgenommenen Hervorbringungen.

Hier wie dort spielt der Rezipient eine ganz entscheidende Rolle für die Metamorphose des skurrilen, absonderlichen oder krank Erscheinenden zur bewegenden Mitteilung, zur Kunst. Die Metapher vom Grenzweg soll auch heißen, dass der Rezipient in den gewissermaßen gefährlichen Grenzbereich folgen muss, indem er die entlegenen Assoziationen in seinem eigenen Inneren eine Resonanz wecken lässt, oder indem er sich von den postakuten Grenzgängern helfen lässt, einen Zugang zu den eigenen in Schach gehaltenen Traumwelten zu finden. Hierin liegt schließlich auch die Chance zur Therapie durch die Kunst der Schizophrenen, indem das Symptom zur Mitteilung, das klassifizierte Subjekt zum Dialogpartner wird (Gadamer, 2000).

Literatur

BLEULER, E.: Dementia praecox oder Gruppe der Schizophrenien. Deuticke, Leipzig, Wien, 1911.

CRIGHTON, J.: Büchner and Madness Schizophrenia in Georg Büchner's Lenz and Woyzeck. Edwin Mellen Press, Lewiston, New York, 1998.

VIVIANI, R.: 'The notions of self' and 'mental automatism' in 19th-century-French and German Psychopathology. Dissertation for the PhD degree in psychiatry at St. John's College, Cambridge, 1999.

MUNDT, Ch.: Zur intentionalen Struktur einer schizophasischen Selbstdarstellung. In: Spitzer, M., Oehlein, F.A., Oepen, G. (eds.): Psychopathology and philosophy, 85-95. Springer, Berlin, Heidelberg, 1988.

PETERS, U.H.: Wortfeld–Störung und Satzfeld-Störung. Archiv für Psychiatrie und Nervenkrankheiten, 217, 1-10, 1973.

LANG, H.: Zur Problematik der Übertragung in der Psychose in Abgrenzung zur Neurose. Psyche 25, 705-717, 1981.

LANG, H.: Zur Frage des Zusammenhangs zwischen Zwang und Schizophrenie. Nervenarzt 52, 643-648, 1981.

LANG, H.: Verdrängung und Spaltung. Überlegungen zur Grenzziehung zwischen Neurose und Psychose im Ausgang von einem linguistisch-strukturalen Ansatz. In: Kraus, A. & Mundt, Ch. (Hrg.) Schizophrenie und Sprache, 90-96. Thieme, Stuttgart, New York, 1991.

KRAUS, A., MUNDT, Ch. (Hrg.).: Schizophrenie und Sprache. Thieme, Stuttgart, New York, 1991.

GLATZEL, J.: Aspekte einer interaktionalen Psychopathologie, dargestellt am Beispiel der zyklothymen Depression. Nervenarzt 47, 362-368, 1976.

GLATZEL, J.: Soziologischer und psychopathologischer Situationsbegriff. Nervenarzt 48, 427 – 432, 1977.

HABERMAS, J.: Theorie des kommunikativen Handelns, 2 Bde., Suhrkamp, Frankfurt, 1981.

KÜCHENHOFF, J.: Psychische Abnormität als Störung kommunikativer Kompetenz. In: Kraus, A., Mundt, Ch. (Hrg.): Schizophrenie und Sprache, 53-60. Thieme, Stuttgart, New York, 1991.

SEARLE J.: Intentionality. An essay in the philosophy of mind. Cambridge University Press, Cambridge, 1983; dt. Übers. von Harvey P. Gavagai. Suhrkamp, Frankfurt, 1987.

SCHMIDT-KNAEBEL, S.: Schizophrene Sprache in Monolog und Dialog. Psycholinguistischer Beitrag zu einer Charakteristik psychotischer Sprechakte mit Vorschlägen für das Gespräch in Klinik und Psychotherapie. Helmut Buske, Hamburg, 1983.

SPITZER, M.: Geist im Netz. Modelle für Lernen, Denken und Handeln. Spektrum, Heidelberg, 1996.

DAVID, A.S., CUTTING, J.C.: The neuropsychology of schizophrenia. Erlbaum, Hove, 1994.

FRITH, C.D.: The cognitive neuropsychology of schizophrenia. Erlbaum, Hove, 1992.

WEISBROD, M.: Die Sprache der Schizophrenen. Antrittsvorlesung vor der Psychiatrischen Universitätsklinik Heidelberg am 05.01.2001.

SIMS, A. (ed.): Speech and language disorders in psychiatry. The Royal College of Psychiatrists, Academic Series, Gaskell, London, 1975.

JASPERS, K.: Strindbergh und van Gogh. Versuch einer vergleichenden pathographischen Analyse. Piper, München, 1977.

NAVRATIL, L.: Schizophrenie und Sprache. Schizophrenie und Kunst. Zur Psychologie der Dichtung und des Gestaltens. DTV, München, 1976.

NAVRATIL, L. (Hrg.): Alexanders poetische Texte. DTV, München, 1977.

NAVRATIL, L.: Schizophrenie und Kunst. DTV, München, 1965.

MEYER-OSTERKAMP, S., COHEN, R.: Zur Größenkonstanz bei Schizophrenen. Eine experimental-psychologische Untersuchung. Springer, Heidelberg, 1973.

MUNDT, Ch.: Über Leben und Werk von Richard Dadd – Anmerkungen zur Pathographie eines geisteskranken Malers. In: Engelhardt, D. v., Gerigk, H.-J., Pressler, G., Schmitt, W. (Hrg.): Schriften zu Psychopathologie, Kunst und Literatur: Melancholie in Literatur und Kunst, 127-161. Pressler, Hürtgenwald, 1990.

GADAMER, H.G.: Das Gespräch und das Sehen und das Hören. In: Faller, H., Weiß, H. (Hrg.): Angst, Zwang und Wahn. Pathologie, Genese und Therapie, 247-258. Königshausen und Neumann, Würzburg, 2000.

SIGMUND, D.: Wahn und Intuition. Nervenarzt 69, 390-400, 1998.

Heidelberger Jahrbuch, Band XLVI:
T. Fuchs, I. Jádi, B. Brand-Claussen, Chr. Mundt (Hrsg.): Wahn Welt Bild
© Springer-Verlag Berlin Heidelberg 2002

Intersubjektivität, Bildlichkeit und die Welt der Schizophrenen

Eine unversehens merkwürdige Bildergeschichte

Ferenc Jádi

Zusammenfassung

Der Autor diskutiert im ersten Teil seines Beitrags die kreatologischen Zusammenhänge und wahrnehmungsphänomenologischen Spezifika einer nominalen und nichtnominalen Bildtheorie im Allgemeinen und die Besonderheiten der Bildlichkeit im Falle schwerer psychopathologischer Zustandsbilder. Aufgebaut wird die Studie auf der Phänomenologie der Intersubjektivität und eine vom Autor entwickelte selbstpsychologische Theorie der Identität. Der zweite Teil des Beitrags beschäftigt sich mit dem Werk des Patienten Friedrich Leonhardt Fent, eines gelernten Schildermalers und Musterzeichners aus der Sammlung Prinzhorn. Die aus der Analyse der Produktionsästhetik kontextual entwickelte Bildinterpretation stützt sich im Wesentlichen auf die vorangehenden theoretischen Überlegungen, sowie auf langjährige praktische Erfahrungen des Autors mit eigensinniger Kunstproduktion und mit psychoanalytischer Psychosenbehandlung.

1. Die kreatologischen Hintergründe einer Bildhermeneutik der Kunstproduktion von Psychotikern im Spannungsfeld von nominalem und nichtnominalem Bildverständnis

In vielerlei Hinsicht befinden wir uns in einer schwierigen Lage, wenn wir mit geschichtlichen künstlerischen Materialien und überlieferten Dokumenten von psychiatrischen Patienten, besonders von Psychotikern, zu tun haben. Einerseits begegnen wir einer bestimmten Stufe der Kunstentwicklung in der *äußeren Zeit* der existentiellen Ekstase. Die Deutung der Begegnung mit künstlerischen Produkten auf dieser Daseinsebene erfordert von uns eine besondere Aufmerksamkeit für das Unverständliche, welches aber in uns steckt und einen sich aus der geschichtlichen Veränderung der Subjektivität ereigneten Selbstwiderspruch zwischen der Selbstheit und der sich permanent verändernden

Selbigkeit darstellt[1]. Eine geschichtshermeneutische Relativierung erfolgt neben dem Erklären des selbstverständlich Wiederkehrenden in der Weise, dass wir mit unserem Rückblick oder vermeintlichen Überblick einiges antizipieren, subsummieren bzw. als schon geschichtlich enttäuschte Subjekte wahrnehmen oder realisieren. Der Enttäuschungsvorgang geht aus der Erfahrungswelt des gelebten Lebens hervor, indem die Weite der Möglichkeiten (Vorstellungswelt) durch das Aufgeben von Unmöglichkeiten und Zugeben von Notwendigkeiten lebensweltlich eingeengt wird.

Wir können Phänomene oder Seinsvalenzen der sprachlichen oder bildlichen Formfindungen nur als von eigenen speziellen Interessen, Präferenzen, Ideologien, Ideomen und Vorurteilen geführte und tief in unsere Zeit verstrickte deutende Forscher wahrnehmen und werden von diesen Prämissen, die sich als verschiedene Formen der Wissensgier und Selbstdarstellung manifestieren, sogar beherrscht.

Andererseits erfolgt die Begegnung mit dem Werk in einem *inneren Zeitbezug* der Sich-Begegnenden. Das Begegnen mit der Andersheit und der Anderheit dieser Werke, mit Vergangenheiten und Welten greift auf die relative Autonomie und Selbstreferenz des Interpreten zurück, und diese Erfahrung bildet mit der Zeit in ihm eine eigene Rezeptions- und Produktionsästhetik als ethische oder spezielle visuelle Identität[2] aus. Beobachtet wird hier die innere Beobachtung als qualitatives Zeitverhältnis des fiktionalen Mitseins mit dem Werk während der Rezeption und nicht eine attributive Bezeichnung für ein imaginiertes Dasein einzelner Bild- oder Werkkonstitutiva. Ein Forschen nach bezeichnenden Attributen (Merkmalen[3] oder Wahrzeichen) ist zwar für Laienkünstler oder alle, deren primäre Identität und ontologischer Status der intersubjektiven Verhältnisse nicht zu den Bereichen der Kunstproduktion zuzuordnen sind, häufig. Entscheidend ist jedoch die interaktive

---

[1] Zur Frage der Unterscheidung zwischen Divergenz und Differenz, zwischen Selbstheit und Selbigkeit s. auch P. Ricoeur: Das Selbst als ein Anderer. Fink, München 1996; die Zeitverhältnisse der Selbstidentität betreffend s. P. Ricoeur: Zeit und Erzählung I-III. Fink, München 1988-1991. Detailliert habe ich mich zu dieser Frage geäußert in F. Jádi & J. Vajda: Az identitás metakritikája és a zsidó identitás (Die Metakritik der Identität und die jüdische Identität, ung.), Kijárat Kiadó Budapest 2002.

[2] Dazu auch R. Jochims: Visuelle Identität. Konzeptionelle Malerei von Piero della Francesca bis zur Gegenwart. Insel, Frankfurt am Main 1975.

[3] Diese metaphysische Tendenz hält unter dem Deckmantel der Wissenschaftlichkeit in der Grundausrichtung des üblichen Diskurses des Arbeitsfelds "Psychopathologie des Ausdrucks" bis heute an. Die attributive Identitätsbestimmung stützt sich darauf, was sich sehen läßt und die Aufmerksamkeit des Betrachters auf sich zieht. Die Erforscher dieser "charakteristischen" Topoi spekulieren mit der Rhetorik oder Emphase des Ausdrucks (vgl. B. Waldenfels: Das Paradox des Ausdrucks. In: Deutsch-Französische Gedankengänge. Suhrkamp, Frankfurt am Main 1995, S. 105-123), mit dem Ansehen in allerlei Hinsicht. Das letztere wirkt mit Nachdruck ablenkend und mit all seiner Macht suggestiv, wobei das Ausgedrückte in der Formulierung verborgen bleibt. Dieser Sachverhalt soll aber nach der Intention eines schöpferisch tätigen Urhebers während der Wahrnehmung einer besonders akzentuierten Spur (vestis) nicht zur Einsicht gelangen, sondern wie eine gezogene Zeitspur für das Gespür (tractum) wirken (vgl. F. Jadi: Des Wahnsinns schönes Geschenk. In: Dgl.: Von der Zeichnung. Institut für Buchkunst, Leipzig 1998, S. 7-21).
Wie wir auf unserem Kongreß in den Beiträgen der Klinikerkollegen hören konnten, besteht weiterhin ein großes "lexikographisches" Interesse an Merkmalen oder Merkmalkatalogen und an einer Erkenntnistheorie mit entsprechend zweiwertiger Logik. Die Vertreter der nomologischen Theorie der Bildlichkeit möchten am liebsten eine binäre Logik des Bildes (eigentlich des Abbildes oder des Bildes als "mentales Spiegelbild") etablieren (R. Brandt: Die Wirklichkeit des Bildes. Sehen und Erkennen – Vom Spiegel zum Kunstbild. Hanser, München 1999). Dieser zu kurz gedachte Diskurs verkennt reduktionistisch die Polyvalenz jeder Bildlichkeit und ihre mit Tendenz und Wahrscheinlichkeit operierende mehrwertige System- und Prozeßlogik total und baut auf Erwartungen, die in der Wissenschaft im Allgemeinen an "das Reale" gestellt werden.

bildkonstituierende Funktion, die prozessuale Wirkungsweise und so der hermeneutische Verstehenszusammenhang dieser Attribute.

Bildvorstellungen sind ein Ergebnis synthetischer Denkprozesse, die wegen ihrer Komplexität nur annähernd analysiert werden können. Wo es Bilder gibt, erwarten wir in der Regel eine Ähnlichkeit oder Gleichheit, bei Abbildern und Repliken aber auch eine Deckungsgleichheit in der Bedeutung, Aussage oder Herstellung. Zu dieser Seherwartung, die das erkennende Sehen zugunsten des Wiedererkennens benachteiligt, kommt meistens noch eine viel allgemeinere Schwierigkeit, welche schon in der geisteswissenschaftlichen Analyse der Sprachlichkeit oft verschwiegen wird, nämlich, dass das Bild in der Kunstwissenschaft ebenso wie die Sprache in der Sprachwissenschaft „zum Objekt entstellt" wird[4]. Die Analyse der Bildlichkeit, die immer eine erkenntniskritisch höchst problematische, aber kaum hintergehbare sprachliche Paraphrase und so die Erfindung von immer neuen Bildgeschichten oder „Lesarten in Legenden" voraussetzt, kann sich nicht direkt auf die Dialektik von These und Antithese stützen und holt notgedrungen die Grauzonen eines Ähnlichkeitsdenkens auf die Bühne des Deutungsvorgangs[5].

Kunstwissenschaftler begannen nach spärlichen Anfängen erst in den letzten Jahrzehnten über die hier auftauchenden bildtheoretischen Schwierigkeiten einiges, hauptsächlich unter dem Einfluß der Hermeneutik, der Sprachphilosophie und des Lacanianismus, zu veröffentlichen[6]. Der Beitrag der psychiatrischen Forschung zur Bildtheorie ist gering und basiert meistens auf einer nomologischen Bildauffassung oder baut auf hirnorganischen Hypothesen[7] auf.

Die künstlerische Gebärde wird von dem oft schwer erkrankten Urheber des Werkes je nach psychopathologischer Störung durch die einigermaßen intakt gebliebenen Ich-Funktionen und Abwehrmechanismen sowie durch eine

---

Eine profunde phänomenologische oder hermeneutisch-phänomenologische Forschung (vgl. F.-W. von Herrmann: Der Begriff der Phänomenologie bei Heidegger und Husserl. Klostermann, Frankfurt am Main 1988), die geschichtlich einer eigenen Stringenz der Theorie des Bildbewusstseins unterworfen ist, beschäftigt sich im Gegensatz zu einer attributiven Systematisierung mit Seinsvalenzen, die meiner Meinung nach aus den Artefacta nur auf der Basis einer Phänomenologie der Intersubjektivität herauszuarbeiten sind. Jede andere objektivistische oder spekulative Annäherung an dieses Thema reduziert die Kunstwerke auf Mitteilungsmedien, über die man vermuten müsste, dass sie wahre Aussagesätze diskursiv "eindeutig formulierte" oder "falsche" Informationen transportieren. Eine solche, der Sache keineswegs gerecht werdende Vorstellung würde aber eben den innovativen und ontologischen Status von Kunst verfälschen und den Sprachentzug und die medienimmanente Unschärfe, die beim Umschlagen der Bedeutungsfelder für das Verstehen der Bildlichkeit eine wesentliche Rolle spielen, die Formreduktion und die synthetischen Prozesse des produktiven Eigensinns, die in den kreatologischen Prozessen eine zentrale Funktion einnehmen, völlig ignorieren. Das Kernproblem bei der wissenschaftlichen Analyse von Artefakta kommt meistens dadurch zum Vorschein, dass Kunstwerke jenseits der diskursiven Alltagssprache und gebundenen Rede zur Geltung kommen und daher ein angemessener Verstehensprozess auch grundsätzlich auf dieser syntropischen Ebene ansetzen muss.

[4] Über die Entstellung der Sprachlichkeit beim "Sinnen" s. J. Lohmann: Philosophie und Sprachwissenschaft. Duncker & Humblot, Berlin 1975, S. 13.

[5] Zur Problematik des Ähnlichkeitsdenkens in poetischen und rhetorischen Texten sowie in Bildbeschreibungen s. G. Funk, G. Mattenkott und M. Pauen: Ästhetik des Ähnlichen. Zur Poetik und Kunstphilosophie der Moderne. Fischer, Frankfurt am Main 2001.

[6] E. W. Huber: Ikonologie. Zur anthropologischen Grundlegung einer kunstwissenschaftlichen Methode. Mäander, Mittenwald 1978; G. Didi-Hubermann: Was wir sehen blickt uns an. Zur Metapsychologie des Bildes. Fink, München 1999.

[7] K. Vogeley & G. Curio: Imagination und Halluzination. In: K. Sachs-Hombach/ K. Rehkämpfer (Hrsg.): Bild - Bildwahrnehmung - Bildverarbeitung. Interdisziplinäre Beiträge zur Bildwissenschaft. Deutscher Universitätsverlag, Wiesbaden 1998, 285-293.

spezielle Bedeutungszumessung der werkimmanenten Bedeutungsträger geformt. Mit dieser auch eine Chiffrierung beinhaltenden Festsetzung wird der kommunikative Charakter in den Werken für das Eigen- und Fremdverstehen einigermaßen gesichert, und es werden Möglichkeitsräume für Geheimnisse festgelegt. In der Konfiguration des gesamten Sinngefüges spielen die falschen, kompensatorisch wirkenden Selbstanteile und die ihnen entsprechenden Phantasmen bzw. Wahninhalte eine entscheidende Rolle. So wird das Produkt nicht selten funktionalisiert und die eigensinnige Produktion mit bestimmten Interessen an besonderem Aussehen, an merkwürdiger Präsentation oder an spezifisch forcierter Gestaltfindung usw. verbunden.

Das heißt, der Patient ist während der Realisation mal bei sich oder bei seinen Phantasmen, mal verschwindet er im Bild, verweilt dort und bleibt abwesend, oder er erkennt zu sich kommend Sachverhalte darin wieder oder sieht Neues voraus und macht eine neue Seherfahrung. Es kommt also auf das vorsichtige Ahnen (Nous) der Auswirkung und der wirklichkeitskonstituierenden Folge der einzelnen Eingriffe während der Realisation an, wenn man mit der Selbstorganisation der Bildlichkeit beschäftigt ist. Wenn der Realisierende aber illusionäre, imaginäre oder extrem fiktionale Ideenräume bereist und den Ruf der Gegenwart nicht hört, ist er dauerhaft abwesend. Dann sagen wir, er sei nicht im Bilde, er sei ahnungslos. Hier fehlt in der Regel eine Trennung zwischen Bildwirklichkeit und eigener Welt. Das Erkennen von Faktizität, Einbildung oder Fiktionalität während der Realisation kann ausbleiben, oder diese Ebenen mischen sich, wodurch das kreative Spiel toternst, absolut oder absurd werden kann.

Oft kann ein Psychotiker nur für einen Moment mit Hilfe einer gewissen Selbstironie aus dieser fatalen Zirkularität der Verstrickung in das Geflecht der Verweiszusammenhänge hinausblinzeln. Die an Naivität grenzende Ahnungslosigkeit kann bei Psychotikern die Vorgänge des Gestaltens ebenso wie die Beurteilung der Wirklichkeitsverhältnisse von dargestellten Sachverhalten betreffen. Merkwürdigerweise kann aber jemand in den Künsten durch kreative Missverständnisse[8] mit völliger Ahnungslosigkeit bei konsequent eigensinniger Umsetzung in einer intensiven Praxis ebenso zu eigenen Werten und eigenständigen künstlerischen Resultaten kommen wie z.B. bei einer obsessiven ästhetischen Praxis, die das Falsche oder den Kitsch zu ihrem Forschungsfeld erkoren hat. Auch der gut ausgebildete und an künstlerischen Traditionen gewachsene Profikünstler braucht diese Ahnungslosigkeit, um die Produktion möglichst in einer permanenten Krise zu halten. Nur ist dieses periodische, nach durch Selbststilisierung unglaubwürdig gewordenen Schaffensphasen auftretende Nichtwissen oder Nichtkönnen ein Teil seines ästhetischen Konzepts, welches ihm entweder das Zusammenfallen von innerer Notwendigkeit und Zufall schenkt oder zu einer, in der Geschichte der zeitgenössischen Kunst nicht seltenen Manier der falsch verstandenen Reduktion und letztendlich

---

[8] L. Popper: Zur Mißverständnistheorie. In: Dgl.: Schwere und Abstraktion. Brinkmann & Bose, Berlin 1984, S. S. 77.

zum Scheitern führt. Hier ist entscheidend, wieviel Distanz jemand doch zu seinem obsolet gewordenen Gegenstand oder zu seinem obsessiv betriebenen Spielvorgang gewinnen kann, während er einen permanenten inneren Selbstbezug beibehält.

Der Künstler kann sich aber auch bei den *Bildgesetzen*[9], beim *Material*[10] und den *Verfahrenstechniken*[11] des *Vorganges des Gestaltens* aufhalten. Entweder respektiert er in seinem kreativen visuellen Spiel mit den *Gestaltfaktoren* diese mehrwertige Verhältnislogik oder er ändert sie durch wesentliche strukturelle Eingriffe in die Spielregeln. Der künstlerische Verstand respektiert dabei die relative Autonomie des sich konstituierenden Bildes. Die Entschiedenheit des Künstlers bezieht sich in der Regel auf den Stil[12], eine Intensität, die in der Übereinstimmung von Schönheit und Qualität eines Bildes zur Geltung kommt.

---

[9] Z.B. P. Klee: Das Bildnerische Denken. Schwabe, Basel 1990.

[10] W. Kemp: Material der bildenden Kunst – Zu einem ungelösten Problem der Kunstwissenschaft. Prisma 9 (1975): S. 30.

[11] C. Freitag-Schubert: Farbmaterial und Verfahren. Eine kunstwissenschaftliche und kunstpsychologische Untersuchung aus kunstpädagogischem Interesse. VDG, Weimar 1998.

[12] Zu bemerken ist, dass es dem Künstler bei seinem Stil in der Regel um die ethisch-ästhetische Identität des Werkes und nicht um einen Wiedererkennungswert geht. Vgl. L. Wiesing: Stil statt Wahrheit. Kurt Schwitters und Ludwig Wittgenstein über ästhetische Lebensformen. Fink, München 1991. Dieser kontextual-bildlichen Bestimmtheit des Spieles entsprechend verändert sich notwendigerweise der Stil eines Künstlers in oder nach der Psychose wesentlich. Diese Veränderung muss nicht unbedingt auch einen Wechsel der "stilistischen" Mittel oder der Gestaltfaktoren bedeuten. In der Regel wird das Urteil des Patienten, welches Bild er für gut oder schön hält, von dem abhängen, welche Inhalte in seiner psychotischen, d.h. gelebten fiktionalen Welt dominieren und wie gut diese phantasmatischen Vorstellungen sinngemäß oder abbildlich umgesetzt werden konnten. Eine notwendige Distanz zu den suggestiven Implikationen des faszinierenden Fleckes ist in der Psychose kaum möglich, d.h. die Anderheit des Fleckes wird völlig ausgeblendet.

Daher können wir immer wieder geeignete Verfahren finden, mit deren Hilfe man zu diesen Bildern einen verstandesmäßigen Zugang mittels eines entsprechenden Entschlüsselungsverfahrens finden kann. Sie erschließen sich aus der Gedankenperspektive der Psychose nach gewissen Codices, die aus Patientenberichten über Schlüsselerlebnisse, aus Selbstableitungen der analogischen Denkperspektive und eventuell aus der Auflösung der poetischen Wortagglutinationen der Patienten zu erstellen sind und die man allerdings nur mit viel Mühe und umsichtiger Nachdenklichkeit über den Bilderschatz der spezifischen Privatsprache auf einen gemeinsamen Nenner bringen kann. Zum Verstehen der psychotischen Rede kommt uns die Tatsache zur Hilfe, dass die Patienten, aber besonders die Schizophrenen, in der psychotisch veränderten Rede für bestimmte besonders peinliche Sachverhalte eigenartige Morpheme oder tarnende "Decknamen" bzw. bizarr wirkende verschachtelte oder neologismatische Formulierungen benutzen. Die pathologischen kontemplativen Denkvorgänge, die eine angemessene Auslegung punktuell aufzudecken und mit eigenem Denken zu durchdringen hat, spielen auch in der Konstituierung der psychotischen Weltinterpretation eine zentrale Rolle. Hyperrationalismus und Konkretismus, die dabei zu Tage treten, werden aber von entgleisten negativen Elementaraffekten gespeist. Diese unangenehmen Affekte werden von den Patienten schon im Vorfeld ihrer Gestaltfindung blockiert oder entstellt. Dies ergibt die Logik der Rekonstruktion der unbewussten Primäraffekte.

Eine Bildinterpretation, die beim Auslegen der Gedankenzusammenhänge der spezifischen Bildlichkeit in den Bildern von Psychotikern den Verstehenszusammenhang der psychotischen Welt außer Acht lässt, spricht den Patienten eben die leidvolle Erfahrung mit jenen verzweifelten, Tautologien und fatalen Faszinationen ab, die sich aus der psychotischen Welterfahrung als Abwehr eines selbstvernichtenden Wahnsinns ergeben. Das Primat einer verrückten Welt in den Bildern von produktiven Psychotikern schließt keineswegs einen Anknüpfungsversuch an bildnerische Gestaltungstraditionen, ikonographische Modelle oder andere Bildähnlichkeiten mit entsprechender Verweismöglichkeit aus. Aber eben Bilder lehren uns, dass eine Ableitung aus der Physiognomik des Aussehens, die Kurzschlüsse aus der Bildähnlichkeit oder die logischen Verführungen der Phrastik eines analogen Denkens, wie es in der magisch-mystischen Denkform üblich ist, den unvorsichtigen Betrachter leicht in die Irre oder häufig zu Simplifizierungen führen können. Zu den Spielarten der künstlerischen Bildproduktion von Nicht-Psychotikern gehört immer das "Verklären des Gewöhnlichen" ebenso wie das ästhetische Anvisieren des "Besonderen", wobei eine Relativierung dieser Kategorien zu den Grundregeln dieses Spieles, wie es auch in der Traumarbeit geschieht, lege artis dazu gehört. Je nach Egoismus des Künstlers wird zwischen Kunstproduktion und Leben eine starke oder schwache Trennung gemacht, wobei das Ideal einer Kunstproduktion, die das Leben selbst bedeutet, und ein Selbstverständnis der kontinuierlichen Produktion oder der freien künstlerischen Selbstbehauptung als Konkretisierung immer ein uneinlösbarer Traum bleibt. Das Erkennen der Metaebene dieses Traumes oder dieser

Bilder stehen an erster Stelle für sich als visuelle Gebilde, als Einzelfälle, und nehmen mittels ihrer geformten figürlichen Syntropie mit anderen visuellen Darstellungen überall ein bestimmtes Verhältnis mit den wahrnehmbaren Bildkonstitutiva der Bildlichkeit auf. Diese Relationslogik, die in der Phronesis eine Zeitkonfiguration findet und in das Erkennen mündet, verrät, wie sie gebaut sind. Wo eine Klarheit über Sichtbarkeit und Unsichtbarkeit offen wird, treten plastische Ordnungen und visuell erfahrbare Divergenzen auf. Auch die quantitativen Differenzen der einzelnen Spuren entfalten sich seinskonstituierend. Mit Hilfe eines differenziert geordneten Wertgefüges von Bildungsregeln bilden sie eine kohärente Anschauung. Aus der Analyse bestimmter Aspekte der ideen- oder phantasievollen Anschauung, aus der vermittelten Ansicht einer eigensinnigen Bildimmanenz sowie aus der Absicht einer teleologischen Verwendungsintentionalität der jeweiligen Bildbildung und -benutzung können wir auf die Gesinnung des Bildbenutzers oder Bildherstellers schließen, wie auch die Prozesse der Wahrnehmungsreduktion oder modalen Synthese beobachten.

Der umsichtige Umgang mit Bildern erfordert in jeder Hinsicht eine spezielle Begabung und eine, an den Identitätsgrenzen entfaltete und auf einer lebensweltlichen Entschiedenheit fußende, d.h. den Selbstkern essentiell angehende Lebenserfahrung, die die Person relativiert. Ein differenzierter Ausbildungsprozess auf diesem Gebiet kommt einer komplizierten psychischen und geistigen Tätigkeit gleich, bei der jemand in der Lage ist, die vielschichtig organisierten Implikationen (das Spiel mit speziellen Bild-Apriori, mit Vorbildern, Lehrbildern[13], Abbildern, Leitbildern, Sprachbildern, Schriftbildern, usw.) walten zu lassen und sie zu durchschauen, bzw. in ein angemessenes Verhältnis zu setzen. Beim Respektieren der systematischen Ordnung der Bildungsregeln oder der Hierarchie der Bildungsvorschriften prüfen wir allerdings die relative Bildautonomie des Einzelbildes.

Fundamentalutopie, d.h. die Enttäuschung der Selbsttäuschung ist ein wesentliches Element der ästhetischen Erfahrung im Allgemeinen, aber sie trägt auch zu der Spiellust bei, die jede ästhetische Praxis begleitet.

Der Seinsgrund des psychotischen Erlebniswandels liegt im Verlust der natürlichen Selbstverständlichkeit, d. h. in der Emanation des Selbstverständlichen zum absolut Besonderen (vgl. W. Blankenburg: Der Verlust der natürlichen Selbstverständlichkeit. Ein Beitrag zur Psychopathologie symptomarmer Schizophrenien. Enke, Stuttgart 1971). Die Spezifität dieses weltkonstituierenden, absolut Besonderen besteht darin, dass es allmählich zu einer Art Weltformel oder einem grundsätzlichen Apriori werden kann, um welche die zirkulären Tautologien der bedenkenlos ausgebauten psychotischen Wahrnehmungsinterpretationen und ein spezifisch strukturiertes Denken ohne simultane Nachdenklichkeit kreisen werden.

Man findet die ersten spezifischen kreatologischen oder heuristischen Abweichungen meistens schon in der Produktion des Vorgestalterischen und Fragmentarischen der Werke, da das Vorgestalterische der Steuerung der eigenen Überwachungssysteme besser entgeht und der Zug einer solchen Spur praktisch unnachahmlich ist. Darin unterscheiden sich Psychotiker und Nicht-Psychotiker überhaupt nicht. Die bestechende Unmittelbarkeit der vorgestalterischen und fragmentarischen Elemente sowie die eigenartige Kombination dieser und anderer Details bzw. Regeln, wie die Anwendung bestimmter Kompositionsgesetze oder Bildfindungen und die sehr spezifische Intensität, wie ein Psychotiker die Affektabfuhr, den Sprachentzug oder die Sprachzersetzung mit einer Fülle von ad absurdum geführten ikonoklastischen Heimlichkeiten, kryptischen Verrätselungen oder aus der Überfülle agglutinierten Bedeutungsüberlagerungen zu gewährleisten sucht, ergeben den Kern seines psychotischen Stils. Dieser psychotische Stil wird sehr oft in die allgemeine Rhetorik der psychotischen Beweisführung als eigene Dignität hineingewoben. Mit der Beweiskraft der konkret gewordenen Vorstellungsbilder und mit der lebensweltlichen Konkretisierung der rhetorischen Figuren wird eingleisig abgeleitet, wie einer in das Zentrum der vermuteten Machenschaften anderer "unschuldig" hineingeraten musste oder in eine wundersame Verwandlung der Außenwelt schicksalhaft und ohne die Möglichkeit einer Wiederkehr oder Restitution fatal hineinverwickelt wurde.

[13] E. Bethe: Buch und Bild im Altertum. Harrasowitz, Leipzig 1945, 22-27.

Dabei muss einem eine zweite Eigenschaft von Bildern bewusst sein, nämlich dass sie jeden durch ihre repräsentierenden Eigenschaften, durch ihre täuschende Ähnlichkeit an eine bestimmte Gruppe von Seienden erinnern können und dadurch bei entsprechendem Wunsch verschiedene vordergründige Texte für die Lesbarkeit freigelegt werden.[14] Die bloße Benennung des Wiedererkannten raubt dem Bild jene primäre Identität, die in der unmittelbaren Sichtbarkeit seiner geformten binnenweltlichen Unaustauschbarkeit, in seiner einmaligen Universalität zur Geltung kommt. Diese primäre Identität organisiert sich jenseits der Sprache im Vorfeld von Geschmack und Athmosphäre zu einem plastischen Gebilde von speziell dargestellten Ideen, die während des vorsichtigen Studiums eines Bildes als Ordnungen einer bezeugten Gegenwart zur Einsicht gelangen können, wodurch wir eine ziemlich genaue Ahnung davon bekommen, worum es hier geht.

Weil man Bilder aufgrund ihrer optischen Ähnlichkeit per Analogieschluss mit anderen Bildern oder mit dem Widerschein des Gegebenen verwechseln kann, können sie leicht blenden. In einem Geblendeten wiederum erwacht aus Mangel an Voraussicht und Respekt die Augenlust des Schauens und die Passion des Sich-Einbildens. Ein täuschendes Genießen der Bewunderung technischer Einzelheiten oder der erwarteten Wortwörtlichkeit kann auftreten. Beim Betrachten von Bildern kann man auf die falsche Idee kommen, dass Bilder sich oder ihr Geheimnis zur Schau stellen und eine solche Verwunderung kann weitere Schau- und Exhibitionslust antreiben. So heften sich die als fetischistische Objekte betrachteten Bilder, die zum Kampfmittel gegen das Unbekannte, Orakel oder Bildrätsel und damit zum Futter für die gefräßigen Augen der Einbildungskraft des abwesenden Zuschauers werden können, an das Vorstellungsvermögen und somit an die Repräsentanz und die sekundäre Identität. So kann einem allerlei freudvolle oder schmerzhafte Selbsttäuschung und kurzschlüssige Vereinfachung in der „Daseinsvermutung des Faktischen", in dem Auslegen des Er- oder Beschauten unterlaufen.

Der gewöhnliche Betrachter sucht beim Bildbetrachten nicht nach den Formen der Sichtbarkeit, die aus der Art der Bildproduktion zu rekonstruieren wären, sondern vermutet ein figürliches Zeigen in dem Bild, d. h. aus den Formationen abgeleitete sprachliche Informationen, die man aus den Artefakta herauslesen könne. Fasst man Bilder dergestalt als „Lehrbilder" auf, sucht man unversehens oder automatisch nach *sachlichen Lesevorschriften*. Diese können aus piktoralen oder literarischen Verweiszusammenhängen mittels vorbewusst oder unbewusst assoziierter Analoginhalte je nach Aktivitäten des Gedächtnisses, der Erinnerungsfähigkeit und der Einbildungskraft als Imperative rekonstruiert werden. Die vermeintliche Intentionalität des Ins-Bild-Setzens eines Elements kann aber vom Künstler medienimmanent nur mit Hilfe einer mehrwertigen Logik der inneren Werte praktiziert werden, nach der auf dies oder

---

[14] Wiesing (L. Wiesing: Die Sichtbarkeit des Bildes. Geschichte und Perspektiven der formalen Ästhetik, Rowohlt, Reinbeck bei Hamburg 1997, S. 77-78) zitiert in diesem Zusammenhang Nietzsche, der beklagt: "Jeder Begriff entsteht in dem Gleichsetzen von Nichtgleichem".

das Rücksicht genommen, anderes vernachlässigt oder nicht gewürdigt wird. Die allegorische Sprache des „Herzens" färbt diese kontemplative Vorgehensweise. Während die vermuteten Lesevorschriften weniger an die sinnliche Wahrnehmung, den Verstand und das gelebte Denken appellieren, geht die Intentionalität der *metonymischen Kodierungstradition* der eigensinnigen Produktion sinnlich vor. Die immanenten Gesetze der Lesart richten sich an die normierte Ratio und an die ikonoklastische Repräsentation der habgierigen Augenlust oder an andere Formen der interessengeleiteten Lust (Libido) im allgemeinen, sich oder den anderen auf eine falsche Fährte zu setzen, indem man sich mit dem Objekt seines Wunsches im Schein der Nähe und Berührung verabredet. Manche verlassen sich sogar auf die poetische Kraft der Wortgehalte, wodurch – wie bei den Surrealisten – eine Bildmasche entsteht. Dabei muss man die Sprache des Unbewussten notwendigerweise „übersehen", d. h. die Disposition des Begehrens (Orexis) unübersetzt lassen und sich über die metaphysische Fassbarkeit von Sein ergötzen. Das illusionäre Vertretungsproblem der Bildlichkeit und der damit verbundene Eidetismus kommt besonders dann zum Tragen, wenn wir uns im Bereich der bedeutungsabhängigen Bildrhetorik von Bildern mit wenig Bildautonomie aufhalten. Durch die Imagination erfährt man eine Einschränkung von Sein, d.h. Im-Bilde-Sein, während das Aufgehen einer autonomen Bildlichkeit einen Zuwachs an Sein und ästhetischer Komplexität bedeuten kann.

Die spezielle *Bildmetamorphose*, die aus einem Bildelement oder Fragment infolge der synchronen äußeren Bildlogik des Ins-Bild-Setzens abzuleiten ist, bildet sich aus der optischen Anschauung der Sichtbarkeit als *äußerlich passendes* eidetisches Phantasma des Bilderzeugers und des emotional betroffenen Bilddeuters heraus. Eine Ergriffenheit kann sich nämlich auch in den Kleidern der Rationalität oder der Vernunft zeigen. Sie wird bei Psychotikern zu einem eingeblendeten Bestandteil der pathologischen Bedeutungserlebnisse. Diese Phantasmata können wiederum zum integralen Bestandteil jener allgemeineren Phantasmata werden, die die Gewissheit eines fiktionalen Andersseins oder die erstarrte Identität des Besonderen absichern.

Durch eine gewisse Ähnlichkeit mit Abbildern, die entsprechenden semantischen Strukturen zuzuordnen sind, bildet sich beim „anspruchsvollen" Bildbetrachten ein eigenartiges *Bildfeld* heraus. Unter Bildfeld versteht man die Assoziation einer speziellen Metaphorologie, „die durch die Metapherntradition habituell geworden"[15] ist und jedem das Entdecken einer gewissen Ansprache des Bildes ermöglicht. Auf der Ebene des Bildfeldes schwindet die Permanenz, Tiefe und innere Einheit eines Bildes, Aspekte öffnen und verfestigen sich. Der Bildbetrachter geht in die Breite, knüpft Zusammenhänge und rückt allmählich in eine spezifische Wortwelt hinein, in die Welt der rethorischen Tropen. Das so entdeckte Bildfeld des Anscheins relativiert weiter die

---

[15] S. H. Weinrich: Bildfeld. In: J. Ritter (Hsgb.): Historisches Wörterbuch der Philosophie. Bd. 1, Schwabe, Basel 1971, Sp. 921. Zu dieser Hinweisstruktur gehören metaphorische Wortzusammensetzungen, Idiome, bildlich Gesprochenes, Sprich- und Schlagwörter, geflügelte Worte und andere Tropen.

relative Autonomie des Bildes und bestärkt den Betrachter in einer nominalen Reduktion der synchronen Transzendenz eines stummen Bildes als Sage. So erklärt sich die häufige Selbsttäuschung beim Betrachten von Imagines oder Artefakta von Gesunden und noch häufiger von Schizophrenen, aber auch die Tatsache, dass so viele Bildbetrachter und Bildtheoretiker gar nicht in den Bereich *jenseits der Worte*, d.h. zur Prüfung der jeweiligen ontologischen Seinsvalenz der Bildlichkeit kommen. Die bildliche Metamorphose und die semantische Metaphorese sind die zwei wesentlichen Spielarten, die hier in Gang gesetzt werden und auf die ich in meinem Beitrag die Bilddeutungen bauen möchte[16].

Bevor ich aber zu den Bildern komme, möchte ich kurz den Kern der speziellen Phänomenologie der Intersubjektivität während der Bildproduktion skizzieren. Ich gehe davon aus, dass die eigensinnige Produktionsform, die hier waltet, auf der Ebene der Intersubjektivität zwischen dem sich formierenden[17] Kunstwerk und dem künstlerisch Tätigen interaktiv erfolgt. Scheu, ein Gefühl für Verhältnismäßigkeit oder deren Abwesenheit bestimmen die jeweilige Interaktion zwischen dem lebendigen Artefakt und dem lebhaft über die Lösungsmöglichkeiten phantasierenden und in der Fiktionalität des Aufstellens einer stimmigen Welt produzierenden Künstlers. Das Interaktionsfeld formiert sich also auf unterschiedlichen Ebenen von Begegnungen, wo verschiedene Entscheidungen fallen und eine Entschiedenheit mit Stimmigkeit waltet.

Der Künstler kann sich aber auch, wie es viele Laien tun, einer Illusion hingeben und darauf achten, wie eine Bildeigenschaft oder ein Bedeutungsträger zu ihm passt. In diesem Falle operiert der Realisierende in der Gestalt seiner selbstvertretenden Selbigkeit und diese sekundäre Identität weist keine stimmige Selbstbezogenheit, sondern eine Referenz der Außenweltbezogenheit auf. Diese Orientierung ist nicht atmosphärisch, auf einer mehrwertigen Relationslogik der Sinne basierend, sondern folgt kategorial einer binären Logik. Die letztere ist intersubjektiv nicht trianguliert, sondern auf äußere Maße, Richt-

---

[16] Zu den Integrationsformen anderer transmodaler Selbstwahrnehmungsarten in der Bildwahrnehmung und Bildproduktion, unter denen die Taktiliät (wie z.B. haptische Erlebnisse bei Bilderwahrnehmung, das Erleben der Plastizität bei der Phronesis, das Berührt- oder eben das Abgestoßen-Werden durch eine spezifische Art von Sichtbarkeit oder Verhülltheit) das Wichtigste ist, möchte ich mich hier nicht äußern. Ich möchte nur am Rande bemerken, dass die bestechende Zärtlichkeit der graphischen Spur eines Striches besonders dann zur Geltung kommt, wenn der entschiedene Zug kraftvoll angelegt mit differenziertem Druck, aber mit Hilfe von feinen Bewegungen aus dem Schulterbereich gesteuert, gezogen wird.

[17] Die künstlerische Tätigkeit geht darin auf, dass das Artefakt während der eigensinnigen Produktion lebendig wirkt, in der Schwebe gehalten wird und nie auf ein Abbild in einem Text oder auf "ein Bild von Etwas" reduziert werden kann. Das Werden eines Kunstwerkes ist nur eingeschränkt planbar. Die verschiedenen Aspekte des Rätsels eines Bildes werden nämlich durch das innere Auge wie Ton und Stimme gehört, Schwung oder Gewicht einer Masse synästhetisch empfunden usw. Je intensiver der Künstler erlebt, dass ein Medium lebendig wird, desto mehr tendiert er dazu, diese Empfindung so zu deuten, dass er, der zwar das Andere des Bildes formt, ein ganz anderer Mensch oder ein Mensch per excellence wird und sich schließlich in ein lebendig gewordenes Phantom seines eigenen Kunstwerks, in ein von der Formkraft des Werks durchdrungenes und in Ekstase geratenes Medium verwandelt. Den Vorgang, in dem der Künstler zum Medium seines Mediums wird, beschreibt der Patient Carl Genzel so, dass er von der Suggestion des Holzes spricht: "Wenn ich ein Stück Holz vor mir habe, dann ist da drin eine Hypnose – folge ich der, so wird etwas daraus – sonst aber gibt es einen Streit." Auch der Patient Friedrich Fent schreibt über hypnotische Suggestion (s.später), wobei er auf die zauberhafte Anziehungskraft des Objekts (seiner Triebe) zielt, welche ihn zum Täter verwandelt.

oder Normwerte, Vergleiche und Beispiele (als pertica) angewiesen, wobei der Sinn dieser Maßstäbe und dadurch die ursprüngliche Gesetzmäßigkeit (metron) entstellt werden können.

Eine triangulierte Intersubjektivität[18] bedeutet auch, dass nicht nur der Autor in das Walten des Werkes eingreift, sondern auch das ideenreiche oder phantasievolle Werk seinen Urheber umformt und ihn zu einer gewissen Konsequenz zwingt. Der Erkenntnisgewinn des ästhetischen Bewusstseins ergibt sich eben aus der spezifischen Erfahrung mit den Medien. Das Artefakt bestärkt den Autor in seinem Wirklichkeitsbezug bzw. in der imaginären Ausschmückung der situativen oder zustandsmäßigen Fiktionalität seiner lebensweltlichen Entschiedenheit, je nachdem, welche Stufe der Selbstidentität (Selbstheit oder Selbigkeit bzw. phantasmatische Besonderheit) in den Vordergrund gerückt und in die Tätigkeit einbezogen wird. So kann die Ausdrucksbewegung selbstkernbezogen oder, wie es bei einer Blendung durch den Gegenstand der Fall ist, entfremdet erfolgen.

Der Realisierende wird dann im Falschen sich selbst als Wahres oder Echtes empfinden, d. h. primär Identisches wiederfinden, oder er muss eine Selbsttäuschung[19] ausblenden und das Falsche, das Artefakt für den Ausdruck eines „wahren Selbst" oder einer Ichrepräsentanz halten. Die Beschäftigung mit Bildern beruht auf Überlegungen in dem Raum, der entlang den Achsen von Selbstvergessenheit und Selbstfindung, Vertrauen und Misstrauen, Plausibilität und Unstimmigkeit, Gefallen und Missfallen, Akzeptanz und Missbilligung, Respekt und Missbrauch usw. je nach Differenziertheit der Beobachtung gebildet werden kann. Unter diesen Entitäten können die sonderbarsten Querverbindungen einer mehrwertigen Logik hergestellt werden, wodurch der Eindruck entsteht, es gebe einen übergeordneten Gesichtspunkt oder Leitsatz, der die Wahrhaftigkeit eines durch das Changieren dieser Sichtfaktoren lebendig gewordenen Gebildes bestimmen könnte.

Auf dem Feld der Phänomenologie[20] des Begegnens mit dem sich formierenden Kunstwerk kommen diese Bestimmtheiten anachronisch zur Geltung. Daher empfiehlt es sich, dass wir die Bilder möglichst ohne Seherwartung, unsere Aufmerksamkeit in der Schwebe haltend, immer wieder neu anstaunen und den verlockenden Rekurs auf die Repräsentativa verzögern, indem wir uns dem intertextuellen oder programmatischen Diktat des Offensichtlichen möglichst entziehen und produktionsästhetische und bildstrukturelle Erwägungen zu Rate ziehen, bevor wir eine spezifische Deutungsrichtung wählen oder Aussage treffen. Da eine Paraphrase der Bildlichkeit den Schein der eindeutigen

---

[18] S. dazu G. H. Seidler: Der Blick des Anderen. Eine Analyse der Scham. Verlag Internationale Psychoanalyse, Stuttgart 1995; J. D. Lichtenberg, F. M. Lachmann und J. L. Fosshage: Das Selbst und die motivationalen Systeme. Zu einer Theorie psychoanalytischer Technik. Brandes & Apsel, Frankfurt am Main 2000.

[19] Zu der Frage von bewusster und unbewusster Selbsttäuschung s. M. Löw-Beer: Selbsttäuschung, Alber, Freiburg 1990.

[20] Hier sei bemerkt, dass die wichtigsten Theoretiker der Phänomenologie der Wahrnehmung bei ihren Überlegungen immer die bildenden Künste, besonders aber die Arbeitsweise der Maler und das Wirksamwerden der Malerei vor Augen hatten (s. W. Schapp: Beiträge zur Phänomenologie der Wahrnehmung (1910). Heymann, Wiesbaden 1976; M. Merleau-Ponty: Phänomenologie der Wahrnehmung (1945). deGruyter, Berlin 1966).

Aussage ins Spiel bringt, muss eine angemessene Bildbeschreibung oder ein mit vorsichtigem Heranwagen deutender Nachvollzug auch das ständige Durchscheinen oder Anklingen poetischer Wortfiguren bei der Bildung einzelner rhetorischer Perioden oder Satzverbindungen berücksichtigen.

Während Künstler das unumgehbare Spiel mit dem Uneigentlichen, Narrativen, Dekorativen oder Repräsentativen bewusst in Kauf nehmen, neigen Laien dazu, diese Möglichkeiten als ausschließliche oder unbedingte innere Notwendigkeiten zu behandeln. Schon eine angedeutete Sichtbarkeit oder der Anblick von Durchschimmerndem lösen bei entsprechender Empfindlichkeit sofort eine Schamreaktion, Spiele der Täuschung, Vertuschung, Ablenkung und eine gewollte Faszination mit Exhibition aus oder den Wunsch, das Licht mit der Rede zu bezeugen. Die Sensibilität, Subtilität und Duldungsspielräume bildender Künstler auf dem Feld der Sichtbarkeit und konsequenterweise bestimmter Bereiche des narzisstischen Gleichgewichts wie Scham und Schamlosigkeit, Umgang mit Täuschung und Selbsttäuschung sowie Affektüberflutung und Neutralisationsfähigkeit sind größer, ihre visuelle Erfahrungen sind intensiver und ihre Unterscheidungsfähigkeit mit der Zeitlichkeit des Optischen und Visuellen ist geübter als bei Laien.

Die Sensitivität der bildenden Künstler liegt in der Schande einer heuristischen Blindheit. Es sieht so aus, als ob Künstler gern mit der Herrschaft durch Täuschung bzw. mit dem Blenden anderer oder mit der Selbsttäuschung des Verführers spielen würden. In der Tat aber geht es ihnen um ein Enttarnen der Gefahren, in die einer geraten kann, der seinen Augen glaubt und Enttäuschungen zu vermeiden sucht. Künstler können erfahrungsgemäß – auf das Publikum schielend – Täuschung und Enttäuschung in ein fein ausgewogenes Gleichgewicht bringen, schwebende Gleichgewichte als Sehfalle oder Anspie(ge)lungsfläche ansehen und Unbestimmtheit oder Zwischenlösungen vorübergehend als Sachzwänge akzeptieren. Sie haben mit der Anderheit des Bildes mehr Geduld als Laien und können die Sichtbarkeit je nach ästhetischer Vorliebe in den verschiedensten Erscheinungsstufen leichter sein lassen. Vorzeigbares neues Sehen inmitten ihres Tuns zu entdecken, ist das Geschäft der traditionellen handwerklichen Künste, die im Sprachentzug der Bildlichkeit am stimmigsten aufgehen. Diese besondere Beziehung von Sprache und Bild in lauter Stille und in einem Gewimmel von nicht selten sich widersprechender Zeichen ist es, die das Bildmedium und seine hermeneutische Phänomenologie sowie lange Produktions- und Rezeptionsgeschichte auszeichnet.

2. Ironische Wiederkehr und rhetorische Transformation von Anzeigebildern im Werk des Patienten Friedrich Fent

Die Bilder, die ich zeigen möchte, wurden in dem Bremer Katalog der Prinzhorn-Sammlung von Tischer[21] als Werke des Schildermalers und Musterzeichners Friedrich Leonhardt Fent veröffentlicht. Ich kenne den Urheber dieser

---

[21] A. Tischer: "Ein Himmelfahrtstraum im St.-Jürgen-Asyl". Friedrich Leonhardt Fent (1867-1927)" sowie A. Tischer: "Die Macht der hypnotischen Suggestion". In: A. Tischer (Hsgb): Die Macht der hypnotischen Suggestion. Die Bremer Künstler

Werke nicht eingehend, so übernehme ich die mir einleuchtende Stellungnahme derer, die ihn kannten. Meiner Erfahrung nach brauche ich in diesem
Metier wenigstens ein halbes Jahr intensiver innerer Überlegung und Einstim-
mung, um zu einer psychodynamischen oder umsichtigen psychopathologischen Hypothese zu kommen. Die klassischen Jaspers´schen Prämissen und
Kategorisierungsmodi der Vorurteile, wie wir sie aus der klinischen Praxis
kennen, reichen bei der Lektüre der Texte oder Sichtung der Bilder für eine
Klärung des Sachverhalts nicht aus. Aber darum geht es mir hier nicht, sondern
um eine angemessene Reinterpretation der Bilder, die in einem anderen
Zusammenhang von Tischer – wie erwähnt – schon erläutert worden sind.

Überliefert wird, dass der sich prügelnde und wegen sexueller Übergriffe
angeklagte Fent im Jahre 1908 an einer Haftpsychose, einem von Wilmanns[22]
in seinen jungen Jahren erforschten Syndrom, erkrankte. Man siedelte diese
Krankheit nosologisch aufgrund der Phänomenologie des Gesamtbildes und
der spezifischen Verlaufsdynamik zwischen hysterischen Psychosen und primitiven Reaktionen bei einer prägnanten Übergangs- und Chronifizierungs-
möglichkeit in die Gruppe der Schizophrenien an.

Wie bei dieser Krankheitsform üblich, wechselte die dramatische Anfangs-
szenerie, begleitet von quälendem Stimmenhören weiblicher und männlicher
kommentierender Stimmen und psychomotorischer Unruhe, in einen psychotisch erregten Angstzustand und schließlich in Apathie. Seine Begegnung mit
dem ganz Anderen seines veränderten Zustandes löste Schweigsamkeit und
Grauen aus, wie wir das bei mystischer Ergriffenheit im allgemeinen auch
ohne jede auffällige Pathologie kennen. Unter Anstaltsbedingungen konsoli-
dierte sich der Zustand bis zu einer Remission innerhalb von zwei Tagen. Nach
der Rückkehr ins Gefängnis blühte aber in der sensorischen Deprivation und
Isolation die floride expansiv-aggressive Symptomatik ohne eine Übergangs-
symptomatik plötzlich mit dem intensiven Gefühl des Gelenktwerdens, wie bei
solchen Kranken üblich, wieder auf.

Als die einzelnen Abwehrfunktionen sich erschöpften und das gesamte
Wertgefüge einbrach, zeigte sich schnell ein Versagen des Ichschutzes. Er
begann von innen einen schweren Wertverlust und eine Insuffizienz der
gesamten Intentionalität wahrzunehmen, wurde negativistisch und fühlte

---

der Prinzhorn Sammlung. Donat, Bremen 1996, S. 53-67 und S. 31-37. Da meine Interpretation der Bilder auf grundlegend
anderem theoretischem Fundus und Quellenmaterial ruht und, wie ich meine, zu eindeutigeren und an vielen Stellen
unwiderlegbaren Resultaten führt, diskutiere ich die leichten Ähnlichkeiten oder Parallelen zu den kulturhistorischen
Bildkommentaren Tischers hier nicht eingehender.
Tischers eklatante Fehldeutungen zeigen wiederum, dass wir die einzelnen Phänomene in den künstlerischen Arbeiten von
Psychotikern nur dann entsprechend einordnen können, wenn wir über die intra- und interpersonale Dynamik des psychopathologischen Bildes oder wenigstens über die Motive des Zeigen- oder Sagen-Wollens unter den speziellen Bedingungen
der verschiedenen psychiatrischen Erkrankungen einigermaßen im Klaren sind. Die Werkdeutung wird nach dem Finden
der Grundperspektive in vielen Fällen dadurch sehr erleichtert, dass eine gelebte Fiktionalität eine hyperreale oder hyper-
logische Lebenswelt ins Bild setzt. Die Existenzialen der Fiktionalität künstlerischen Gestaltens unter dem Einfluss der
psychotischen Erlebnis- und Wahrnehmungswelt sind aber von Patient zu Patient grundlegend different.
[22] K. Wilmanns: Zur Psychopathologie des Landstreichers. Barth, Leipzig 1906. S. auch K. Schneiders Bemerkung zu der
Frage der unterschiedlichen Wahndynamik von primitiven Reaktionen und reaktiven Psychosen (K. Schneider: Über den
Wahn. Thieme, Stuttgart 1952, S. 22-23).

sich entleert. Später behauptete er, dass er durch „hypnotische Suggestion"
zu Gedanken und Taten gezwungen wurde und werde, die er allein nicht verantworten könne. Damit waren erotische Sensationen und Wünsche
gemeint, die auch eine pädophile Ausrichtung hatten und auf eine gelebte
und ihm angelastete sexuelle Beziehung zu seiner Ziehtochter, auf einen
Missbrauch hindeuteten.

So war seine Krise, wie viele profunden Krisen des narzisstischen Gleichgewichts im Allgemeinen, eine Gewissenskrise, der er mit Abspaltungen und mit
Verlagerung der Schuld auf andere zu entgehen suchte. Seine sich überstürzenden Zwangsgedanken des Angeblickt- und Angesprochen-Werdens hatten permanent eine starke erotische Konnotation. Die in Überschuss entzügelten
Beeinflussungsideen und Sinnestäuschungen sowie die in das Coenästo-
pathische gehende persistente Identitätskonfusion blieben durch die Jahrzehnte
so, dass man ihn der damaligen gesellschaftlichen Konvention entsprechend als
schizophrenen Dauerpatienten internierte. Mit der Kraft wahnfreier Ichanteile,
aber, wie aus dem Werk ersichtlich, aus der Denkperspektive eines paranoid
umgeformten Wahrnehmungsfeldes und Weltgefüges erdacht, fertigte er zahlreiche schriftliche Werke, Eingaben, Lobpreisungen, Bildergeschichten und auf-
wändig dekorierte Blätter mit rekurrenter Selbstironie und Wahnwitz.

Als ich in dem Bremer Katalog die angedeutete Krankengeschichte las und
die dekorativen Zeichnungen Fents vor Augen hatte, kam mir der Verdacht,
dass sie eventuell mit Vorlagen aus der Werbung zu tun haben könnten. Selten
lässt ein Mensch in der narzisstischen Krise von seinen Fertigkeiten oder Bega-
bungen ab, vielmehr sucht er gern einen repräsentativen Schutz und eine
Gestaltungshilfe in diesen Bereichen. Die psychotische Erlebnisvielfalt,
besonders aber das heroisch kompensierte Erleben eines Weltverlustes, die Auflockerung der Wahrnehmung und der Assoziationsfähigkeit, die dysphorische
Stimmungslage und andere Faktoren, welche besonders die Ich-Funktionen
betreffen, scheinen sogar auf den ersten Blick in den meisten Fällen die eigensinnige Produktion steigern zu können.

Die Steigerung ist aber, wie wir es bei zykloiden oder drogeninduzierten
Psychosen am besten sehen können, nur scheinbar, spektakulär und mengen-
mäßig aus der wiederholenden Einbildungskraft oder von mimetisch besetzten
Triebteilen gespeist. Der Drang, mit dessen Hilfe der Patient vor der Gewis-
sensschuld und der inneren Leere flüchtet, erscheint ihm in einer Überfülle von
Phantasien oder eikastischen *Erinnerungs*einbrüchen mit rhetorischer Relevanz, die den Eindruck hinterlassen, dass er als eine wichtige Person bedeutende Beobachtungen mache oder Einzigartiges erlebe, und so universelle Aussagen machen könne oder in der Lage sei, neue Ideen mit bleibendem Wert zu
produzieren. Eine solche quantitative Steigerung der Produktivität betrifft die
syntropischen Vorgänge der Kreativität, die eine *Gedächtnis*not, das Empfinden
von körperlichem Unwohlsein und Rückzugswunsch hervorrufen, ganz selten.

Nur dann geschieht dies, wenn die intersubjektive Selbstschwäche und der
innere Wertverlust vom fragmentierten Selbstkern angenommen wird,
wodurch eine narzißtische Depressivität oder nihilistische Leere zum Vor-

schein kommen kann. Auf diesen katastrophalen Zusammenbruch des Denkens wird jenseits einer kompensatorischen Wahnbildung mit einer neuen Sensibilität, mit neuen Paradigmata, modifizierten Bewältigungsprinzipien und medialen Evidenzen geantwortet. Dies gelingt solange, wie solch ein offenes Denkgebilde einem von sich aus etwas wesentlich Neues aufzeigen kann, die spezifisch neuen Einsichten in die Struktur von selbstverantworteter Tat und Weigerung umgesetzt werden können und diese konsequente Tätigkeit von kohärenten Teilen der Urteilskraft begleitet wird.

Ein umschreibbares Wahnerleben führt aber in der Regel zu keinen phronetischen Erfahrungen. Die Ausformung der neuen Sicht geht nicht auf neue Bild-Bildungsregeln, sondern auf die teleologische Kombination von früheren Erkenntnissen und abgenutzten, nicht selten mechanisch erlernten oder ohne Bedenken übernommenen Begründungsklischees zurück. Eben die Erfahrung mit der Bildproduktion zeigt, dass der kleinste Eingriff in das Bildgefüge zu enormer Umstrukturierung der Sicht führen muß. Dies geschieht auch bei allen Psychosen, besonders im Falle der Schizophrenie. Eine Denkerfahrung im Bewusstsein der Relationslogik des Gedächtnisses und des besonderen, weil ethisch-ästhetisch vorgewerteten Verhältnisses zu der Anderheit der Außenwelt bahnt sich zwar strenge Wege, diese sind aber in ihren Anbahnungen konsequent anarchistisch und radikal. Die Besonderheit des psychotischen Denkens erschöpft sich jedoch in der Tatsache, dass es von der Formallogik der Sprache und von dem leeren Sprechen der Rede beherrscht wird. Die radikale Umstrukturierung der Sprache wird von einer biographisch geschärften Empfindlichkeit gesteuert, wodurch peinliche Details mit Sprachmanierismen oder dichterisch anmutenden Bravouren umschifft werden. Daher wirkt diese Sprachlichkeit überzeugend, trotz gewisser Typisierbarkeit höchst individuell und oft auch originell. Da die Bildproduktion auf anderen Voraussetzungen beruht, z.B. auf bildnerischer Sensibilität, Formgefühl usw., werden die Bilder nicht notwendigerweise ebenso intensiv, originell oder künstlerisch wertvoll. Es fehlt dem Patienten in der Regel der nötige Abstand zum sprechenden Ich. Die Schwingungsfähigkeit zwischen dem tatsächlich Möglichen und Unmöglichen, dem Bedingten und Unbedingten ist extrem eingeengt. Das Unding der Psychose konkretisiert sich darin, dass alles denkbare Mögliche sich notwendigerweise ereignen muß. Dies realisiert sich in der gelebten Fiktion.

Auch bei dem Patienten Fent war dies der Fall. Er schien mir mit Bild- und Wortelementen zu laborieren, die wir aus der kulturellen Vereinbarung und der dazu gehörenden ausgehöhlten allegorischen Wort-Bild Tradition kennen. Es war augenfällig, dass die Blattaufteilung, die Ausarbeitung der Figurationen und der Beschriftung, die Typographie der mimetisch angedeuteten Druckschriften und die eigenartige Diktion der Texte auf die Gewohnheiten der zeitgenössischen Gebrauchsgraphik zurückgingen. Eine Distanz, die Voraussetzung für eine eigensinnige künstlerische Umsetzung oder Umwandlung dieses Materials gewesen wäre, war in den Arbeiten nicht zu erkennen. Der Argumentationsgrund der Texte erinnerte mich an die mir bekannte esoterische Literatur der Jahrhundertwende, die Diktion war aber auf die persönliche Biographie zugespitzt.

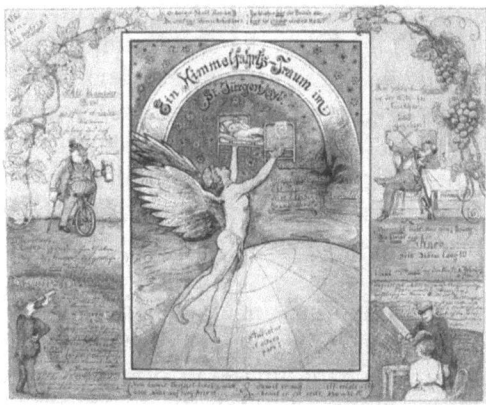

Abb.1.

Auf der Suche nach den in Frage kommenden Vorlagen habe ich einen werkimmanenten Widerspruch berücksichtigt. Während die Zeichnungen der kleinformatigen Bildgeschichten Fents etwas ungeschickt und bedrängt mit schwerfälligem, unsicherem Strich gestaltet sind, wurden seine größerformatigen Arbeiten insgesamt feiner gezeichnet und großzügiger gestaltet. Dies war für mich ein Zeichen dafür, dass die letzteren wahrscheinlich auf bewusst oder unbewusst aufgenommene fremde Vorlagen zurückgingen. Ich konzentrierte meine Suche auf Zeitungsannoncen des Jahres 1910[23], wo ich einen wichtigen Hinweis zum Verstehen der im gleichen Jahr entstandenen kolorierten Tuschzeichnung „*Ein Himmelfahrts-Traum...*" (Abb.1., sowie Farbtaf. 19)[24] fand, in der Fent auf ein ominöses Bett Bezug nimmt.

---

[23] 1910 ist die vom Patienten auf den Arbeiten datierte und in der Akte von den Ärzten angegebene Entstehungszeit der Arbeiten.

[24] Inv.Nr.744 fol.1 verso u. 2 recto. Die Zeichnung (32,8 x 41,6 cm) nimmt die gesamte Innenfläche eines gefalteten Doppelblatts ein. (Auf Vor- und Rückseite dieses Doppelblatts befinden sich ebenfalls Zeichnungen, s.später). Das mittlere Bild ist *mit Hilfe von Lineal und Zirkel* so gestaltet, dass die Mitte der Erdkugel in der Mitte des Bildes liegt. Auch die Figurationen, die entsprechend den goldenen Schnitten gelegt sind und auf die ein Schriften- und Plakatmaler besonders achtet, sind mit rhetorischem Nachdruck plaziert. Der unterste Fuß des Bettes und die Augen der großen Figur liegen auf dem oberen goldenen Schnitt des Hochformats. Der untere goldene Schnitt ist genau an der Stelle, wo die Erdkugel den Körper von rechts erreicht. Die latente Rhetorik dieser Positionierung mittels Konstruktion nach den goldenen Schnitten ergibt eine Stelle der Erhabenheit. So zeigt das witzige Bild die Apotheose eines *sublimen* Himmelbettes, in dem der nackte Patient liegt, und die Stelle ist so gewählt, dass der Engel den Liegenden im Auge hat. So kann ein Tausch der Blicke stattfinden.

Durch die Verlängerung der Linien der Fernrohre, die man damals auch "Fernseher" nannte [s. z.B. ein Wanderstock (!) mit aufgezogenen Linsen im Simplicissimus 8(1903): 47], bekommen wir zwei weitere Gerade als gekreuzte Sehachsen, die eigentlich zu zwei "Himmelsguckern" oder "Sterndeutern" gehören. Eine linke männliche Gestalt sucht aber durch ein Fernrohr nicht nach den Sternen, sondern schaut genau auf den Busen des Engels, wobei auch der Blick der rechten Frauengestalt nicht auf das Himmelsgewölbe, sondern genau auf das Gesicht des Patienten gerichtet ist. Das Bild ist ein gutes Beispiel dafür, wie der Blick des Voyeurs von der Schaulust mit dem Blick des "Objektes" verknotet wird und wie der Patient dadurch mit seiner narzißtisch motivierten Exhibitionslust seine Identitätsschwäche zu kompensieren versucht.

Das einzige Bildchen eines Mannes mit Fernrohr, welches ich in der Jugend 1906, S. 1026 (und später) finden konnte, ist unserem Bild unähnlich.

Zu esoterischen Traum-Vorstellungen, die hier eine besondere Rolle spielen, s. W. Stekel (!): Der telepathische Traum. Meine Erfahrungen über die Phänomene des Hellsehens im Wachen und im Traume, J. Baum, Pfullingen o.J.

Auf einer Anzeige der Mai-Nr. der Zeitschrift Jugend[25] (Abb.2.) sehen wir in einer Eiswüste[26] Nordpolfahrer bei der Entdeckung eines „Paradiesbettes", wobei das Bett[27] ähnlich positioniert ist wie auf dem Bild Fents. Wenn wir die Arme der zwei seitlichen Figuren verlängern, sehen wir, dass sie auf den Liegenden gerichtet sind. Die Bildstruktur, die mit den Richtkräften der Geraden aufgerissen wird, ist die gleiche wie bei Fents Bild, wenn man die zwei außerbildlichen Figuren einbezieht. Dazu kommt noch eine Übereinstimmung in der schriftlichen Ausführung. In der Reklame wird das Bett wie bei Fent „Reformbett"[28] genannt.

Diese Anzeige gehört allerdings in eine Anzeigenserie. Man findet eine andere Version in der Frühjahrsausgabe der „Jugend" des gleichen Jahres mit einem umgekehrten Bett, in dem eine Frau inmitten eines Wirbel-Tondos[29] schlummert, welcher aus floralen Jugendstilelementen gebildet ist (Abb.3.)[30].

---

[25] Jugend 1910, S. 419. Anzeige "Steiner's Paradiesbett" oder "Paradies am Nordpol".

[26] Bei den Paradiesbett-Anzeigen kommt ebenso die Assoziation von Kälte wie von Wärme vor (s. Jugend 1902 S. 108 b).

[27] Zum Bildfeld des Bettes gehören nicht nur die Wortzusammensetzungen, sondern auch die Sprichwörter mit dem Wort "Bett" (K. F. W. Wander [Hsgb.]: Deutsches Sprichwörter-Lexikon. Ein Hausschatz für das deutsche Volk. Bd. 1, Akademische Verlagsgesellschaft Athanaion, Kettwig 1987, Sp. 347-350; F. Freiherr von Lippenheide: Sprichwörterbuch. Haude & Spenersche Verlagsbuchhandlung, Berlin 1907, S. 65.). Zu den erotischen Tropen des Wortes "Bett" s. E. Bornemann. Der obszöne Wortschatz der Deutschen, Pawlak, Herrsching 1984. Ein geflügeltes Wort mit Bett aus "Wilhelm Meisters Lehrjahre" lautet: "Wer nie sein Brot mit Tränen aß,/ Wer nie die kummervollen Nächte/ Auf seinem Bette weinend saß,/ Der kennt euch nicht, ihr himmlischen Mächte" (!).

[28] Es gab auch eine andere bekannte Firma, die "Reform-Betten" anbot, nämlich die Firma Jaekels [Simplicissimus 11(1906/7): 681, Beiblatt der Fliegenden Blätter 19. April 1907, S. 7]. Eine dieser Anzeigen, wo auf dem Bett "Schlafe Reform" steht, wirbt mit einer auch für uns interessanten Schlagzeile "Es ist kein Wahn"(!) [Simplicissimus 11 (1906-7): 681]. Eine "Schlafe Patent"-Anzeige wurde ebenfalls mit verschiedenen Aufschriften versehen: Simplicissimus 11 (1906/7): 700, 716, 755. Hier ist zu bemerken, dass die Bettenanzeigen der Zeit – wie auch noch heute – auf das Wortfeld "miteinander schlafen" anspielen, wenn sie den angenehmen Schlaf preisen.

Im Zusammenhang mit der Reformbewegung entstanden um die Jahrhundertwende anspruchsvolle Gebrauchsgüter häufig mit der Zusatzbezeichnung Reform. Man propagierte hedonistisch ein Gesundheits- und Freiheitsbewußtsein, eine Reform der Lebensform, Natürlichkeit und Ursprünglichkeit [s. dazu den umfangreichen Ausstellungskatalog der Mathildenhöhe K. Buchholz, R. Latocha, H. Peckman & K. Wolbert (Hsgb.): Die Lebensreform. Entwürfe zur Neugestaltung von Leben und Kunst um 1900. Haeusser Media/ Verlag Häusser, Darmstadt 2001]. Erreicht werden sollte dies wiederum mit viel, bewusst eingeübter rhythmischer Bewegung, gesunder Nahrung, Sonnenbad als Sonnenanbetung, unmittelbarer "Nähe zur Natur" usw. Das Ziel dieser Utopie war aber nicht nur ein gesundes, seelenfrohes und langes Leben, sondern auch eine besondere Spiritualität, ein "gesunder Geist", der "mit dem Kosmos in Verbindung steht". So war die Reformbewegung in der Form eines, dem Lamarckismus, der Eugenik und Theosophie nahestehenden Körper- und Lebenskultes eine extraparlamentarische, sich für sozial haltende Bewegung der "kultivierten" Mittelschicht und bestimmter Individualisten, Esoteriker, so z.B. der aus der Theosophenbewegung stammenden Gruppe Steiners, der Neugeistbewegung der Couéisten, der Spiritisten und anderer Okkultisten usw., die ein neues Selbstbewusstsein und Glück mit der Utopie eines "gesunden Volkskörpers und Volksgeistes" ansteuerten.

Das hier gezeigte Bett gehört zu dem sog. "Neuform-Design", wie man Art Deco auch nannte. Es gab sogar eine "Reform-Anstalt" für rehabilitative Zwecke [s. Anzeige Simplicissimus 11(1906/7): 659] oder auch ein Reform- Bier der "Reformquelle" (Simplicissimus 1906, S. 363) und auch ein "Reform-Korsett" (Gartenlaube Kalender 1905, hinterer Innendeckel).

[29] Zur Gestalt des Wirbels oder Strudels als eine unbewusste Gestalt, die auf die Strukturierung des Blickes durch die Triebe hinweist, s. I. Hermann: Rapports aptiaux de quelques phenomènes psychiques. Acta Psychologica 7 (1950): 225-246 und Dgl.: Az ember ösi ösztönei. Magvető Kiadó, Budapest 1984. Auch F. Jádi: Der Traum des Doktors. Colloquium Psychoanalyse 1 (1997): 5-31.

[30] Jugend 1910, S. 25l. Anzeige "Steiner's Paradiesbett" oder "Szene aus dem Faust".

In dem Entstehungsjahr der Fent-Arbeiten wurde eine Paradiesbett Anzeige in der Jugend 1910, S. 922 mit einem Gedicht veröffentlicht, wozu ein Walzerlied von Felix Wolff gehört. Die Anzeige teilt auch mit, dass die Firma für Gaststätten und Kaffeehäuser kostenlos Phonola Platten mit diesem Lied, gesungen von Frl. M. Serno, abgibt. Auf der Anzeige sehen wir einen Mann und eine Frau in zwei verschiedenen Reformbetten liegend.

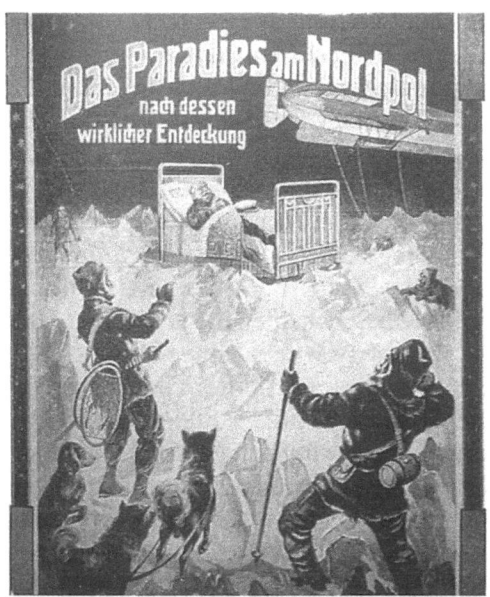

Abb.2.

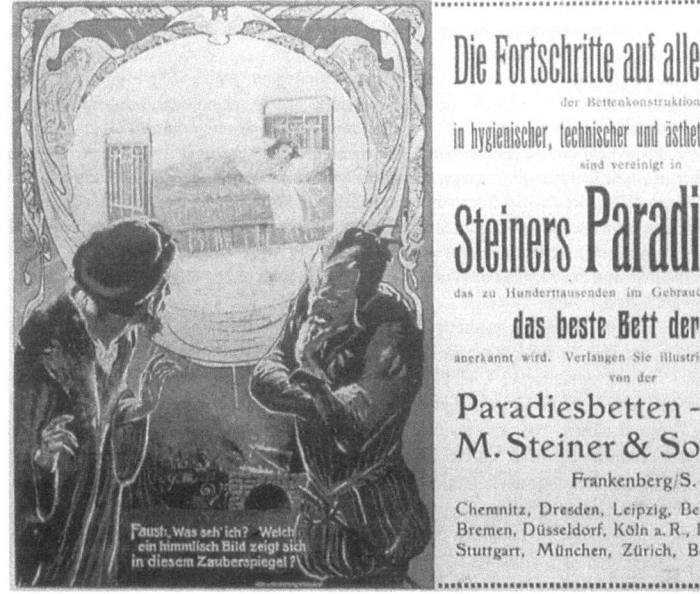

Abb.3.

Diese runde Bild-im-Bild-Version ist eigentlich ein Traum, der in der Hölle ausgekocht wird[31]. Dampf steigt aus einem teufelsgroßen Kessel und verwindet sich in das umrankende Ornament. Im Vordergrund und im Gegenlicht positioniert sehen wir die dunklen Gestalten von Faust und Mephistopheles[32]. In den Mund des staunenden Faust werden, auf die liegende Frau zielend, aber latent das Bett meinend, die folgenden Worte gegeben: „Was seh´ ich? Welch ein himmlisch Bild zeigt sich in diesem Zauberspiegel[33]?" Daraus kann man auf die vorhergehende Frage der Teufelsgestalt kommen: „Was siehst du?"

Das Bett auf dem Bild sehen wir am besten als ein inverses Nachbild, wie auch Graphiker beim Freihandzeichnen die eingeprägte Bildphysiognomie des Modells als Nachbild vergegenwärtigen. Eine genaue Antwort auf die teuflische Frage können wir mit Hilfe dieses Verfahrens leichter geben. Im Sinne von Fent rufen wir also das negative Nachbild der Bilder für die Bestimmung der Bildrhetorik ins Gedächnis. Das ursprünglich weiße Tondo oben verwandelt sich im Nachbild in Schwarz, so dass das weiße Bett mit der liegenden Figur im Zentrum aufleuchtet[34]. Bezüglich der Anzeige sollte die Frage beantwortet werden: „Wir sehen ein Paradiesbett[35]". Die Antwort auf die gleiche Frage, was man auf Fents Bild sehe, lautet aber unter Einbeziehung seiner bildlichen Umsetzung vielschichtiger: Wir sehen eine beneidenswerte Person, die vom Himmel herunterblickt und deren Blick allseits begehrt ist.

---

[31] Man beachte im Bildhintergrund die kleinen Teufelsgestalten, links um einen großen Kessel agierend, aus welchem ein weißer Dampf aufsteigt, der sich allmählich in die reiche florale Ornamentik der Bildumrandung verwandelt.

[32] Vgl. den Aufruf *"Audiatur et altera pars!"* am unteren Blattrand bei Fent. Der Spruch stammt aus der Schwurformel der Athener Richter im Altertum, die sich geschworen hatten, den Beschuldigten ebenso anzuhören wie die Beschuldiger oder die Ankläger. Von Fent ist dieser Aufruf als konkrete Aufforderung gedacht. d.h. man solle auch seine Worte hören, besonders aber die entschuldigende Behauptung, dass er durch Suggestion zu sexuellen Straftaten gezwungen worden und so unschuldig zur Anstaltsaufbewahrung verurteilt sei.

Hier ist noch zu berücksichtigen, dass der Teufel auch für den *"ganz anderen Mann"* steht , welcher gleichzeitig das latent homoerotische Begehren symbolisiert und als eine allgemein bekannte Allegorie des männlichen Unidentischen zu verstehen ist. Paradoxerweise ist das ketzerische Blatt mit seinem Alterego dem Anstaltspfarrer gewidmet.

Die heute kaum mehr vorstellbare Fülle an Teufelsbildern in Reklame und Karikatur und anderen Gattungen der bildenden Kunst regte wahrscheinlich um diese Zeit auch die kunstgeschichtliche Publizistik an, sich mit dem Teuflischen und mit dem ganz Anderen zu beschäftigen: W. Michel: Das Teuflische und Groteske in der Kunst, Piper, München 1919.

[33] N.b. das Traumbild wird im esoterischen Sprachgebrauch auch "Zauberspiegel der Seele" genannt. Zum Wortbild des Zauberspiegels s. auch J. & W. Grimm: Deutsches Wörterbuch. Bd. XV. Sp. 365-366. Unter Zauber-, Erd-, Berg- oder Bergkristallspiegel verstand man eine runde, glasklare Kugel, mit deren Hilfe man in die Mitte der Erde und mittels eines Zauberspruchs in die Zukunft schauen kann.

[34] Auf diese Weise verfahren nicht nur Graphiker, sondern auch Photographen, Karikaturisten, Scherenschneider und alle, die mit dem schwarz-weißen oder hell-dunkelen Kontrast arbeiten und das angestrebte Spiel mit der Eindeutigkeit - aller Physiognomik zum Trotz - nicht dokumentarisch abbildlich, sondern versteckt transitiv oder kontemplativ meinen. Die Kunst dieses Genres entfaltet sich besonders in der Spannung der Unentschiedenheit von Figur und Grund, die die Eindeutigkeit nur zum Vorwand nimmt. Das Akzentuieren des Schwarz-Weiß-Konstrastes verleiht dem graphischen Gebilde einen besonderen Nachdruck, legt Wert auf das metaphorische Vorweisen des "Richtigen" und Eindeutigen im Auszeichnen der Kontur und der Ausblendung der konturierten Plastizität. So besitzt die clair-obscur-Technik immer einen moralisch-ideologischen Impetus und verschleiert die implikative Sage und intendierte Funktion des Trugbildes. Die schwarz-weiß Technik hebt die Plastizität einer bildlichen Formulierung dadurch auf, dass sie rhetorisch Eindeutigkeit suggeriert, jeden gefühlsmäßigen Widerspruch verunsichert und sich mit Nachdruck aufdrängt. Zu den gestalterischen, kunstpsychologischen und kunstphilosophischen Problemen dieser Technik s. M. Ackermann: Schattenrisse. Silhouetten und Cutouts. Städtische Galerie im Lenbachhaus, München 2001.

[35] Das sog. Paradiesbett der Firma M. Steiners & Sohn Akt.-Ges., Frankenberg i. S. wird in einer großformatigen Anzeige abgebildet (Beiblatt der Fliegenden Blätter 15. März 1907, S. 2).

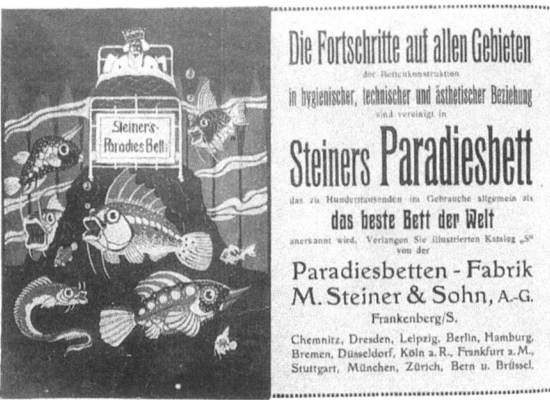

Abb.4.

Es gibt einen solchen absoluten Topos, auf den diese Beschreibung eindeutig passt, das ist der Himmelskönig oder Gott, der angebetet wird und dessen Wunsch in den monotheistischen Religionen ausschließlich darin besteht, dass die kompromisslose Liebe zu ihm dadurch bewiesen wird, dass seine Gebote unter allen Umständen befolgt werden. Hier wird gefordert, dass der Anblick eines sonst unsichtbaren und absoluten Signifikanten puren Gehorsam stiften soll. Er selbst ist zwar unsichtbar, sein hörbarer höchster Wunsch aber soll derart erschaut werden, dass die tradierte Gesetzeslektüre auf den speziellen Fall angewendet aktuell ausgelegt wird. Es gibt zwar auf der Zeichnung Fents keinen unmittelbaren Hinweis auf solch einen allmächtigen Herrscher oder seine hörige Gefolgschaft, aber auf einem anderen Bild der Anzeigenserie können wir ihn finden.

Daher müssen wir eine dritte mittelgroße Anzeige (Abb. 4.) aus der Jugend 1910[36] hier in die weitere Entfaltung der Deutung einbeziehen. Wir können in der bildlichen Umsetzung der Anzeigeninterpretation Fents ablesen, dass er auch diese dritte Anzeige des gleichen Jahrgangs gesehen oder jedenfalls subliminal wahrgenommen haben musste. Auf der Anzeige sieht man einen alten König in einem perspektivisch dargestellten und in der Bildmitte positionierten, schwebenden „Wasserbett". Das Bettende ist gestaltet wie ein altes Krankenhausbett[37] mit Fieberkurve und nach vorn gerichtet. Die verdrängte sekundäre Identifikation mit dem König und dahinter die logische Konsequenz der imaginären Gestalt eines ihn inthronisierenden Gottes unter dem Himmelszelt kann im Rahmen dieser Tagträume angenommen werden. Diese Bezugnahme gibt sogar über die göttlich ausgezeichnete Position des Zeichners, über eine Patient-König-Gott-Gleichsetzung, Auskunft.

---

[36] Jugend 1910, S. 298 b. In der Bildmitte sieht man einen im Bett liegenden König unter Wasser, umgeben von tropischen Raubfischen, die teilweise mit geöffnetem Maul umherschwimmen.

[37] Schon in der Jugend 1906, S. 858 b finden wir eine Anzeige des Paradiesbettes als Krankenhausbett. Hier meldet ein Militärarzt bei der Visite, neben einem im Bett liegenden und grinsenden Patienten stehend, seinem General, dass die Patienten nach der Gesundung das Paradiesbett - offensichtlich wegen der guten Qualität der angepriesenen Ware, so die Anzeige - nicht mehr verlassen wollen.

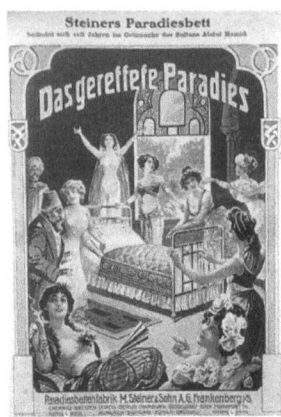

Abb.5.

Im Hinblick auf die Psychodynamik des Patienten sind noch weitere, ganzseitige Anzeigen zu erwähnen. Aus den Lustigen Blättern 1909, die Fent vielleicht nicht alle zugänglich waren, kennen wir ein leeres Bett des Sultans (Abb.5.)[38] mit seinem Harem (!), aus der Jugend 1907 ein „Haager Friedenskongreßbett" (Abb.6.)[39] und in der Jugend 1908 ein Dornröschenbett (!) (Abb.7.)[40]. Diese Vorlagen, die auch als Reklamebilder und Reklametafeln publiziert wurden, zeige ich nur vollständigkeitshalber, wobei sie alle sehr gut in das spezifische erotische Anspielungsfeld der damaligen Gebrauchsgraphik passen, wo auch Fent sich in seinen Zeichnungen aufhält.

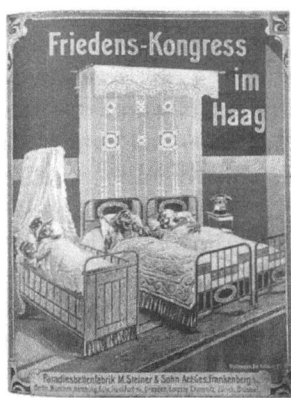

Abb.6.

---

[38] Lustige Blätter 1909, Nr. 32., S. 15. Das in dem Gesamtkonzept häretisch wirkende Bild trägt den Titel "Das gerettete Paradies" und zeigt den alternden Monarchen ins Bett eilend, umgeben von jungen Haremsdamen, die ihn mit Freude begrüßen oder einladend auf das Bett zeigen.

[39] Jugend 1907, Nr. 37, S. 822.

[40] Jugend 1908, S. 202 a.

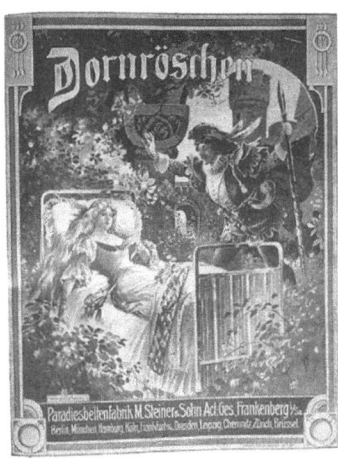

Abb.7.

Das Bildfeld der semantischen Bildrhetorik[41] auf dem Bild „Himmelfahrts-Traum" besagt also: seht, ich bin kein *Bettler*[42], ich gehöre auf höheren Befehl in ein göttliches Bett d.h. auf einen Thron im Himmel, in ein Himmelbett[43], in ein Paradebett[44], und nicht in ein einfaches Krankenhausbett. Mein Wunsch wird erspäht, ich werde von allen *angebetet*. Diese Aussage wird aber, wie die kontextuelle Analyse zeigt, im realisierten Bild mit Witz und Ironie gleichzeitig als eine erotisierte Wunscherfüllung gezeigt.

Nachdem ich die Frage der Metaphorik des „Himmelbettes" soweit geklärt habe, dass ich eine Verbindung zwischen der Symptomatologie des Patienten und der ironisch-profanen Luxuria-Darstellung und der Figur des Teufels herstellen konnte, wende ich mich jetzt der Gestalt des Engels zu.

---

[41] Die Aufschrift spielt sarkastisch mit dem Namen des Festtages Himmelfahrt Christi. An diesem Tag, 40 Tage nach seinem Tode, stieg Jesu in den Kirchenhimmel hoch und stieß ein *den Teufel darstellendes Bild* herunter.
Zum Himmelbett s. auch J. & W. Grimm: Deutsches Wörterbuch. Bd. IV/II. Sp. 1342. Beim Himmelbett handelt es sich um ein Bett mit einem Baldachin. Man assoziiert ein Himmelbett mit einem alten Schloss und seinem feudalen Eigentümer, dem ein ruhiger Schlaf gegönnt ist. Das Himmelbett wird so zur beliebten Allegorie des Wunsches nach sorglosem Schlaf und größtmöglicher Verwöhnung. Auch in der Vorzeigerhetorik des angeberischen Luxus spielt es eine wichtige Rolle. Hier könnte auch ein, bei Psychotikern nicht seltenes Spiel mit der paradoxen Selbstironie (er, der arme Teufel gehöre eigentlich ins Himmelbett, wo die Frau liegt) versteckt sein (s. auch F. Jádi: Noblesse oblige. In: I. Jádi/ B. Brandt-Claussen (Hsgb.): August Natterer. Die Beweiskraft der Bilder. Leben und Werk. Deutungen. Wunderhorn, Heidelberg 2001, 215-322). Man bemerke die immer wieder auftauchenden Vertauschungen von Mann und Frau.
[42] Das Wortspiel mit den Begriffen "Betteln" und "Beten" ist hier von mir – mit einer Anspielung auf die konkretistische Art des psychotischen Sprachspiels - volksetymologisch gewählt, da das Wort "betteln" aus "betalon=bitten, beten, flehen" kommt.
[43] Schon um 1904 finden wir kleine Anzeigen dieser Fabrik, wo ein "echtes" Himmelbett mit Putti oder Eroten abgebildet ist (Jugend 1904, S. 543). Auch an anderen Stellen dieses Jahrgangs findet sich die gleiche Zeichnung. Vgl. auch die Anzeige in der Jugend 1905, S. 339, hier spielt eine Erote über einer im Bett liegenden Frau Geige (!).
[44] Tatsächlich wird in einer lustigen, fingierten Photoreportage (Lustige Blätter 1909, Nr. 36., S. 3, Bildmitte) "das Bett des neuen Kanzlers" so genannt.

Um die Jahrhundertwende, nach dem siegreichen Franzosenfeldzug, erfuhr diese antikisierende mythologische Figur, die meistens, wie die Viktoria-Figur[45] der Berliner Siegessäule, einen Lorbeerkranz oder Siegestrophäen in der Hand hält[46], eine besondere Beliebtheit. Als glorreiche allegorische Figur des glücklichen Sieges und des versprochenen Zugewinns wurde sie aber im Zeitalter der industriellen Elektrotechnik[47] vorwiegend mit *Lichtquellen* in der Hand dargestellt (Abb. 8.[48] und 9.[49]). Dadurch ändert sich die Gedanken-perspektive in der Lesart der Bildrhetorik und sie wird zu einer Lichtgestalt.

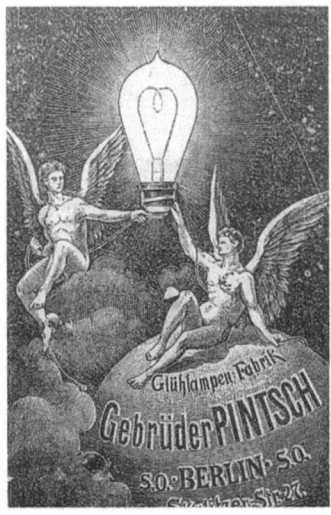

Abb. 8.

[45] Zu den mythologischen Bezügen der antiken Siegesgötter (zu Victor – Victrix [aus der Figuration der Nike] als Attribute verschiedener Götter der Römer sowie zu der wichtigen Statue der Victoria Romana in der römischen Kaiserzeit) s. W. H. Roscher: Ausführliches Lexikon der griechischen und römischen Mythologie. Bd. VI. Teubner , Leipzig 1884-86, Sp. 282-302 sowie Dgl.: Bd. III/I. Sp. 305-358.

Bei der Frauenfigur kann man entfernte Bezüge auch zu bestimmten Germania-Darstellungen und zu der Hauptfigurine der Quadriga des Brandenburger Tores in Berlin nachweisen. Dies wiederum wurde auch zum bekannten Logo der Berliner Illustrierten Zeitung um 1900. Zu diesem Thema s. M.-L. von Plessen (Hsgb.): Marianne und Germania. Frankreich und Deutschland. Zwei Welten – eine Revue. Argon, Ausstellungskatalog der Berliner Festspiele, Berlin 1989, S. 94 und 206. Die Viktoria-Figur wurde in der Reklame auch für Fahrräder, Schuhe usw. verwendet. Es gab auch ein Chaiselonguebett "Viktoria" (Reklame mit liegender Frau s. Gartenlaube Kalender 1901, Industrieller Anzeiger 1905, S. 15; Industrieller Anzeiger 1906, S. 34).

Eine witzige Nebensächlichkeit ist noch zu erwähnen, dass die Firma Emil Wünsche(!) in den Lustigen Blättern 1906, Nr. 22. S. 15. für eine *Vitrix Kamera* warb.

[46] Die göttliche Eigenschaft der Hauptfigur wird auch mit der Größe dargestellt. Vgl. die Verszeile von W. O. E. Hartleben, mit der dazugehörenden Zeichnung (Jugend 1899 S. 122).

[47] Zu kuriosen Erfindungen in den Anzeigen dieser Zeit s. A. Zettler: Curiosa Electrica. Allerhand seltsame Erfindungen und Entdeckungen zu Nutz und Frommen aller Freunde der Elektrotechnik. Zettler, München 1964.

[48] Elektrotechnischer Anzeiger 10(1893): 18.

[49] Elektrotechnischer Anzeiger 10(1893): 1884.

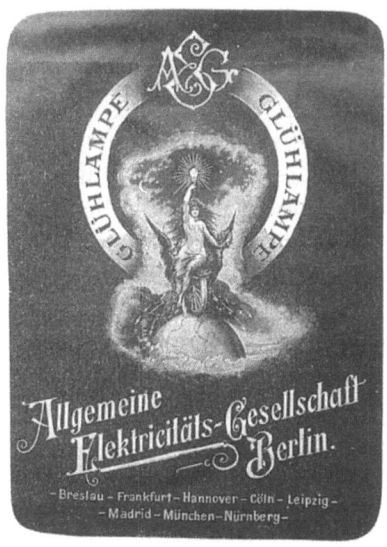

Abb.9.

Die größte Ähnlichkeit mit unserem Bild zeigt in seinem Bildaufbau die Schutzmarke „*Exzelsior*" der damals wichtigen Firma Gründelbach (Abb.10.)[50]. Hier sieht man unten auch die Erdkugel, eine gebräuchliche Anspielung auf die Venus venetrix, und auch die Sterne am Himmelsgewölbe sind sichtbar wie bei

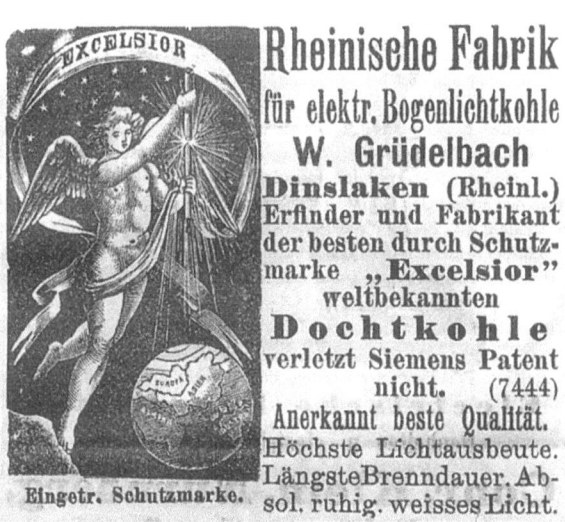

Abb.10.

---

[50] Elektrotechnischer Anzeiger 9 (1892): 1375. Das Titelblatt einer Angebotsliste der Druckerfirma B.Schütz, Leipzig (1896), die sich in meinem Besitz befindet, ziert eine ähnliche Darstellung.

Fent. Diese Figur ist auf allen mir bekannten Darstellungen so geformt, dass der Hintergrund schwarz ist und das kommende Licht, worum es in dem Logo überhaupt geht, sich weiß abzeichnen kann. Diese Figur ist nur scheinbar ein aufsteigender weiblicher Engel, vielmehr ist sie ein Gefallener, ein Lichtbringer[51], ein *Luzifer*[52]. Darum ist es kein Wunder, dass wir ab der Jahrhundertwende bis zum I. Weltkrieg in Zeitungen unzählige Reklamen und Anzeigen[53] für Lampen[54] und paradoxerweise auch für die „lichtschluckenden" Photoapparate finden können, auf denen der Teufel ein Hauptakteur ist [55].

Wenn wir jetzt den immanenten Bildsinn aus dem Verstehenszusammenhang der Bildstruktur und des Bildfeldes herausarbeiten und zusammenfassend mit Hilfe der zwei Ferngucker-Figuren vergegenwärtigen, können wir sagen, dass die zwei außerbildlichen Schaulustigen, die eigentlich die Sterne schauen wollen, aber die Ephemeriden-Wahrsagerei[56] im Sinn haben, den polymorphen Wunsch des Patienten explizieren.

Er begehrt den *Blick des Mannes*, der an dem Busen des Engels hängt, und den *Blick der Frau*, die ihn, sein Glück und seine Apotheose im Visier hat. Das überirdische Glück und das Abheben in einem erhabenen Augenblick der göttlichen Ekstase wird aber ausgelöst von der Kreuzung der Blicke, wo jeder den anderen nicht mehr als Subjekt betrachtet, sondern als *Objekt* des jeweils eigenen Begehrens anvisiert.

Im Augenblick des Chiasma gehen die sadomasochistischen Phantasmata der Hörigkeit und Herrschaft auf. Die hierarchische Gliederung des Bildes zeigt, dass die eigene Person eine erhabene, narzisstische Position einnimmt,

---

[51] Zu der Tradition der metaphysischen Verknüpfung von Licht und Bewußtsein s. A. Zajonc: Die gemeinsame Geschichte von Licht und Bewußtsein. Rowohlt, Reinbeck bei Hamburg 1994.

[52] Vgl. U. Müller: Die Gestalt Lucifers in der Dichtung vom Barock bis zur Romantik. Ebering, Berlin 1940.

[53] Eine Anzeige kündigt öffentlich das besondere Kommende an, welches neben einem Text oft auch bildlich "von seiner besten Seite" gezeigt wird. Daher heißt sie *Annonce*. Eine gute Annonce zeigt aber immer etwas anderes als das zustandsmäßig Kommende (bedingt Eintretende) selbst. Im Reklamebild wird auf den positiv veränderten Zustand hingewiesen, welcher eintritt, wenn man den angezeigten Gegenstand erwirbt und seinen Besitz genießt. Die Anzeige ist ursprünglich kein visuelles Medium, sondern als "Reklame" ein akustisches Phänomen und gehört zu dem Geschäft der lauten Marktschreier. Das Teuflische der Reklame erweist sich eben in der Paradoxie dieses Doppelcharakters, nämlich darin, dass sie sich von ihrer schönsten Seite und trotzdem "obscur" zeigt und mit dem repräsentativen Aufzeigen unseres Wunsches sich suggestiv lobpreist.
Über okkultistische Theorien der Reklame s. O. Siemens: Einführung in das Wesen der Reklame. "Suggestion" 1917, Nr. 107, S. 23-27.

[54] Z. B. Lustige Blätter 1909, Nr. 50. Eine Figurine mit Globus, einen Gegenstand haltend, wurde auch für das Dralle Parfum "Augusta Victoria –Veilchen" verwendet (Simplicissimus 1904, S. 417).

[55] Simplicissimus 1905, S. 297, Die Woche 18. Aug. 1906, S. VIII. Ein anderes Beispiel z.B. Lustige Blätter 3. Juni 1903. Reklame mit Licht und Teufel s. Lustige Blätter 3. Nov. 1909, das gleiche auch 10. Nov. 1909 und später.

[56] S. den Verweis auf die Ephemeriden und weitere Hinweise über den Einfluß der Sterne wie Mars, Venus usw. in den Texten Fents. Nach esoterisch-pansophischer Vorstellung (W.-E. Peukert: Pansophie. Ein Versuch zur Geschichte der weißen und schwarzen Magie, Kohlhammer, Stuttgart 1935; Dgl.: Astrologie, Kohlhammer, Stuttgart 1973), die in dieser Zeit, ebenso wie heute, im Umlauf waren, soll der Stand der Planeten durch die sog. "Planetendämonen" oder durch den Einfluß des "kosmischen Äthers" zukünftiges Glück und Unglück des Einzelnen bestimmen. Die metaphysisch-hermetische Lehre der Astrologie führte später diese schicksalbestimmende "interplanetare Einwirkung" auf die sich ständig verändernde Anziehungskraft der Gestirnskonstellationen zurück. Dieser Aberglaube gehört zu dem Formenkreis der sog. "Radiästhesie (O. Prokop & W. Wimmer: Wünschelrute, Erdstrahlen, Radiästhesie. Enke Stuttgart 1977).

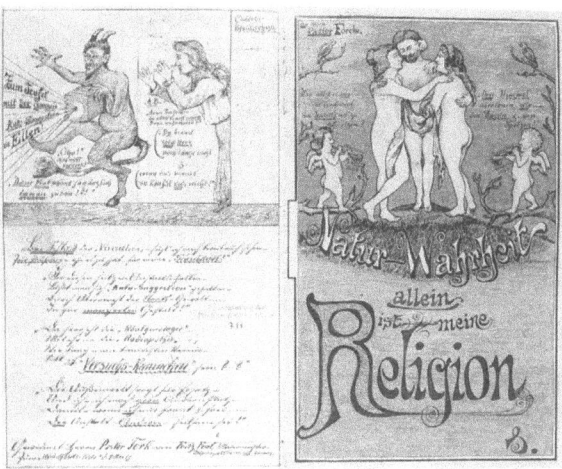

Abb.11.

über den anderen steht oder zu einer umschwärmten Wunschfigur der anderen werden will[57].

Damit kommen wir zur Vorderseite des Doppelblatts (Inv.Nr.744 fol.1 recto). Der obere Teil zeigt einen Mann, der von zwei Grazien[58] umschwärmt wird (Abb.11., sowie Farbtaf. 19). Darunter findet sich ein aufwendig gestaltetes Motto für die gesamten Zeichnungen des Doppelblatts: „Naturwahrheit allein ist meine Religion".

Die Vorlage zur Zeichnung mit den Grazien stammt aus einer Anzeige[59] (Abb.12.), die Salztabletten des ungarischen Badeorts Borszék/Siebenbürgen anpreist. Vor dem zweiten Weltkrieg war diese Ortschaft durch ihr seit dem Barock vielseitig genutztes Heilwasser europaweit bekannt. Das Reklamebildchen stellt die Statue dar, welche dort über der Naturquelle[60] zu sehen ist.

---

[57] Hier möchte ich bemerken, dass man bei der Behandlung von Patienten, die einen mit einer sexuellen Perversion oder mit Zwängen, die zu Übergriffen führen können, aufsuchen, oft der Argumentation begegnet, dass eine überwältigende sexuelle Handlung des Täters nur den geheimen Wunsch des "verklemmten" oder unaufgeklärten Opfers erfülle. Auch Pädophile sprechen in diesem Zusammenhang über eine "harmlose Aufklärung der Kinder" oder über die "Erfüllung der eigentlichen Wünsche" der Kinder. Für den Perversen verweisen bestimmte "lockende Gesten, gierige Augen, verräterische Bewegungen" oder andere, meist metakommunikative Zeichen auf ein geheimes Begehren. Damit tritt der gereizte Täter als ein reizender Wohltäter oder als ein besonders aufmerksamer Liebhaber auf, der das Opfer von seinen Hemmnissen zu befreien bereit ist. Dieser Sachverhalt, dass Pädophile sich mit besonderer Vorliebe dieser "entschuldigenden" Argumentationsweise bedienen, ist für das Verstehen des Patienten Fent besonders wichtig.

[58] Zu den mythologischen Figuren der Grazien oder Chariten s. W. H. Roscher: Lexikon der griechischen und römischen Mythologie Bd. I/1. s. Anm. 32, Sp. 873-884. Die mittlere Figur, die von Fent in eine Selbstdarstellung umgewandelt ist, wird meistens Thaleia, die "blühende Festesfreude" genannt. Sie wird mit der gleichnamigen Muse der Schauspielkunst, Thalia gleichgesetzt.

[59] Das Bild ist ab 1904 im Simplicissimus in mehreren Nummern und auch in anderen humoristischen Anzeigeblättern nachweisbar. Hier aus dem Simplicissimus 10(1905): Heft 38.

[60] Erotische Darstellungen, die Quelle und badendende Frauen konnotieren, sind in der Kunst sehr häufig. Zu bemerken ist noch, dass man im sog. Victoria Brunnen in Oberlanstein a. Rh. ein natürliches Mineralwasser namens "Victoria" produziert hat (s. Anzeige im Beiblatt der Fliegenden Blätter 4. Mai 1884, S. 1).

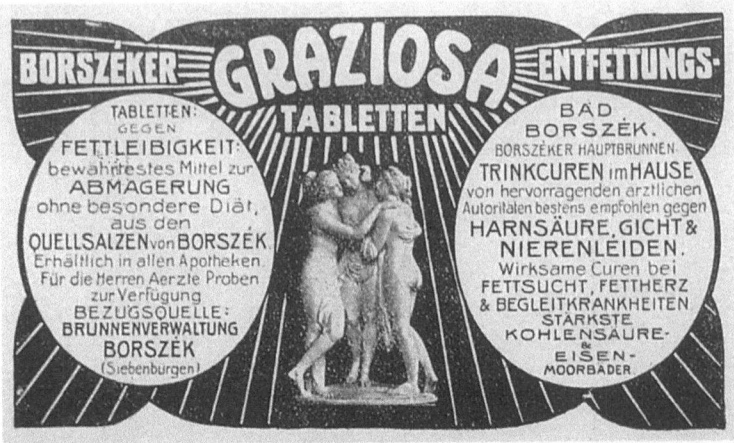

Abb.12.

Im Gegensatz zu der „Graziose" Anzeige sehen wir in der Mitte des Fent-Bildes keine Charis, sondern den Patienten selbst[61]. Er umarmt die beiden, ihn anlachenden Frauenfiguren, wobei eine der etwas üppigen Grazien bei gegenseitiger Zuneigungsbekundung ihn umschlingt, die andere aber ihm unter den Arm greift. Der kreisende Reigen der Figurengruppe ist bei Fent im Vergleich zu der gut identifizierbaren Vorlage etwas in die Breite gezogen. Dadurch mussten die Arme der Gestalten disproportional und unanatomisch verzeichnet werden. Die Putti seitlich auf dem Bild von Fent ähneln etwas den Eros-Figürchen, die um 1904 in den ersten witzigen Anzeigen[62] des „Paradiesbett"es zu sehen waren. Auch diese, dem Pastor Forcke gewidmete Zeichnung wirbt für die „Liebe im Diesseits". Sie argumentiert mit der „Natur-Wahrheit"[63] gegen die Religion, die

---

[61] Auch für Wiesbaden warb man mit einer ähnlichen Figurengruppe, d.h. mit einem Mann, der von zwei antikisierenden Frauenfiguren umarmt wird (s. den Relief "Die Genesung" von J. Schilling in der Anzeige der Jugend 1905 S. 238 b. Eine ähnliche Fidus-Zeichnung wurde als Buchschmuck für das Buch E. F. Reudebach: Die Eigenen, Räde, Berlin 1905 verwendet. Eine Anzeige dazu erschien in der Jugend 1905. Auch eine ganzseitige Henkel-Werbung (Simplicissimus 1907, S. 752) spielt mit der figürlichen Ambivalenz eines Mannes, der die Zuneigung von zwei Frauen zu genießen scheint.

[62] Vgl. auch die Anm. 30. Zb. befindet sich eine solche Anzeige in der „Jugend" 1904, Nr. 27, S. 543. Die allererste Anzeige eines Reform-Bettes der Firma Steiner, die ich identifizieren konnte, wurde in der Jugend 1898, S. 307 publiziert. Im Jahre 1905 wurde ein Preisausschreiben für die bildliche Darstellung (im Format 24x35 bzw. 25x17 cm) des Paradiesbettes als ganzseitige Anzeige publiziert (Jugend 1905 S. 166 a). Mit diesem erfolgreichen Produkt warben später auch Warenhäuser (Jugend 1912, S. 990).

[63] Zur psychopathologischen Auflösung von „Naturwahrheit" s. das Blatt „Mars-Typen & alleinige Organismen" von Fent (abgebildet in A. Tischer (Hsgb.): Die Macht der hypnotischen Suggestion. s. Anm. 20, S. 94), wo unter dem Titel „Die freie Liebe dieser Naturmenschen" ein koitierendes Paar und an der rechten Seite des Bildes ein erregter Stier mit einer schnüffelnden Kuh gezeigt wird.

Den esoterischen Hintergrund des Begriffes „Naturgesetz" betreffend s. auch H. Drummond: Das Naturgesetz in der Geisteswelt, Hinrich, Leipzig 1889.

Im Zusammenhang mit den „Mars"-Blättern von Fent möchte ich noch die folgende Erläuterung beifügen. Am Anfang des 20. J.h. entdeckte man die Kanäle und die Monde des Mars. Um 1910 ist über dieses Thema ebenso wie über die „Bedrohung" durch den Halleyischen Kometen sehr viel geschrieben worden. Sogar für den Sekt der Firma Henkel wurde mit Mars und dem Kometen geworben (s. Jugend 1910, Heft 10, Simplicissimus 1910, S. 849). Zum esoterischen Hintergrund des Weltraum oder Planetenfahrt, die seit dem Barock thematisiert wurde, s. J. Classen: Das Mondflugprojekt des John Wilkins von 1638. Veröffentlichungen der Sternwarte Pulsnitz Nr. 21. Pulsnitz 1985. Hier ist wichtig zu sehen, dass man in Zeiten, in denen eine

ebenso wie die Justiz, über die er aber hier kein Wort verliert, seine Art des Begehrens eindeutig verbietet.

Auf der Rückseite des Doppelblatts von Fent sehen wir einen schwarzen Teufel, vermutlich wieder ein Selbstportrait, mit Teufelskrallen und einer suggestiven Geste der rechten Hand, wobei die linke Hand einen *Scheinwerfer, eine Laterna magica* oder einen *Photoapparat*, eine *Camera obscura* hält[64] (Inv.Nr.744 fol.2 verso, Abb.11. links). Das Licht, welches hinein- oder herausströmt, vermittelt uns aber keinerlei unmittelbares Bild, sondern transportiert einen Text, der lautet: „Zum Teufel mit der ganzen Auto-Suggestion in Ellen!" Daraus könnte man eher auf eine Photokamera mit *zentripetaler* Lichtführung kommen. Ein echter Scheinwerfer-Text würde sinngemäß vom Teufel wegführen und eine verbale Suggestion oder eine verführerisch geflüsterte, meist heretische Aufforderung transportieren müssen. Aus der begleitenden Beschriftung können wir erraten, dass Fent die sog. „Auto-Suggestion", die man aus seinen Klagen sinngemäß als Hinweis auf quälende[65] *akustische* Halluzinationen identifizieren kann, zweideutig zwar, aber ins Bild gesetzt als von außen kommend erlebt.

Der linke Fuß des Teufels auf dem Bild ist, wie gewohnt, ein Pferdefuß oder Bocksfuß, wobei der im Licht stehende rechte Fuß sich in einen Menschenfuß zu verwandeln scheint. Dies kann ein Zeichen dafür sein, dass der lichtscheue Teufel sich im Sonnenlicht nicht zeigen darf und sich daher bei Tageslicht in eine geschmeidige Männergestalt verwandeln muß. Der Teufel steht gebeugt auf dem linken Fuß[66] und scheint sogar zauberisch zu tanzen.

Auf diese Idee kommen wir, wenn wir die Figur der dazu gehörenden Frau in Betracht ziehen. Sie macht nämlich eine „lange Nase", eine spöttische Geste, die wir schon aus mittelalterlichen Darstellungen von *Narren* kennen. Das Wort „Narr" wird auch von Fent, dessen Familienname [Fent=Fant, Fentchen] *Schalk*

Raumfahrt technisch noch unmöglich war, doch eine solche Reise mit den merkwürdigsten Mitteln (z.B. mit der Zugkraft von Vögeln, mit der Stoßkraft von Geschossen oder Raketen) plante, um der Schwerkraft und der zwangsweise anhaltenden Anziehung der „aktiven Sphäre" der Erde zu entkommen. Man dachte, dass die Gravitation und der natürliche Magnetismus der Erde das gleiche seien.

Entsprechend der Verwobenheit der Verweiszusammenhänge in den Bildern von Fent muss eine, auch großformatig oft reproduzierte Anzeige des Jahres 1910 [z.B. Simplicissimus 15(1910), S. 113] für einen Photoapparat der Fima Erman zur Rate gezogen werden. Hier sehen wir eine männliche Figur auf dem Mars sitzend. Die Figur hält eine Kamera in der Hand und möchte den vorbeirauschenden Haley-Kometen photographieren.

[64] Seit den Entdeckungen der Barockoptik werden Schattenbilder des Teufels mittels Laterna magica an die Wand geworfen, wobei das Auge selbst als eine Camera obscura aufgefaßt wird. Weiterführende Literatur: J. Pisko: Licht und Farbe. Eine gemeinfaßliche Darstellung der Optik, Oldenbourg, München 1869; D. Brewster: Briefe über die natürliche Magie, an Walter Scott, Enslin, Berlin 1833; D. Hoffmann/A. Junker: Laterna magica. Lichtbilder aus Menschenwelt und Götterwelt, Fröhlich und Kaufmann, Berlin 1982; U. Hick: Geschichte der optischen Medien, Fink, München 1999.

Zur speziellen Problematik der Reklame in der Zeit um die Jahrhundertwende und am Anfang des 20. Jahrhunderts s. P. Boscheid/C. Wischermann: Bilderwelt des Alltags. Werbung in der Konsumgesellschaft des 19. und 20. Jahrhunderts. Steiner, Stuttgart 1995.

[65] Vgl. die Bezeichnung "Vivisektion". Dazu s. auch die Kampfschrift des leipziger Astrophysikers F. Zöllner: Über den wissenschaftlichen Missbrauch der Vivisection mit historischen Documenten über die Vivisection von Menschen. Staackmann, Leipzig 1890.

[66] Das Auftreten auf den linken Fuß, z.B. beim Aufstehen, ist nach abergläubischer Vorstellung ein weit bekanntes Unglückszeichen.

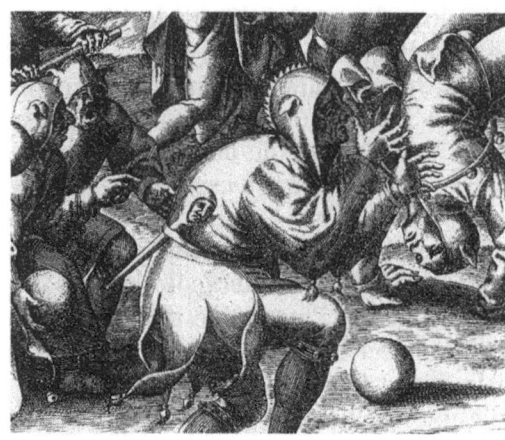

Abb.13.

bedeutet, gebraucht. Die Abb.13. zeigt solch einen Narren, gezeichnet von Pieter van der Heyden (nach Breugel)[67]. Das Zeigen der „langen Nase"[68] ist „der
Hohn eines Mannes, dem die Nase hat abgeschnitten werden sollen, der sich
aber in Sicherheit weiß". Die Körperstrafe des Naseabschneidens drohte
jemandem, der im Geheimen schnüffelte, spionierte oder *schaulustig* jemandem nachstellte. In der Zeichnung Fents handelt es sich allerdings um eine
Frau. Den Narren spielend zeigt sie als spöttische „Hexe" dem Teufelalterego
die lange Nase und verspottet ihn damit wegen seiner optischen Anmacherei
oder seines Exhibitionismus.

Der Teufel macht uns aber nicht dadurch zu einem einfältigen Narren, dass
er etwas irgendwohin projiziert, sondern dadurch, dass er den Namen des
ersehnten Objektes unseres habgierigen Wunsches, die Wortvorstellung der
geheimen Zielscheibe des jeweiligen Begehrens ins Ohr flüstert (Abb.14.[69]).
Der unerwartet auftauchende Teufel spricht so zynisch unsere Neigung aus
und mit diesem offenen Aufzeigen oder Offenlegen kann er uns hörig machen.
Dies erhellt die oben angedeutete Konfusion oder Spannung mit dem projizierten Text „Zum Teufel mit der Autosuggestion".

Mit der Einbildung der „einleuchtenden" Hörigkeit und mit dem Empfinden
des Zu-Taten-Suggeriert-Werdens spielt auch die Vorlage des Teufel-Bildes. Sie
befindet sich in den verschiedensten Zeitungen des Jahres 1906. Diese Anzeige

---

[67] Detail aus: Pieter van den Heyden nach Breugel: Narrenfest. Narrenköppe bei Tanz und Kugelspiel, nach 1570, Staatsgalerie
Stuttgart, Graphische Sammlung. Abgebildet In: Narren. Ausstellungskatalog, Kunstbibliothek Berlin 2001, S. 49.
Eine Narrenfigur im mittelalterlichen Kostüm, die die "lange Nase" zeigt, sehen wir auf dem Fent-Blatt "Zur 1. Jahresfeier im
Verwahrungshaus". Abgebildet in A. Tischer (Hrsg.): Die Macht der hypnotischen Suggestion. s. Anm. 20, S. 66.
[68] R. Kleinpaul: Sprache ohne Worte (1888). Mouton, The Haugue 1972, S. 268-269.
In der späteren Barockliteratur sprach man auch vom "Nase drehen". S. D. H. Ludolf: Vollständige und gründliche Einleitung in
die Chymie... J. H. Nonnen, Erfurt 1752, S. 24. Hier schlägt der Autor vor, dass man "den Goldbegierden eine Nase drehen" solle.
[69] Eine anonyme Radierung aus dem 18. J.h. (Privatsammlung).

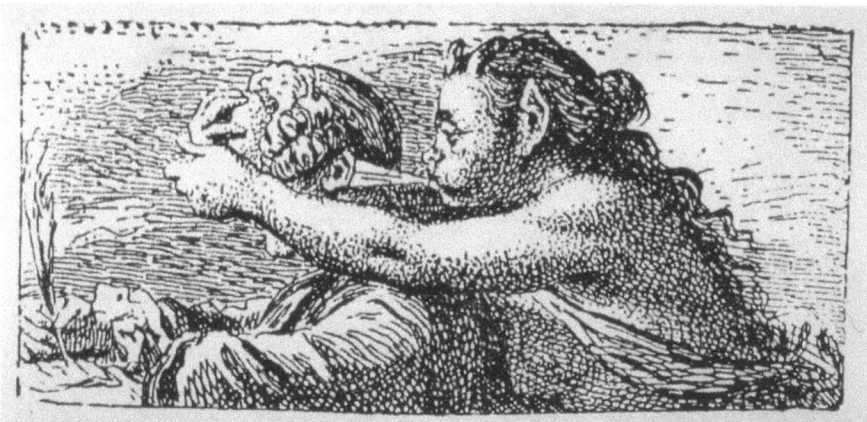

Abb.14

wirbt für wiederaufladbare Akkumulatoren für Lampen und fordert zum Weg-
werfen der Batterien auf[70]. Ich zeige den Abdruck, welcher in der Zeitschrift
„Nimm mit"[71] veröffentlicht wurde (Abb.15.). In der Zeitschrift „Jugend" des
Jahres 1906, also dort, wo ich die Paradiesbett- und andere Bildvorlagen gefunden habe, sehen wir eine verkehrte (!) Version (Abb.16.)[72]. Der Unterschied zu
dem Blatt Fents liegt nicht in der Figuration[73] oder in der Bildlösung. Sie sind
völlig identisch. Die wesentliche Differenz besteht vielmehr in der Textformu-
lierung, die in den geworfenen Strahlen[74] zu lesen ist. So entpuppt sich die
Intentionalität der schriftlich und bildlich formulierten Aussage des gesamten
Bildes als etwas anderes. Wobei in der Zeitungsversion „Zum Teufel mit den
Batterien!" steht, lesen wir bei Fent anstatt „Batterien" das Wort „Auto-Suggestion". Da der Teufel ein Selbstportrait, ein „Auto-Portrait" darstellt, entpuppt
sich der Protest gegen die Stimmen als ein Selbstwiderspruch.

---

[70] Fent befolgt die verlockende bildliche Analogie zu seiner Person in der Figur des Teufels. Die einzige verbale Verbindung
zu ihm könnte in dem Werbetext eventuell in dem Wort "Schlafzimmer" gefunden werden. Fent ist wegen sexuellen
Mißbrauchs an seiner Stieftochter *angezeigt* worden, so ist sein Sich-Verirren in den *Anzeigen* ein möglicher Abwehrversuch
seiner Schuld. Die "Bettgeschichten" seiner Biographie haben mich in meiner Idee bestärkt, den Bett-Anzeigen besondere
Aufmerksamkeit zu widmen.
Auch eine andere "Batterie" Anzeige der Firma Luschner zeigt eine Frau im Bett [Simplicissimus 15(1910): 611 und später].

[71] Nimm mit 3(1906), Nr. 7. S. 15, auch In: Beiblatt der Meggendorfer Blätter 26. Sept. 1906.

[72] Jugend 1906, Nr. 9. S. 182.

[73] Während die Anzeige einen schwarzen Schattenriss zeigt, gibt Fent in seiner Zeichnung diese Vorlage mit Haar-
Schattierungen wieder. Der Kopf wird allerdings als ein Selbstportrait gezeichnet.

[74] Diesen Strahl können wir in Hinblick auf die verbale Mitteilung auch als den Querschnitt des Trichters eines Sprachrohrs
ansehen, der auch mit der "Schwerhörigkeit" des Rezipienten spielt. (Sprachrohr in Strahlenform wurde in der
Werbegraphik besonders für humoristische Anzeigen empfohlen s. W. Sperling: Die Karikatur in der Reklame. Möhring,
Leipzig 1938, S. 54.) Die Vermischung von *Fernrohr und Sprachrohr* mit dem Zur-Schau-Stellen des Wunsches und der
Verlautbarung eines Befehls, die in dem Abwehrmechanismus der psychischen "Projektion" eine zentrale Rolle spielen, ist
in diesen Fällen im Interesse der erhofften verwirrenden Wirkung beabsichtigt. Bei Fent werden aber diese Mechanismen
wie auch das Überspringen oder Verdrehen der Denklogik bestimmter Antinomien unbewusst übersehen.

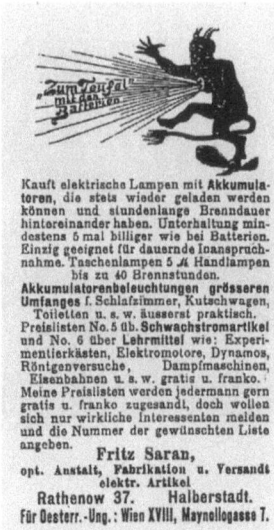

Abb.15.

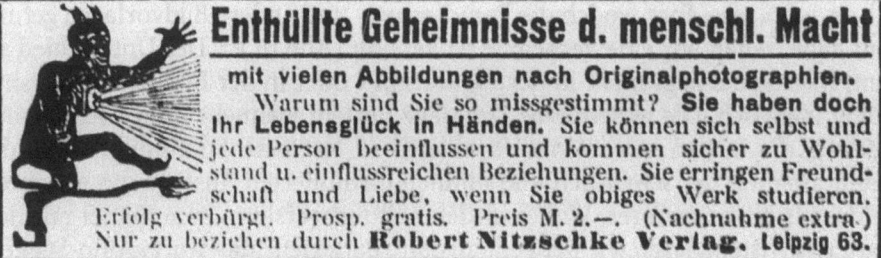

Abb.16.

Wie der Patient eventuell auch auf andere Weise auf *Auto*-Suggestion kommen konnte, könnte ein möglicher Konkretismus erklären. In vielen Zeitschriften erschien zwischen 1905-9 eine Anzeige (Abb.17.)[75] mit einer Reisekamera, die gezeichnet ist *wie ein Auto*. In die Kamera strömen wie auf der Teufelszeichnung von Fent Strahlen, die mit einer Schrift versehen sind, deren Typographie eine Ähnlichkeit aufweist.

Diese Lösung des merkwürdig *entworfenen* Wort-Bildrätsels könnte auch

---

[75] Hier zeige ich einen Abdruck aus dem Simplicissimus 1909. Es handelt sich um eine sehr oft abgebildete markante Anzeige mit zeittypischer Bildfindung. Die Anzeigen mit dem Teufel und mit der "Auto-Kamera" sind in den Beiblättern nicht selten in unmittelbarer Nähe positioniert. Daher wäre eine Bildassoziation oder Bildvermischung dieser, im Bildaufbau sehr ähnlichen Bilder, die vielleicht sogar vom selben Werbegraphiker stammen könnten, bei dem mit der Erinnerung und dem Erinnern-Lassen spielenden Fent sehr naheliegend.

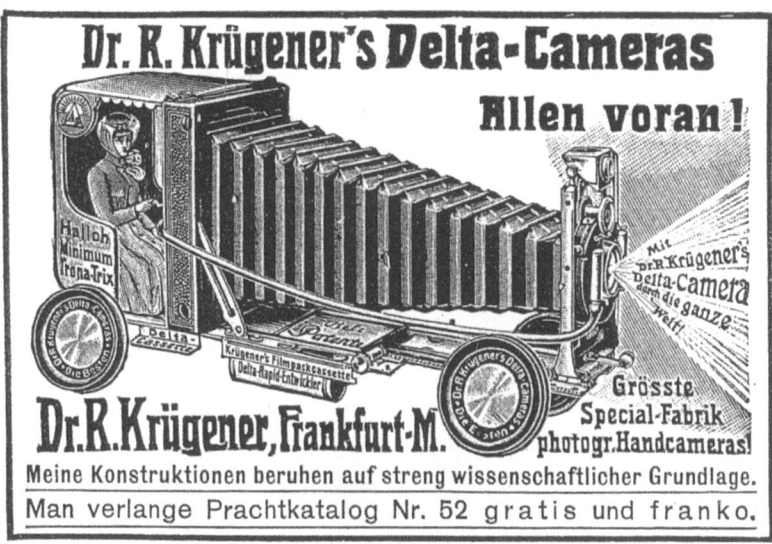

Abb.17.

von einer ganz anderen Seite, die mit dem Fent-Material in unmittelbarer Verbindung steht, untermauert werden. Um die Jahrhundertwende, als die Photographie überall populär geworden war, kam man auf die absurde Idee, bei spiritistischen Sitzungen die erscheinenden „Geister" zu photographieren, um die Aufnahmen Zweiflern als Beweismittel vorlegen zu können.[76] Bei den Seancen engagierte man daher Photographen, die mit allen Tricks der neuen „schwarzen Kunst" ihre Auftraggeber bedienten. Der Trug wurde so überzeugend vorgetragen, dass ein öffentlicher Diskurs unter Einbeziehung seriöser Wissenschaftler über die Echtheit und den Aussagewert dieser Photos stattfand.

Der Wunsch, die Urheber der suggestiven Stimmen sichtbar zu machen, ihrer irgendwie endlich physisch habhaft zu werden und mit physikalischen Mitteln für Zweifler vorzeigbare Beweise zu liefern, ist auch aus heutigen Krankengeschichten vieler Schizophrener bekannt. Eine Patientin, die ich in den 80er Jahren behandelt habe, wollte die Quelle ihrer akustischen Halluzinationen mit plötzlichem unvermutetem „Draufhalten der Kamera" photographieren. An ver-

---

[76] J. Peter: Die Photographie des Unsichtbaren, Baum, Pfullingen o.J.; F. E. Bilz: Tote leben und umgeben uns. Mit 32 Geisterphotographien. Bilz, Dresden-Radebeul 1918; F. Feerhow: Die Photographie des Gedankens oder Psychographie. Altmann, Leipzig 1913. F. Grunewald: Physikalisch-mediumistische Untersuchungen. Baum, Pfullingen o.J.; A. von Schrenck-Notzing: Materialisationsphänomene. Ein Beitrag zur Erforschung der mediumistischen Telepathie. München 1914. Zu kunst- und kulturhistorischen Bezügen dieses Themas mit weiterführender Literatur s. den Ausstellungskatalog der Schirn Kunsthalle: Okkultismus und Avantgarde. Von Munch bis Mondrian. Edition Tertium, Ostfildern 1995 und den Austellungskatalog des Städtischen Museums Abteiberg Mönchengladbach: Im Reich der Phantome. Fotografie des Unsichtbaren. Cantz, Ostfildern-Ruit 1997.
Zum Thema der Geisterseher s. auch A. Schopenhauer: Versuch über das Geistersehen und was damit zusammenhängt. In: A. Schopenhauer: Parapsychologische Schriften, Schwabe & Co., Basel 1961, S. 95-206.

schwommenen Stellen der in der Eile nicht fokusierbaren Photos identifizierte
sie Gesichter als fiktive Transformation des Schwarz-Weiß-Fleckes. Ein solcher
Wunsch nach einer möglichen Geisterphotographie ist auch bei Fent, der offensichtlich von der damaligen spiritistischen Literatur während der Entwicklung
seiner Wahnideen stark beeinflusst war, zu vermuten. Diese Hypothese wird
erhärtet, wenn wir eine weitere Zeichnung Fents mit ihrerer merkwürdig schwebenden Hauptfigur an dieser Stelle in Betracht ziehen.

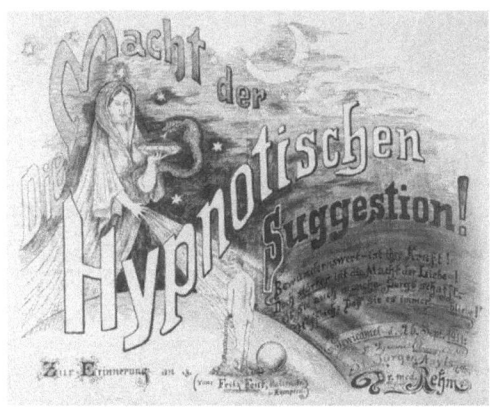

Abb.18.

Sie trägt den Titel: „Die Macht der hypnotischen Suggestion[77]" und erzählt
etwas über das Begehren und die Liebe. (Abb.18., sowie Farbtaf. 20). Auch diese, in
die Breite gezogene Zeichnung geht mit abgewandeltem Text auf eine Anzeige der
Jugend 1906[78] zurück und ist die Ankündigung eines spiritistisch-esoterischen[79]

[77] Das Wort Suggestion, die in der Volkssprache der Jahrhundertwende auch "fauler Zauber" genannt wurde, wird nicht wie
damals und heute üblich (E. Tömner: Hypnotismus und Suggestion. Teubner, Berlin 1921) benutzt, sondern auf andere,
bestimmter esoterischer Literatur folgende Weise gebraucht.
Einerseits beklagt Fent, dass ihm wesensfremde Gedanken per Suggestion eingegeben werden, wodurch er sich nicht kon-
trollieren könne. (Dazu s. W. Gerard: Fernfühlen und Fernwirken. Baum, Pfullingen o.J.)
Andererseits können wir aus seinen Schriften das Wort Suggestion auch im Sinne des damals weit verbreiteten Couéismus identifizieren. Es handelte sich um eine besondere Autosuggestions-Technik, ein Willenstraining für besseres Auftreten und effek-
tivere öffentliche Wirksamkeit. Der Gebrauch eines solchen Trainings wurde in okkultistischen Kreisen aber auch als Mittel
gegen Fremdeinfluß empfohlen, wie es auch heute noch im "assertivity training" als Vorbereitung für eine Bewerbung, eine
Rede usw. vorwiegend in den Vereinigten Staten mit Hilfe von psychologisch geschultem Personal eingeübt wird [s. H. Jürgens:
Couéismus und Neugeistpraxis, Baum, Pfullingen cca. 1909; R. Baerwald: Psychologie der Selbstverteidigung in Kampf-, Not-
und Krankheitszeiten. Autosuggestion (Couéismus) und Willenstraining. Heinrichs'sche Buchhandlung, Leipzig 1923; H.
Jürgens: Das Geheimnis Coué's. 55 Formeln aus der Praxis für die Praxis. Baum, Pfullingen o.J.].
[78] Jugend 1906, Nr. 4. S. 3, aber auch schon Jugend 1905, S. 1011. Ein etwas längliches Format erschien in anderen Zeitschriften.
Diese sind aber meistens schlechtere Abdrucke. S. z.B. Lustige Blätter 1905/ Nr. 46; 48; 50; 52 oder 1906 Nr. 2. In der Nr. 4. 1910
der Lustigen Blättern wurde die das Hellsehen propagierende Anzeige vom Simplicissimus 1910, S. 498 und 888 publiziert.
[79] In dieser Zeit erschienen unzählige esoterisch-okkultistische Bücher über Gedankenmacht, Autosuggestion oder
Liebeszauber. Für diese Bücher wurde in den Anzeigen der Illustrierten und der humoristischen Blätter rege geworben. S.
z.B. Meggendorfer Blätter Nr. 1042, S. 215 a; Nimm mit 3 (1906/7):13; Meggendorfer Blätter Nr. 1010, S. 91 oder auch mit der
Figur des Teufels z.B. im Simplicissimus 1906, S. 33 bzw. Meggendorfer Blätter Nr. 1034, S. 50.

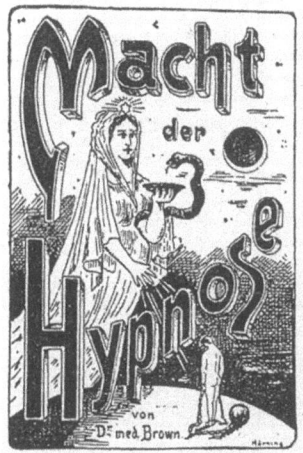

Macht der Hypnose.

Ein Lehrbuch des persönlichen Magnetismus, Hypnotismus u. der Suggestion.
Sie können sich selbst hypnotisieren,
ohne eine zweite Person. Sie können
Ihren Einfluss auf andere geltend
machen, auch ohne deren Wissen und
Willen. Sie können jedermann hypno-
tisieren, selbst durch das Telephon. Sie
können Krankheiten, besonders Kopf-
und Zahnschmerzen heilen mittels Sug-
gestion ohne jede Arzenei. Sie haben
Ihr Lebensglück in Händen. Man wird
Ihre Gesellschaft aufsuchen; Sie werden
überall Beliebtheit, Freunde, Erfolg und
Glück erlangen, wenn Sie das Werk
,,Macht der Hypnose" vom berühmten
Hypnotiseur Dr. med. B r o w n stu-
dieren. Preis Mk. 1.60. Erfolg garantiert.
Illustrierte Prospekte gratis.
Wendels Verlag, Dresden 1068.

Abb.19.

Buches mit dem Titel „Macht der Hypnose" von „Dr. Brown" (Abb.19.). Der Ori-
ginaldeckel einer Ausgabe 1906 (laut Widmung), die sich in meinem Besitz
befindet, ist allerdings ohne Bild gestaltet. So kann man vermuten, dass die Fent-
Zeichnung sich eindeutig auf die kleine Anzeige bezieht.

Die große Frauengestalt tritt als eine mächtige mysteriöse Befreierin oder
magische[80] Heilerin eines kleinen und traurigen oder scheuen Gefangenen auf.
Sie könnte mit den Attributen Schlange[81], Mond und Sterne am ehesten Juno[82]
und den Lichtgöttinen Lucina, Lucetia bzw. sogar einer esoterisch umgewan-
delten christlichen Himmelskönigin zugeordnet werden. Die Zeichnung hat
nämlich auch etwas von einem Votivbild.

Eigentlich geht es aber hier in diesem ganz unerotischen Bild um ein damals
modisches Thema, um die unwiderstehliche Macht der Frauen über das andere
Geschlecht, über die Männer, d.h. um den Zauber der Anziehung (Abb.20.)[83],
um das Geheimnis des geschlechtlichen Begehrens, die allegorisch mit den Fesseln und Ketten der Liebesneigung zum Weib (und nicht zur Frau) in Verbindung gebracht wurden. Mit der Abwertung der Frauen als Weiber (z.B. in der
sexualpathologischen und sittengeschichtlichen Literatur sowie in der Karikatur) oder als Minderwertige (Geistesschwache, Verbrecherin oder Prostituierte
nach Möbius, Lombroso und Weininger) sprach man im gleichen Zuge auch

---

[80] Solch verhüllte "Wahrsagerinnen" halten meist ein Räuchergefäß in der Hand, woraus eine langsame Rauchfahne aufsteigt.

[81] Es ist auffallend, dass die Schlange sich durch die Falten des Frauengewandes schlängelt. Ihr Vorderteil wird vom linken
Arm der Frau gehalten. Aus der Figuration der Schlange könnte man auch auf ein anderes, nämlich diabolisches Bildfeld
kommen, wo die Frau die Schlange (hier eine Allegorie des Teufels) an ihrem Busen nährt.

[82] Vgl. E. Siecke: Götterattribute und sogenannte Symbole, Costenoble, Jena 1909, S. 94-99.

[83] Wegen der guten Reproduzierbarkeit aus der Zeitschrift Nach Feierabend 1010, S. 703. Es ist zu bemerken, dass dieses, auch
in allen bekannteren humoristischen Blättern jahrelang publizierte Bild in seiner Bildstruktur sehr ähnlich ist wie das Fent-
Bild mit dem Titel "Himmelfahrt-Traum" (Abb.1.).

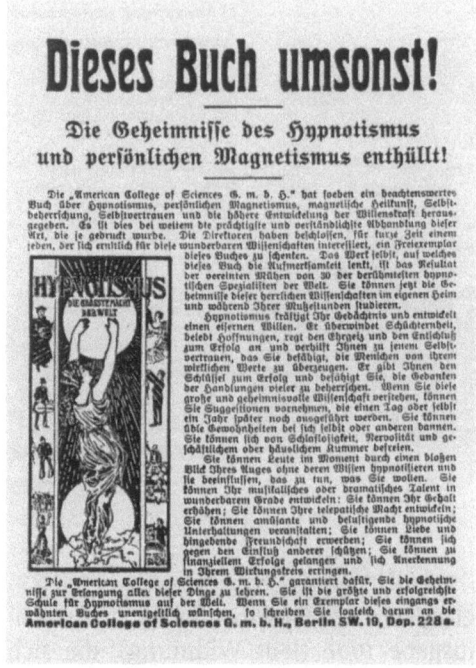

Abb.20.

von einer mysteriösen „geistigen Übermacht des Weibes", über ihre besondere Macht, den Mann in Bann zu ziehen oder anzufeuern.

Dieser Sachverhalt wird aber bildlich bei Fent sehr seltsam dargelegt. Der verzagte Gefangene (seiner Triebe) ist in Ketten geschlagen und an eine Eisenkugel gebunden. Er scheint vor der übermächtigen Frau[84], demütig den Kopf senkend, wie ein Diener vor seiner Herrin zu stehen. Sie blickt nicht ihn an, sondern schaut in die weite Ferne des Weltalls. Eine Schlange, die etwas verschluckend oder auswürgend über eine Schale gebeugt ist, blickt den Mann an. Aus der Schale und Schlange könnten wir auf Gift, Gegengift und Medikament kommen, aus der Köperhaltung des Mannes auf ein peinigendes Leid. Dieses Leiden oder diese Passion ist bei Fent durch seine erotische Leidenschaft verursacht worden, der er zum Opfer gefallen war.

---

[84] Der Stern mit dem Strahlenkranz auf dem Kopf zeichnet sie als eine Frau aus, die mit diesem Attribut mitteilen will, dass sie über das "zweite Gesicht" verfügt.
Eine großformatige erotische Zeichnung von Fidus zeigt eine Frau, die in ihrem Schoß einen Mann hält (Jugend 1904, S. 570). An dem Kopf der Frau, die "Satana" genannt wird, eine Bezeichnung, die auch August Natterer benutzt hat (s. I. Jádi/ B. Brand-Claussen (Hsgb.): August Natterer, S. 245, Anm. 38 und Kat. 40), sehen wir einen ähnlichen Stern wie auf dem Anzeigenbild.
Diese Götterfigurine ist ein Pendant der Viktoria-Nike Figur, die wir bei der Besprechung des Bildes "Ein Himmelfahrts-Traum" kennengelernt haben. Beide sind überirdische Gestalten mit Bezügen zu den Sternen. Durch diese "astrale" Konnotation [s. F. Freudenberg: Astrale und elementare Einflüsse, Baum, Pfullingen, o.J. (um 1905)] konnten die kommerziellen Anwendungen dieser Frauengestalten Fent besonders zugesagt haben.

Aus der Konstellation Frau und Schlange assoziiert man automatisch die verführerische Frau, Eva und die Erbsünde im Paradies (!)[85]. Besonders diese Allegorie, die die Alliteration des Wortes „Paradiesbett" wieder wach ruft, scheint bestätigt zu werden, wenn wir die mysteriösen Strahlen in die Deutung einbeziehen, die aus dem Schoß der überwachenden himmlischen Frauengestalt den suggestiv gespreizten Fingern entlang herausströmen und mit ihrem „Schwarzlicht" den kleinen Mann (das „Erdmännchen") überfluten bzw. ihn „anschwärzen" wollen. Diese „schwarze Magie" des Aberglaubens im Zusammenhang mit Teufel und Hexe, die im Geschlechterverhältnis exemplarisch angedeutet wird, kann hier am ehesten gemeint sein. Sie ist diejenige, die die suggestiven Hände und das beschwörende „Augenlicht", Berührung und Blick an der Schamgrenze zusammenbringt und die seit altersher in dem „aufreißerischen" Blick der Geschlechter für das magische Moment des Verliebens oder Erregt-Werdens verantwortlich gemacht wird.

Freud verstand dies als eine Art „Übertragungsliebe" eines verpflichtenden erotischen Skripts aus der Kindheit, Ferenczi aber als eine temperierte Affektübertragung infolge einer besonderen Wertschätzung oder bewundernden Würdigung, die aus einem Mangel, aus einem narzisstischen Defizit ihren Anfang nimmt. Beide, Freud wie Ferenczi, waren der Meinung, dass die aufflammende oder leidenschaftliche Faszination einer *„amour fou"* aber meistens eine „irre" Herrschaft anstrebt. Infolgedessen kann sich der Liebessüchtige, der erregte Passionierte wie Fent, dessen Gedanken unentwegt um die Erotik kreisen, von dem Objekt dieser Habgier unwiderstehlich in Bann gezogen oder gesteuert fühlen. Die Faszination der *Andersheit*, die jemanden zu einer immer in anderer Gestalt stattfindenden erotischen Handlung verpflichtet, lässt keinen sein. Der Verliebte/Erotiker gehört dem anderen, während das Erkennen einer Divergenz von intersubjektiver Selbstheit und *Anderheit* sich in der Liebesbeziehung und Sexualität permissiv verhält. Im Licht der Selbstpsychologie scheint also eher Ferenczi[86] Recht gehabt zu haben.

Hat nicht Nietzsche gesagt, dass der Mensch in der interessengeleiteten Verpflichtung zum anderen die Liebe hasst und andere bekriegt oder in Ketten tanzt, wenn er dichtet?

Wird während der Begegnung die Transzendenz des Gesichtssinns mit der des Hörsinns und das Gesicht gleichzeitig mit dem Antlitz vertauscht, ereignet sich im Hier und Jetzt des Treffens ein geblendetes Nebenfeld der entgleisten Intersubjektivität, ein Wunsch der Aneignung und des Auserwähltseins, der jede Intimität aus dem Verhältnis eliminiert und die Herrschaft der privaten Heimlichkeit auf dem Feld des leidenschaftlichen Glaubens etabliert. Sie steht im psychoökonomischen Spannungsfeld von privatisierter Moral und egoistischer Wunscherfüllung mit dem Versprechen eines „Jenseits" aller Bedingtheit.

---

[85] Vgl. auch den damals sehr populären esoterischen Roman von A.-L. Balzer: Das Paradies der Schmerzen. Baum, Pfullingen 1907. Hier sehnt sich die von "Fremdgeistern" gequälte Heldin nach den Sternen und "fühlt Heimatluft von den Pforten des ewigen Gartens".

[86] F. Jádi: *Regressionszug* in der Thalassa (ung.). Thalassa 10 (1999): 140-149.

Der objekthaft Begehrende kompensiert so seinen Mangel an Wohlsein mit dem Versprechen des Gernhabens eines Besonderen. Er durstet nach einem, mit dem gierigen Blick zerschnittenen Körper, nach dem abgetrennten Körperteil des anderen und will das Unmögliche. Er ist bedrängt, sein zerstückeltes Objekt zu „vernaschen", „fertig zu machen" oder „zu erledigen" und weist dabei jede Verantwortung von sich. Er will dieses entsubjektivierte Objekt aber unbedingt auch als Ganzes, allerdings als willigen Befriedigungsautomaten nehmen, haben, besitzen und beherrschen oder von ihm beherrscht werden. Dies bringt temporär eine Verwandlung zum Besonderen und eine „Amphimixis"[87] mit sich, die in der äußersten oder absoluten Fiktionalität wie im Falle der Schizophrenie, bei aller „Unschuldsvermutung der Unmündigen", ein Leben lang andauern kann.

---

[87] S. Ferenczi: *Versuch einer Genitaltheorie* (1924), In: S. Ferenczi: Schriften zur Psychoanalyse, Bd. II. Fischer, Frankfurt am Main 1972, S. 321-341.

Heidelberger Jahrbuch, Band XLVI:
T. Fuchs, I. Jádi, B. Brand-Claussen, Chr. Mundt (Hrsg.): Wahn Welt Bild
© Springer-Verlag Berlin Heidelberg 2002

Sprachnotwendigkeiten

Texte aus der Sammlung Prinzhorn

GISELA STEINLECHNER

Zusammenfassung

Der Beitrag beschäftigt sich mit den Texten aus der Sammlung
Prinzhorn, die - einer Formulierung Walter Benjamins folgend - als
„Bewegungen im Medium der Sprache" aufgefasst werden. Anhand
konkreter Lektüren wird versucht, die sprachpoetische Verfasstheit
und Funktion dieser Texte zu beschreiben, sie als Idiome mit einer
eigenen Grammatik und Ästhetik zu begreifen, die die Möglichkeiten
von Sprache auf ihre je eigene Art und Weise entfalten und modifi-
zieren. Wobei eine an den Schreibpraktiken und Sprachexperimen-
ten der Moderne geschulte Wahrnehmung einen differenzierten
Blick auf das Geschehen in der Sprache ermöglichen soll, unter
besonderer Berücksichtigung der ausgeprägten visuellen und mate-
rialen Qualitäten dieser Textproduktionen und ihres speziellen Ent-
stehungszusammenhanges.

Jean Cocteau, der französische Dichter und Regisseur, war einer der frühen
Bewunderer der Sammlung Prinzhorn, deren Künstler er einmal als „Kleinmeister
des Irrsinns" bezeichnet hat. In seinem ersten, 1930 fertiggestellten Film „Le sang
d´un poète" (*Das Blut eines Dichters*) hatte Cocteau nach eigener Aussage versucht,
eine Vorstellung vom Alptraum zu geben, in dem Dichter leben. In bizarren, meta-
morphotischen Bildern wird die Erfahrung des schöpferischen Vorgangs nach
Außen – ins Visuelle und Gestalthafte – transformiert: Statuen und Bilder werden
plötzlich lebendig, in der Hand des Dichters öffnet sich ein Mund und beginnt zu
sprechen. Ich weiß nicht, ob Cocteau deutsch gesprochen hat, jedenfalls hätte er
dann in Hans Prinzhorns „Bildnerei der Geisteskranken" auf eine Stelle stoßen
können, wo August Natterer (im Buch unter dem Pseudonym *Neter*) den erstmali-
gen Ausbruch seiner Halluzinationen beschreibt: und zwar im Stil eines großen,
initiatorischen Freiluft-Kinoerlebnisses. Stattgefunden hat das Ganze um das Jahr

1907 in einer kleinen deutschen Residenzstadt an einem Montag um 12 Uhr mittags. Also High Noon und, wie wir heute wissen, eine berüchtigte Kino-Zeit.

„Zunächst sah ich in den Wolken einen weißen Fleck in nächster Nähe - die Wolken blieben alle stehen - dann entfernte sich der weiße Fleck und stand während der ganzen Zeit wie ein Brett am Himmel. Auf diesem Brett, oder dieser Leinwand oder Bühne, folgten einander nun blitzschnell die Bilder, wohl 10.000 in der halben Stunde, sodaß ich nur mit äußerster Anstrengung die wichtigsten auffassen konnte. Der Herrgott selbst erschien, die Hexe, welche die Welt erschuf - dazwischen weltliche Szenen: Kriegsbilder, Erdteile, Denkmäler, Schlachtenbilder aus den Befreiungskriegen, Schlösser, wunderbare Schlösser, einfach die Herrlichkeiten der Welt - aber dies alles in überirdischen Bildern. Sie waren wenigstens zwanzig Meter groß, deutlich zu sehen, fast farblos, wie Photographien, manche auch etwas farbig. Es waren lebende Figuren, die sich bewegt haben. Zuerst meinte man, daß sie eigentlich kein Leben hätten, dann wurden sie mit einer Verklärung durchdrungen, es wurde ihnen die Verklärung eingehaucht. Es war schließlich wie in einem Kino.“[1]

Der himmlische Halluzinations-Apparat, den August Natterer hier beschreibt und dessen ungeheure Bilderflut er im Verlauf seiner Krankheit immer wieder in Skizzen, Objekten und schriftlichen Kommentaren festgehalten hat – dieser Apparat entspricht in auffallend vielen Details dem noch jungen Medium des Films. Etwa die blitzschnelle Abfolge der riesigen Bilder auf der weißen Leinwand - rechnet man Natterers Angaben um, so kommt man auf eine Geschwindigkeit von $5^{1}/_{2}$ Bildern pro Sekunde, was noch keinen wirklichen Film (20-24 Bilder pro Sekunde), aber eine rasante Folge von Einzelbildern ergibt, die nur mehr mit äußerster Anstrengung wahrzunehmen sind. Es ist gerade so, als hätte hier einer jenen historischen Augenblick halluziniert, *als die Bilder laufen lernten*. Natterer sieht bezeichnenderweise auch noch nicht in Farbe (die Technik hierfür wird noch lange nicht erfunden werden), und was er sieht, erinnert ihn an Photographien, denen eine Art Verklärung eingehaucht wurde.

Es gibt also offenbar eine Verwandtschaft zwischen der beschriebenen halluzinatorischen Bilderschau und der Ästhetik des Films; man könnte sich nun fragen, ob der Freiluft-Visionär vom Kino abgeschaut hat (*Es war schließlich wie in einem Kino*, sagt er selbst) oder ob sich das Medium des Films in manchen Belangen den Verfahren und Strukturen halluzinatorischen Sehens annähert. An solchen im Kreis laufenden Fragestellungen hat sich die Diskussion um den künstlerischen Status der Produktionen von Geisteskranken immer wieder festgehakt und aufgeladen. Sobald man Ähnlichkeiten entdeckt, stellt sich die Frage nach deren Bedeutung bzw. nach notwendigen Grenzziehungen. Was haben wir Nicht-Verrückte mit diesen Produkten zu tun, was verbindet uns mit der Sprache und der Bildwelt der Geisteskranken?

---

[1] Prinzhorn (1994), S. 204 f.

Immer wieder wurde hier die Ästhetik und Programmatik der Moderne als ein verbindendes Element ins Treffen geführt. Sie ist es, die den nicht-pathologischen Blick auf die Ausdrucksformen eines verrückten Bewusstseins wesentlich mitinitiiert und mitgetragen hat, indem sie unsere Wahrnehmung erweitert und geschärft hat für eine Ästhetik der Normabweichung und der Brüche, für radikale Entgrenzungsmanöver, für Strategien der Selbstauflösung und Selbsterfindung. Durch den „Filter" der modernen Kunst und der daran anknüpfenden Diskurse betrachtet, sind die Produktionen Geisteskranker ohne Zweifel lesbarer und beschreibbarer geworden: als ambivalente Zeichenkonfigurationen, als Idiome mit einer eigenen Grammatik und Logik.

Während jedoch die bildnerischen Arbeiten aus der Sammlung Prinzhorn heute fast selbstverständlich der Kunst zugerechnet werden, ist man bei der Beurteilung der Texte um einiges zurückhaltender, wenn es um den Nachweis möglicher ästhetischer Qualitäten geht. Weil hier Sprache im Spiel ist, stellt sich die Frage nach dem zugrundeliegenden Bewusstsein und nach einer rational nachvollziehbaren Sprecher-Intention offenbar um einiges hartnäckiger, während den bildnerischen Ausdrucksformen von vornherein mehr an unbewussten und irrationalen Anteilen zugestanden wird. Wer in seinen Texten von den Grundregeln des Sprachgebrauchs abweicht und dies durch keine literarische Konvention oder Motivation begründen kann, dessen Rede gerät schnell in den Verdacht, nichts als defekt zu sein. (Was für die meisten Rezipienten jede weitere Frage nach der poetischen Relevanz und Funktion eines solchen Sprachgebrauchs erübrigt.)

Einer Rezeption unter sprachpoetischen Gesichtspunkten stand lange Zeit auch entgegen, dass die Schriftstücke aus der Sammlung als reine Gebrauchstexte gewertet wurden. Für die zeitgenössische Psychiatrie dienten diese Briefe, Aufzeichnungen, Selbstdarstellungen, Abhandlungen und „Kritzeleien" der Anstalts-Patienten als unmittelbare Belege für deren Krankheitssymptome, für bestimmte Sprachstörungen und Wahnvorstellungen oder auch für „fehlende Krankeitseinsicht". D.h. den sprachlichen Äußerungen wurde Bedeutung nur als eine sekundäre zugestanden, (eine, die sich erst im Spiegel des psychiatrischen Diskurses offenbart). Dieser war somit die einzige Leseanweisung für die verqueren Sprachdokumente, sofern sie nicht überhaupt als „Wortsalat" abgetan wurden, also als zufällige Sprachgebilde ohne jegliche Struktur und Bedeutung.

Eine programmatische Aufwertung der Sprache der Geisteskranken haben die französischen Surrealisten unternommen, indem sie einerseits das Ideal einer reinen, von allen Fesseln der Vernunft befreiten Ursprache darauf projizierten und zum anderen auch den Versuch unternahmen, sich diese unerhörte Rede anzuverwandeln, indem sie psychopathologische Sprachformen simulierten bzw. Elemente davon in das eigene ästhetische Repertoire übernahmen. Das markanteste Beispiel dafür ist der Band „L'immaculée conception" (*Die unbefleckte Empfängnis*), eine 1930 erschienene Gemeinschaftsarbeit von André Breton und Paul Eluard, in der die Autoren u.a. verschiedene psychotische Sprechweisen imitierten (Schwachsinn, akute Manie, dementia praecox ...). Erklärtes Ziel dieser Text-Experimente war es, die psychotische Erfahrung von innen her nachzubilden, ohne dabei jedoch die Kontrolle zu verlieren: also als Zaungäste des Wahnsinns Erfahrungen der anderen Art gleichsam ins Trockene zu bringen.

Mein Thema hier sind jedoch nicht die vielfältigen kulturhistorischen Zusammenhänge und intertextuellen Bezüglichkeiten zwischen den Produktionen Geisteskranker und der Ästhetik der Avantgarde, sondern ich möchte versuchen, die Texte aus der Sammlung-Prinzhorn als *Bewegungen im Medium der Sprache* zu erfassen und zu beschreiben. Ich verwende hier einen Ausdruck von Walter Benjamin, den dieser in Bezug auf Alexander Mettes Studie „Über Beziehungen zwischen Spracheigentümlichkeiten Schizophrener und dichterischer Produktion" gebraucht hat. Zu der 1928 erschienenen Pionierarbeit von Mette merkte Walter Benjamin kritisch an:

„Vielmehr hätte er die Schizophrenie, dialektisch und kollektivistisch, als Bewegung im Medium der Sprache und damit als eine Erscheinung erkannt, die nur in ihrem lebendigen Gegensatz zur Sprachgemeinschaft verständlich ist."[2]

Meine Frage zielt nun dahin, inwieweit dieser angesprochene „lebendige Gegensatz zur Sprachgemeinschaft" nicht immer schon verschränkt ist mit der poetischen Valenz von Sprache, mit ihren systemimmanenten Entfaltungsmöglichkeiten, die hier im buchstäblichen Sinne *ausgelebt* werden. Die Texte aus der Sammlung offenbaren eine sprachliche Erfindungsgabe, Sensibilität und Kompetenz, die nicht an die *Herrschaft des Ich* und an eine rationale oder literarische Logik gebunden sind. Aus der Not heraus, dem psychotischen Erleben Struktur zu verleihen, ihm vielleicht auch etwas entgegenzusetzen, wird eine besondere Art von Wissen und Wendigkeit in der Sprache und durch die Sprache mobilisiert. Wenn ich hier von Sprache spreche, meine ich dies immer in einem erweiterten Sinn, der die phonetischen, visuellen und materiellen Qualitäten von gesprochener und geschriebener Sprache miteinbezieht, und auch den Akt des Schreibens selbst.

„Was *sich* in der Sprache ausdrückt, können *wir* nicht durch sie ausdrücken"[3], schreibt Ludwig Wittgenstein im *Tractatus logico-philosophicus*, ein Satz, der sich zwar allgemein auf die logischen Grundtatsachen oder auch Grundgeheimnisse des Funktionierens von Sprache bezieht, der jedoch meiner Ansicht nach im übertragenen Sinne für die Lektüre dieser Texte in besonderem Maße bedeutsam ist. Deren Verfasser haben ihren sprachlichen Schwerpunkt offenbar mehr in dem, „was sich *in der* Sprache ausdrückt", dort squatten, tänzeln, schuften sie oder fahren Achterbahn; sie teilen sich nicht *mit* der Sprache mit, sondern *in der Sprache* und *in die Sprache*, deren Gesetzlichkeiten, Klangfarben und geheimen Strömungen sie sich überlassen, an deren Materialität und Begrifflichkeiten sie mit Getöse auflaufen. Das hat notwendigerweise Auswirkungen auf die Rezeption, auf die Möglichkeiten des Verstehens. Eine an poetischen Schreib-

---

[2] Benjamin (1974), S. 80.
[3] Wittgenstein (1984), S. 33: Tractatus 4.121.

praktiken der Moderne und sprachspielerischen, sprachkritischen Texttraditionen geschulte und sensibilisierte Wahrnehmung hat u.U. die Möglichkeit, sich vermehrt auf dieses Geschehen *in der* Sprache einzulassen, dem Flüstern, Rascheln und Heulen auf der Signifikantenebene ein Ohr zu leihen, den *Spracheigentümlichkeiten* nachzugehen, ohne sie gleich einer einsinnigen Bedeutung überführen zu müssen.

Wobei der zweite Teil des Wittgensteinschen Satzes wesentlich ist: Wir haben keinen unmittelbaren diskursiven Zugriff auf das, was sich in der Sprache ausdrückt. Wir können nur dessen Wirkungen beschreiben, indem wir mit Hilfe anderer Texte und eigener Spracherfahrungen Beziehungen herstellen, *Familienähnlichkeiten* entdecken und daran eine Lektüre anknüpfen, die immer ein Schritt ins Ungewisse ist. In den *Philosophischen Untersuchungen* geht Wittgenstein anhand von Sprachspielen und Exempeln genau jenen Fragen nach, die einem auch bei der Lektüre der Texte aus der Sammlung Prinzhorn immer wieder begegnen. Es sind Fragen und Überlegungen, die um das Geheimnis der menschlichen Sprachbegabung kreisen: Wie ist es überhaupt möglich, dass wir einander verstehen, wie mannigfaltig und *unübersehbar* sind die Möglichkeiten selbst noch des einfachsten Gebrauchs der Sprache.

(Farbtaf. 21, Abb.1.)

Wenn ich an die Texte aus der Sammlung denke, sehe ich zuerst Bilder, Objekte vor mir. Eines ihrer wesentlichen Merkmale scheint mir, dass sie körperlich sind, dass das Geschriebene nicht abzutrennen ist von den Trägern und den verschiedensten Aufführungen der Schrift, dass die Schrift wiederum eine eigene Mimik und Physiognomik besitzt, an der kein Lesen vorbeiführt oder an der das Lesen manchmal wie hypnotisiert hängen bleibt. Viele der Texte gehen fast übergangslos in Zeichnungen oder Malereien über: Die Wörter und Buchstaben bilden Figuren, Landschaften, abstrakte Muster, oder sie verfilzen sich zu palimpsestartigen Strukturen, wie in der Arbeit von Heinrich M. Auf dem mit verschiedenfarbigen Stiften bearbeiteten Blatt sitzt, leicht aus der Mitte verschoben, ein Auge, das zu einem vogelartigen Kopf mit Krönung gehört. Es erzeugt einen eigenartigen Sog in dem Gewirr von kreuz und quer verlaufenden Schriftzügen. Jeder Versuch, hier zu lesen, muss an diesem Wächter-Auge vorbei, und während wir eine Schicht von Worten abheben und entziffern, scheint sich der Rest noch weiter zu verdichten und zu entziehen. Wann und wie das Auge auf diesem Wörter-Feld aufgetaucht ist, können wir nicht rekonstruieren, vielleicht lag es schon in der Sprache bereit, aus deren Buchstabenstreu es wie der Phoenix aus der Asche unverwüstlich herausblickt. „Ein *Bild* hielt uns gefangen", schreibt Wittgenstein, „Und heraus konnten wir nicht, denn es lag in unsrer Sprache, und sie schien es uns nur unerbittlich zu wiederholen."[4]

---

[4] Wittgenstein (1984), S. 300: Philosophische Untersuchungen 115.

In den Arbeiten mancher Patienten wuselt das Geschriebene als leutseliger Kommentar um die Zeichnungen herum oder füllt penibel jede frei bleibende Ecke auf dem Blatt aus. So auf den Bildern von Johann Knopf, auf denen sich die Schrift als ein quecksilbriges Element zwischen den visuellen Gestalten bewegt und z. T. auch in diese einfließt. Wie man ein Feld bestellt - nichts von dem wertvollen Boden vergeudend -, so *bestellt* Johann Knopf seine Blätter mit „geheimnisvollen Affären"[5] aus seinem Leben und seiner Gedankenwelt.

Oft wird beim Schreiben auch auf kunsthandwerkliche Traditionen rekurriert: z.B. auf die Buchmalerei, die Versalienkunst, auf die Monogramm-Stickerei, überhaupt auf die Technik des Zierstickens, wo Buchstaben und Schriften immer schon gelöchert wurden und sich als fadenförmige Würmer über Decken, Altar-Tischtücher, Servietten und Wandbehänge zogen.

(Farbtaf. 21, Abb.2.)
(Farbtaf. 22, Abb.3.)

Ein häufig abgebildetes Objekt der Sammlung ist die selbstgenähte, mit Schriftzügen bestickte Jacke von Agnes Richter. Deren Teile sind so zusammengenäht, dass an manchen Stellen die Unterseiten des bestickten Stoffes nach außen gedreht sind. Es wird also die normalerweise verdeckte Rückseite der Stickereien sichtbar, dort, wo die Fäden untertauchen und die Fadenenden versorgt werden - wo eine unabsichtliche, dennoch einer logischen Notwendigkeit folgende Textur entsteht, ohne die die repräsentative Schauseite nicht funktionieren würde. Vielleicht kann das als Modell für einen möglichen Zugang zu solchen verdichteten Text-Bild-Gestaltungen herangezogen werden: Wir sehen die Rückseite eines Zusammenhanges, den wir nur imaginieren, erahnen können.

(Farbtaf. 23, Abb.4.)
(Farbtaf. 23, Abb.5.)

Im Stil von Stickereien auf liturgischen Gewändern und Zierdecken sind die textilen Botschaften von Johanna Wintsch gearbeitet. Es finden sich darauf viele christliche Symbole, vor allem das Kreuz, aber auch Sterne, Rosetten und Elemente aus der Kirchenarchitektur. Die Schriftzeichen werden von der Stickerin einerseits auf formale Grundformen reduziert, zum anderen aber auch ornamental ausgeschmückt, z.T. befinden sie sich auf dem Weg der Verwandlung in gegenständliche Figuren: eine Leiter, ein vasenartiges Gefäß, eine Agglutination von Bischofsmütze, Säule, vielleicht auch einem Kirchturm. Das Ganze könnte ein A oder auch ein I darstellen, und wer will, sieht den Phallus. Auf dem weißen Leinen herrscht eine leichtfüßige, lichte Ordnung - die sprachliche Botschaft entzieht sich elegant in eine Sphäre graphischer Verwandlungen, wo den Buchstaben eine Art Apotheose bereitet wird. Anstatt zu bezeichnen, treten sie in Erscheinung.

---

[5] Vgl. Johann Knopf, „Bitte Nr. 2345 die geheimnisvolle Affären der Mordanschlägen", Inv. Nr. 1494/4 recto, in: Wahnsinnige Schönheit (1997), S. 119.

Neben Texten, die als Stickereien ausgeführt wurden, existieren in der Sammlung auch solche, die den Gestus einer mit der Nadel geführten, ornamentalen Schrift nur zitieren. Überhaupt fällt bei den Textproduktionen auf, dass die dekorativen und manierierten Züge der Schrift sehr oft hervortreten, deren redundante Anteile übernehmen das Kommando, lassen die Buchstaben zum Kasperl werden oder auch zur barocken Heiligenfigur.

(Farbtaf. 24, Abb.6.)
(Farbtaf. 24, Abb.7.)

Etymologisch ist die Verzierung mit dem Begriff des *Sich-Zierens* verwandt, jener bezeichnet eine ambivalente Haltung, die, zwischen Verweigerung und Wunsch eingeklemmt, sich zum Schnörkel verformt. In vielen Texten ziert sich die Schrift, sie bedeutet einem: Schau her, aber lies mich nicht, sie lenkt von sich ab an die Oberfläche einer graphischen Verklausulierung.

Auf dem Schriftstück von Heinrich Hack ist der Christus zugeschriebene Satz: *Vater in deine Hände befehle ich meinen Geist. Halleluja* in Schönschrift um ein Blumenbeet angeordnet. Die einzelnen Worte werden durch das ornamentale Dekor buchstäblich überwuchert und eingekapselt. Besonders ins Auge fallen die dunkel schraffierten Strichbänder, die sich girlandenhaft um die Buchstaben winden und diese somit als dreidimensionale Objekte markieren; sie scheinen die Schrift festzuschnüren und zugleich durchzustreichen. Auch ist jedes Wort eingebettet in ein punktiertes Feld – eine Art Wortbeet, dessen Umrisslinien gestalthafte Züge annehmen, verstärkt noch durch die hervorgehobenen Punkte, die im Text hinter jedes einzelne Wort gesetzt sind, und die hier wie Augen wirken. Der Satz blickt uns von einem Ort aus an, der uns verdächtig bekannt vorkommt: *Vater. in . deine Hände. be=fehle. ich. meinen. Geist. Halleluja.* Die unausweichlichen Folgen dieser Sterbenswörter vorausnehmend, hat sie der Autor schon in Grabschrift beigesetzt. Andererseits: Ist dieses Schreiben in der Anstalt nicht ohnehin immer eine Art von Beerdigen, denn wie können die Wörter aus dem Zimmersarg jemals hinausdringen, wer wird sie lesen? „Ich wünsche mir nichts sehnlicher als nicht in diesem Zimmer begaben zu werden", schreibt Marieluise M. in ihrer *Letztwilligen Verfügung*[6], dabei dem bedrohlichen Wort Grab einen Buchstaben wie einen schmerzenden Zahn ziehend.

(Farbtaf. 25, Abb.8. und 9.)

Auch Alois Dallmayr verwechselt oder vertauscht in seinen Schriften konsequent Irrenhaus und Leichenhaus miteinander. Als seine Adresse gibt er an: *HeilanstaltEglfing. / Leichenhaus / Nummer / 33.*[7] Auf einer beschrifteten Bleistiftzeichnung hat Dallmayr verschiedene Erlebnissphären, Sprecherrollen, Körper und Schauplätze auf einer simultanen Anschauungsebene in der Art

---

[6] Marie-Louise M., Doppelblatt mit Text und Zeichnungen, Inv. Nr. 2549, in: Jádi (1985), S.182.
[7] Alois Dallmayr, Text in Zeichnung, Inv. Nr. 2029 y recto, in: Jádi (1985), S. 250.

einer Landkarte verteilt. Hier haben offenkundig einige Ortsverschiebungen stattgefunden: die namentlich genannten Ärzte befinden sich in einem *Erziehungs-Heim* und kurieren sich gegenseitig (*Das Haupt Dr. Mayrs ist kurirt: kostet 20 M Dr. Dallberger.*), die Kirche hingegen ist nicht mehr im Dorf, sondern steht an der Stelle, wo sonst das Geschlecht ist, die *Fotzen* wiederum *sind beim Portier des (Kino.) Central Theaters in der Rosengasse zu haben.* Direkt gegenüber postiert ist der Satz: *Der dort stehende Schutzmann lässt sie grüssen!* Alles ist hier in Bewegung geraten und in vieldeutige topographische und semantische Nachbarschaften zueinander gebracht, auf diesem beschrifteten Feld lassen sich die Identitäten, Autoritäten und Körperteile herumschieben wie bei einem Brettspiel-Manöver. Und auf der Rückseite des Blattes sind die Karten wieder anders verteilt, dort steht geschrieben:

„<u>Das Haus Oeser ist vereidigt und schwört den Tod.</u>
<u>Eglfing</u> wird dieses Haus als <u>Schrecken Betrachten!</u> -
Oberbayerische Heil u Pflegeanstalt Eglfing. Inhaber: Alois <u>Dallmayr</u>.
<u>Der Polizei-Hund Oeser</u> grüsst die <u>hochlöbl. Direktion.</u>
Im meinem Namen soll ich Ihnen von Frau Obergärtner <u>Oeser</u> einen Gruss ausrichten, wenn sie einmal Zugochsen brauchen, dann können sie sofort welche <u>haben</u>.

Dallmayr ist bei keinem Freunde u Feinde <u>ausgestorben</u>.“[8]

Hier weist sich Alois Dallmayr als *Inhaber der Oberbayrischen Heil u Pflegeanstalt Eglfing* aus. Der grüßende Schutzmann von der Vorderseite ist mutiert zum *Polizei-Hund Oeser,* der die *hochlöbl. Direktion* grüssen lässt, ebenso wie die *Frau Obergärtner Oeser,* die zudem noch ausrichten lässt: *wenn sie einmal Zugochsen brauchen, dann können sie sofort welche haben.* „Zu haben" sind also nicht nur Fotzen, sondern auch Zugochsen, verwaltet von dem ominösen Haus Oeser, das der Sitz der Allmachtsphantasien des ohnmächtigen Internierten ist: *Das Haus Oeser ist vereidigt und schwört den Tod. / Eglfing wird dieses Haus als Schrecken Betrachten!-* Grüße, Drohungen und dazu die freundliche Fratze des Polizeihunds Oeser – das alles verweist auf eine prekäre Situation, auf das Schreiben als vermintes Gelände, welches nur „auf bestem Täuschungs-Wege" durchquert werden kann. An anderer Stelle schreibt Alois Dallmayr, offenbar an die Familie gerichtet („An Frau Justizrat Dallmayr, An Frau Rentier Dallmayr [...]"):

„Ich erlaube mir, Ihnen auf dem Zwangswege meiner heiligen Beirat-SachE mitzuteilen, dass die Eindrücke meiner treuen Dienste von einer falschen Katze gebissen worden sind u. dass Ihnen mein – Ernst, mich, zu entlassen, auf bestem Täuschungs=Wege zur Warnung dienen dürftE.“[9]

---

[8] Alois Dallmayr, Inv. Nr. 2026 N verso, in: Jádi (1985), S. 252.
[9] Alois Dallmayr, Inv. 2029 y verso, in: Jádi (1985), S. 252.

Was hier „auf dem Zwangswege" losgeschickt wird, ist eine zu einem un-
durchdringlichen Schutzwall gedrechselte Botschaft, die sich zugleich selbst bis
zur Überdeutlichkeit belichtet: Alles in Untertänigkeit Geschriebene ist von
„einer falschen Katze" gebissen, soviel als Warnung von demjenigen, der auf
einem anderen Blatt unterzeichnet als „Alois Dallmayr als Geist der Wahrheit
interniert". Wie die Katze, die sich selbst in den Schwanz beißt, nährt sich diese
Rede von den anarchischen Ausläufern der grammatikalischen und semantischen Logik der Sprache. Nur solcherart chiffriert kann sie die vielfältigen
inneren und äußeren Zensurschranken passieren.
  Eine andere Form der Chiffrierung praktiziert Ernst Brunner in seinem
Brief an die Eltern, den er in Lautschrift verfaßt hat:

„ghardhaus-brihl – 1.8.1921.   mondhag
lïbe eldhern
sẹdoch, dås ich rechd bald haimghŏme // um oich gewogen dsu šdïmen, dhaile
ich oich ainen wids mid // in folgendem sads finded aine ferainiguḡ fon laud-
und bildrifd šdåd: dsigăre, dsigaredhe/ dawag dambfen // das von mir
gešrïbene d dsaigd eine šraube wi fon dawagdambf // [...]"[10]

Um an die Eltern schreiben zu können, muss die Sprache erst *fremd gemacht*
werden, die Wörter sollen sich nicht mehr selbst ähnlich sehen, sondern in kar-
nevalesken Aufmachungen daherkommen. Damit aus den fremdartigen
Buchstabenkombinationen die vertrauten Wortklänge sich herauslösen, muss
jedes Wort erst auf der Zunge balanciert und ausprobiert werden. Zugleich gibt
es einen über jeden Verdacht erhabenen, anerkannten Code – die Lautschrift –
auf den man sich berufen kann. Der Briefschreiber macht gleich anfangs einen
„wids", um die Eltern, wie er schreibt, gewogen zu stimmen. Der Witz besteht in
der „ferainiguḡ fon laud- u bildšrifd", demonstriert an den Wörtern *dsigăre,
dsigaredhe, dawagh dambfen*. Diese Wörter sind in Brunners phonetischer
Schreibung jeweils mit einem *d* geschrieben. Dazu wird erklärt: „*das von mir
gešribene d dsaigd eine šraube wi fon dawagdambf*", später im Brief heißt es: „in
den fergaḡenen dhagen habe ich mèrere dsigaredhen dsum ferdambfen
gebrachd". Ein lustig rauchender Buchstabe vertritt hier den Briefschreiber vor
seinen Eltern, um sie gewogen zu stimmen, Rauchzeichen werden als Sprach-
witze von der einen in die andere Welt geschickt. Und sind nie dort angekommen. Einen Monat später schreibt Ernst Brunner eine Postkarte an den Vater,
ebenfalls in Lautschrift und mit folgendem Inhalt:

„ïch bïn undsufrïden // ïch habe gude lusd mïch von oïch fïr ïmer los dsu sagen
– ïch werde embhèrend fernachlĕsïgd.
Ernsd Brüner -"[11]

---

[10] Ernst Brunner, Inv. Nr. 4901, in: Jádi (1985), S. 201.
[11] Ernst Brunner, Inv. Nr. 4900, in: Jádi (1985), S. 201

Ich möchte hier noch näher auf diese in der Sammlung häufig vorkommenden Textsorten eingehen: Briefe, Depeschen, Ansuchen, Verlautbarungen und andere Schreiben, die an wirkliche oder imaginäre Adressaten gerichtet sind, an die Verwandten, an die Anstaltsleitung, an offizielle höhere Instanzen oder an eine nicht näher definierte Öffentlichkeit. Die Tatsache, dass kaum eine dieser Botschaften bei ihren Adressaten angekommen ist, konfrontiert uns mit einer grundlegenden Aporie, die die Rezeption dieser Texte kennzeichnet. Sind sie überhaupt an jemanden gerichtet, und wie können wir, die wir ganz bestimmt nicht gemeint waren, an die Stelle der Adressaten treten?

Es fällt auf, dass in diesen Schreiben die geltenden Sprachvereinbarungen oft penibel eingehalten, manchmal auch extrem übererfüllt werden. Zeremonielle Anrede- und Grußformeln, ausführliche Orts- und Datumsangaben, Titulaturen und Unterschriften bürgen gleichsam für einen real existierenden Urheber, Anlass und Adressaten des Schreibens. Man kann darüber spekulieren, ob dies die ohnmächtigen Gesten von Entmündigten sind, die sich mittels allgemeinverbindlicher formaler Instanzen und Textsorten als Subjekte der Rede instandsetzen wollen (und auch gehört werden wollen), oder ob diese Briefe und Verfügungen immer schon Akte der Mimikry sind, welche Kommunikationswerkzeuge und –absichten nur vortäuschen, während sie in ihrer eigenen Welt driften.

<u>Hochgeehrter Herr</u>
<u>Landesvater!</u>
Was soll ich schreiben?
Wie soll ich mich
ausdrücken? Ach! Oh!
Bitte! Bitte! Bitte! Bitte!
Bitte! Bitte! Bitte! Bitte!
Bitte! Bitte! Bitte! Bitte!
Bitte! Bitte! Bitte! Bitte!
Bitte! Bitte! Bitte! Bitte!
Bitte! Bitte! Bitte! Bitte!
Bitte! Bitte! Bitte! Bitte!
Bitte! Bitte! Bitte! Bitte!
Bitte! Bitte! Bitte! Bitte!
Bitte! Bitte! Bitte! Bitte!
Bitte! Bitte! Bitte! Bitte!

Bitte, bitte, Hochgeehrter Herr und
    König; eine
    Gnadenstelle möchte
  ich gerne haben.
 Mit dem schönsten
Oh, bitte um   Pität
verzeihung,   Theodor Schwebig.

da ich mit
Blei geschrieben.
Denn es ist im
Falle der Noht geschehen.[12]

1905 ist dieser Brief von Theodor Schwebig geschrieben, er beginnt mit mit einer Frage: *Was soll ich schreiben? Wie soll ich mich ausdrücken? Ach! Oh!* Jeder Briefsteller und erst recht jeder Bittsteller beginnt im Grunde an dieser prekären, buchstäblich aussichtslosen Stelle: *wie soll ich mich ausdrücken*, um als der, der ich bin, und mit dem, was ich sagen will, jemals den Anderen, den Adressaten zu erreichen? Als Antwort auf diese im Moment des Schreibens existentielle Frage setzt der Verfasser einen Schriftblock, bestehend aus dem 44 mal wiederholten Wort *Bitte*! Man denkt hier sofort an ähnliche Textbilder aus der konkreten Poesie, in der die Verfahren der Wiederholung und Reihung zum zentralen Repertoire der Sprachanalyse und –gestaltung gehören. Die Wiederholung bringt es an den Tag, was den Worten an physischer und visueller Qualität oft unbemerkt einsitzt, sie bringt den Sprachfluss zum Stolpern und Stottern, und sie lässt die Inhalte in Leerschleifen rotieren, bis diese etwas Anderes, Neues ausspucken.

Der Bittblock in Schwebigs Brief vertritt dessen Inhalt auf mehrfache Weise: Er pflastert gewissermaßen den Platz mit Aufmerksamkeit für die nachfolgende Bitte um eine *Gnadenstelle*. Zugleich schiebt er diese Bitte auch hinaus, verzögert sie in einem optischen und akustischen Suspense-Verfahren. Schließlich ist der Bittblock auch ein Bittgesang, der auf die Wirkkraft der Litanei, auf ihre rhythmischen und sprachmagischen Qualitäten setzt. In der zigfachen Wiederholung mutiert der vertraute Klang des Wortes *Bitte*, es kann eine beschwörende Formel daraus werden, aber auch ein groteskes Nachäffen. Am Schluss des Briefes wird um Verzeihung gebeten, für einen Formfehler aus Notwendigkeit: „Oh, bitte um / verzeihung , / da ich mit / Blei geschrieben / denn es ist im / Falle der Noht geschehen." Liefert sich hier jemand auf Gedeih und Verderb der formalen Etikette aus, von deren Funktionstüchtigkeit er wie von einer Gnade abzuhängen meint, oder ist hier doch eher ein zwiespältiger „Höflichkeitsmanierismus" am Werk, wie ihn Deleuze und Guattari in ihrem Kafka-Buch beschreiben? - „Der Höflichkeitsmanierismus rückt das Benachbarte in größere Ferne. (Immer Abstand halten! Eine zu tiefe Verbeugung, eine zu überschwengliche Begrüßung, eine allzu unterwürfige Geste, und man hat nur auf eine andere Art >Ach Scheiße< gesagt.)"[13]

Die angesprochene Zwiespältigkeit ist eine, die die Sprache selbst auftut, die sie immer schon beherbergt als Bedingung und Grenze des Sprechens. Und noch der gelungenste Sprechakt ist in diesem Sinne ein Hochseilakt, bei dem das Subjekt mit nichts als Worten balanciert. Hier fällt ein Briefschreiber in „Noht" auf die Materialität der Worte zurück, die er wie ein Netz unter sich ausbreitet – *Bitte Formfehler im Gewebe zu verzeihen!*

---

[12] Theodor Schwebig, Inv. Nr. 3389, Doppelblatt mit Text, 1905, in: Jádi (1985), S. 283.
[13] Deleuze / Guattari, Kafka (1976), S. 111.

In formlosem Bleistift sind auch die Briefe der Emma Hauck geschrieben, gerichtet an ihren Ehemann Herrn Reallehrer Michael Hauck in Mannheim. Die Briefe wurden 1909 geschrieben, dem Jahr, in dem Emma Hauck erstmals in der psychiatrischen Klinik Heidelberg interniert worden war – es werden darin nur einzelne Wörter und Wendungen wiederholt, etwa der Satz „Herzensschatzi komm", mit ihm wird die Seite tapeziert, die Worte werden so oft untereinander und übereinander geschrieben, bis sich ihre Gestalt in eine flächige Textur transformiert oder sich zu dunkel aufragenden Schriftsäulen verdickt. Prinzhorn wollte oder konnte hier keine Schriftzüge mehr erkennen, er bildete einen Brief von Emma Hauck ab unter dem Stichwort absichtslose, objektfreie Kritzeleien und würdigte die darin sich abzeichnende primitive Ordnungstendenz.[14]

(Farbtaf. 26, Abb.10.)

Haben diese Briefe die Sprache geschluckt, und wäre das ihre eigentliche Funktion bzw. Aussage (nämlich im Schreiben die Worte und deren Bedeutung zu vertilgen), oder macht es doch Sinn, in ihren Eingeweiden zu wühlen, um die Botschaft der Wörter zu entziffern? Mir erscheinen diese Briefe vor allem als körperliche Signaturen, ähnlich einem Fingerabdruck, einer Grimasse. Hier haben im Akt des Schreibens Exerzitien und Exorzismen stattgefunden: als sei die ganze geballte Wunschenergie wie der Teufel oder der heilige Geist in den Satz „Herzensschatzi komm!" hineingefahren, der solange wiedergekaut und niedergeschrieben werden musste, bis er ausgegeistet hat (wie man es von Hühnern sagt, die ohne Kopf noch herumrennen).

Die Wörter haben ein energetisches Eigenleben, an das sich die Schreibenden anschließen und an dem sie sich abarbeiten – manisch, kalligraphisch, motorisch. Was wir auf den kleinen Briefseiten der Emma Hauck nach fast einem Jahrhundert noch wahrnehmen können, ist der unbändige Tanz der Wünsche, der zugleich ihr Grab ist: schwarze, aufgewühlte Schrift. So wie es Franz Kafka 1921 in einer kleinen Notiz halluziniert hat, in der es um seinen „Plan der selbstbiographischen Untersuchungen" geht:

„Daraus will ich mich dann aufbauen so wie einer, dessen Haus unsicher ist, daneben ein sicheres aufbauen will, womöglich aus dem Material des alten. Schlimm ist es allerdings, wenn mitten im Bau seine Kraft aufhört und er jetzt statt eines zwar unsichern aber doch vollständigen Hauses, ein halbzerstörtes und halbfertiges hat, also nichts. Was folgt ist Irrsinn, also etwa ein Kosakentanz zwischen den zwei Häusern, wobei der Kosak mit den Stiefelabsätzen die Erde solange scharrt und auswirft, bis sich unter ihm sein Grab bildet."[15]

(Farbtaf. 26, Abb.11.)

---

[14] Prinzhorn, Bildnerei (1994), S. 60f.
[15] Kafka (1994), S. 10

Im Gegensatz zu den Schrift-Wolken-Ballungen der Emma Hauck wirken die Text-Objekte von Barbara Suckfüll geradezu aufgeräumt und beruhigt. Die beiden hervorgehobenen Ovale auf einem 1910 entstandenen Schrift-Bild vermitteln den Eindruck eines ruhigen, schwebenden Ineinander, sie sind nicht gleichgeschaltet und bewahren jedes seine eigene Form und Ausrichtung. Dieser Eindruck eines freien Schwebens wird noch verstärkt durch die Regelmäßigkeit der darunter liegenden Schriftzüge, die wie ein feines, ebenmäßiges Raster wirken. Erst aus der Nähe bemerkt man, dass es sich dabei nicht um einen durchgehenden Schriftverlauf handelt, sondern um ein Doppelblatt, dessen eine Schriftseite „auf dem Kopf" steht, und dass das innere Oval einen eigenen abgegrenzten Text beherbergt. Und wenn man die beiden ovalen Umrisslinien genauer ins Auge fasst, so beginnen auch sie zu kippen und offenbaren eine sperrige, befremdliche Seite: Die an der Linie entlanggeführte Schrift erscheint dann wie durchgestrichen, lässt an einen stacheligen Zaun, an eine Schriftnarbe denken.

Was sagt der Text (im inneren Oval)?

„Und. Heute. Haben. Wir. Sonntag. Auch. Den. Erßten. Sonntag. Nach. Maria. Himmelfahrt. Auch. Und. Da. Wirts. Der. Einundzwanzigßt. Sein. So. Denk. Ich. Wie. Fein. Und. Daß. Iß. Daß. Waschlavor. Halt. Auch. Daß. Hab. Ich. Schon. Einmal. Gezeichnet. Auch. Und. Da. Brachte. Die. Rothe. Heute. Kalteß. Auch. Zu. Kalteß. Waschwasser. Bracht. Sie. Heut. Und. Der. 2 Teufel. War. Auf. Wache. Auch. Daß. Hörte. Ich. Von. Selbst."[16]

In der Art eines Tagebuchs werden hier unmittelbare Wahrnehmungen und Beobachtungen aus dem Anstaltsleben protokolliert, wobei die Schreiberin hinter jedem einzelnen Wort einen Punkt setzt, was den Wörtern etwas Statuarisches, Endgültiges verleiht. Zugleich entsteht ein stockender, abgehackter Rhythmus. Schritte, Schlüsselklirren, das Kommen und Gehen von Ärzten, Pflegerinnen und Mitpatientinnen (meist mit Namen genannt), aufgeschnappte Worte, Störungen, Bedrohungen – alles wird vermerkt. Es geschehen Dinge hinter dem Rücken der Schreiberin, Experimente werden angestellt, die Pflegerinnen sind Teufel, die etwas gegen sie im Schilde führen und die sie daran hindern wollen, verschiedene Gegenstände zu zeichnen, wie es ihr telephonisch befohlen worden ist. Die Anstalt ist das Biotop der Paranoia, jedes Geräusch, jede Bewegung, jeder Blick, jedes Wort droht hier mit geheimen Absichten und Abmachungen. Dagegen hilft nur das Gleichmaß des Protokolls, das Verzeichnen aller Wahrnehmungen und Ereignisse und deren Organisation unter einem Metazeichen. Das Waschlavoir bietet dafür seine klaren Umrisse an. Auch wenn das Wasser darin wieder einmal *zu kalt* war.

(Farbtaf. 27, Abb.12.)

---

[16] Transkription zitiert nach: Wahnsinnige Schönheit (1997), S. 175.

Wir sehen ein Tablett mit geisterhaftem Geschirr und Essen darauf, die Wurstfüllung besteht aus Buchstaben, ebenso die Bordüren an den Tellerrändern. Die Schreiberin verwendet hier z.T. Großbuchstaben, wodurch das Schriftbild zusätzlich ornamentalisiert wird. Die Umrisslinien der Gegenstände hat sie mit einer Nadel in das rosa Papier perforiert (die Frauen kommen offenbar von den Nadeln nicht los). Der Text, der auf diesem Tablett gereicht wird, verhandelt das Essen. Innerhalb des Anstaltslebens ist das Essen immer schon ein aufgeblähtes Metazeichen. Es ist unmittelbarer Ausdruck der Bevormundung, die die Patienten hier erfahren, zugleich oft die einzige Art von konkreter Zuwendung, es hat mit Pflege, Versorgtwerden zu tun und mit physischem Austausch, denn das Essen geht durch den Körper hindurch, weshalb es auch ein häufiger Aufhänger für Verfolgungsängste und Vergiftungswahn ist.

Die penible Ordnung auf dem Tablett fällt auf, die Gegenstände sind durchnummeriert, die Schrift bleibt fein säuberlich innerhalb der perforierten Umrisslinien, es wird nicht gepatzt. Jedes Nahrungsmittel, jedes Geschirrstück wird benannt und beschrieben, ebenso wird vermerkt, wer es gebracht hat und an welchem Datum. Das Essen verlangt in erster Linie nach lückenloser Identifizierung. Der Gestus des Bezeichnens „DAS. IST. DAS. BROD." wird gleich einem Echo verdoppelt in der Umrisszeichnung des genannten Gegenstandes. Andererseits spricht der Text auch von der Zumutung des Essens, von der Leberwurst, die nach FLEK, eigentlich nach KUHDREK schmeckte und von dem Brot, das die Holzmeyer, der rothe Teufel gebracht hat, und das deshalb nicht gegessen werden konnte. Auch bezeichnet der größte der Umrisse einen Nachttopf und verweist somit auf eine unappetitliche und unstatthafte Vermischung der Bedürfnisse.

Letztlich ist diese Alltags-Buchführung, die sich diszipliniert an die gestochen scharfen Umrisse der Dinge hält, auch eine Art Existenzbeweis in einem Umfeld der verwischten und negierten Identitäten. Die Essensempfängerin schreibt sich unter all die aufgezeichneten Gegenstände in das Tableau ein, ihre Existenz hat sie an einem Löffel festgemacht (rechts im Bild): „Figur 6 UND. DAS. IST. DER. LÖFFEL. AUG. DAMIT. HAB. IG. GEGESSEN / Werneck den 2ten August / 1910 Ist das geschehn. Und. / Ich die Barbara Suckfüll / von Gemeinfeld mus. das / zeichnen. auf befehl".[17]

Mit den gegenständlichen Aufzeichnungen der Barbara Suckfüll wäre hier überzuleiten in eine sehr große „Abteilung" der Sammlung Prinzhorn, in der die Buchführer, Verwalter, Archivare und Erfinder sitzen. Es handelt sich bei deren Arbeiten teilweise um äußerst komplexe Sprach- und Werkstrukturen, die in diesem begrenzten Rahmen kaum anschaulich gemacht werden können. Ich möchte daher zum Abschluss nur noch einige Stichworte und Hinweise dazu anführen.

Das Schreiben in der Anstalt ist für viele der Insassen zuallererst Buchführung: Aufzeichnen und Ablegen, Anhäufen und Verwalten, Sammeln und Ordnen. Dazu müssen meist erst die Bücher erfunden bzw. gebastelt werden, dann

---

[17] Transkription zitiert nach: Jádi (1985), S. 195.

die Kategorien, die Systematiken, schließlich die Inhalte. Verzeichnet wird alles: Buchstaben, Erfindungen, Symbole, Definitionen, Ideen, Gefühle, Eigentume, Jahre und Tage, Minuten und Sekunden. So wie die Anstalt ihre Insassen verwahrt, protokolliert und klassifiziert, so verfahren wiederum viele der Patienten mit ihren eigenen Wahrnehmungen, Empfindungen und Gedanken. Verzeichnet wird nicht zuletzt das eigene beschnittene Leben in der Anstalt, als deren idiomatische Anhängsel sich die Verfasser oft zu erkennen geben: „von beaufenthaltungen ist das Leben vorüber welches an mich erübrigt wurde", schreibt Franz Karl Bühler (bei Prinzhorn unter dem Pseudonym Franz Pohl).[18]

Von Josef Heinrich Grebing gibt es aufwendig gestaltete Eigentumsverzeichnisse, Farbtabellen, Raubmörder- und Scharfrichterkalender, Tages-Ordnungen und Notizbücher. Hyazinth Freiherr von Wieser verwaltete *Frauenideen und Instinktideen*, er arbeitete an der Systematisierung der *Willologie* und erstellte Jahres- und Normaltagespläne. Wiesers „Normaltagesplan" könnte man als Versuch deuten, die Möglichkeiten und Unwägbarkeiten eines Tages durch rituelle Anbindung an kosmische, philosophische, esoterische, moralische und mathematische Parameter in den Griff zu bekommen, doch es entsteht zugleich ein schillerndes Sprachgebäude mit Hintertüren, Geheimfächern und Schlupflöchern. Das Ordnungsbestreben der selbsternannten Verwalter hat oft etwas Gauklerisches an sich, die Systematiken stellen die Welt auf den Kopf, heraus fallen Schwärme von Willkürakten, Ungereimtheiten und unverhofften Schönheiten. Ich zitiere aus dem „Normaltagesplan" von Hyazinth Freiherr von Wieser, wo zwischen 12 und 13 Uhr - nach dem Besuch des Locus – „19 Augenübungen" angesagt sind:

„Froschblick, Reiterblick (möglichst nach Osten), Punktblick (auf eine Solar); Schornsteinfegerblick (13 mal). [...], Klammerblick 17 mal links, 19 mal rechts, Stabblick 21 mal, Rechtsblick (links-rechts 10fach, 25 mal); 3 Ecke, 4 Ecke, 5 Ecke (je 10 mal, möglichst Hängendes); Augendrehungen (rechts stehen bleiben, links rollen), Vorsprungblick (nach rechts) Sinn schnell, Willen langsam. Licht in einer Spalte (Spalten, Löcher, Dunkles immer links unten sehen). Hyperbelblick, Schätzblick, Walblick. 10erblick (10 artige Sachen lang betrachten), Dimensionenblick (Punkt-Gefühl-Sphärenmusik). Goldene Sache nehmen. Augen auf, zu auf)."[19]

Wieser schafft hier Tatsachen, die im Bereich des Sprachmöglichen liegen und die tausend und keinen Referenten haben. In dieser auf das Mögliche hin aufgeklappten Welt bewegt sich der Schreiber. Und in dem Maße, in dem Literatur „eine Utopie der Sprache ist" (wie Roland Barthes schreibt)[20], in dem Maße hat diese Welt auch mit Literatur zu tun – als einem Raum des möglichen Sprechens, das hier ein not-wendiges ist.

---

[18] Zitiert nach: Prinzhorn (1994), S. 272.
[19] Hyazinth Freiherr von Wieser: Normaltagesplan, Inv. Nr. 2432/6 fol.8 recto und verso; in: Jádi (1985), S. 133.
[20] Barthes (1982), S. 100.

Bibliographie:

Barthes, Roland: Am Nullpunkt der Literatur. Übersetzt von Helmut Scheffel. Frankfurt/Main: Suhrkamp 1982.

Benjamin, Walter: Der Stratege im Literaturkampf. Hg. von Hella Tiedeman Bartels. Frankfurt/Main: Suhrkamp 1974.

Breton, André und Eluard, Paul: L´immaculée conception. Die unbefleckte Empfängnis. Zweisprachige Ausgabe. München: Rogner&Bernhard 1974.

Deleuze, Gilles / Guattari, Félix: Kafka. Für eine kleine Literatur. Aus dem Französischen übersetzt von Burkhart Kroeber. Frankfurt/Main: Suhrkamp 1976.

Jádi, Inge (Hrsg.): Leb wohl sagt mein Genie Ordugele muß sein. Texte aus der Prinzhorn-Sammlung. Mit einem Vorwort von Ferenc Jádi. Heidelberg: Verlag Das Wunderhorn 1985.

Kafka, Franz: Das Ehepaar und andere Schriften aus dem Nachlaß. Gesammelte Werke in 12 Bänden. Nach der Kritischen Ausgabe herausgegeben von Hans-Gerd Koch. Frankfurt/Main: Suhrkamp 1994.

Mette, Alexander: Über Beziehungen zwischen Spracheigentümlichkeiten Schizophrener und dichterischer Produktion. Dessau: Dion 1928.

Prinzhorn, Hans: Bildnerei der Geisteskranken. Ein Beitrag zur Psychologie und Psychopathologie der Gestaltung. 4. Auflage, Wien, New York: Springer Verlag 1994.

Wahnsinnige Schönheit. Prinzhorn-Sammlung. Ausstellungskatalog. Heidelberg: Verlag Das Wunderhorn 1997.

Wittgenstein, Ludwig: Tractatus logico-philosophicus. Tagebücher 1914-1916. Philosophische Untersuchungen. Werkausgabe Bd. 1. Frankfurt/Main: Suhrkamp 1984.

Heidelberger Jahrbuch, Band XLVI:
T. Fuchs, I. Jádi, B. Brand-Claussen, Chr. Mundt (Hrsg.): Wahn Welt Bild
© Springer-Verlag Berlin Heidelberg 2002

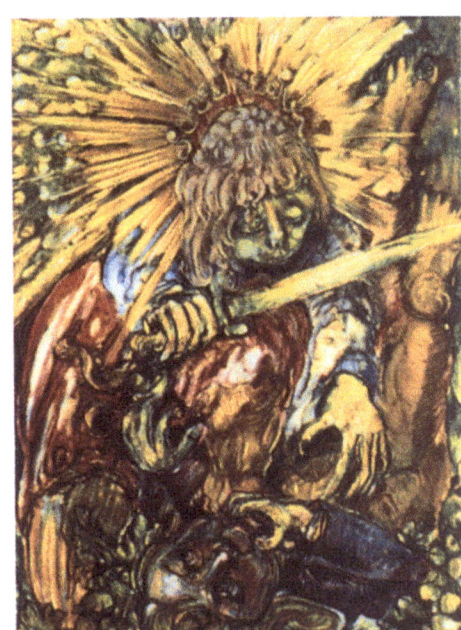

Abb.11.   Franz Karl Bühler (Pohl)
Würgengel, undatiert, Verbleib unbekannt
in: Hans Prinzhorn (1922)
Bildnerei der Geisteskranken, Berlin, Frontispiz

Abb.15.   Paul Goesch
Groteske, zwischen 1917-1919, Pinsel in
Deckfarben über Bleistift auf Papier, 16,5 x 20,6 cm
Sammlung Prinzhorn, Inv. Nr. 882

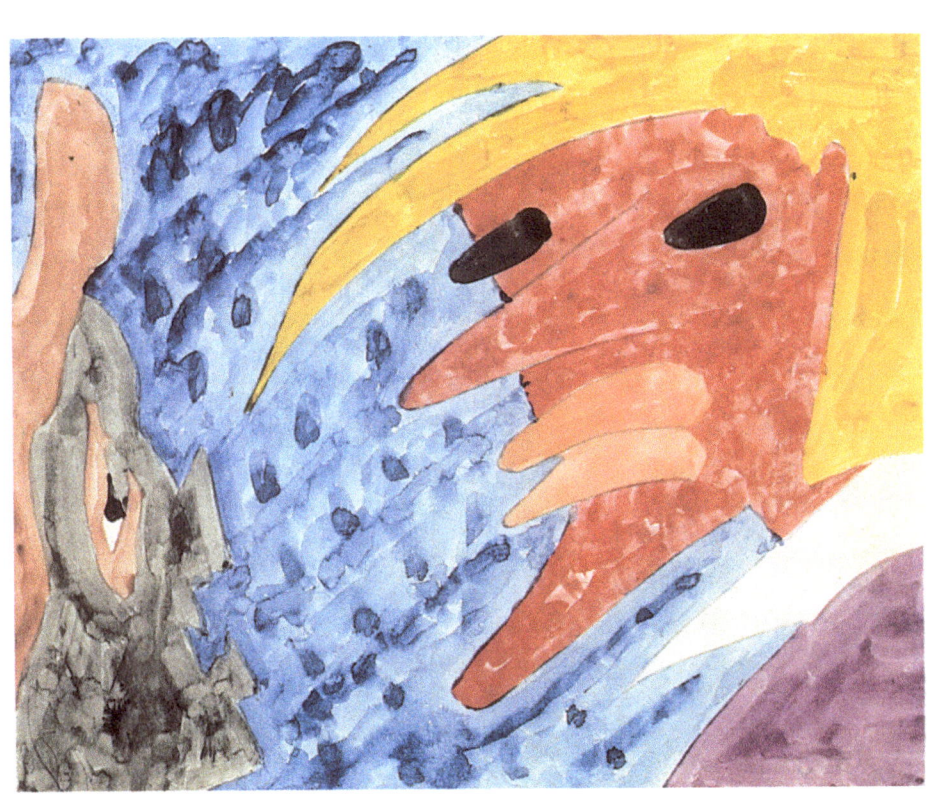

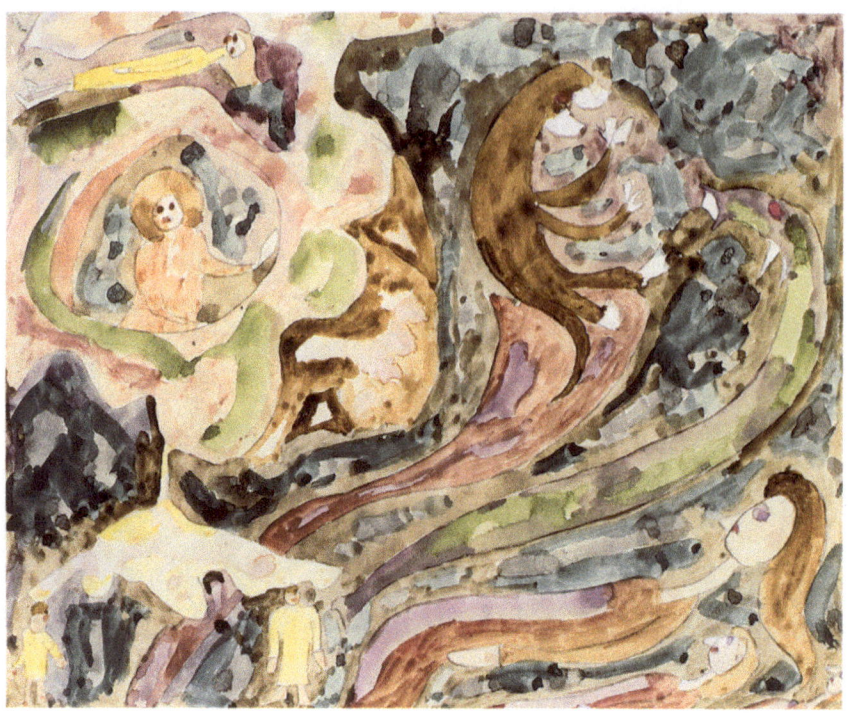

Abb.16.   Paul Goesch, Phantasie, zwischen 1917-1919
Pinsel in Deckfarben über Bleistift auf Papier, 16,5 x 20,6 cm
Sammlung Prinzhorn, Inv. Nr. 876

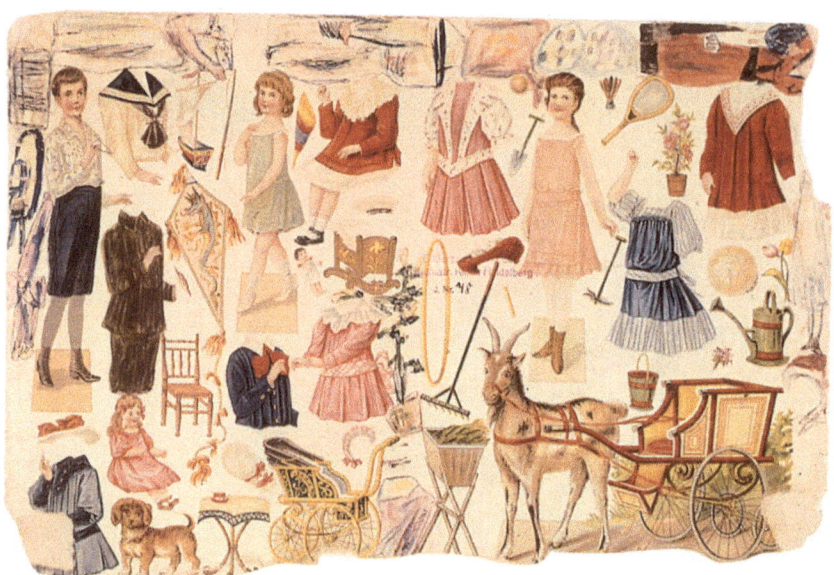

Abb.18.   Eva Bouterwek, Ohne Titel, undatiert
Bleistift, Wasserfarben auf einem Ausschneidebogen, 23,7 x 36 cm
Sammlung Prinzhorn, Inv. Nr. 78 verso

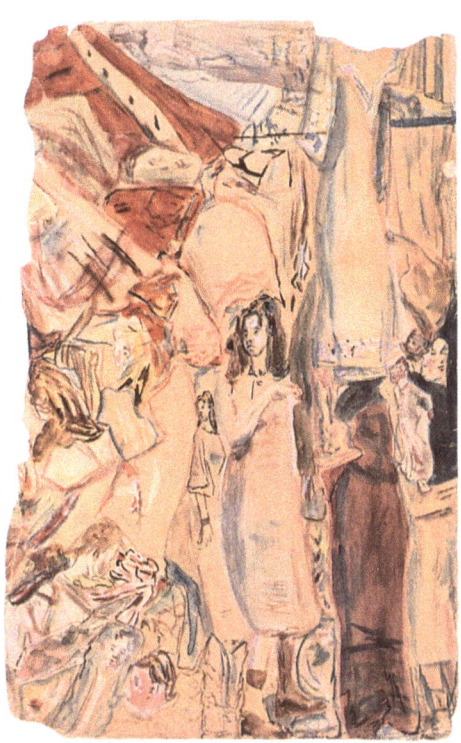

Abb.19.   Eva Bouterwek
Ohne Titel, undatiert. Bleistift
Wasserfarben auf der Rückseite eines
Ausschneidebogens 23,7 x 36 cm
Sammlung Prinzhorn, Inv. Nr. 78 recto

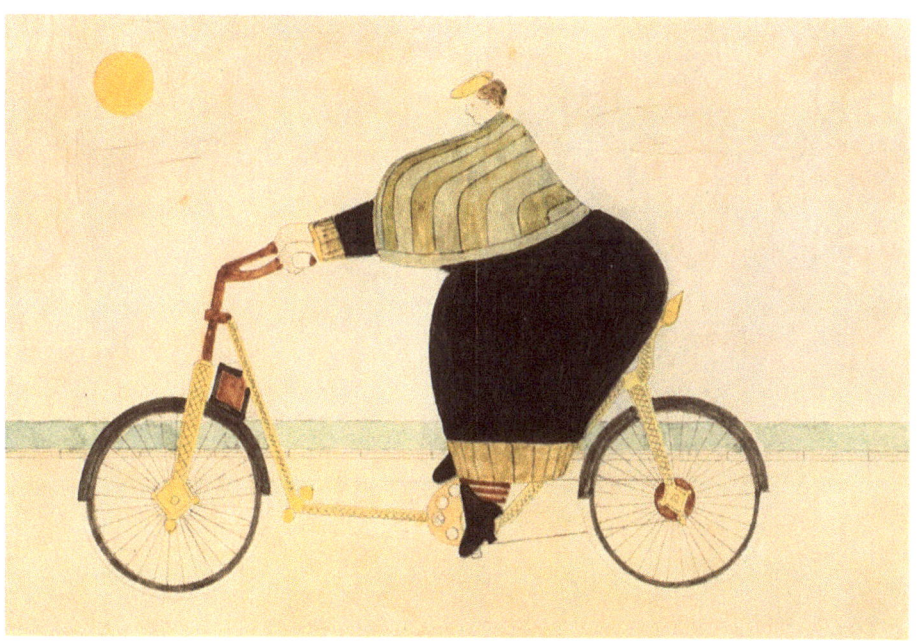

Abb.24.   Karl Gustav Sievers, Ohne Titel (Frau auf Fahrrad), undatiert
Bleistift, Wasserfarben auf Durchschlagpapier, 19 x 26,2 cm
Sammlung Prinzhorn, Inv. Nr. 4332d

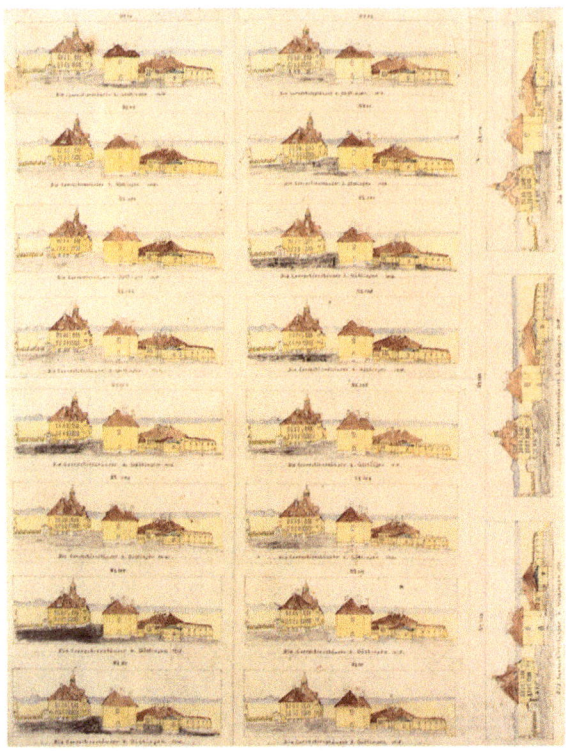

Abb.25.   Karl Gustav Sievers
Die Correctionshäuser b.
Göttingen, 1918
Bleistift, Wasserfarben auf
Papier, 55 x 32,7 cm
Sammlung Prinzhorn, Inv. Nr. 4333a

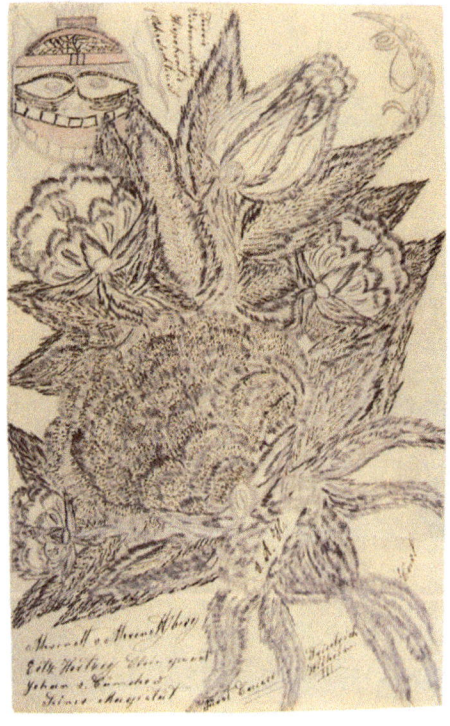

Abb.26.   Karl Ahrendt
Ohne Titel, undatiert
Bleistift, Feder, rote Kreide
auf Aktenpapier, 32,5 x 21 cm
Sammlung Prinzhorn, Inv. Nr. 1180 recto

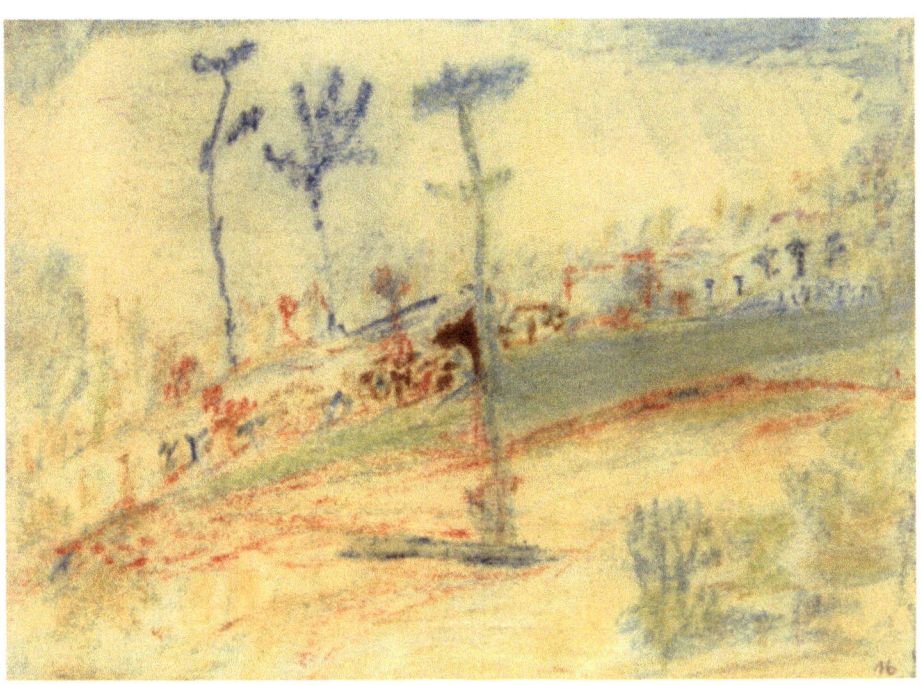

Abb.27. Johanna Melitta Arnold, Ohne Titel, undatiert, Pastellkreide auf Papier, 11 x 15,6 cm
Sammlung Prinzhorn, Inv. Nr. 3253, fol. 16 recto

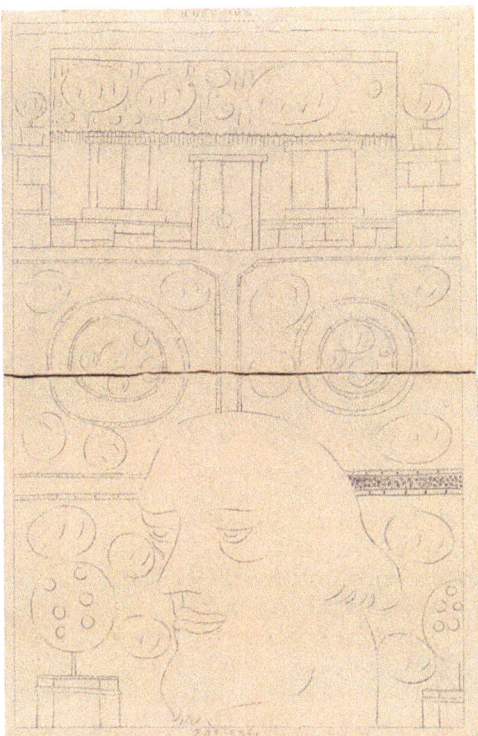

Abb.28.   Ernst Bernhardt
Patient, undatiert
Bleistift auf Zeichenpapier, 40,3 x 28,8 cm
Sammlung Prinzhorn, Inv. Nr. 4535/4537

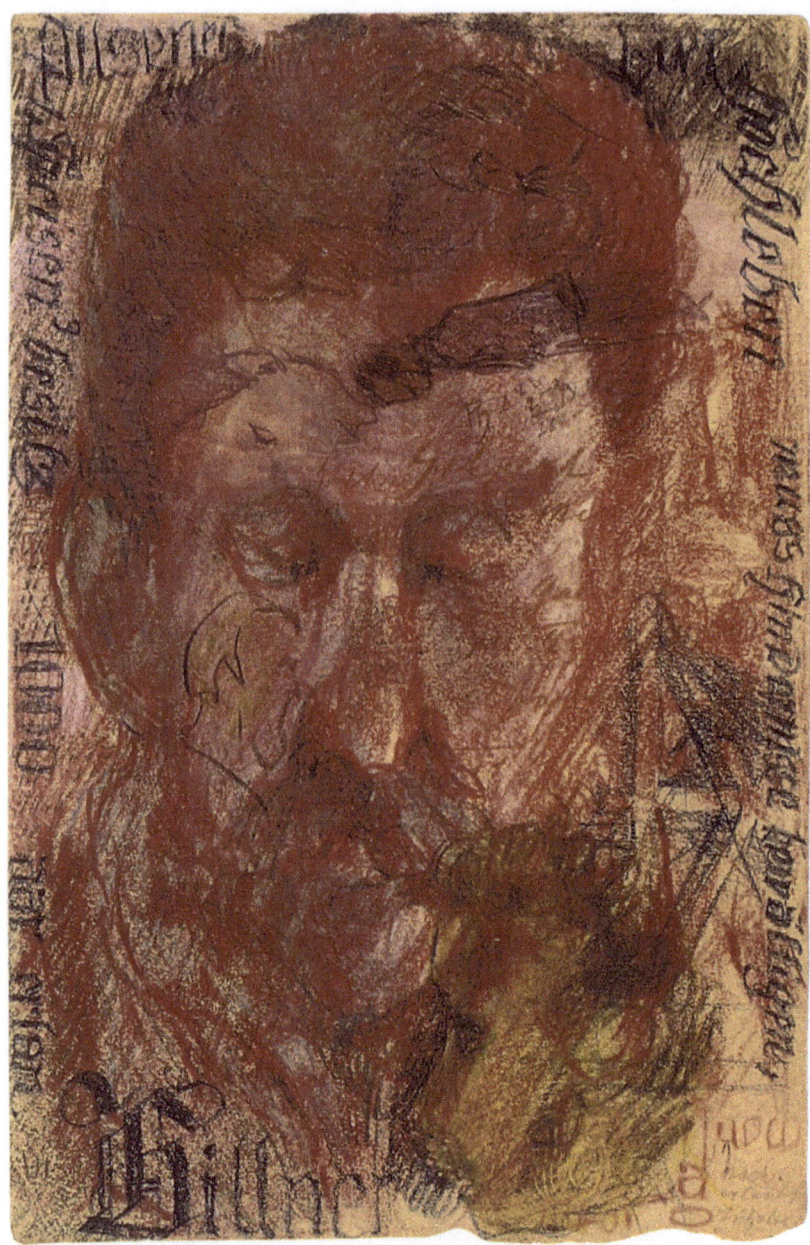

Abb. 29.   Franz Karl Bühler (Pohl)
Ohne Titel (Selbstporträt), 25./26. IX. 1918
Kreide, Farbstift auf Papier, 27,9 x 18,8 cm
Sammlung Prinzhorn, Inv. Nr. 2986

An Herrn Obermedizinalrat Dr Vocke.

Ich habe Ihnen durch den Besuch von Frau Justizrat Dallmayr am Dienstag sagen lasten, dass ich mich in der Freiheit tadellos führen werde u. sage Ihnen dies im Namen von Herrn Pfarrer Simon Heute zum letzten Male. Wer nicht hören will, muss fühlen. Kam heute wieder ein Besuch, wieder rücksichtslos unbarmherzig abgewiesen u. hinausgewiesen. Wenn ich bis heute Mittag nicht entlassen bin, brenne ich Ihre Anstalt in Trümmer u. Schutthaufen nieder. Wenn Sie sich Ihren § 51 nicht bald aus den Kopf schlag, schlage ich Ihnen auf Haus 5 den § 51 aus dem Kopf.

Alois Dallmayr

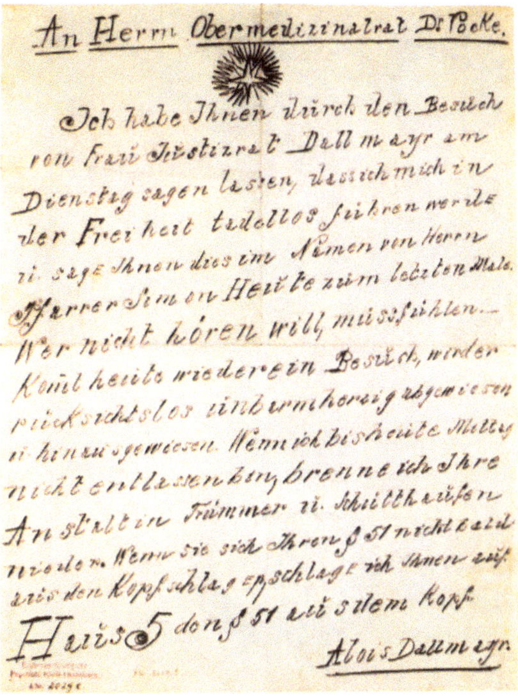

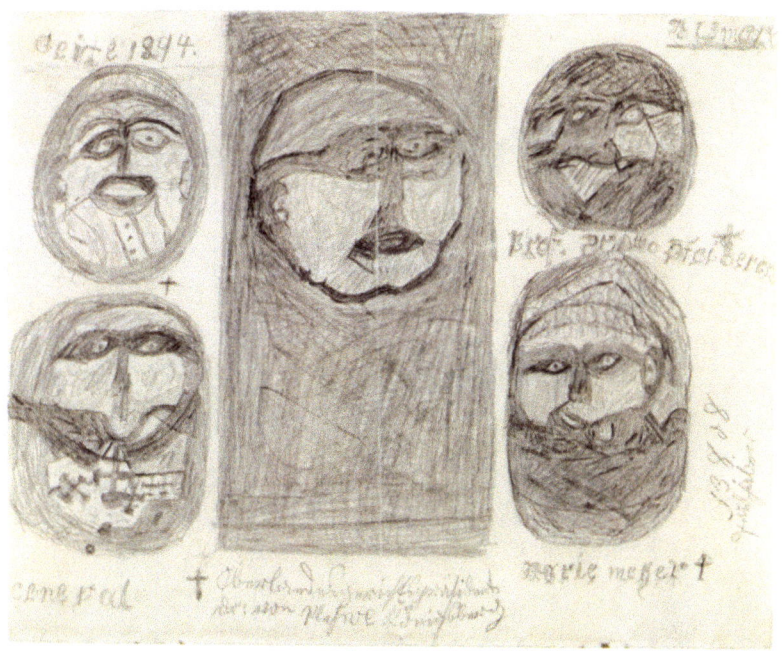

Abb.30. Alois Dallmayr
An Herrn Obermedizinalrat Dr. Vocke,
undatiert, Bleistift auf Papier
42,2 x 32,9 cm
Sammlung Prinzhorn, Inv. Nr. 2029t verso

Abb.31. Johann Faulhaber
Oberlandesgerichtspräsident Dr: von Plehwe Königsberg, 1908
Bleistift auf einem Schulheftblatt, 16,5 x 20,6 cm
Sammlung Prinzhorn, Inv. Nr. 1504

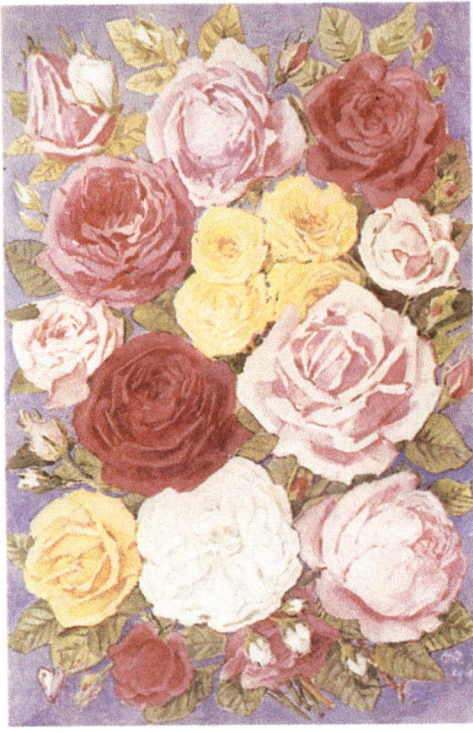

Abb.32.   Gertrud Fleck
Blumenstück, 1911, Aquarell mit Deckweiß
auf Zeichenkarton, 25,6 x 19,5 cm
Sammlung Prinzhorn, Inv. Nr. 3294

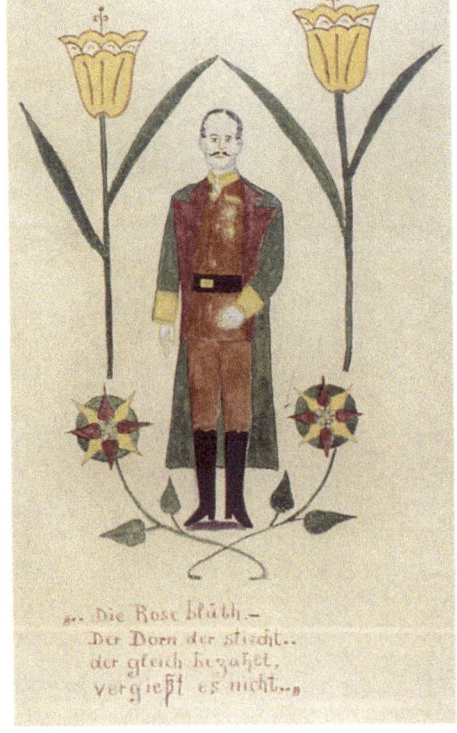

Abb.33.   Anton Fuchs
Ohne Titel, undatiert
Mischtechnik auf Papier, 34 x 20,9 cm
Sammlung Prinzhorn, Inv. Nr. 4796

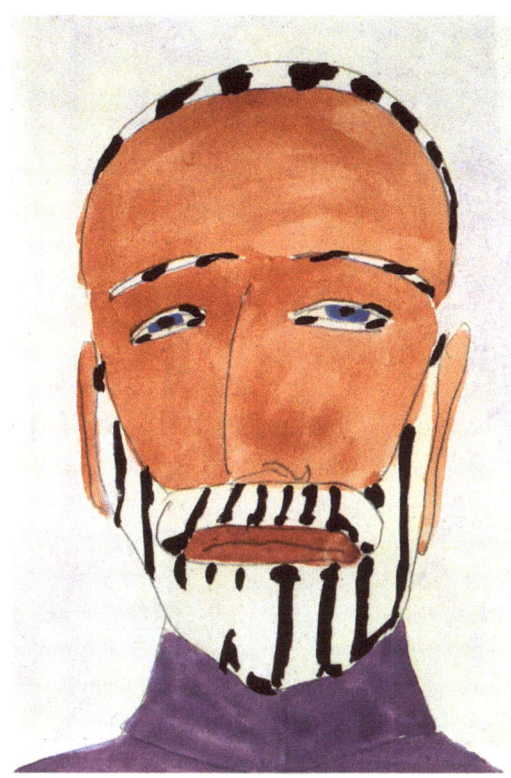

Abb. 34.   Paul Goesch
Portrait (Selbstbildnis), zwischen 1917-1919
Pinsel in Deckfarben über Bleistift auf Papier
20,6 x 16,5 cm
Sammlung Prinzhorn, Inv. Nr. 889

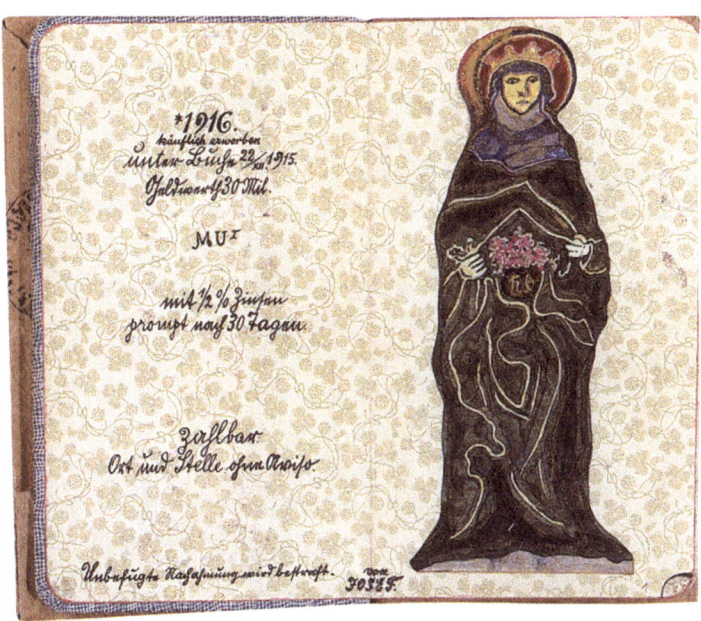

Abb. 35.   Josef Heinrich Grebing, Notizbuch, 1915-1921
Bleistift, Feder, Tinte, Deckfarben, 13,7 x 8,2 cm
Sammlung Prinzhorn, Inv. Nr. 617, Rückseitiger Deckel innen

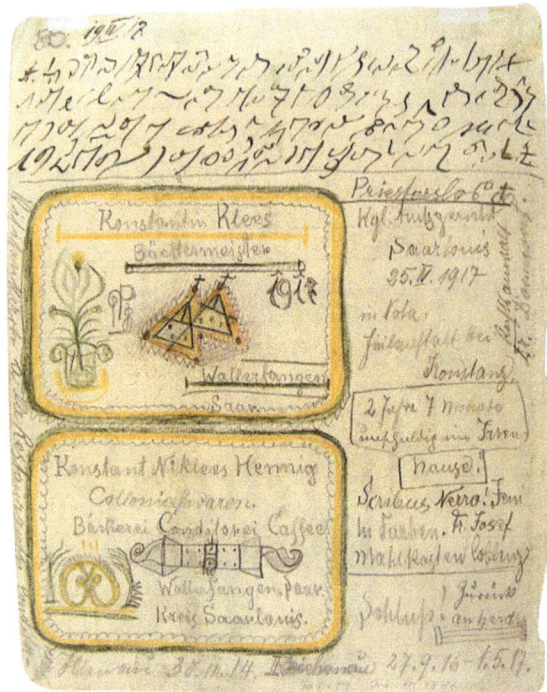

Abb. 36.   Konstantin Klees
Konstantin Klees Bäckermeister 1917,
1917, Blei-, Farbstifte,
Feder auf Papier, 20,3 × 16,5 cm
Sammlung Prinzhorn, Inv. Nr. 1836 recto

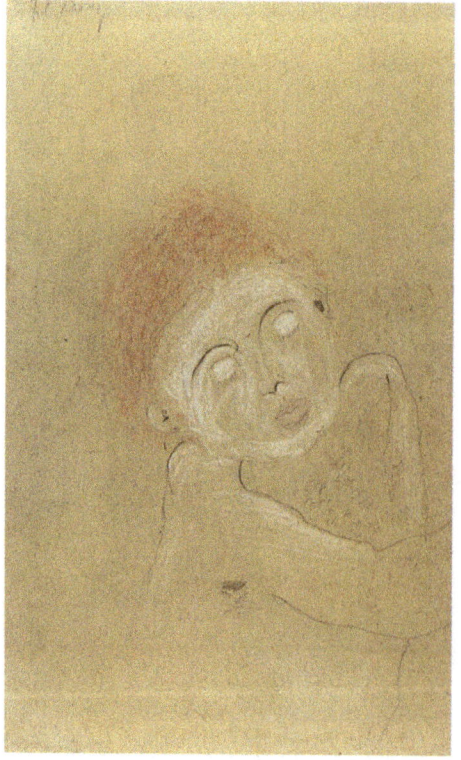

Abb. 37.   Anna Margarete Kuskop
Halbakt, undatiert
Bleistift und Pastellkreide auf Karton, 25,1 × 16 cm
Sammlung Prinzhorn, Inv. Nr. 3299

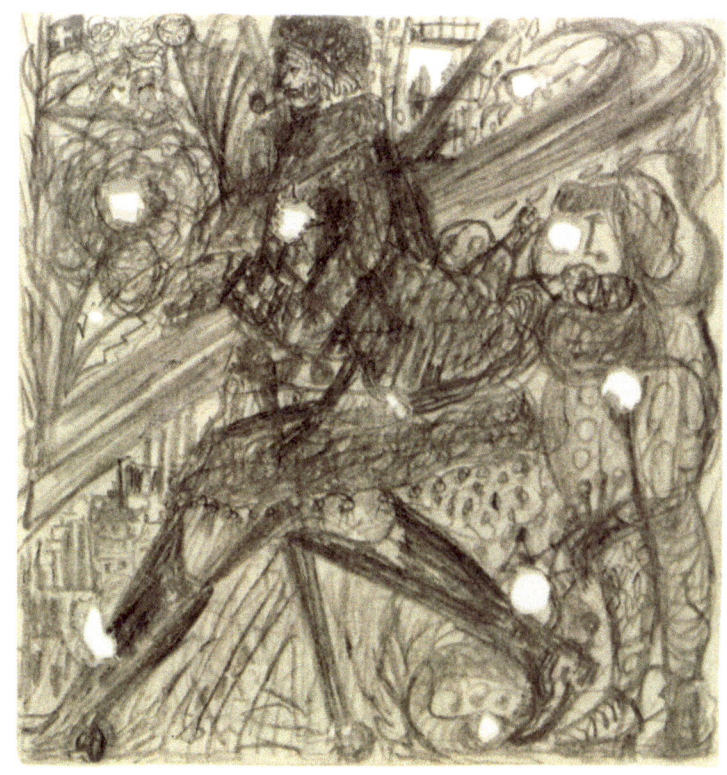

Abb.38.   Karl Moser
Ohne Titel, 1902, Bleistift auf gelöchertem Papier, 14,1 x 13,7 cm
Sammlung Prinzhorn, Inv. Nr. 1412 recto

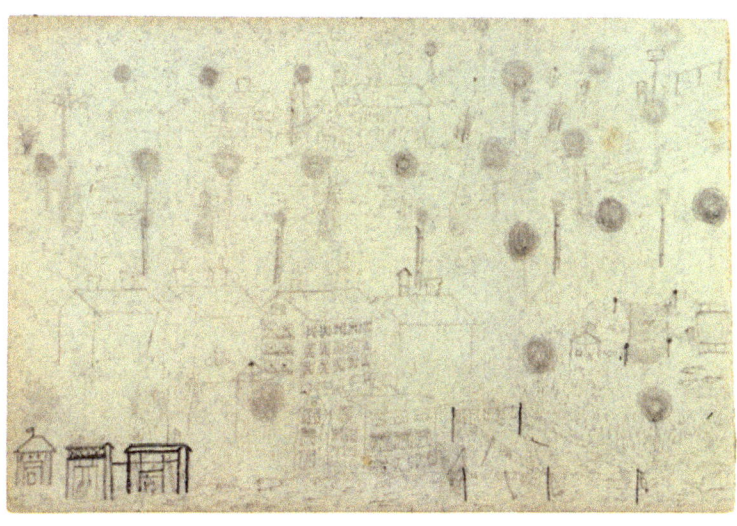

Abb.39.   Auguste Opel
Ohne Titel, 1916/1919, Bleistift auf Papier, 9,1 x 14 cm
Sammlung Prinzhorn, Inv. Nr. 3808

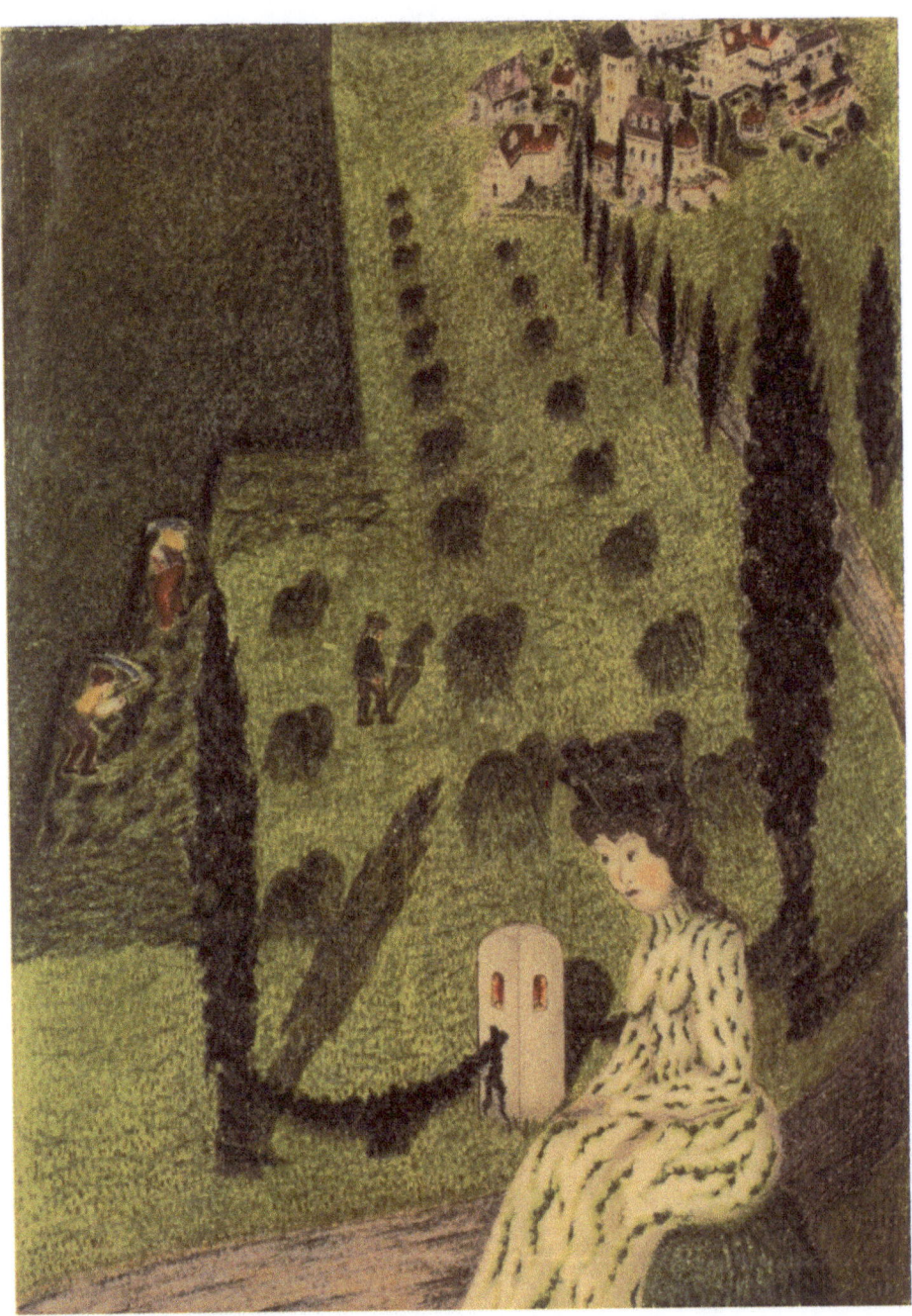

Abb.40.   Joseph Schneller (Sell)
Ohne Titel, undatiert, Bleistift, Fettkreide auf Zeichenpapier, 22,1 x 14,8 cm
Sammlung Prinzhorn, Inv. Nr. 2311

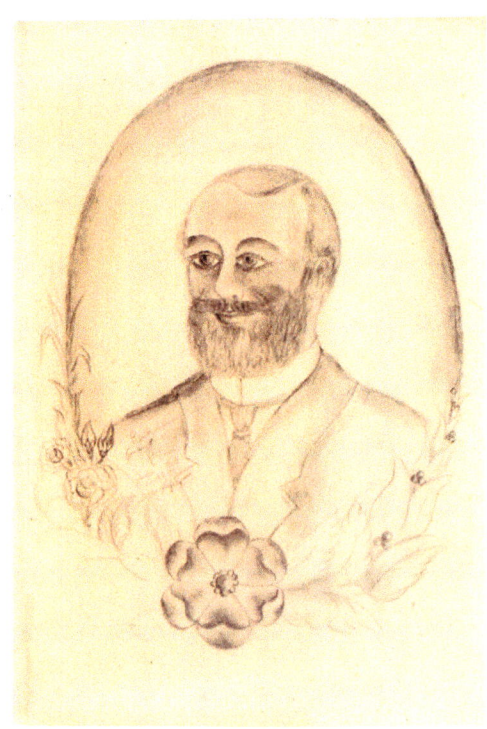

Abb.41. Matthias Lorenz Seitz
Selbstbildnis (?), 1921, Bleistift und Deckfarben
mit Deckweiß auf Karton, 49,8 x 32,8 cm
Sammlung Prinzhorn, Inv. Nr. 4397 fol.1 recto

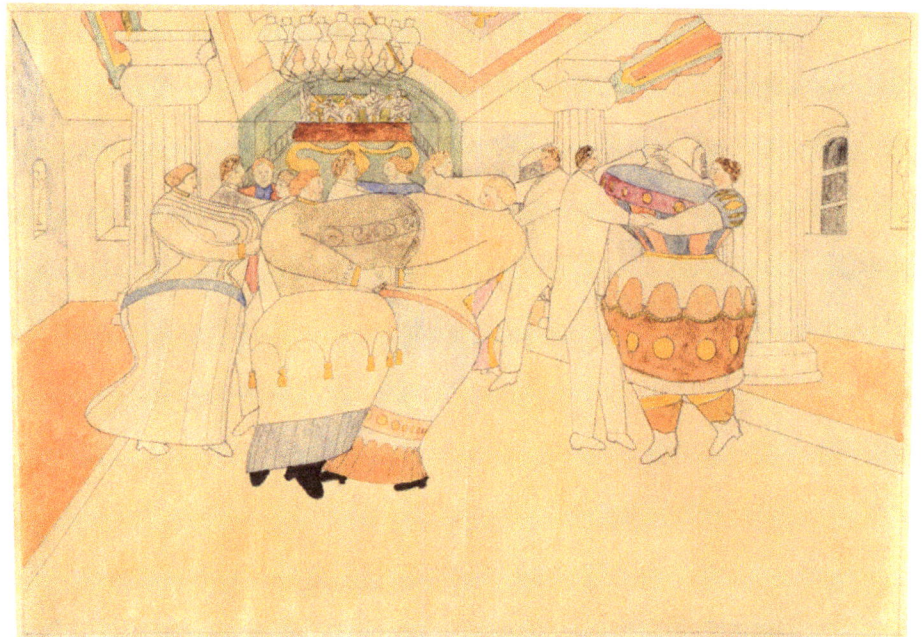

Abb.42. Karl Gustav Sievers
Ohne Titel, undatiert, Bleistift auf Durchschlagpapier, 18,2 x 26,7 cm
Sammlung Prinzhorn, Inv. Nr. 22

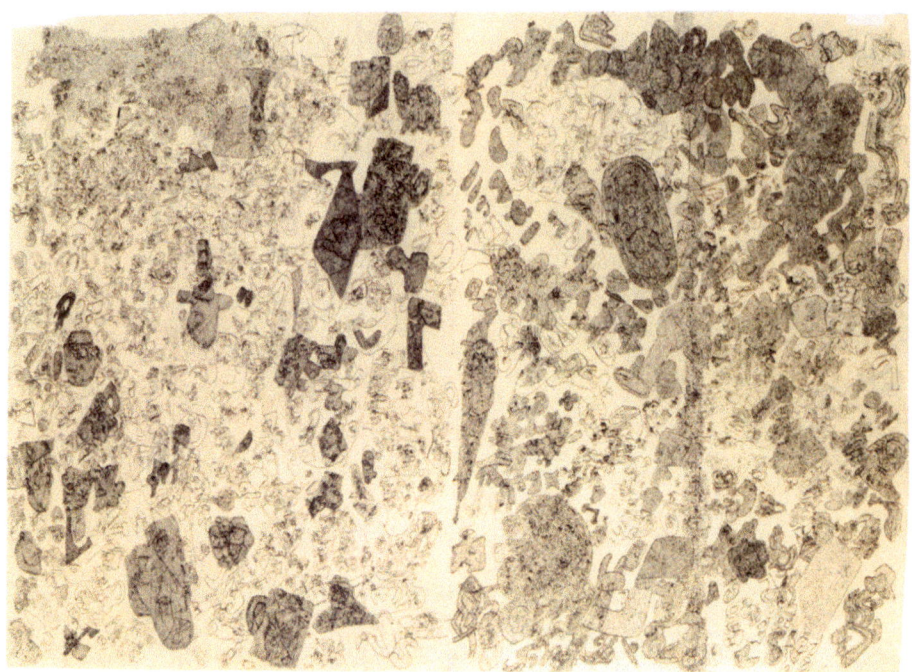

Abb.43.   Johannes Felix Alexander Tauber
ohne Titel, undatiert, Feder auf einem Doppelblatt, 33,0 x 21,0 cm
Sammlung Prinzhorn, Inv. Nr. 4638 fol. 1 verso, 2 recto

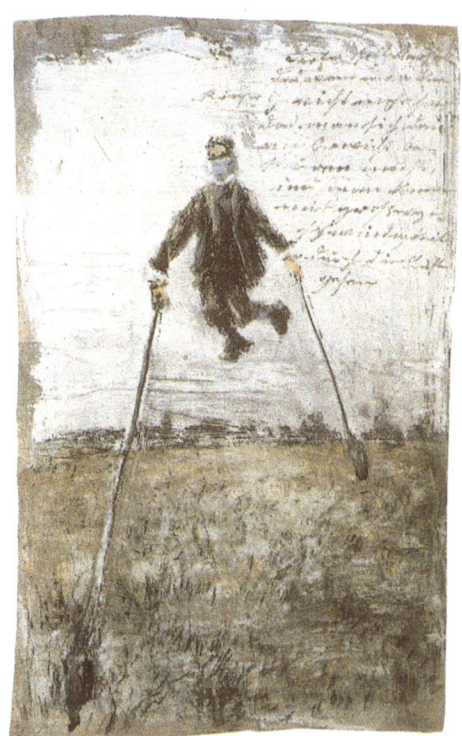

Abb.1.   Josef Forster (1878-?)
Ohne Titel, nach 1916.
Mischtechnik auf Pappe
Sammlung Prinzhorn, Inv. Nr. 4494

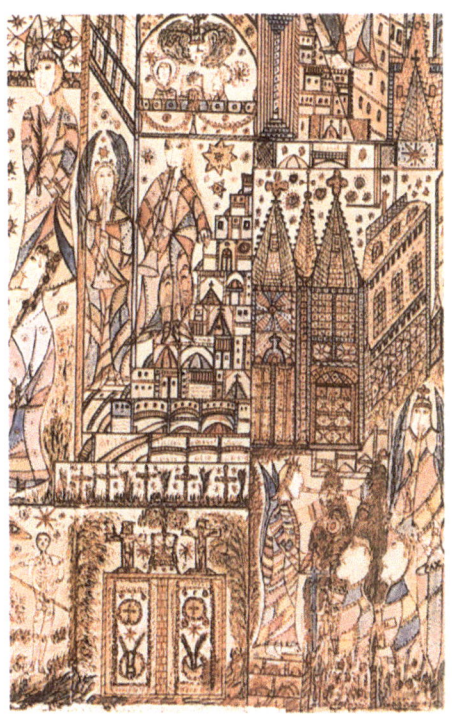

Abb.2.   Peter Meyer (Moog) (1872-1930),
Jüngstes Gericht (Detail), undatiert.
Bleistift, Feder, Pinsel
Sammlung Prinzhorn, Inv. Nr. 102

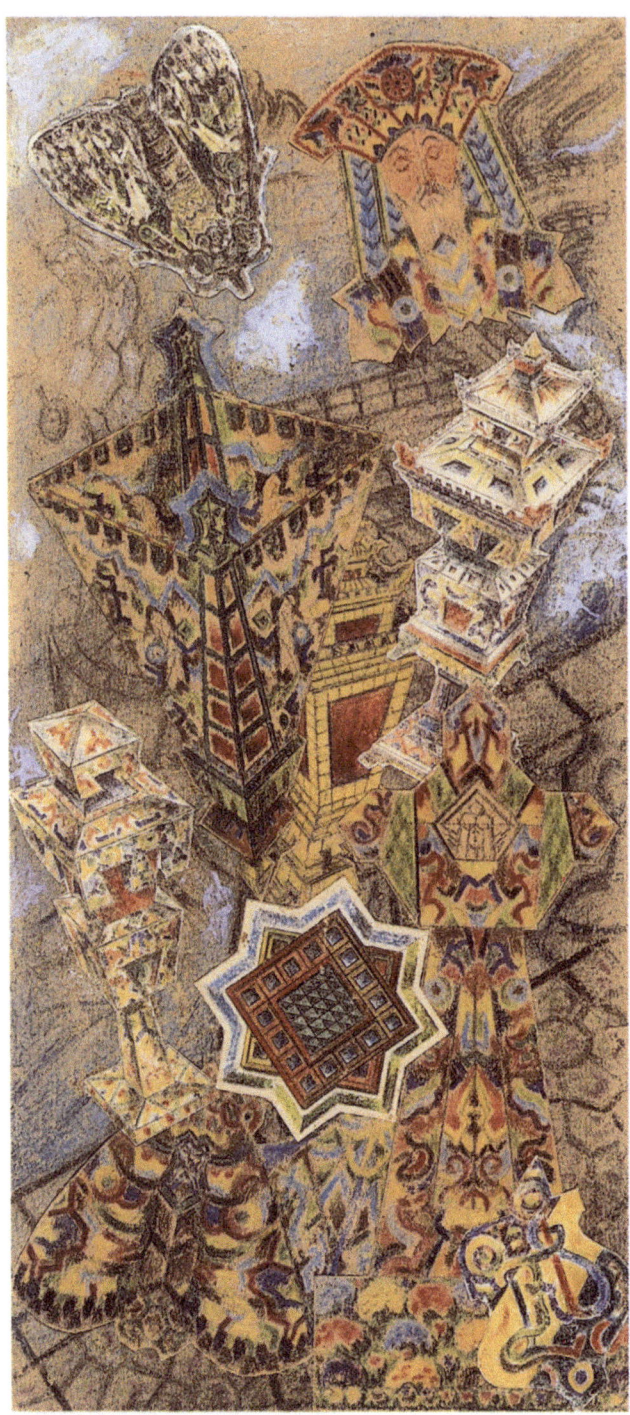

Abb.3.   Josef Schneller (1878-1943)
Jenseits-Auferstehungs-Myriade, undatiert, Bleistift, Collage
Sammlung Prinzhorn, Inv. Nr. 2301

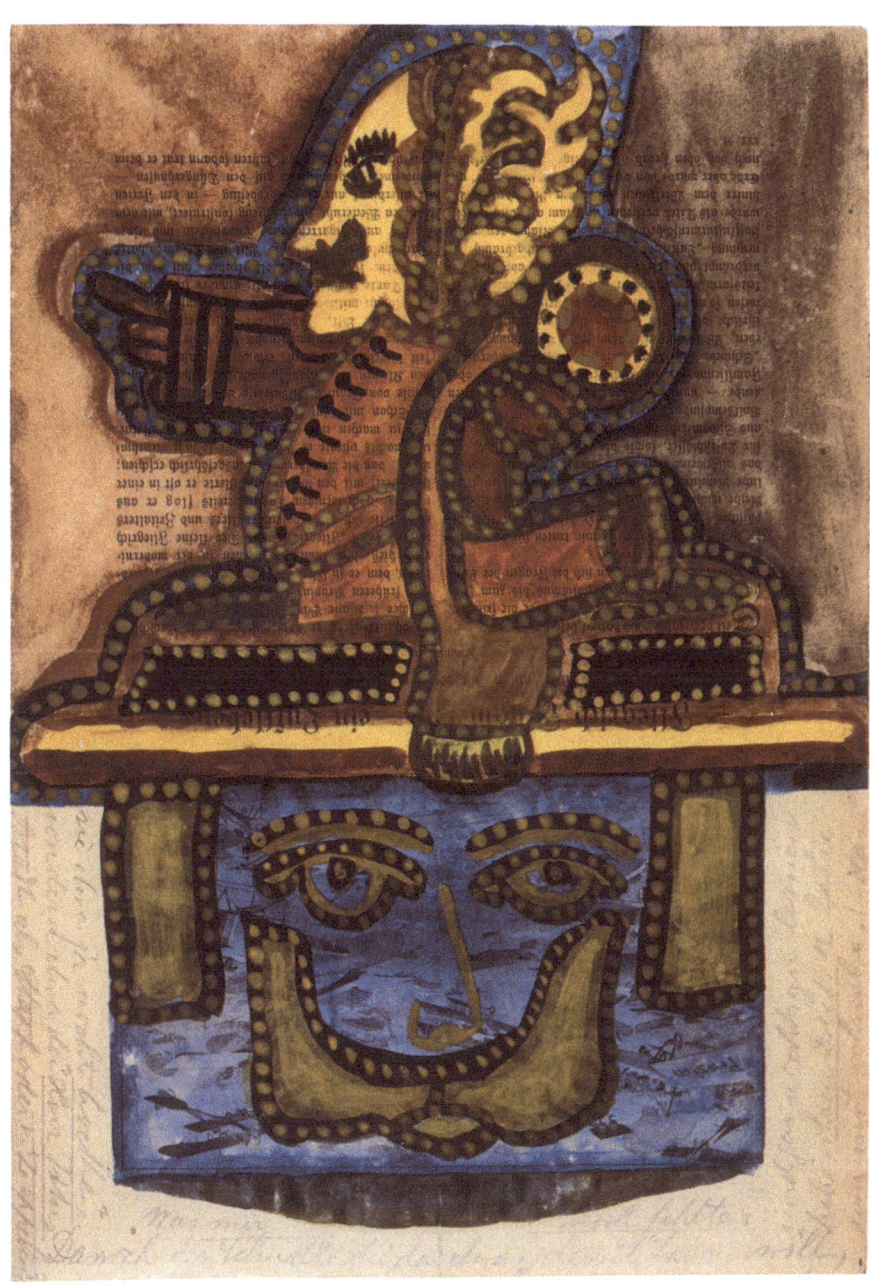

Abb.4. August Klett (Klotz) (1866-1928)
Was mir noch fehlte, 18. 5. 1917
Wasserfarben, Tinte, Bleistift auf Zeitschriftenpapier, 28,8 x 20,5 cm
Sammlung Prinzhorn, Inv. Nr. 556

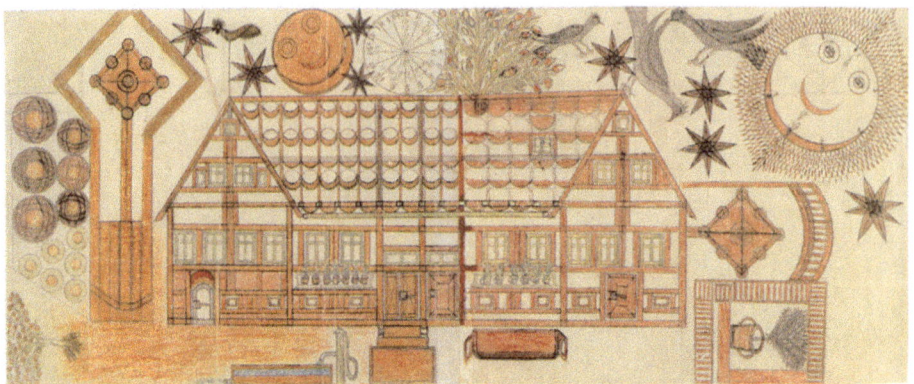

Abb. 5 Johann Knopf (Knüpfer) (1866-1910)
Ohne Titel, undatiert, Bleistift, Fettkreide, Deckfarben auf Aktenpapier, 32,9 x 82,5 cm
Sammlung Prinzhorn, Inv. Nr. 1490

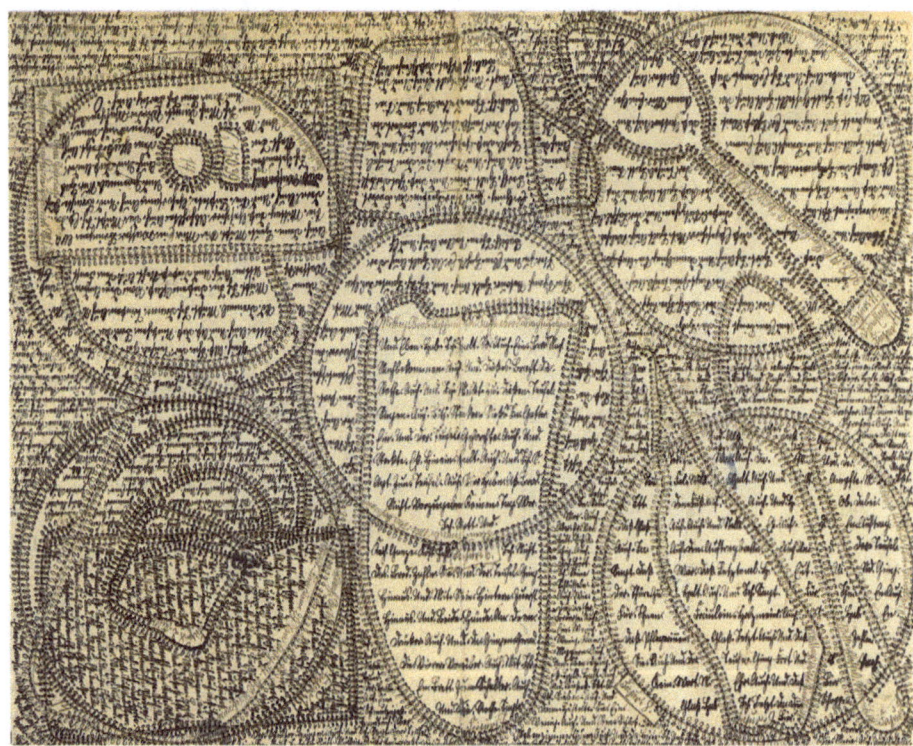

Abb.6.   Barbara Suckfüll (1857-?)
Ohne Titel, 1910, Bleistift, Feder auf Aktenpapier
Sammlung Prinzhorn, Inv. Nr. 1958 recto

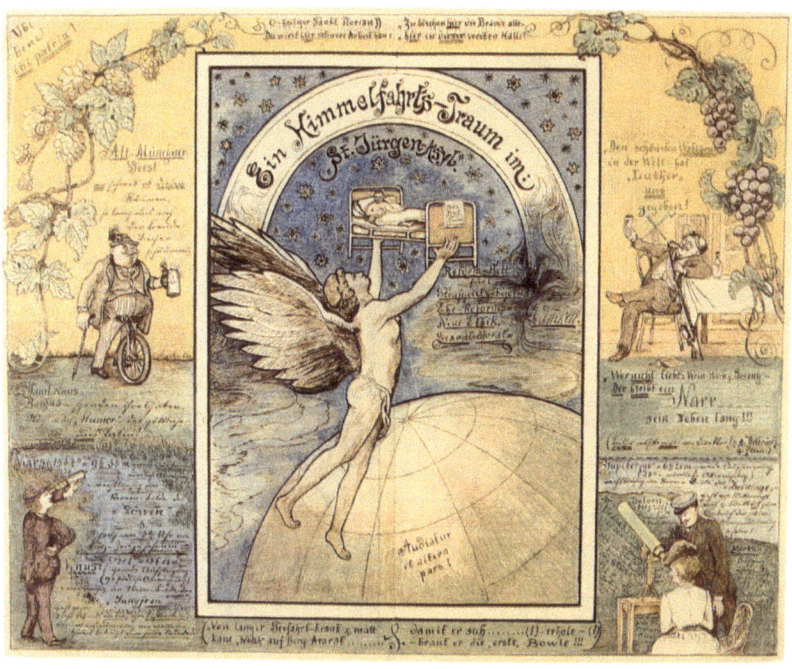

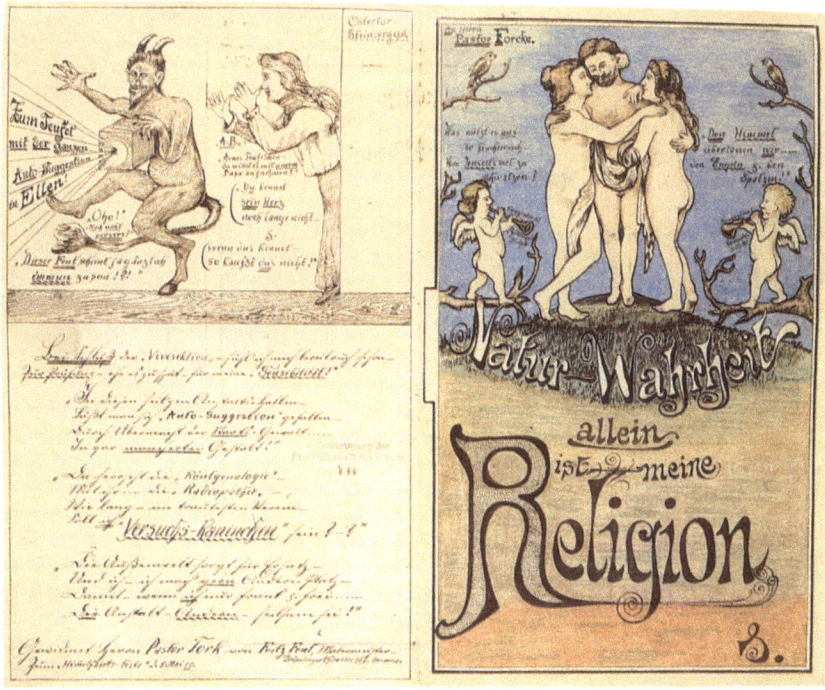

Abb. 1. und 11.   Friedrich Leonhard Fent
Ein Himmelfahrts-Traum im St. Jürgen-Asyl, 5. 5. 1910
Feder, Farbstifte auf Aktenpapier (Doppelblatt), 32,8 x 20,8 cm
Sammlung Prinzhorn, Inv. Nr. 744, fol. 1 verso + 2 recto (oben), fol. 2 verso + 1 recto (unten)

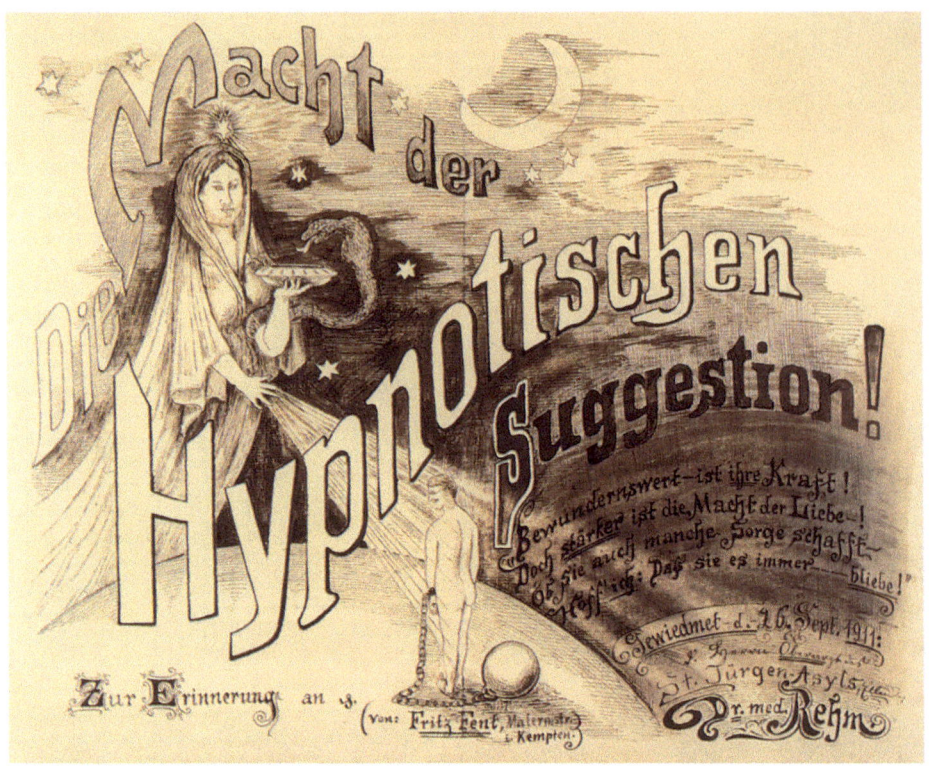

Abb.18.   Friedrich Leonhard Fent
Die Macht der hypnotischen Suggestion!, 26. 9. 1911
Feder auf Aktenpapier, 32,7 x 42,0 cm
Sammlung Prinzhorn, Inv. Nr. 750

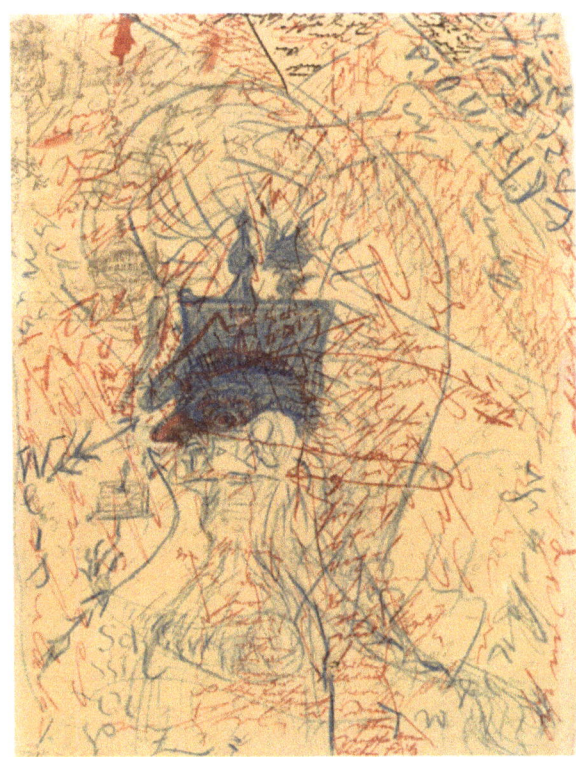

Abb.1.   Heinrich M.
Ohne Titel, undatiert
Bleistift, Buntstift, Feder auf Papier
21,4 x 17 cm
Sammlung Prinzhorn
Inv. Nr. 2795 recto

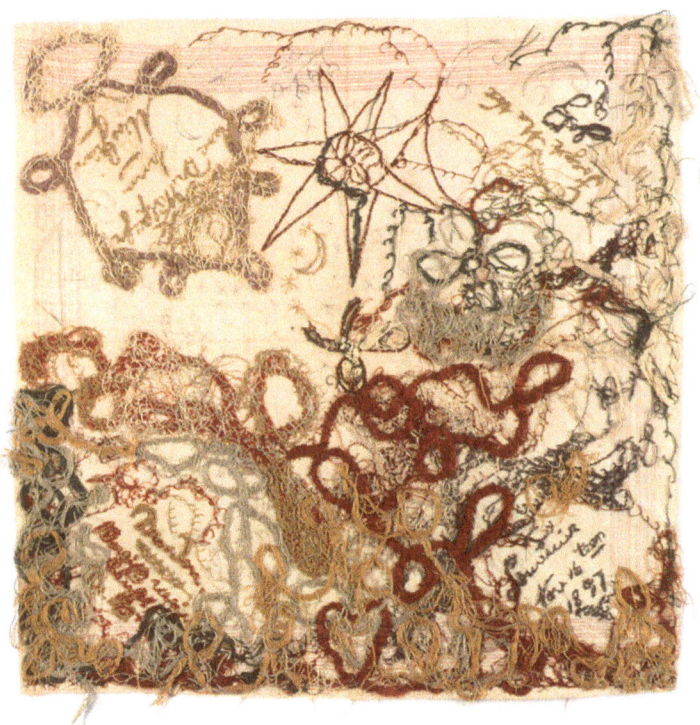

Abb.2.   G. (Miss G.)
Ohne Titel, 1897
Stickgarn auf einem
Leinentaschentuch
37 x 36 cm
Sammlung Prinzhorn
Inv. Nr. 6053

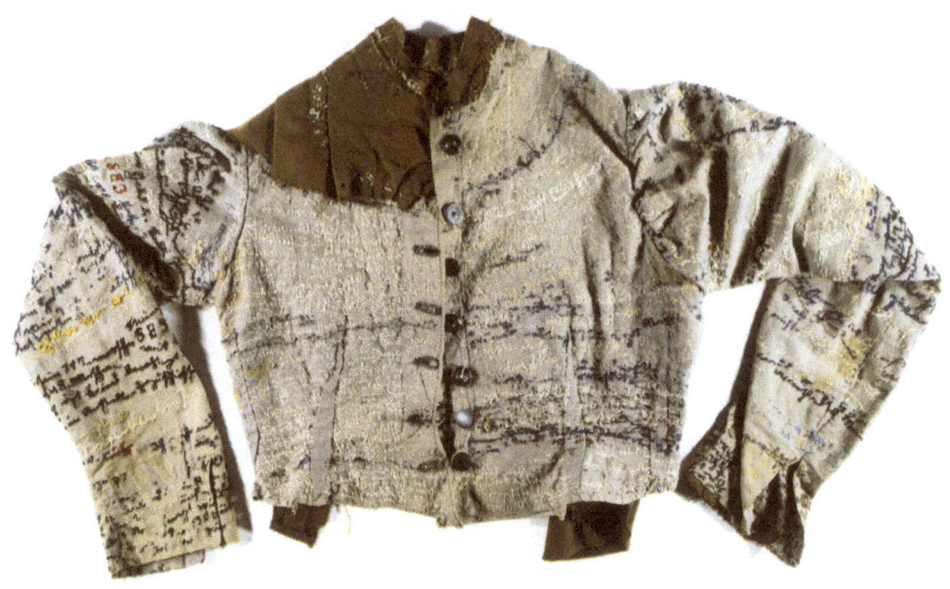

Abb.3.   Agnes Richter, Selbstgenähtes, mit autobiographischen und anderen
Texten besticktes Jäckchen undatiert.
Garn auf grauem Anstaltsleinen, Rückenlänge: 36,5 cm
Sammlung Prinzhorn, Inv. Nr. 743

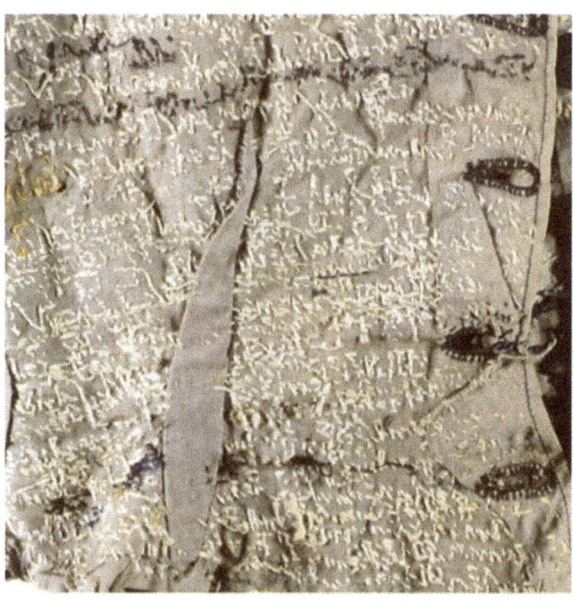

Ausschnitt

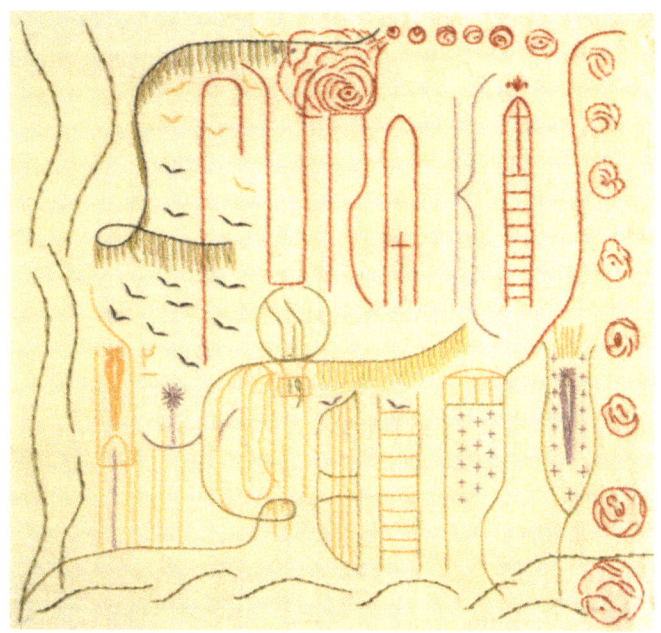

Abb.4. Johanna Wintsch
Ohne Titel, vermutlich 1922, Stickgarn auf gerissenem Leinen, 27 x 29,3 cm
Sammlung Prinzhorn, Inv. Nr. 6039-2

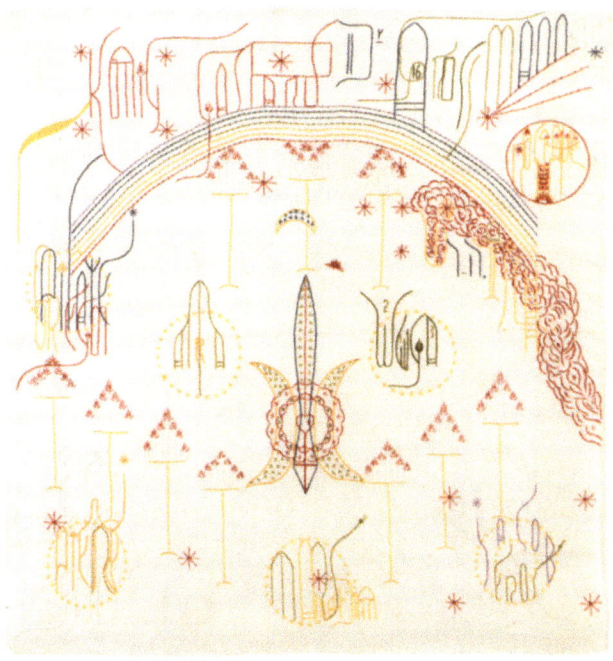

Abb.5. Johanna Wintsch
Ohne Titel, um 1923, Farbiges Stickgarn auf einem Herrentaschentuch, 43 x 43 cm
Sammlung Prinzhorn, Inv. Nr. 6042

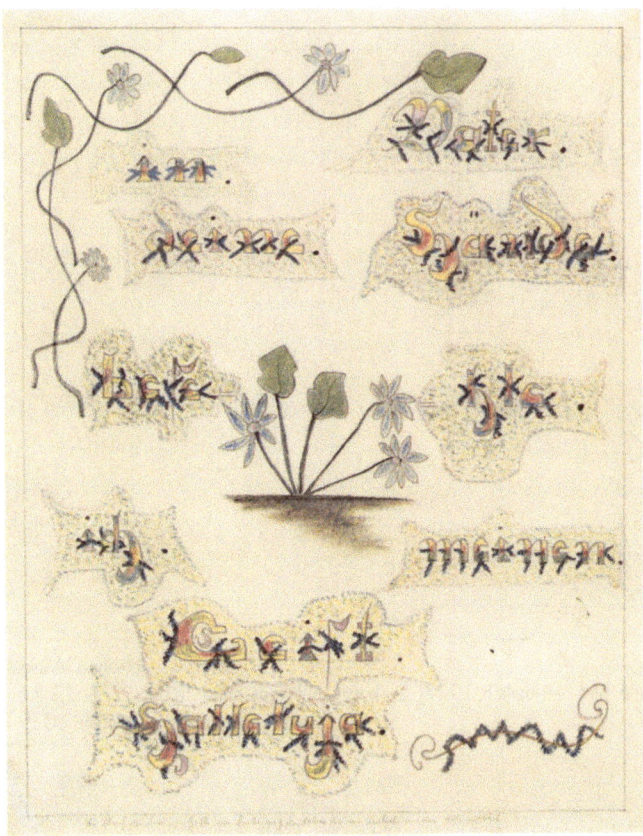

Abb.6.   Heinrich Hack
Vater. in. deine. Hände. be=fehle. ich. meinen Geist. Halleluja. [Lukas 23, 46], undatiert
Bleistift und Farbstifte auf Papier, 36,2 x 29,3 cm
Sammlung Prinzhorn, Inv. Nr. 668 d recto

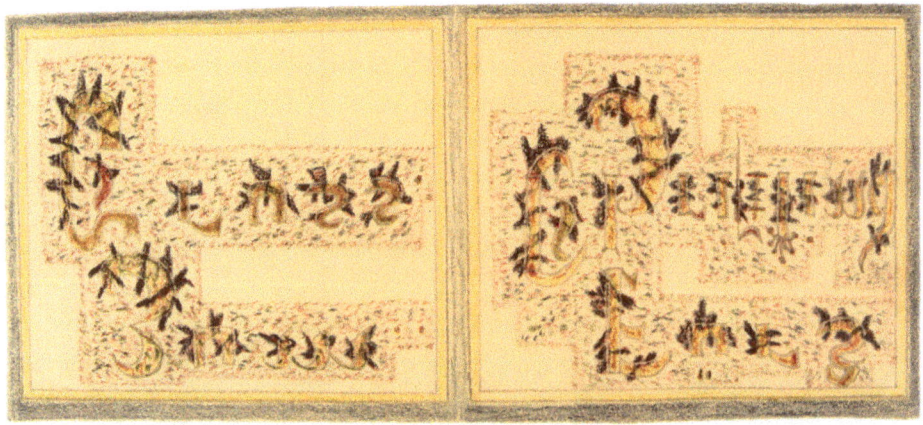

Abb.7.   Heinrich Hack
Zum Gruss Für's Christkind, undatiert, Bleistift und Farbstifte auf Papier, 11,7 x 27 cm
Sammlung Prinzhorn, Inv. Nr. 668 l

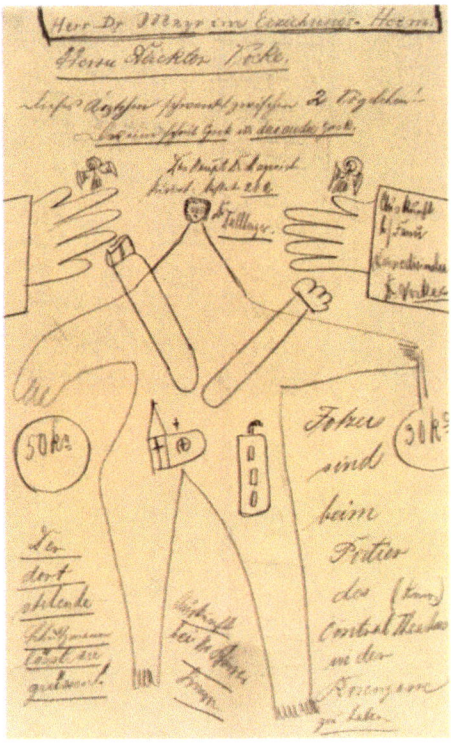

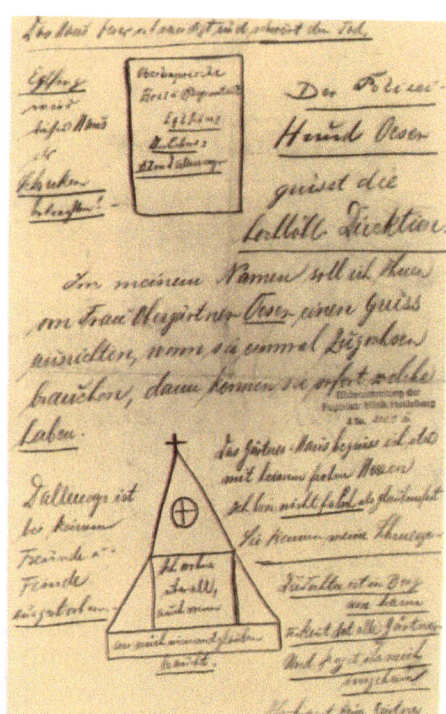

Abb. 8. und 9.   Alois Dallmayr
Ohne Titel, undatiert
Bleistift auf Papier, 33,9 x 21,4 cm,
Sammlung Prinzhorn, Inv. Nr. 2026 N recto
und verso

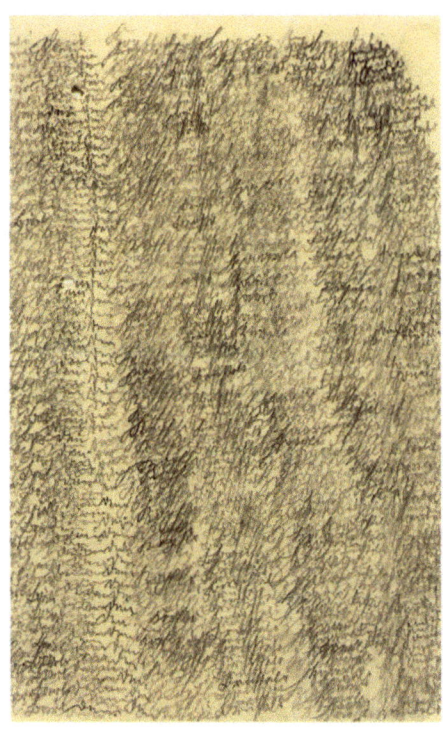

Abb.10.   Emma Hauck
Herzensschatzi komm (Brief an den Ehemann)
1909, Bleistift auf Schreibpapier, 16,4 x 20,9 cm
Sammlung Prinzhorn, Inv. Nr. 3622/4 recto

Abb.11.   Barbara Suckfüll
Ohne Titel, 1909,
Bleistift, Feder auf Aktenpapier, 33 x 42 cm
Sammlung Prinzhorn, Inv. Nr. 1956 verso

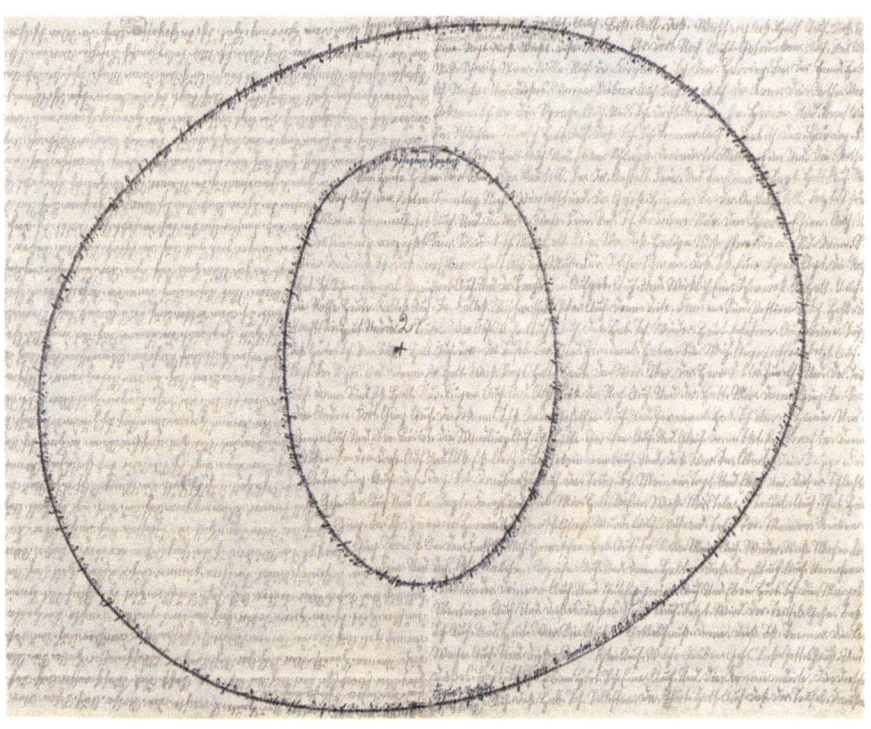

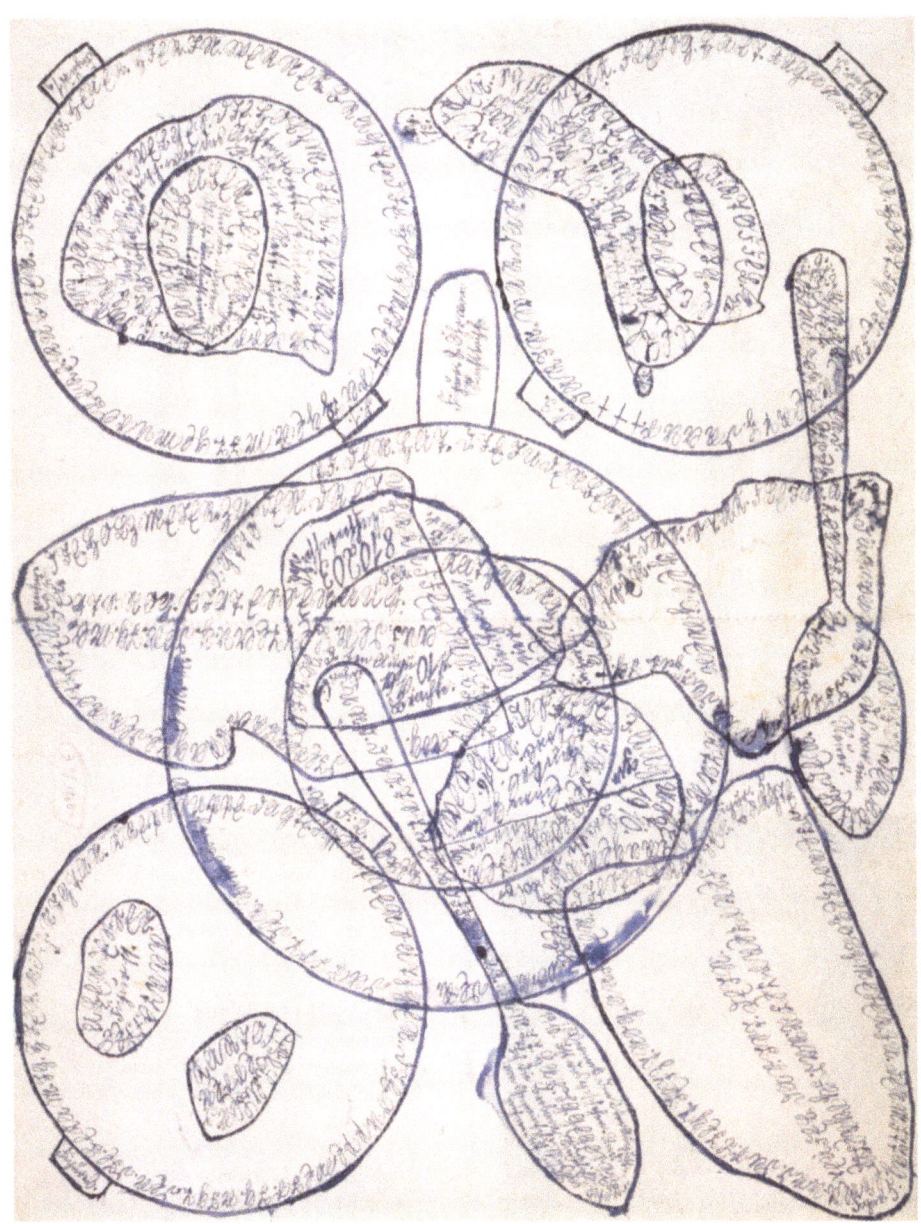

Abb.12.   Barbara Suckfüll
Ohne Titel, 1910, Feder in blauer Tinte, Nadel (zum Perforieren) auf rosa Papier, 33 x 42 cm
Sammlung Prinzhorn, Inv. Nr. 1960 recto

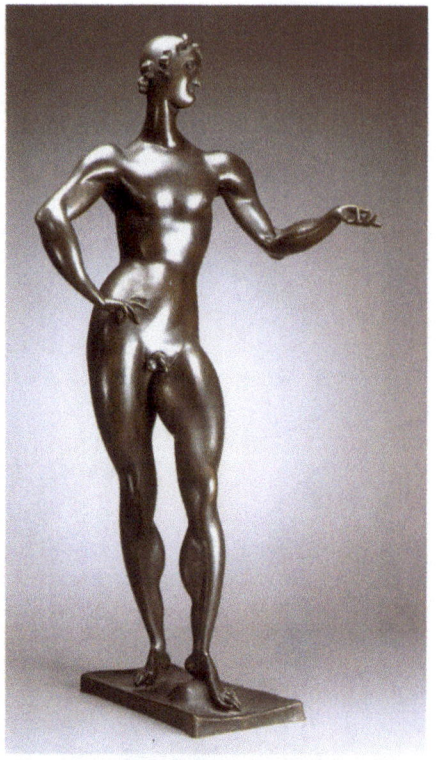

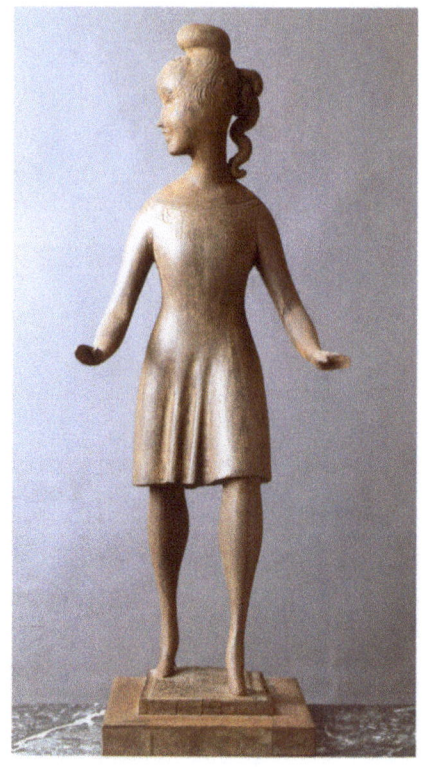

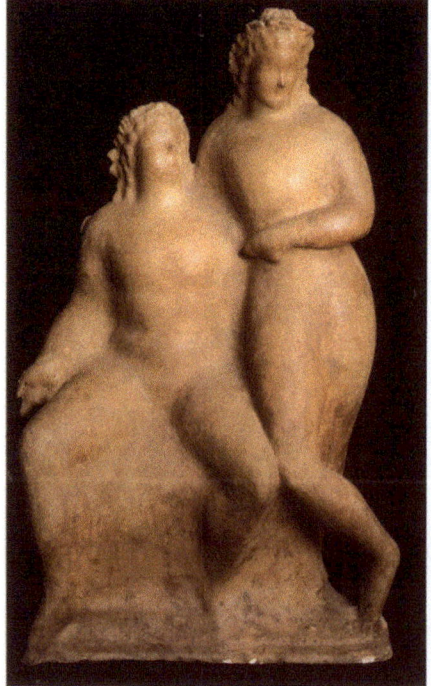

Abb.1.   Elie Nadelman
Stehender männlicher Akt, um 1908/09
Bronze, 63,9 x 22,8 x 14,7 cm
Salander-O'Reilly Galleries, New York

Abb.2.   Elie Nadelman
Stehendes Mädchen, um 1918/20
Kirschbaum, 81 x 31 x 25,4 cm
Salander-O'Reilly Galleries, New York

Abb.3.   Elie Nadelman
Zwei Frauen, um 1935/46
Pappmaché, 151 x 96 x 53 cm
Salander-O'Reilly Galleries, New York

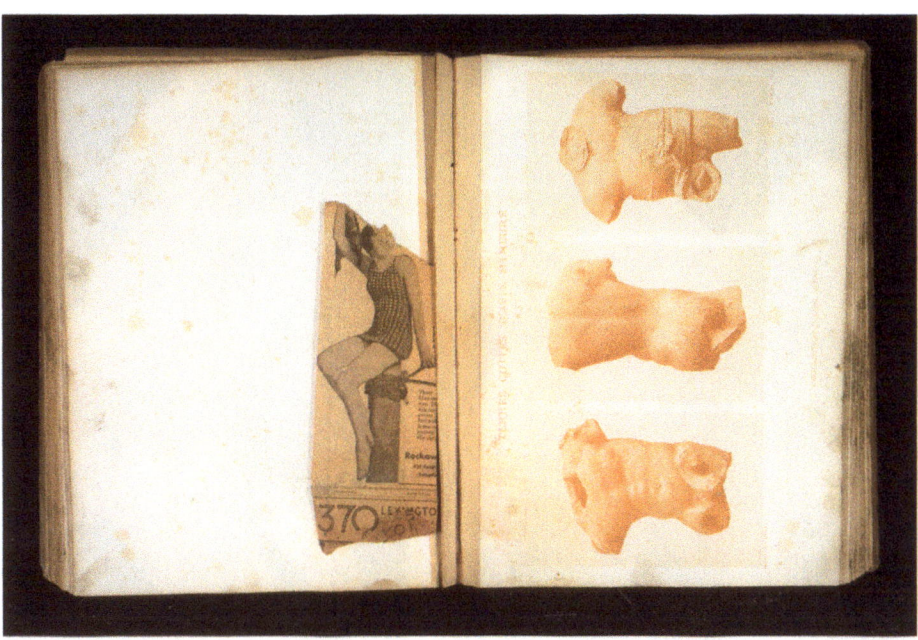

Abb.4.   Zeitungsausschnitt in W. Froehners Terres Cuites d'Asie de la Collection Julien Gréau (Paris, 1886)
aus der Bibliothek von Elie Nadelman, Nachlass Elie Nadelman
Courtesy of Salander-O'Reilly Galleries, New York

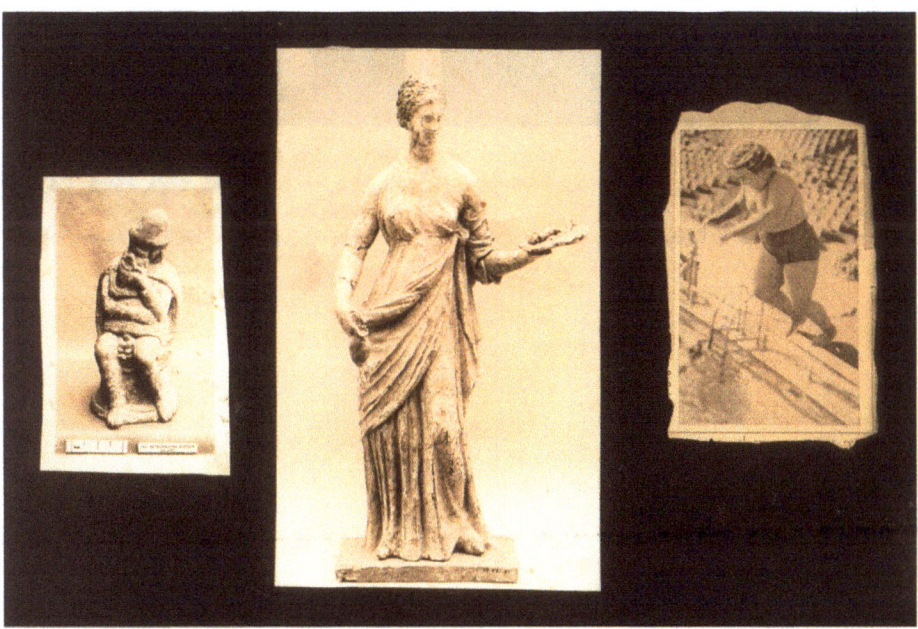

Abb.5.   Elie Nadelman
Untitled: Scrapbook, Seitenmasse: 27,8 x 35,4 cm, Nachlass Elie Nadelman
Courtesy of Salander-O'Reilly Galleries, New York

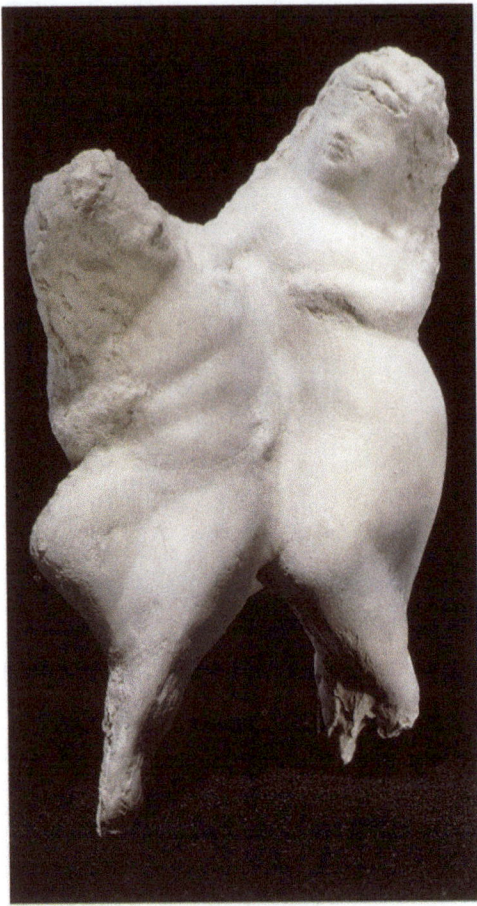 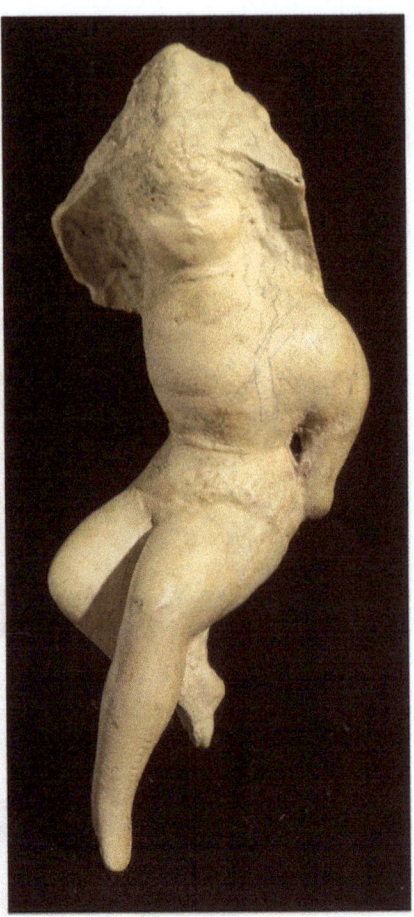

Abb.6.   Elie Nadelman
Figurine, um 1935/46, Gips, Höhe: 22,8 cm
Nachlass Elie Nadelman
Courtesy of Salander-O'Reilly Galleries, New York

Abb.7.   Elie Nadelman
Figurine, um 1935/46, Gips, Höhe: 24,1 cm
Nachlass Elie Nadelman
Courtesy of Salander-O'Reilly Galleries, New York

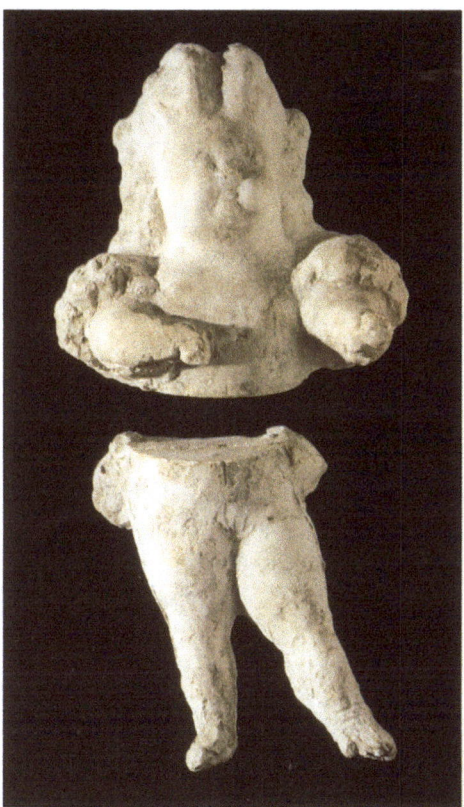
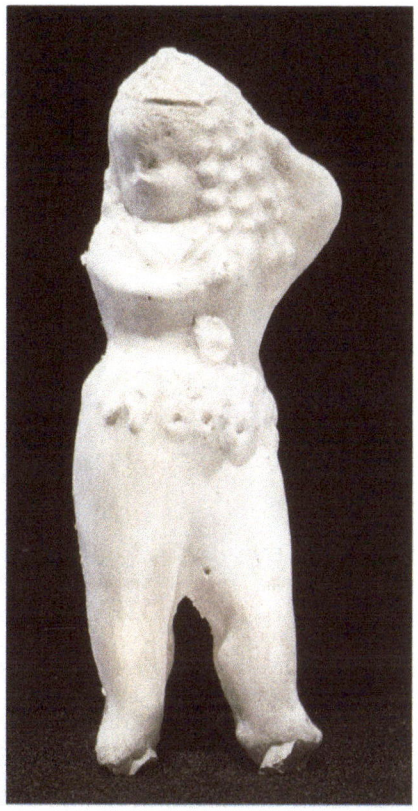

Abb.8.   Elie Nadelman
Figurine, um 1935/46
Gips, 2-teilig, Rumpfhöhe: 9,5 cm
Nachlass Elie Nadelman
Courtesy of Salander-O'Reilly Galleries, New York

Abb.9.   Elie Nadelman
Figurine, um 1935/46
Gips, Höhe: 15,2 cm
Nachlass Elie Nadelman
Courtesy of Salander-O'Reilly Galleries, New York

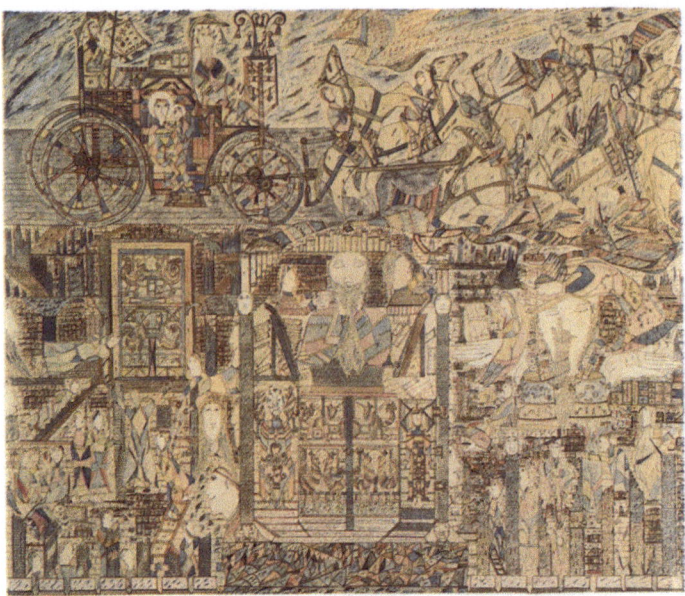

Abb.1.   Peter Meyer (Moog)
Zerstörung Jerusalems, 1919, Bleistift, Feder, Deckfarben auf Karton, 47,5 x 57,2 cm
Sammlung Prinzhorn, Inv. Nr. 104

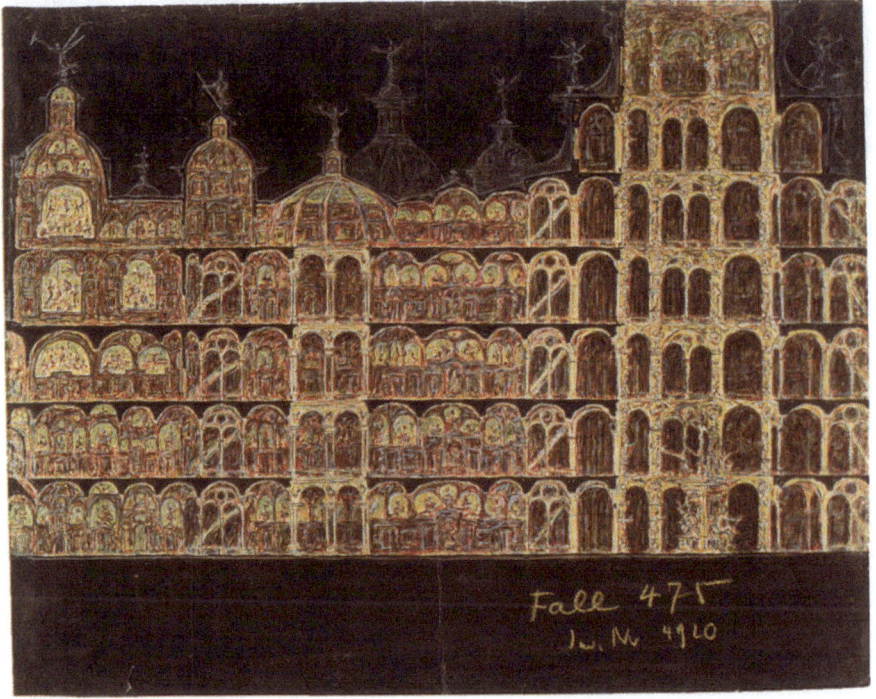

Abb.2.   Karl Junker
Fragment einer Architekturzeichnung, Mischtechnik auf Zeichenkarton, 29,5 x 48,5 cm
Sammlung Prinzhorn, Inv. Nr. 4920 verso

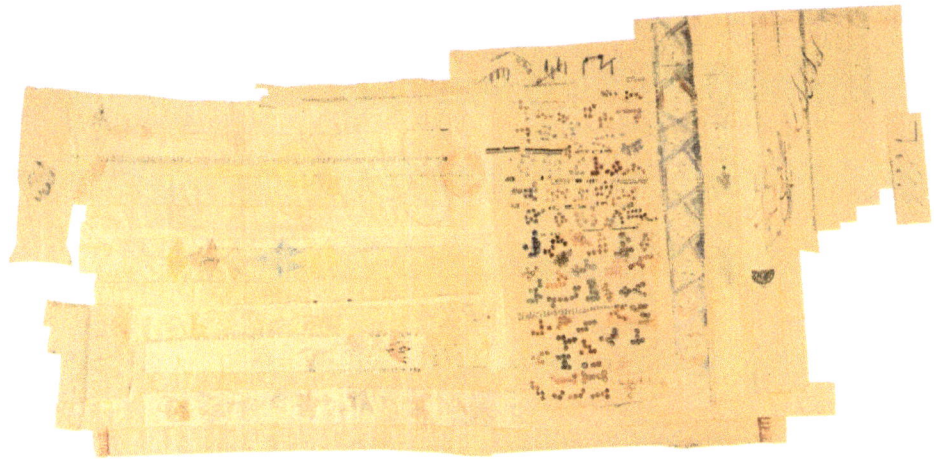

Abb.3.   St. (weiblich), Collage, um 1891
Bleistift, Kreide, Deckfarben auf Ränder von Zeitungspapier, geklebt, 38,5 x 82,5 cm
Sammlung Prinzhorn, Inv. Nr. 3416 recto

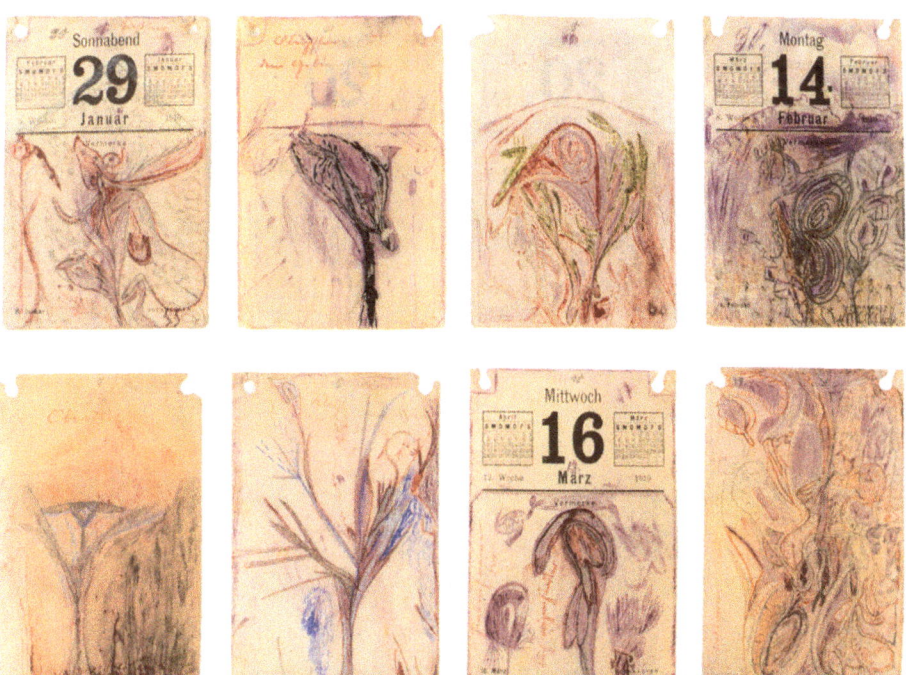

Abb.4.   Wilhelm Maasch, um 1910
Bleistift, Kopierstift, Kreide, Deckfarben auf Kalenderblättern, Kalendergröße 11,1 x 7,7 cm
Sammlung Prinzhorn, Inv. Nr. 3046 verso, 3062 verso, 3058 recto, 3054 verso (oben)
3065 recto, 3044 recto, 3050 recto, 3048 recto (unten)

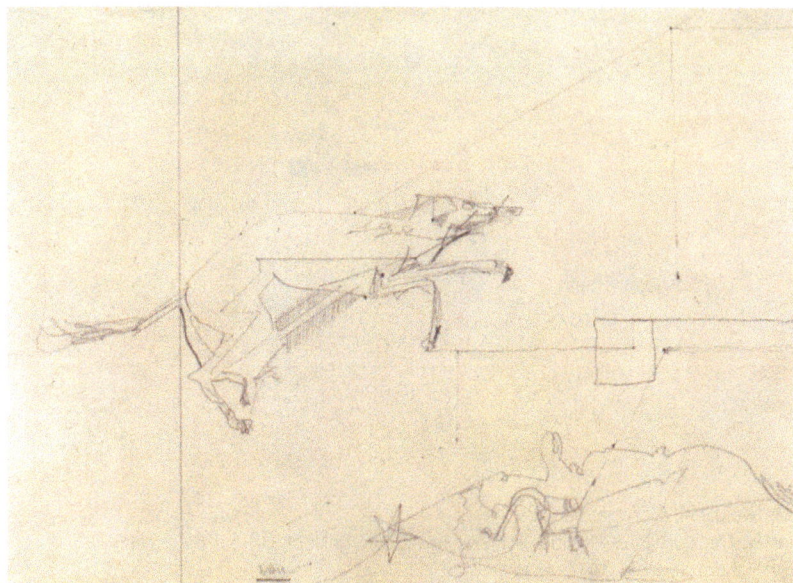

Abb.5. Hyacinth Freiherr von Wieser (Heinrich Welz)
Demagogos, Bleistift auf Zeichenpapier, 18,5 x 25,8 cm
Sammlung Prinzhorn, Inv. Nr. 2451

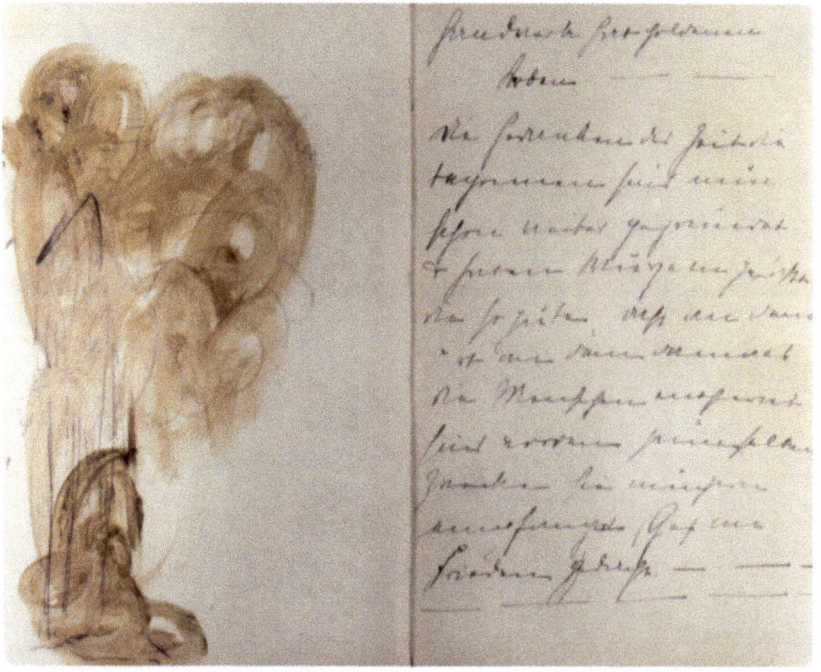

Abb.6. Else Blankenhorn
Poesiealbum mit Zeichnungen und Texten
Feder, Pinsel in Deckfarbe und Öl, Bleistift, Farbstift, Blatt 20 x 12,7 cm
Sammlung Prinzhorn, Inv. Nr. 4318 a, fol. 14 verso und 15 recto.

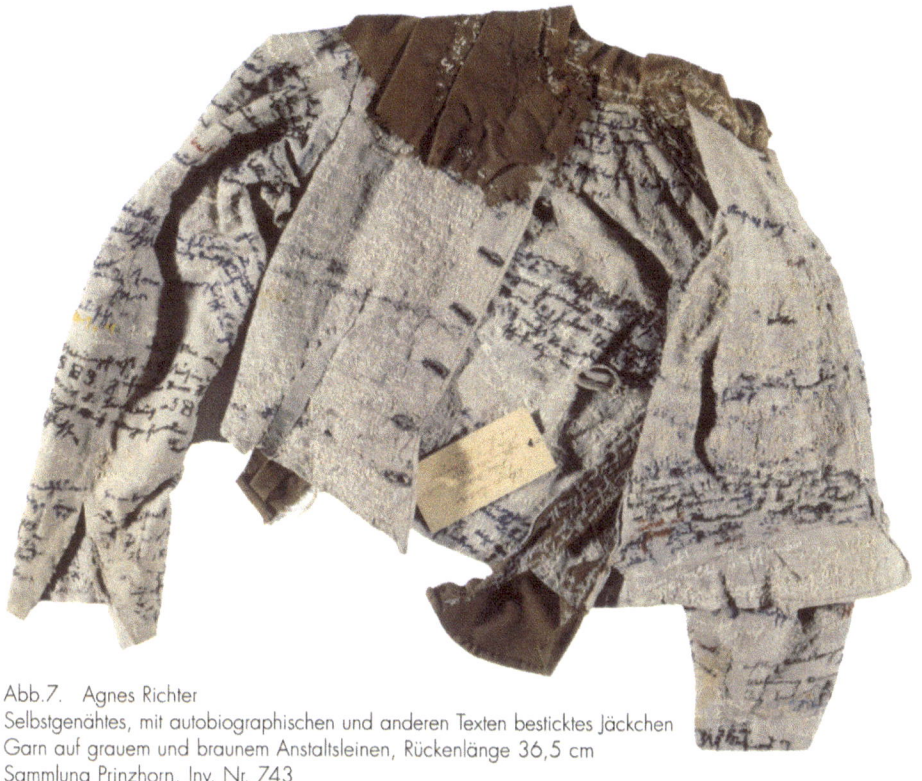

Abb.7.   Agnes Richter
Selbstgenähtes, mit autobiographischen und anderen Texten besticktes Jäckchen
Garn auf grauem und braunem Anstaltsleinen, Rückenlänge 36,5 cm
Sammlung Prinzhorn, Inv. Nr. 743

Abb.8.   Emma Hauck
Herzensschatzi komm (Brief an den Ehemann), 1909
Bleistift auf Schreibpapier, 16,3 x 21,2 cm
Sammlung Prinzhorn, Inv. Nr. 3622/5 recto

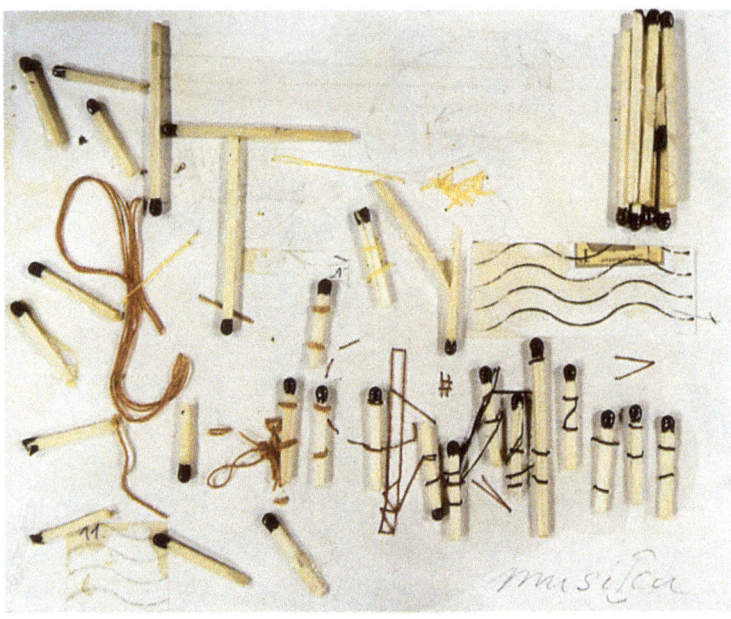

Abb.2. J.V., Streichhölzer
Streichhölzer, kleine Papierstücke, 4 Sorten farbiges Nähgarn, Bleistift,
violette Tinte auf Karton, teilweise mit farblosem Lack überzogen, 140 x 180 cm
Sammlung der Psychiatrischen und Neurologischen Universitätsklinik in Pécs, Ungarn

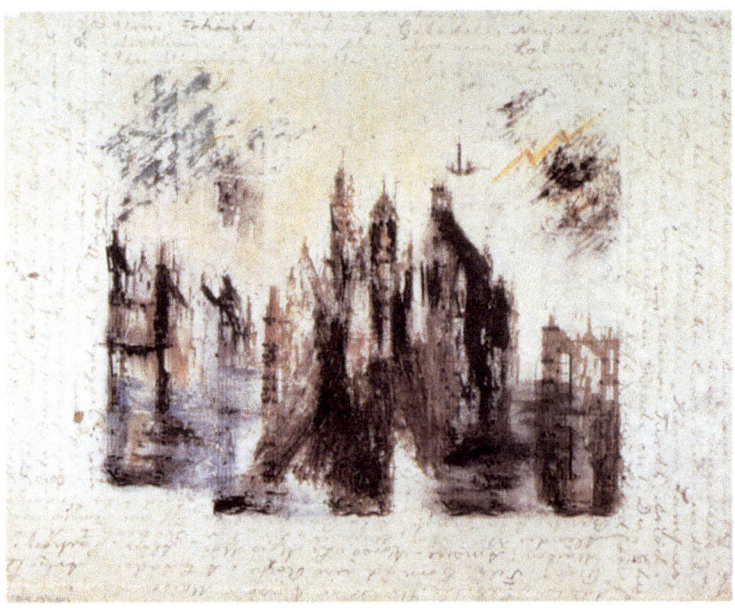

Abb.3. Alida Fehring, Stadtsilhouette, um 1860 – 1870
Bleistift, Farbstift, Kohle und Wasserfarben auf mit Noten bedrucktem Papier, 270 x 340 cm
Schleswig Holsteinisches Landesmuseum, Schloss Gottorf

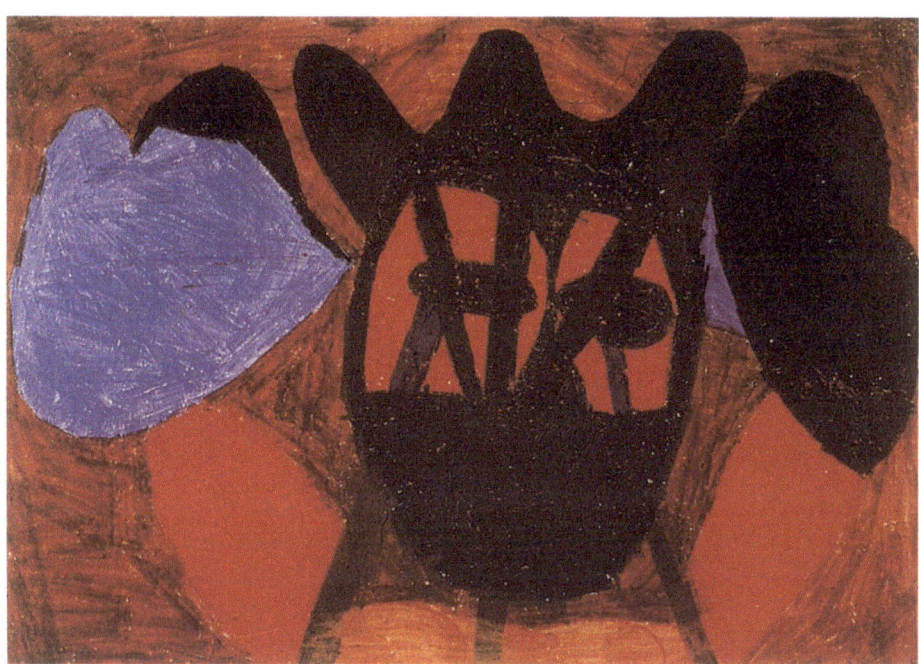

Abb.1.   Roland Wagner, ohne Titel, 1980, Wachsfarbe, DIN A1

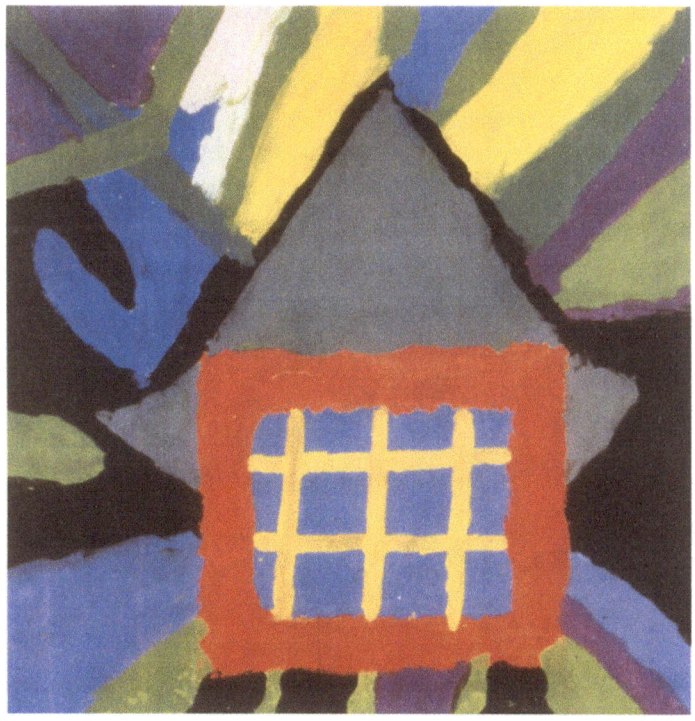

Abb.2.   Roland Wagner
vergitterten Fenstern, 1985, Tempera auf Leinwand, 90x90 cm

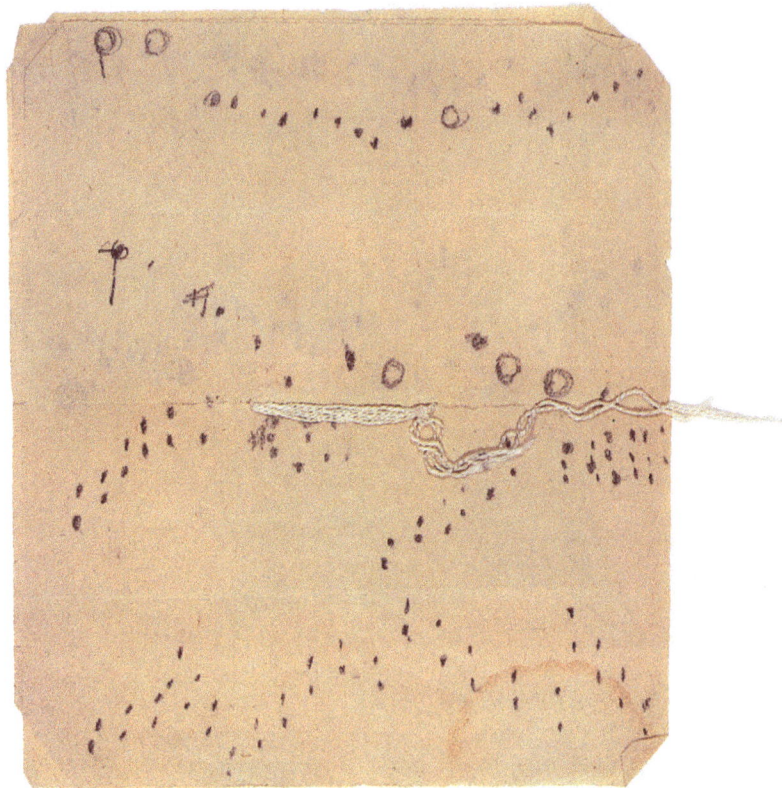

Abb.3. A.K., Ohne Titel (nach 1923), Bleistift auf Toilettenpapier(Seite aus mit Faden gebundenem Heft)
Größe 15,1 x 17,0 cm (aufgeschlagen)
Sammlung der Psychiatrischen und Neurologischen Universitätsklinik in Pécs, Ungarn

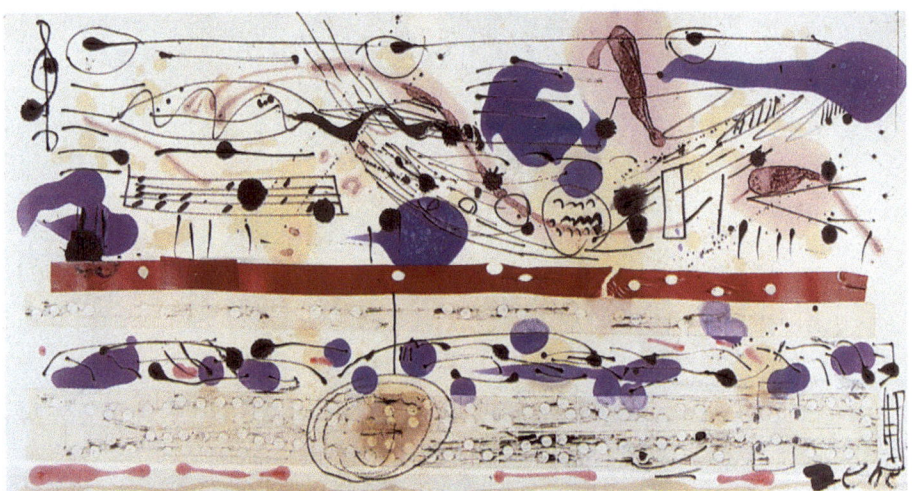

Abb.4. J.V., ohne Titel (nach 1969), Zeichenkarton, gelochte Papierstreifen und Filzstift
verschiedene farbige Desinfektionsmittel, Größe: 20,4 x 57,3 cm
Sammlung der Psychiatrischen und Neurologischen Universitätsklinik in Pécs, Ungarn

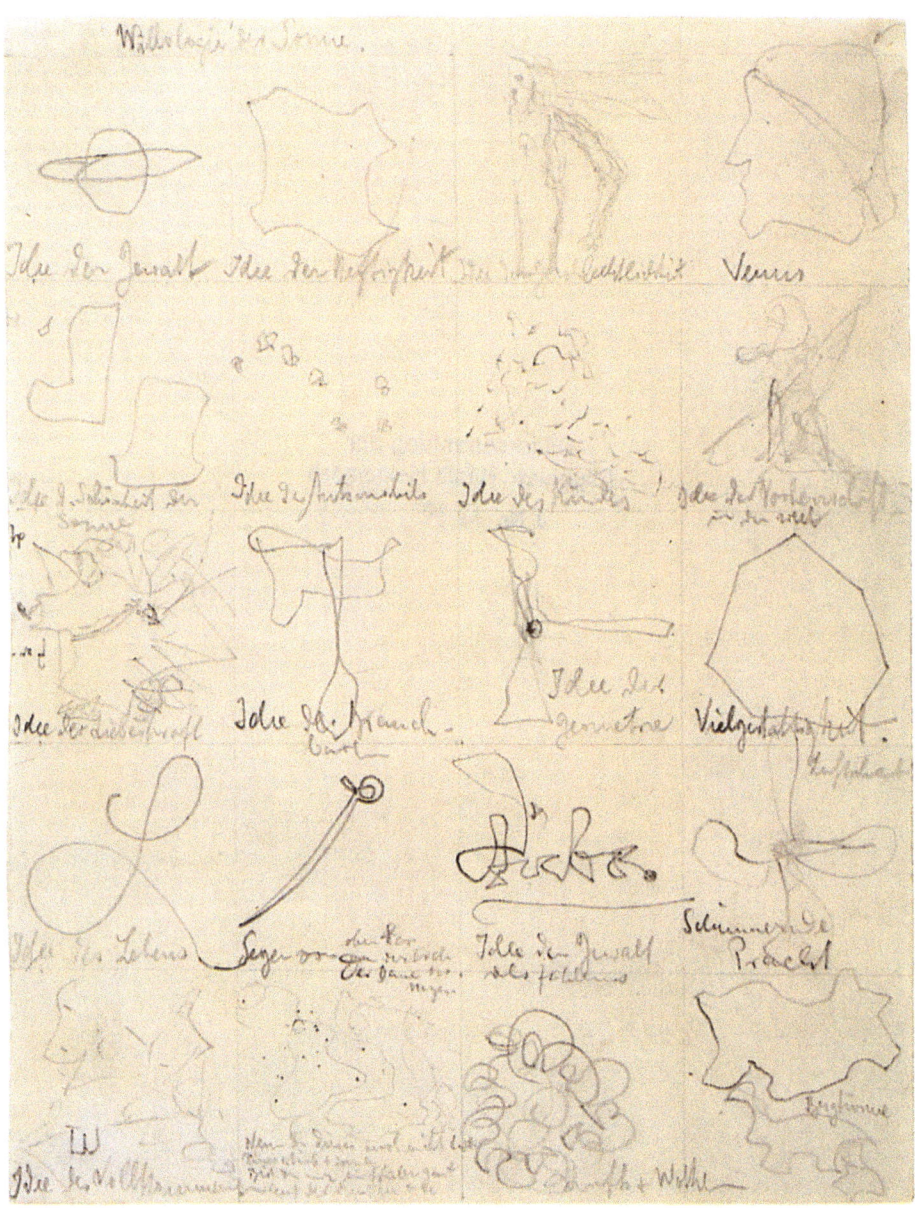

Abb.1. Hyacinth Freiherr von Wieser (Heinrich Welz)
Willologie der Sonne, undatiert, Bleistift auf Papier, 20,4 x 16,3 cm
Sammlung Prinzhorn, Inv. Nr. 2440

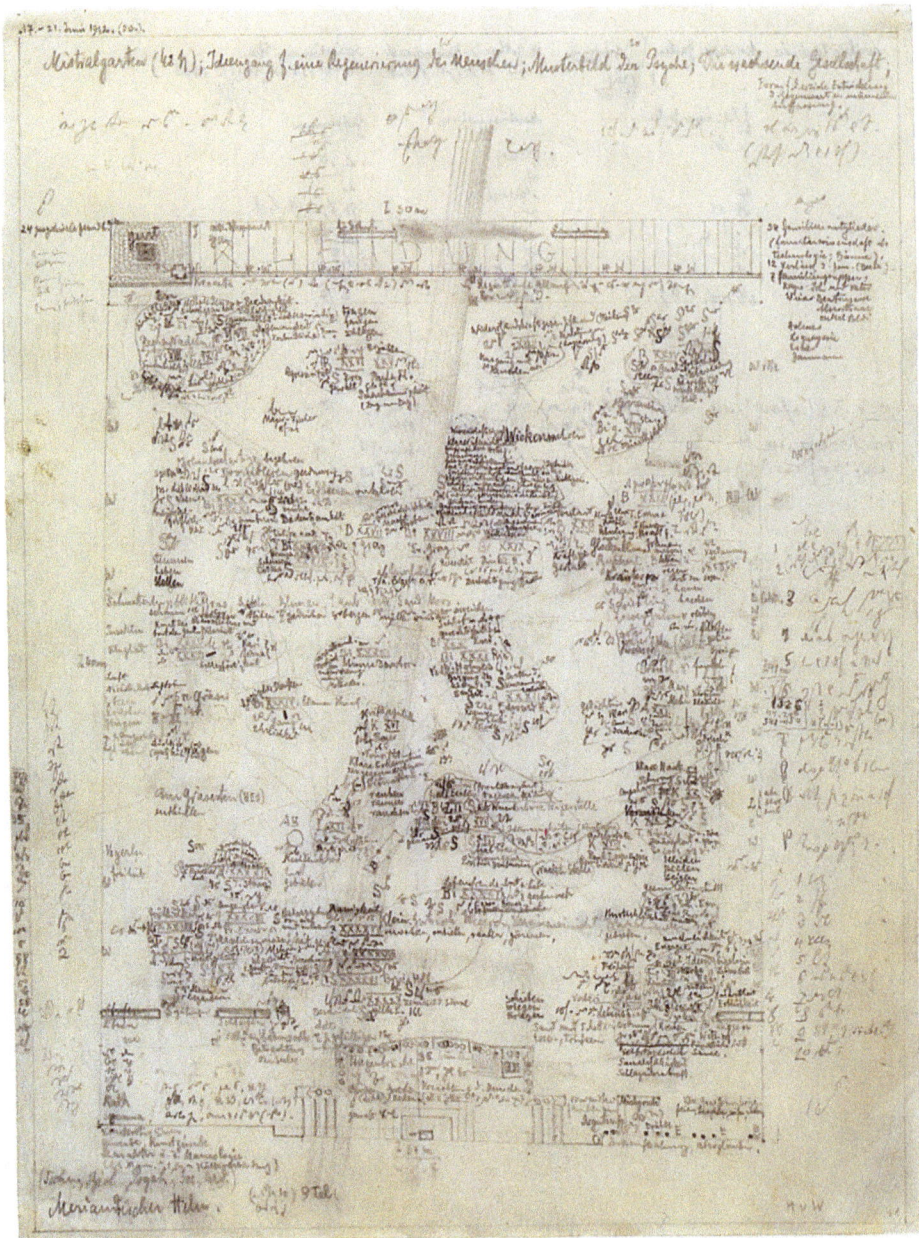

Abb.4. Hyacinth Freiherr von Wieser (Heinrich Welz)
Konvolut aus 48 Blättern, Mistralgarten, 1912
Bleistift auf Schreibpapier, 27,2 x 20,7 cm
Sammlung Prinzhorn, Inv. Nr. 2432/5, fol. 41 recto

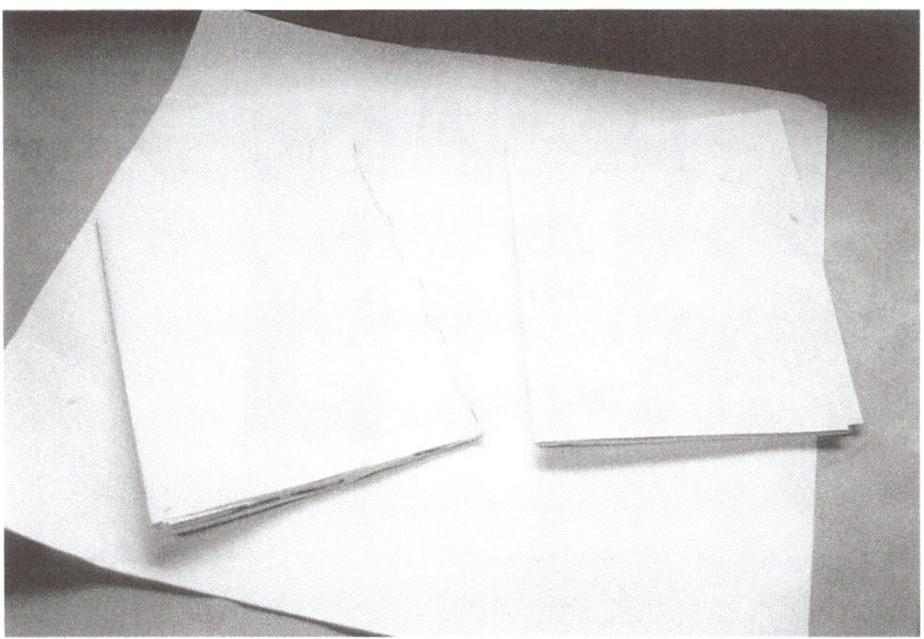

Abb.4.   Folder (Gillian K.), Papier und Klammern

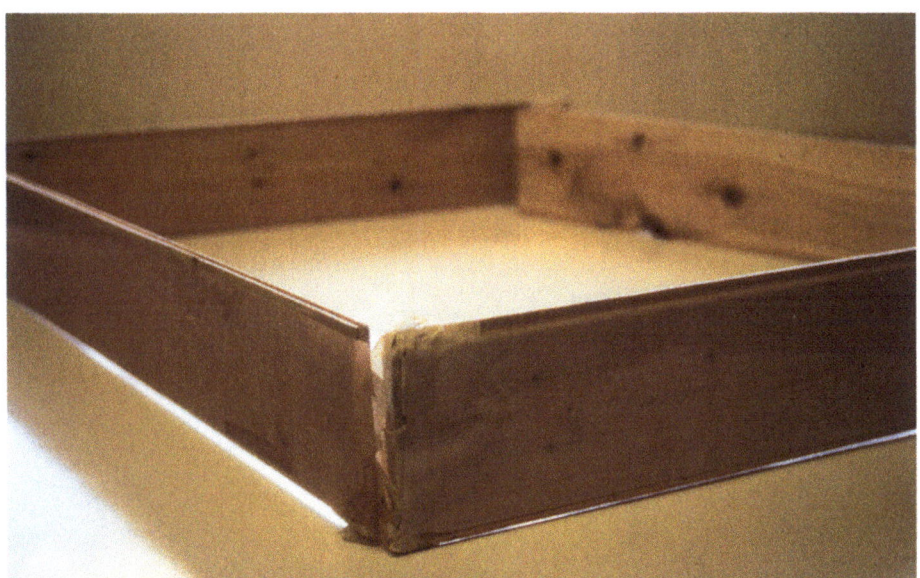

Abb.5.   Frame (Jane C.), Holz, Plastik und Klebeband

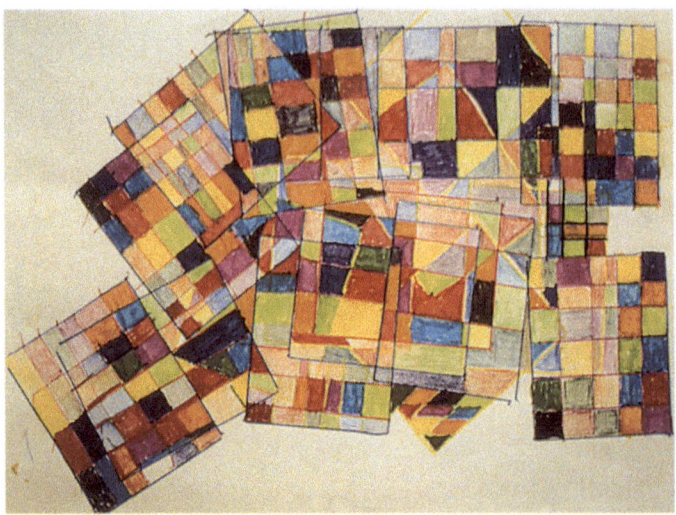

Abb.8.   Structures (Sybill H.), Filzstift auf Papier

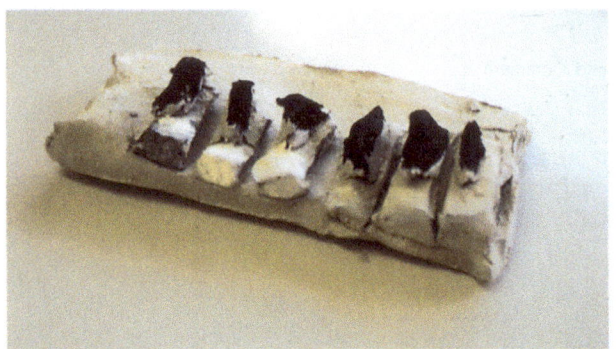

Abb.11.   Piano (Arno G.), Tonobjekt

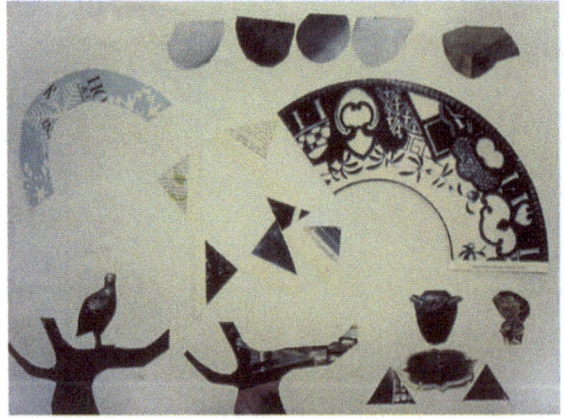

Abb.14.   Lead Bird (Sybill H.), Collage

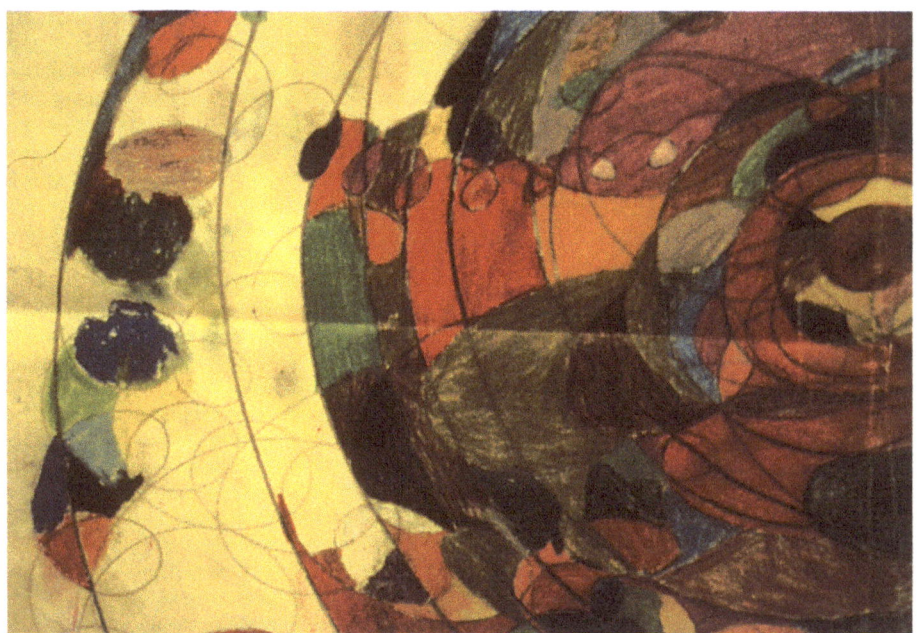

Abb.15.   Spiral unfertig (Jane C.), Mischtechnik auf Papier

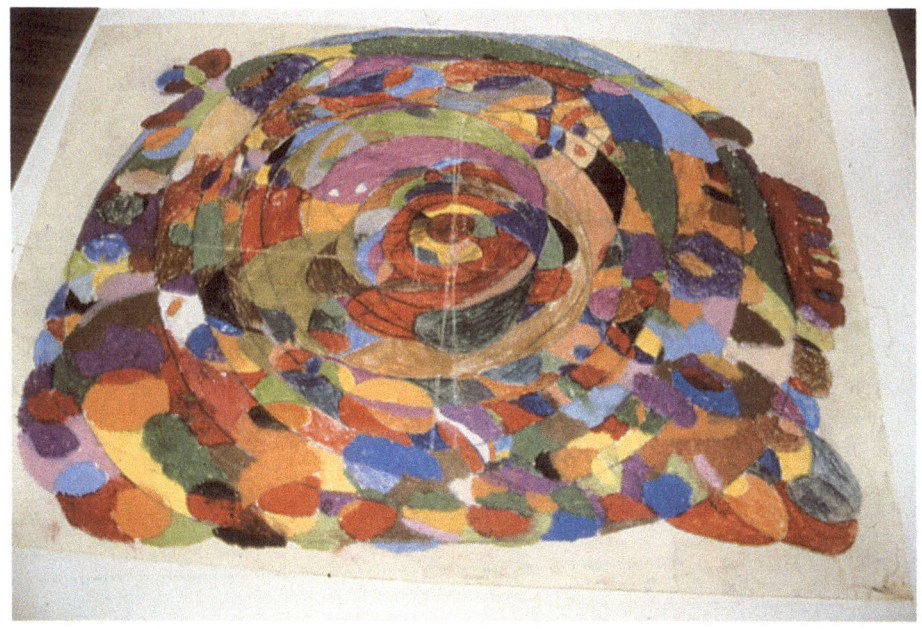

Abb.16.   Spiral (Jane C.), Mischtechnik auf Papier

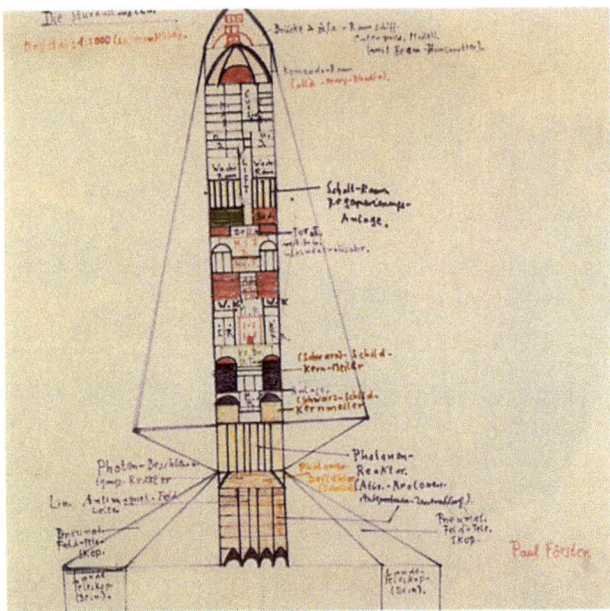

Abb.5.   Rakete

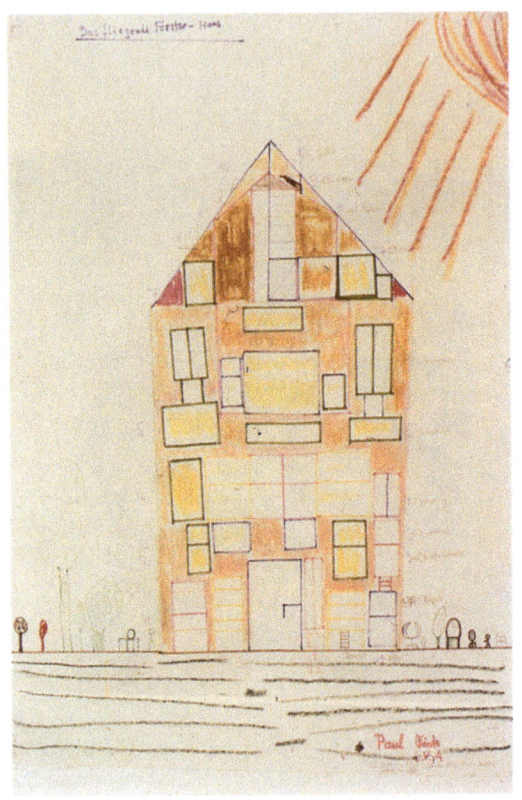

Abb.6.   Das fliegende Bauernhaus

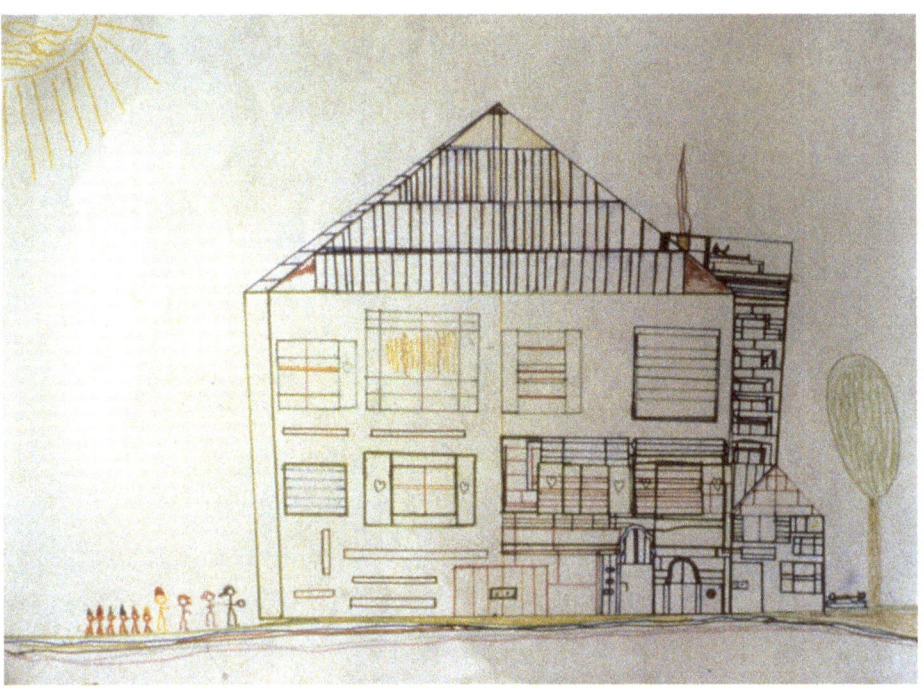

Abb.8. Kleines Haus und Großes Haus (Großfamilie)

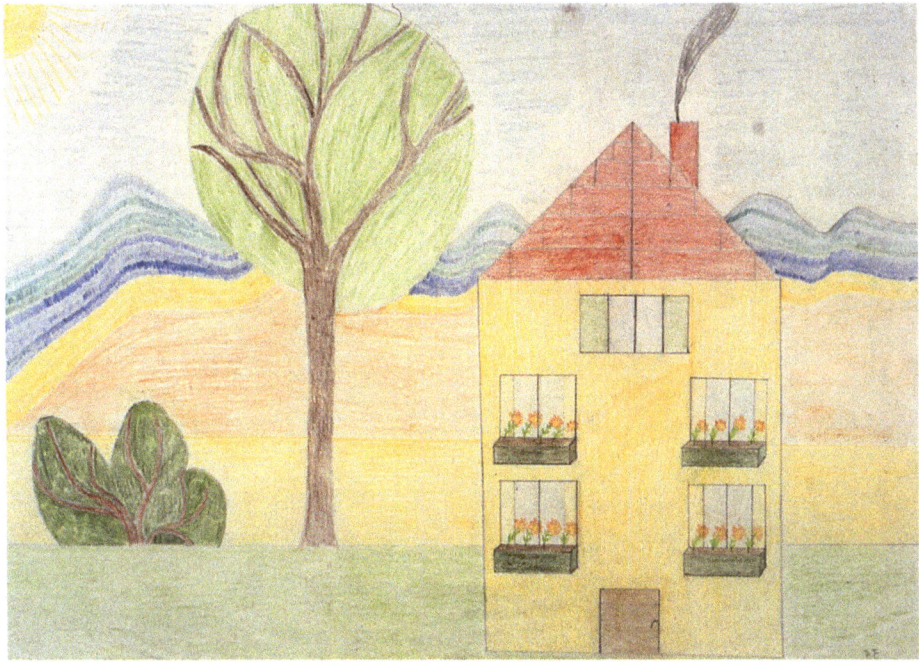

Abb.9. Das Haus mit Baum und Landschaft

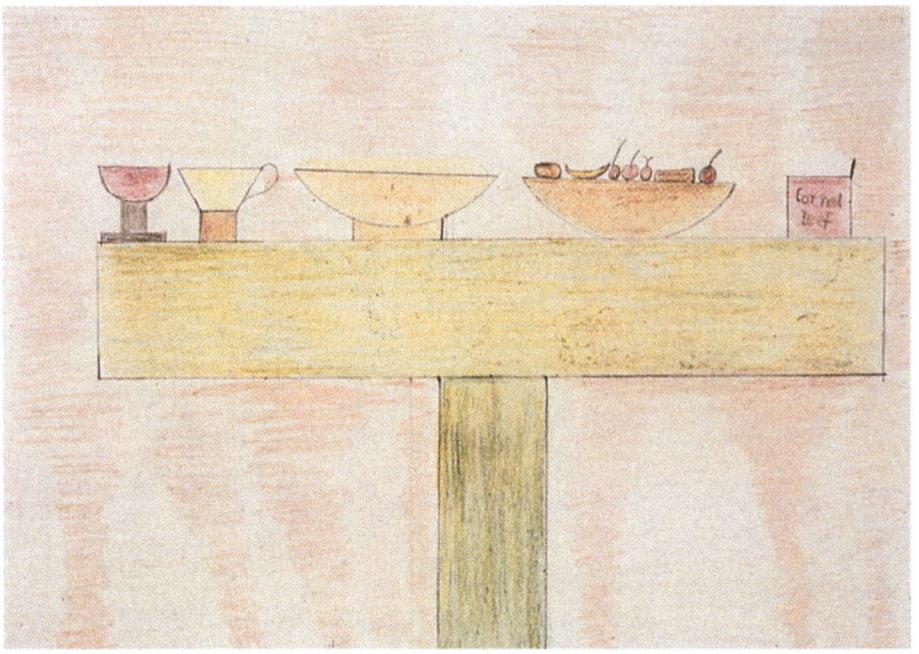

Abb.10.   Altartisch

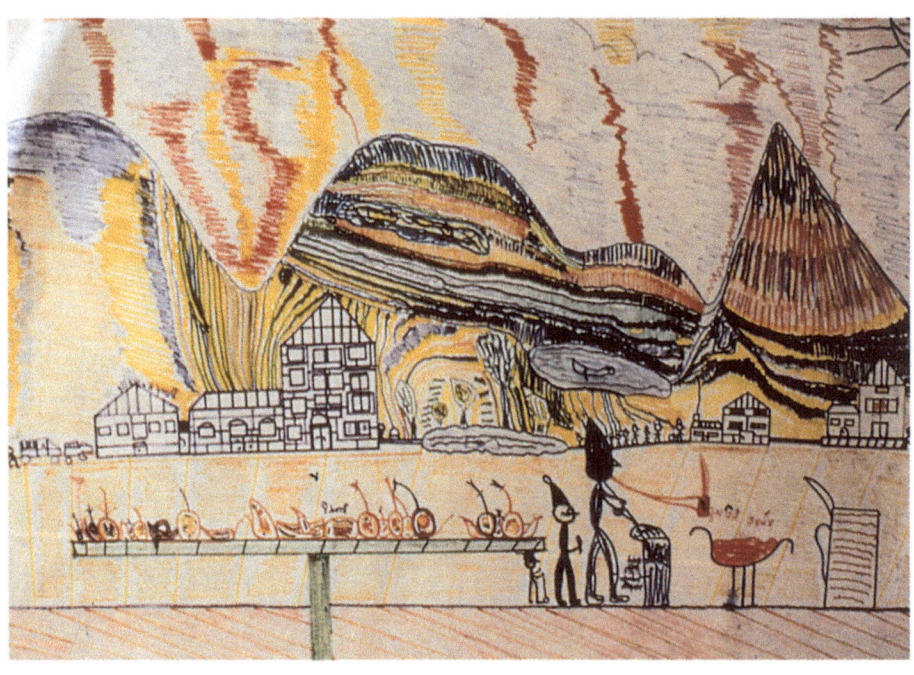

Abb.11.   Gedeckter Tisch mit Menschen und Landschaft

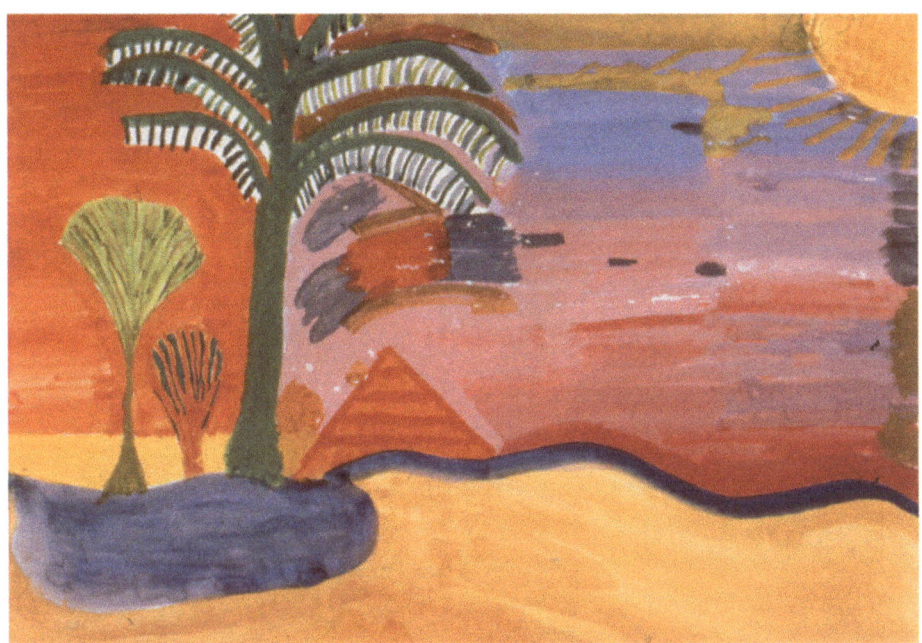

Abb. 12.   Kamelpflanze

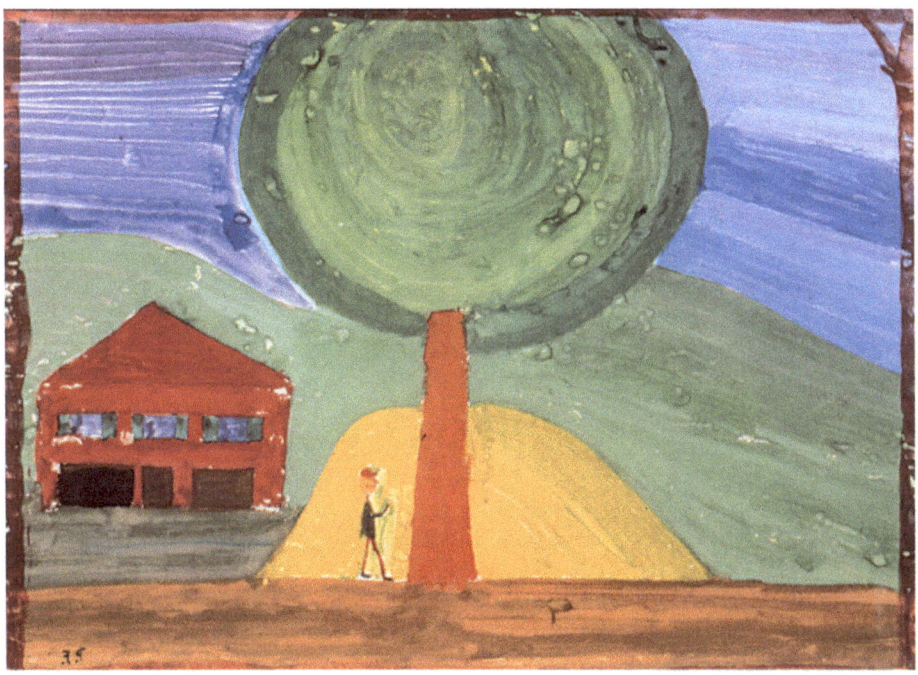

Abb. 13.   Bauernleben

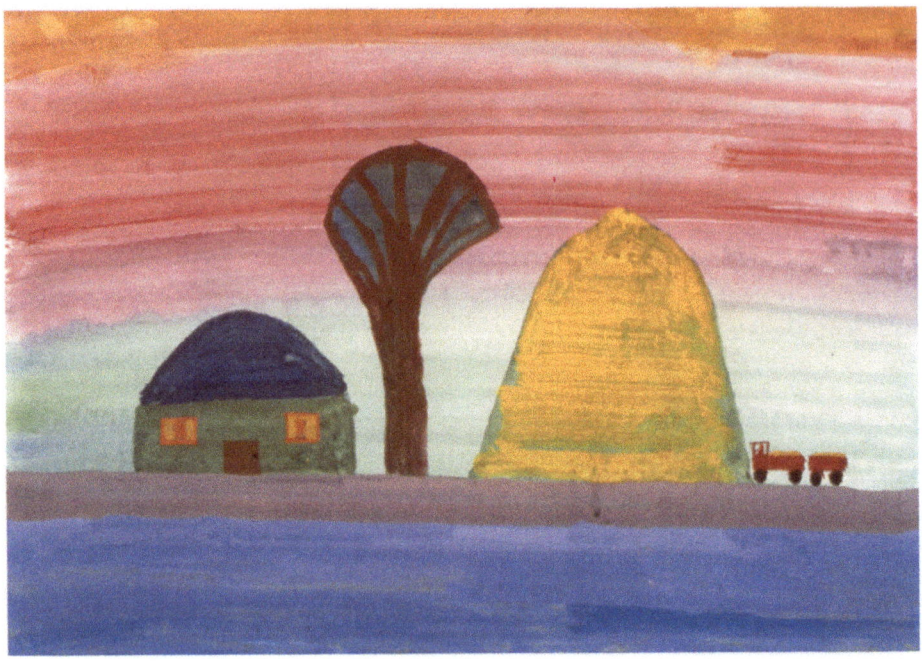

Abb.14.   Arbeitsleben

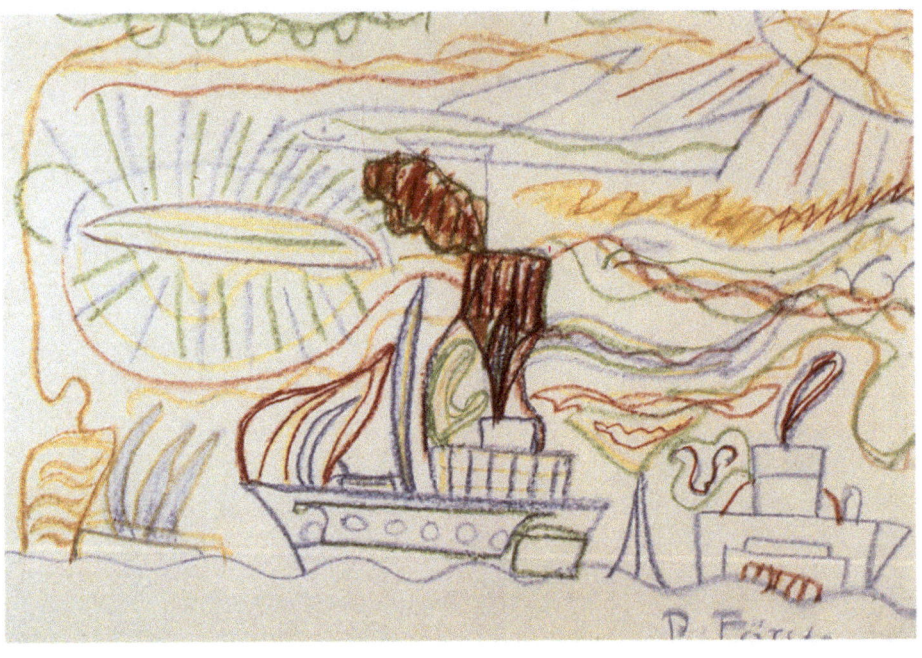

Abb.15.   Schiff

Elie Nadelman (1882–1946)
Bildhauer und Sammler

ROMAN KURZMEYER

Die Kunstgeschichte führt den amerikanischen Bildhauer Elie Nadelman als Erneuerer der klassizistischen Skulptur in ihren Büchern. Nadelman arbeitete als Künstler für die bedeutendsten Kunstsammler seiner Zeit, gründete und unterhielt in Riverdale-on-Hudson (New York) ein privates Museum für Volkskunst und gehörte durch seine Frau Viola Flannery der gesellschaftlichen Oberschicht New Yorks an. In Warschau geboren, hielt sich Nadelman 1903 sechs Monate in München auf, wo er mit klassischer griechischer Skulptur in Berührung kam und sich mit den Schriften und dem Werk des Bildhauers Adolf von Hildebrand (1847-1921) beschäftigte, zog 1904 nach Paris und 1914 weiter nach New York, wo er eine zweite Heimat fand.[1] An seiner Biographie lässt sich exemplarisch die örtliche Verschiebung des Weltkunstzentrums von München über Paris nach New York verfolgen.

In der Sammlung Prinzhorn findet sich weder ein Hinweis auf seine Person noch auf eine seiner Arbeiten. Es gibt dafür auch keinen Grund, denn Elie Nadelman war ein gesellschaftsbezogener, erfolgreicher Künstler der Moderne. Seine Arbeiten entstanden nicht wie diejenigen der Sammlung Prinzhorn im Schatten von Anstaltsdirektoren, Ärzten und Erziehern, sondern in Kenntnis der zeitgenössischen Strömungen und Debatten in Kunst und Kultur als ein entschiedener Beitrag zur künstlerischen Avantgarde. Seit den wegweisenden theoretischen Arbeiten von Michel Foucault sind zahlreiche Fallstudien zur Geschichte der Anstaltspsychiatrie erschienen und eine Reihe von Monographien zu Künstlerinnen und Künstlern, die unter den spezifischen Bedingungen der Psychiatrie des frühen 20. Jahrhunderts ihre Werke geschaffen haben. Diese aus der Perspektive der Geschichtswissenschaften verfassten Arbeiten führten in den letzten Jahren zu einem differenzierten Bild der „Psychopathologie des bildnerischen Ausdrucks" und zu entsprechenden Relativierungen früherer Analysen und Standpunkte.

---

[1] Vgl. zu Leben und Werk von Lincoln Kirstein, Elie Nadelman, New York 1973 (mit Texten des Künstlers und dem Gesamtkatalog der Zeichnungen).

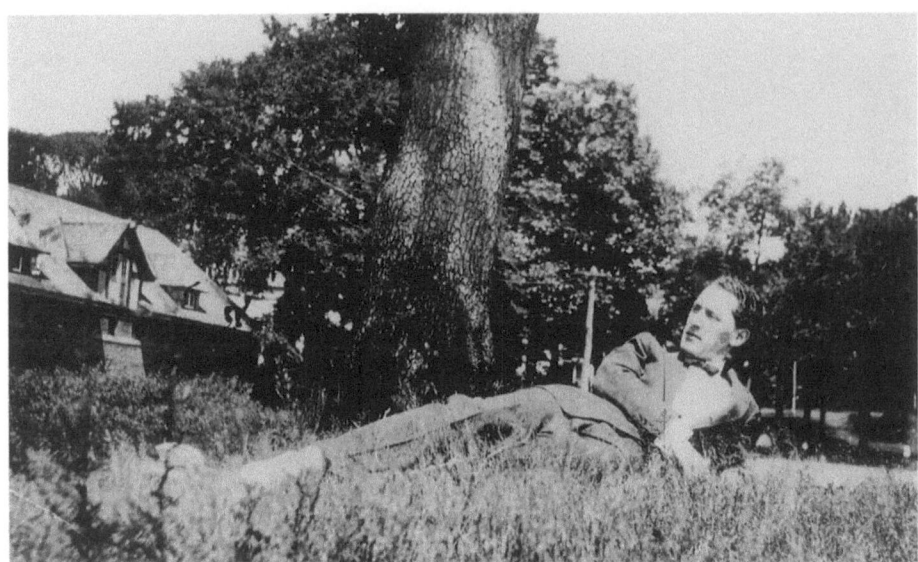

Elie Nadelman, um 1920

Der vorliegende Beitrag fragt am Beispiel des amerikanischen Bildhauers Elie Nadelman nach den Rückwirkungen, die sich innerhalb der Kunstwelt aus diesem differenzierten Verständnis der „Bildnerei der Geisteskranken", der „Art Brut" und der „Outsider" für die Bestimmung der „Norm" ergeben. Diese Fragestellung ist eine Konsequenz meiner Arbeiten über das Kunstschaffen und die Lebens- und Produktionsbedingungen der beiden Schweizer Anstaltsinsassen Adolf Wölfli (1864-1930)[2] und Heinrich Anton Müller (1869–1930)[3] sowie des afroamerikanischen Autodidakten Bill Traylor (1854-1949)[4].

Bilder als Symptome: Duchamp und Warburg

1913 machte der französische Künstler Marcel Duchamp (1887-1968) die ersten Skizzen für die heute als *Grosses Glas* bekannte Arbeit *La Mariée mise à nu par ses Célibataires, même* (1915-1923), und in seinem Atelier in Paris entstand in jenem Jahr mit *Bicycle Wheel* (1913) das erste Ready-made und die erste bewegliche Skulptur der westlichen Kunst.[5] Zu Beginn jenes Jahres, am Abend des 17. Februar 1913, wurde in New York die „Armory Show"

[2] Bettina Hunger, Michael Kohlenbach, Roman Kurzmeyer, Martin Stingelin, Hubert Thüring, Ralph Schröder, Porträt eines produktiven Unfalls - Adolf Wölfli: Dokumente und Recherchen, Basel / Frankfurt am Main 1993.
[3] Roman Kurzmeyer (Hg.), Heinrich Anton Müller (1869-1930): Katalog der Maschinen, Zeichnungen und Schriften, Basel / Frankfurt am Main 1994.
[4] Josef Helfenstein und Roman Kurzmeyer (Hg.), Deep Blues: Bill Traylor (1854-1949), Köln 1998.
[5] Vgl. Calvin Tomkins, Duchamp: A Biography, London 1997, v. a. S. 116-142.

eröffnet, eine Ausstellung internationaler moderner Kunst, in der Marcel Duchamp mit den vier Arbeiten *Le roi et la reine entourés des nus vites* (1912), *Portrait de joueurs d'échecs* (1911), *Nu descendant un escalier* (1912) und *Nu* (1912) vertreten war.[6] Die Ausstellung wurde von der „Association of American Painters and Sculptors" (AAPS) organisiert. Der Anlass ermöglichte einem breiteren amerikanischen Publikum die Begegnung mit der amerikanischen und europäischen Avantgarde, insbesondere mit dem in den Vereinigten Staaten noch unbekannten Kubismus. Von Elie Nadelman, der damals noch in Paris lebte und sich erst im folgenden Jahr in New York niederließ, waren zwölf Zeichnungen und zwei Skulpturen ausgestellt.[7] Die europäischen Künstler wurden auf dem Plakat als Gäste angekündigt, einige namentlich erwähnt. Duchamps Name fehlt auf der Ankündigung. Marcel Duchamp, dessen Gemälde *Nu descendant un escalier* nicht nur der Malerei, sondern vor allem des Titels wegen viel Aufmerksamkeit auf sich zog und öffentliche, teilweise spöttische Debatten auslöste, zählte zu den unbekannteren unter den jungen europäischen Künstlern. Selbst seine beiden in der Ausstellung ebenfalls vertretenen Brüder Raymond Duchamp-Villon und Jacques Villon waren damals bekannter und erfolgreicher als er. Während Matisse auf Ablehnung stieß, weil das amerikanische Publikum seine Malerei als aggressiv und hässlich empfand, drängten sich die Besucher vor Duchamps rätselhaftem Gemälde mit dem verführerischen Titel.

Am 2. März 1913, wenige Tage nach der Eröffnung der „Armory Show", erschien im *Hamburger Fremdenblatt* ein kurzer Artikel des deutschen Kunsthistorikers Aby Warburg (1866-1929) mit dem Titel „Luftschiff und Tauchboot in der mittelalterlichen Vorstellungswelt".[8] Der Autor schreibt über zwei große flandrische Bildteppiche aus dem 15. Jahrhundert, die er 1912 im *Palazzo Doria* in Rom gesehen hatte, und die, wie er vermutet, kurz nach ihrer Entstehung aus dem Norden Europas nach Italien gelangt waren. Die beiden Teppiche schildern Szenen aus dem Leben Alexanders des Großen. Aby Warburg interessiert vor allem, auf welche Weise sie dies tun. Er nennt mögliche Quellen und zitiert insbesondere aus der Handschrift von Jean Wauquelin, in der er den Ursprung der Bilderzählungen vermutet. Der französische Schriftsteller Wauquelin erzählte um 1450 am burgundischen Hofe die Geschichte aus der griechischen Antike. In seiner Besprechung des einen Teppichs wirft Warburg die Frage auf, weshalb sich in ein und derselben Darstellung die damals modernsten Belagerungsmethoden und zeitgenössische Kleidung im Zusammenhang mit der alten Fabel von der Himmelfahrt Alexanders in einem von vier Greifen gezogenen Metallgehäuse und seinem Tauchversuch in einem gläsernen Fass finden. Seine Interpretation basiert sowohl auf literarischen Quellen als auch auf ausgezeichneten

---

[6] Vgl. Milton W. Brown, The Story of the Armory Show, New York 1988, v.a. S. 133 ff. und S. 264-265.

[7] Vgl. die Werkliste in: ebd., S. 298.

[8] Aby M. Warburg, „Luftschiff und Tauchboot in der mittelalterlichen Vorstellungswelt" (1913), in: Kulturforum Warburg (Hg.), Aby Warburg: Von Michelangelo bis zu den Puebloindianern, Warburg 1991, S. 79-86.

Kenntnissen der Kunst-, Sozial- und Wirtschaftsgeschichte der Renaissance.[9] Warburg beurteilt den von ihm diskutierten Teppich als „inhaltreiches Dokument zur Entwicklungsgeschichte der historischen Weltanschauung im Zeitalter der Wiedererweckung des klassischen Altertums in Westeuropa". Er erkennt hier den Willen, sich im Norden antiker Größe zu
erinnern und folgert, dass die sogenannte burgundische Antike einen
„wesentlichen und eigenartigen Anteil an der Erzeugung des modernen,
auf die Beherrschung der Welt gerichteten Menschen" hatte.

Die Texte von Aby Warburg bestechen durch ihre historische Schärfe
und zeigen die Fähigkeit des Autors, Bilder als Symptome zu verstehen.[10]
Duchamps Arbeiten sind ihrer Verweisdichte wegen von Interesse. Beide aktivieren neben der Form- und Stilgeschichte, den traditionellen Domänen der
Kunstgeschichte, eine Vielzahl von weiteren Bezugssystemen. Warburg arbeitete an einem Geschichtsverständnis, das ich mit dem französischen Kunstwissenschaftler Georges Didi-Huberman als „Geschichte der symptomatischen Intensitäten" bezeichnen möchte.[11] Er untersuchte die Widersprüche
im Visuellen und wies damit auf die Grenzen der Repräsentation hin. Aby
Warburg und Marcel Duchamp haben aus zwei entgegengesetzten Richtungen, der eine als Kunstwissenschaftler, der andere als Künstler, die ästhetische
Autonomie des Kunstwerks in Frage gestellt. Mit dem Namen Marcel
Duchamp verbinden wir heute eine künstlerische Strategie, die Gegenstände,
Ideen und Handlungen unter den Bedingungen des Museums dekontextualisiert. Warburg hingegen löst das Kunstwerk aus dem musealen Umfeld und
stellt es unter Rückgriff auf das gesamte ihm zugängliche Wissen in einen
neuen Kontext. Er war überzeugt, dass jedes bedeutende Kunstwerk nicht nur
Ausdruck der vom Künstler beabsichtigten Form und Erzählung ist, sondern
auch Träger individueller und gesamtkultureller Muster. Kunstwerke faszinierten ihn wegen dieser Ambivalenz. So wollte er in einer seiner bekanntesten Analogien in einer Fotografie einer Golfspielerin das Nachleben
einer Kopfjägerin erkennen. Für eine Kultur, die einem linearen Zeit- und
Geschichtsverständnis verpflichtet ist, stellt diese *Gleichzeitigkeit des
Ungleichzeitigen* ein Problem dar. Dies ist die kulturelle Disposition, aus der
seit der Moderne historische Kunstwerke in Europa befragt und neue Werke
geschaffen werden.

Das Kennzeichen der historischen Avantgarden ist der Traditionsbruch.
Aus diesem Grund haben diese sich für außereuropäische Kunst, für die Kinderzeichnung, für die „Kunst der Irren", die Volkskunst und das Kunsthand-

---

[9] Obschon der Hamburger Privatgelehrte nie ein Buch geschrieben hat und die wenigen, verstreut erschienenen Aufsätze
lange nicht zugänglich waren, gehört er zu den inspirierendsten Kunstwissenschaftlern der europäischen Moderne. Seinen
Ruhm verdankt er nicht zuletzt der von ihm aufgebauten Bibliothek, die er nicht als kunsthistorisches Archiv, sondern als
kulturwissenschaftliche Bibliothek konzipierte. Vgl. etwa Robert Galitz und Brita Reimers (Hg.), Aby M. Warburg,
„Ekstatische Nymphe ... trauernder Flussgott": Portrait eines Gelehrten, Hamburg 1995.
[10] Auf die Verwandtschaft des Bildverständnisses von Warburg und Duchamp hat schon Werner Hofmann hingewiesen in
seinem Aufsatz „Die Menschenrechte des Auges", in: Werner Hofmann, Georg Syamken, Martin Warnke, Die
Menschenrechte des Auges: Über Aby Warburg, Frankfurt / M. 1980, S. 102-104.
[11] Vgl. Georges Didi-Huberman, Vor einem Bild, München / Wien 2000, S. 201.

werk begeistert und ihre ästhetischen Konzepte entsprechend erweitert. Paul
Klee schrieb über Kinderzeichnungen und benutzte sie als Vorlagen für seine
eigenen Zeichnungen und Gemälde.[12] André Breton war Kunde auf den Pari-
ser Flohmärkten, sein Studio war eine Kunst- und Wunderkammer des 20.
Jahrhunderts. Als Nadelman mit dem Aufbau seiner Sammlung europäischer
und amerikanischer Volkskunst begann, die er schon 1926 außerhalb New
Yorks in einem eigenen Museum öffentlich zugänglich machte, verschickte
Hans Prinzhorn aus der Psychiatrischen Klinik Heidelberg ein Rundschreiben
an verschiedene europäische Anstalten mit der Bitte, ihm für seine klinische
Sammlung Patientenarbeiten zu überlassen.[13] Auf diese Weise legte er in
wenig mehr als einem Jahr eine Sammlung von etwa 5000 Arbeiten an und
wertete sie wissenschaftlich aus. Sein besonderes Interesse galt dabei, wie es
im erwähnten Rundschreiben heißt, Arbeiten, „die nicht lediglich kopiert
sind, oder Erinnerungen aus gesunden Tagen wiedergeben, sondern *Ausdruck
eigenen Erlebens* in der *Krankheit* sind."[14] 1922 veröffentlichte Prinzhorn den
reich illustrierten Band *Bildnerei der Geisteskranken: Ein Beitrag zur Psychologie und Psychopathologie der Gestaltung.*[15] Die Modernen interessierten sich
für die Rückseite der Norm, da sie ihrem Selbstverständnis nach den Anfang
einer neuen Epoche bildete. Im Almanach *Der Blaue Reiter*, den Kandinsky
und Franz Marc 1912 in München veröffentlichten, ist dies exemplarisch u. a.
mit zeitgenössischen Arbeiten aus dem Künstlerkreis der beiden Herausgeber, Kinderzeichnungen, Kleinmeistern, außereuropäischer Kunst sowie mit
Gegenständen und Bildern der Volkskunst dokumentiert.

Elie Nadelman: Das Spätwerk

Elie Nadelman hat angeblich wie Duchamp auch in mittlerem Alter die
künstlerische Arbeit aufgegeben und seine Ateliers geräumt, im Verborgenen
aber weiter Plastiken hergestellt. (Farbtaf. 30, 31, Abb.6.–9.) Duchamp, so hieß
es, habe der Kunst den Rücken gekehrt und sich dem Schachspiel gewidmet,
tatsächlich jedoch arbeitete er insgeheim zwanzig Jahre lang an seiner Assem-
blage *Etant donnés: 1. La chute d'eau, 2. Le gaz d'éclairage ...* (1946-1966), die
erst nach seinem Tode bekannt wurde.[16] Nadelman konnte man spät nachts
nach einem gesellschaftlichen Anlass in formeller Kleidung bei der Arbeit
überraschen. In der eigenen Bibliothek, einem dunklen Zimmer im ersten
Stock seiner Villa, modellierte der Künstler, unbemerkt von der Kunstwelt, in

---

[12] Vgl. Otto Karl Werckmeister, Versuche über Paul Klee, Frankfurt am Main 1981, S. 124 ff. und Josef Helfenstein, „Die
Thematik der Kindheit im Spätwerk von Klee", in: Jonathan Fineberg (Hg.), Kinderzeichnung und die Kunst des 20.
Jahrhunderts, Ostfildern-Ruit bei Stuttgart 1995, S. 100-135.

[13] Zu Prinzhorns intellektueller Biographie vgl. Thomas Röske, Der Arzt als Künstler: Ästhetik und Psychotherapie bei Hans
Prinzhorn (1886-1933), Bielefeld 1995.

[15] Zur Bedeutung dieses Bandes, in dem nur ein Bruchteil der Sammlung sichtbar wurde, zuletzt: Bettina Brand-Claussen,
„Prinzhorns 'Bildnerei der Geisteskranken'. Ein spätexpressionistisches Manifest", in: Inge Jádi und Bettina Brand-Claussen
(Hg.), Vision und Revision einer Entdeckung, Museum Sammlung Prinzhorn, Heidelberg 2001, S. 11-31.

[16] Vgl. die Dokumentation: Manual of Instructions for Marcel Duchamp, Etant donnés: 1. La chute d'eau, 2. Le gaz d'éclairage
..., Philadelphia Museum of Art, Philadelphia 1987.

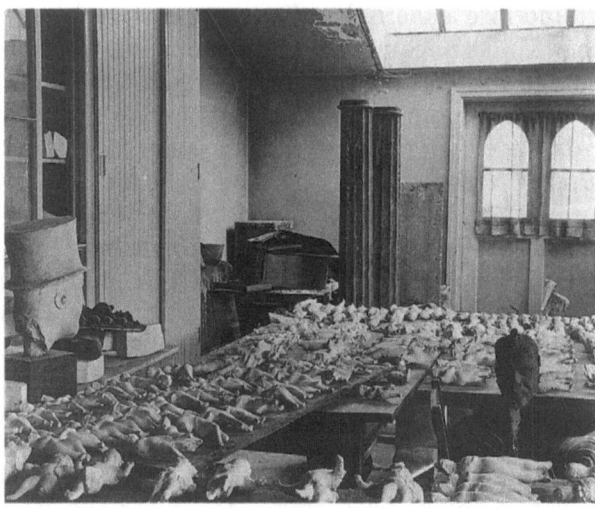

Henri Cartier-Bresson
Nadelmans Atelier, 1947
Nachlass Elie Nadelman
Courtesy of Salander-O'Reilly Galleries, New York

der er sich lange erfolgreich bewegt hatte, seine späten Figuren nach Bildvorlagen aus seinem Bestand an Bildbänden zur Kunst des Altertums. Wie
Duchamp vollzog Nadelman in den Arbeiten, die er 1935-1946 im Verborgenen
schuf, einen Bruch mit der Ästhetik seines früheren Werkes. Die Figurinen,
die in dieser Zeit entstanden, sind so klein, dass sie gut in der Hand liegen.
Die Gipse sind unbemalt, Gesichtszüge oder Kleidung sind manchmal mit
Bleistift angedeutet, durch Schaben und Ritzen sind die gegossenen Oberflächen vieler Arbeiten aufgeraut, und manch ein Volumen ist verändert. Es handelt sich um Frauenkörper, dennoch wirken viele Figuren wegen ihres
Gesichtsausdrucks mädchenhaft. Sie sind in gezierten Körperhaltungen
gezeigt und erotisieren durch aufreizende Frisuren oder kecke Kopfbedeckungen. Die Bearbeitung fragmentierte den Guss. Die Umarbeitung machte
aus identischen Figuren einer Serie Originale, die der Künstler wiederum als
Vorlage für die Erarbeitung neuer Gussformen benutzte.

Die klassische Kunstwissenschaft betont in der Werkdarstellung Kontinuität und inneren Zusammenhang. Nadelman selbst hat stets die Bedeutung
der abstrakten Form für sein Schaffen hervorgehoben und damit für die Stilgeschichte wichtige Hinweise gegeben. Als prägend und produktiv erlebte der
junge Nadelman in München, seiner ersten Station auf dem Weg von Warschau nach New York, sowohl die Begegnung mit dem Jugendstil als auch jene
mit dem Werk Adolf von Hildebrands.[17] Am Jugendstil dürften ihn das Primat
der Linie und die dekorative Wirkung fasziniert haben, an Hildebrand, einem

---

[17] Gail Levin und John B. Van Sickle, „Elie Nadelman's New Classicism", in: Elie Nadelman (1882-1946), Salander-O' Reilly
Galleries, New York 1997, S. 10.

Freund des Kunsthistorikers Konrad Fiedler und des Malers Hans von Marées, interessierte ihn die ruhige, klar überschaubare skulpturale Form. In seinem Nachlass findet sich ein Exemplar von Hildebrands 1893 erschienener Programmschrift *Das Problem der Form in der Bildenden Kunst.* 1904 zog Nadelman von München nach Paris, wo er bis 1914 lebte. Leo Stein, Kunstsammler und Bruder der Schriftstellerin Gertrude Stein, vermittelte 1908 die Bekanntschaft mit Picasso, der Nadelman in seinem Atelier besuchte. 1925 brachte Nadelman in einem Brief an Henry Goddard Leach, der ein Symposium zur Frage „Is Cubism Pure Art?" vorbereitete, zum Ausdruck, dass er sich, entgegen jeder historischen Evidenz, als Pionier der kubistischen Bewegung betrachtete.[18]

Im Unterschied zu Picasso, der die Einheit von Zeit und Raum aufgab und die Perspektive auf das Motiv multiplizierte, dynamisierte Nadelman lediglich die Form unter ausschließlicher Verwendung der Linie. Die aus den Jahren 1908-1910 erhaltenen Zeichnungen und Bronzen belegen eine manieristische Auffassung des menschlichen Körpers. Man denkt unwillkürlich an Pontormos überlange, gedehnte Figuren. Nadelman erreichte eine vergleichbare Ausdruckskraft, indem er die Proportionen und Volumina der Figuren willkürlich veränderte und die Muskulatur besonders betonte. (Farbtaf. 28, Abb.1.) Obschon es in seinem späteren Schaffen zu großen stilistischen Veränderungen kommen sollte, hielt Nadelman lange an diesem Formverständnis fest. Parallel zu diesen formverliebten, manieristischen Figuren entstanden klassizistische Köpfe in weißem Marmor, die sich auf die hellenistische Kunst beziehen lassen. Von den Antiken unterscheiden sich diese Arbeiten durch ihre polierten Oberflächen und die Herausarbeitung von zeittypischen Frisuren oder Kopfbedeckungen und deren ornamentale Auffassung.

Die wichtigste Sammlerin dieser Werke war Helena Rubinstein. Sie ermöglichte Nadelman nach Kriegsbeginn 1914 die Überfahrt von Paris nach New York. Am 31. Oktober 1914 traf der Bildhauer in New York ein, wo er schnell eine zweite erfolgreiche Karriere aufbaute. Eine Gruppe neuer Arbeiten, die er 1917 in einer Wohltätigkeitsausstellung im Ritz-Carlton zeigte, verursachte einen kleinen Skandal, der immerhin die Aufmerksamkeit der New Yorker Kunstliebhaber auf sein Schaffen lenkte. Auslöser waren bemalte Gipsmodelle für Holzfiguren aus der Welt des Theaters, des Cabarets und des Circus. Diese zierlichen, später in Holz ausgeführten und farbig bemalten Figuren wurden von der Kritik als dekadent und trivial abgelehnt. (Farbtaf. 28, Abb.2.) 1927 zeigte Nadelman bei Knoedler fünf fast lebensgroße weibliche Figuren und verschiedene Büsten, die er in einem industriellen Verfahren herstellen ließ.[19] Anstatt die Gipse lediglich als Kernform für den Bronzeguss zu verwenden, ließ Nadelman sie durch Elektrolyse mit Metall überziehen. Im Unterschied zu seinen früheren Plastiken, die sich durch klare Konturen und pralle Volumina

---

[18] Nadelman zit. nach Kirstein, Nadelman, a.a.O., S. 270/271.
[19] Cynthia Nadelman, „Galvano-Plastiques", in: Elie Nadelman: Galvano-Plastiques, Salander-O'Reilly Galleries, New York 2001, S. 3-8.

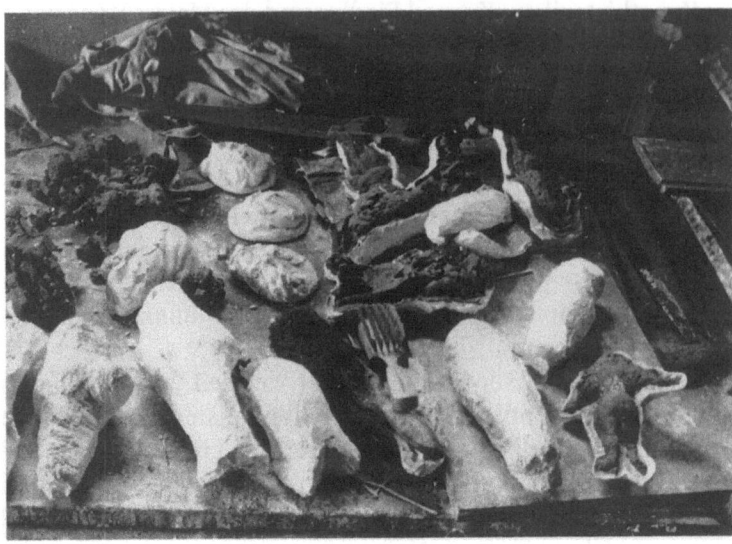

Konrad Cramer
Das Atelier Nadelmans nach seinem Tod, um 1949
Nachlass Elie Nadelman
Courtesy of Salander-O'Reilly Galleries, New York

auszeichnen, wirken die Galvanoplastiken weich und instabil. Während Nadelman zeitlebens für seine klassizistischen Marmorskulpturen hohe Preise erzielen konnte, fand er weder für diese Galvanoplastiken noch für seine heute begehrten Holzfiguren Sammler. 1930 eröffnete die Galerie Bernheim-Jeune in Paris die letzte Einzelausstellung zu Lebzeiten des Künstlers. In der Folge experimentierte Nadelman im Hinblick auf eine allfällige Produktion großer Serien seiner Arbeiten während vieler Jahre intensiv mit Keramik, Pappmaché und Gips. (Farbtaf. 28, Abb.3.) Die Leihanfragen des Museum of Modern Art und des Whitney Museum of American Art, die Nadelman mit frühen Werken in Gruppenausstellungen zeigen wollten, beantwortete er ablehnend. An das Whitney Museum schrieb Nadelman 1944: „If I break my silence, which I am planning to do in the near future, I must show my latest work, and I therefore prefer not to come out at this time with work done long ago, and already shown."[20] Es sollte bei der Absicht bleiben, zwei Jahre später starb der Künstler.

Elie Nadelmans letzter Werkabschnitt hat bis in die Gegenwart wenig Beachtung gefunden, obschon Lincoln Kirstein bereits 1973 in seiner Monographie und John I. H. Baur 1975 im Katalog zur Einzelausstellung im Whitney Museum of American Art in New York[21] das Spätwerk diskutierten. Auch heute noch wird

[20] Nadelman zit. nach Cynthia Nadelman,„The shocking blue hair of Elie Nadelman: He ignored the conventions of his day and became one of the greatest American sculptors of this century", in: American Heritage (March 1989), S. 84.
[21] John I. H. Baur in: The Sculpture and Drawings of Elie Nadelman (1882-1946), Whitney Museum of American Art, New York 1975, S. 10-13.

es durch den Kunstmarkt tiefer bewertet als die vorausgegangenen Werkab-
schnitte, denn ein an Stil und Form geschultes Auge konnte im Spätwerk nur den
Verlust an formaler Stringenz feststellen. (Farbtaf. 30, 31, Abb.6.–9.) Künstler
und Künstlerinnen wie Peter Hujar und Kiki Smith haben als erste auf die späten Plastiken angesprochen.[22] Das Whitney Museum of American Art erwarb
eben erst eine umfangreiche Werkgruppe und wird diese innerhalb der angekündigten Nadelman-Retrospektive zeigen. Außerhalb der Vereinigten Staaten
waren die späten Figurinen erstmals im Jahr der Eröffnung des Museums Sammlung Prinzhorn im Kunstmuseum Luzern zu sehen.[23] Dieses sich nun allmählich
abzeichnende Interesse am späten Nadelman hängt mit einer grundsätzlichen
Neuorientierung der Kunstwissenschaften zusammen. Seit einigen Jahren werden innerhalb unserer Kultur die Schnittstellen zwischen Stilkunst, Volkskunst
und Art Brut, zwischen Kunst, Bildnerei und Gestaltung zusehends als Nahtstel-
len begriffen. Die „Bildnerei der Geisteskranken" etwa lehrte die Sinnhaftigkeit
von Krisen und Brüchen. Aus der langen, intensiven und in vielerlei Hinsicht
auch unrühmlichen Auseinandersetzung der Kunstwelt mit der Kunst von
Außenseitern, Internierten und Autodidakten, den Irregulären der Kunstwelt,
resultierte eine wachsende Wertschätzung für die innere Komplexität und
Widersprüchlichkeit des individuellen künstlerischen Schaffens. Eine derart sensibilisierte Kunstwissenschaft erschließt nicht nur neue Werke, sondern entwickelt auch Fragestellungen, die eine veränderte Wahrnehmung der Stilkunst nach
sich ziehen. Ohne meine Arbeiten über die beiden in der Schweiz in Psychiatrischen Kliniken tätigen Künstler Adolf Wölfli und Heinrich Anton Müller sowie
den afroamerikanischen Autodidakten Bill Traylor, der in den Straßen von Mont-
gomery (Alabama) zeichnete, hätte ich vermutlich für die späten Arbeiten von
Elie Nadelman keine Aufmerksamkeit aufgebracht.

Es gibt in Nadelmans Leben unzählige Einschnitte, die nicht nur von biographi-
schem Interesse sind, sondern sich auch in das Werk eingeschrieben haben. Ich
erinnere nur an die verschiedenen Wohnortwechsel des Künstlers von Polen über
Deutschland und Frankreich in die Vereinigten Staaten. Für einen Künstler, der
sich ausdrücklich für Stil interessierte, konnten diese Kontextwechsel nicht folgen-
los bleiben. Eine geradezu traumatische Erfahrung aber war der Verlust der in den
zwanziger Jahren mit seiner Frau Viola Flannery aufgebauten Sammlung europäischer und amerikanischer Volkskunst. Diese Sammlung umfasste Möbel, Textilien,
Teppiche, Haushaltgegenstände, Keramiken, Puppen und Spielzeug, Schilder,
Gemälde und Skulpturen, Bücher, Pfeifen, Fahrzeuge, Galionsfiguren, Schmiede-
handwerk, Werkzeuge u. a. m., insgesamt ungefähr 15000 Gegenstände aus west
und osteuropäischen Ländern, Russland und den Vereinigten Staaten. Einzigartig
war die Sammlung, weil Nadelman die „ästhetische Bedeutung" der Gebrauchs-
gegenstände interessierte und er deshalb in der Ausstellung nicht zwischen Kunst-

---

[22] Vgl. „Arlene Shechet and Kiki Smith Conversation", in: Elie Nadelman (1882-1946): The Late Work, Salander-O'Reilly
Galleries, New York 1999, S. 13-15.
[23] Der vorliegende Beitrag ist eine erweiterte Fassung des Kapitels „Elie Nadelman: Die Antiken der Neuen Welt", abgedruckt
in der Publikation zur Ausstellung im Kunstmuseum Luzern (15. Dezember 2001-3. März 2002): Roman Kurzmeyer, Atlas,
Anatomie, Angst: Max von Moos, Zürich / Wien New York 2001, S. 121-136.

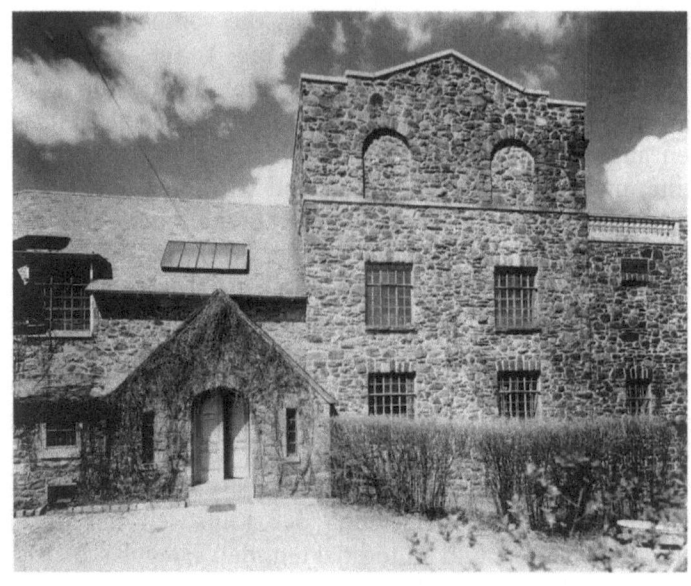

Folk Art Museum
Riverdale-on-Hudson, New York, um 1937
Nachlass Elie Nadelman
Courtesy of Salander-O'Reilly Galleries, New York

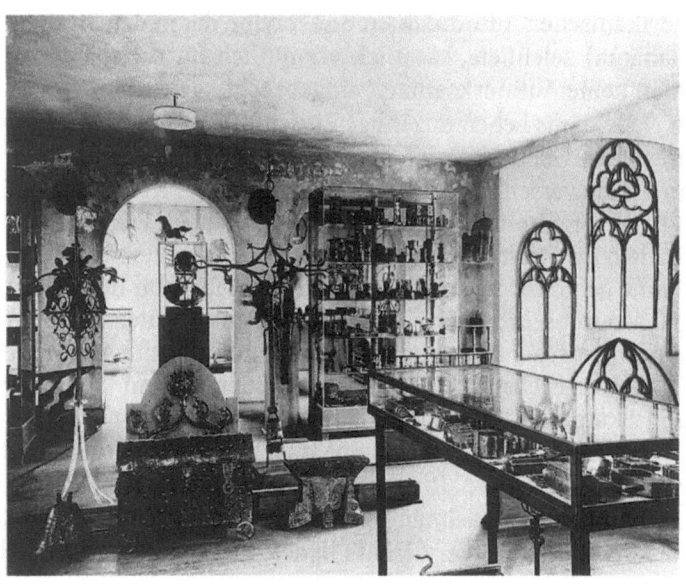

Folk Art Museum
Riverdale-on-Hudson, New York, um 1937
Iron Room
Nachlass Elie Nadelman
Courtesy of Salander-O'Reilly Galleries, New York

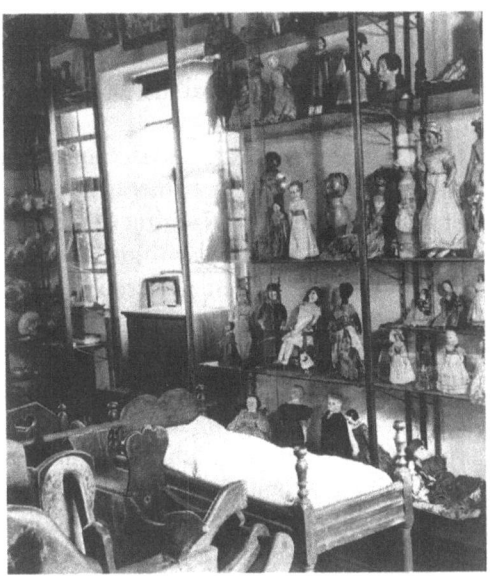

Folk Art Museum
Riverdale-on-Hudson, New York, um 1937
Doll collection
Nachlass Elie Nadelman
Courtesy of Salander-O'Reilly Galleries, New York

werken und Gebrauchsgegenständen unterschied.[24] Wir sprechen von der in jener
Zeit größten und umfassendsten Sammlung von Volkskunst in den Vereinigten
Staaten. 1926 machten Viola und Elie Nadelman die Sammlung auf ihrem Landsitz
Alderbrook in Riverdale-on-Hudson (New York) in einem neuerbauten dreistöcki-
gen Gebäude als „The Museum of Folk and Peasant Art" öffentlich zugänglich.[25] Es
war ein schlechter Zeitpunkt. 1929 begann die Weltwirtschaftskrise und Viola
Nadelman verlor in wenigen Jahren ihr großes Vermögen. Elie Nadelman gab
zunächst Wohnhaus und Atelier in Manhattan und 1935 auch das Atelier in Alderbrook auf. Er versuchte das Museum zu halten, war aber 1937 gezwungen, sowohl
das Museumsgebäude als auch die Sammlung zu veräußern. Am 27. Mai 1937
schrieb er an Nelson A. Rockefeller und bat ihn, die Sammlung im Rockefeller Cen-
ter unterzubringen, doch dieser lehnte ab.[26] Obschon die Sammlung von der Fach-
welt als außerordentlich bedeutend eingeschätzt wurde und in Nadelmans
Museumsbeirat einflussreiche Persönlichkeiten wie Alfred H. Barr, Jr., Gründungs-
direktor des Museums of Modern Art in New York, und Rene d'Harnoncourt
saßen, fand Nadelman keine Institution, die die Sammlung vollständig übernehmen und wieder öffentlich zugänglich machen wollte. Im Herbst 1937 kaufte „The
New York Historical Society" die Bestände zu einem niedrigen Preis und ver-

[24] Archiv der Familie Nadelman, New York: Saalführer The Museum of Folk Arts, 1935.
[25] Christine I. Oaklander, „Pioneers in Folk Art Collecting: Elie & Viola Nadelman", in: Folk Art (Fall, 1992), S. 48-55.
[26] Archiv der Familie Nadelman, New York: Briefwechsel zwischen Nelson A. Rockefeller und Elie Nadelman, 1937.

pflichtete Nadelman, sie zu inventarisieren. Er wurde jedoch 1939 entlassen, weil er sich nicht an die Arbeitszeiten des Museums hielt. In der Zwischenzeit hatte sich nicht nur die finanzielle Lage des Künstlers stabilisiert, sondern er hatte auch wieder begonnen zu sammeln.

Elie Nadelman war auch während des Aufbaus der Sammlung in den zwanziger Jahren in seinen Ateliers anzutreffen. Er experimentierte mit Keramik, Pappmaché, Elektrolyse und Gips. Obschon es eine Nachfrage nach Bronzen und Steinarbeiten von Museen und Sammlern gab und der Künstler auch über die finanziellen Mittel verfügte, diese Plastiken herstellen zu lassen, arbeitete er ab den späten zwanziger Jahren vorzugsweise mit billigen Materialien und entwickelte verschiedene Verfahren, um seine Plastiken seriell herzustellen. Seine Experimente zielten auf eine Werkform, mit der ein Massenpublikum angesprochen werden konnte. Fragen der kunstgewerblichen Gestaltung interessierten den Künstler, die Unterscheidung in Original und Kopie hingegen kümmerte ihn wenig, er führte große und kleine Versionen derselben Arbeit in unterschiedlichen Materialien aus. Nadelman suchte nicht nur den Rat von Handwerkern, sondern ließ schon in den zwanziger Jahren seine Holzskulpturen in Werkstätten produzieren. Welcher Art der Zusammenhang zwischen der Veränderung seines Stils, seiner künstlerischen Haltung und seiner Faszination durch die Volkskunst war, bleibt bis heute im einzelnen ungeklärt, dennoch spricht einiges für die Annahme, dass Nadelman zu den in den dreißiger Jahren entstandenen Kleinfiguren aus Keramik oder Pappmaché durch entsprechende Arbeiten aus der Sammlung angeregt wurde.

Der Brückenbauer

Komplexer stellt sich der Sachverhalt bei den im Versteckten geschaffenen Arbeiten dar: Aus stilgeschichtlicher Perspektive kann man diese rohen, gebrochenen Werke nur als Regression, als Ergebnis des Scheiterns wahrnehmen. Diese späten Arbeiten reflektieren stilistisch nicht ausschließlich Volkskunst, sondern beziehen sich auch auf kleine Antiken, meistens Terrakotten, deren Abbildungen Nadelman in Sammlungskatalogen aus Frankreich, Deutschland, Italien und England gesehen hatte. Die Bücher stehen auf Alderbrook noch immer in den alten Holzregalen und sind anhand der verkrusteten Werkstoffspuren leicht zu identifizieren.[27] In einigen Bildbänden liegen Zeitungsausschnitte, beispielsweise bei der Tafel 13 („Terres Cuites d'Asie Mineure") in Froehners *Terres Cuites d'Asie de la Collection Julien Gréau* (1886) das Bild

---

[27] In folgenden Bildbänden aus Nadelmans Bibliothek fand der Verfasser Plastillinspuren: Paul Perdrizet, Les Terres Cuites Greques d'Egypte de la Collection Fouquet, Nancy / Paris / Strasbourg 1921; Ausgewählte griechische Terrakotten im Antiquarium der königlichen Museen zu Berlin, Berlin 1903; Wilhelm Weber, Die ägyptisch-griechischen Terrakotten, Berlin 1914 (= Tafelband) und ein Textband ohne Arbeitsspuren; Paul Schubring, The work of Donatello, New York 1921; Valentin Müller, Frühe Plastik in Griechenland und Vorderasien: Ihre Typenbildung von der Neolithischen bis in die griechisch-archaische Zeit (rund 3000 bis 600 v. Chr.), Augsburg 1929, W. Froehner, Terres Cuites d'Asie de la Collection Julie Gréau, Paris 1886; August Köster, Die griechischen Terrakotten, Berlin 1926; Friedrich Knapp, Italienische Plastik: Vom fünfzehnten bis achtzehnten Jahrhundert, München 1923; Heinrich Bulle, Der schöne Mensch im Altertum: Eine Geschichte des Körperideals bei Ägyptern, Orientalen u. Griechen, München und Leipzig 1912 (= 3 Bände); Greek Terracotta Statuettes by C. A. Hutton, London 1899; A. de Ridder, Collection de Clercq, Tome III: Les Bronzes, Paris 1905.

einer lächelnden Frau im Badekleid aus einem Inserat für den Badestrand von Rockaway Point Colony in New York (Farbtaf. 29, Abb.4.) oder das Bild einer jungen Dame in Unterwäsche bei der Abbildung von Aphroditen in de Ridders *Collection de Clercq* (1905). In einem Album mit eingeklebten Abbildungen von Antiken findet sich die Kombination von zwei männlichen antiken Torsi und einem Zeitungsausschnitt eines untersetzten, puttenhaften Mädchens, das vom Rand eines Schwimmbassins ins Wasser springt. (Farbtaf. 29, Abb.5.) Der Schriftsteller und Kunstkritiker Klaus Kertess hat 1985 in einem interessanten Artikel für die Kunstzeitschrift *Artforum* darauf hingewiesen, dass Nadelman zwar nach Antiken arbeitete, diesen aber den Ausdruck von Starlets gab.[28] Fotomodell und Broadway-Tänzerin waren für Nadelman Wiederverkörperungen antiker Liebesgöttinnen. Man erinnere sich an Walter Benjamins Worte von 1931: „Nun ist, die Dinge sich, vielmehr den Massen ‚näherzubringen‘, eine genau so leidenschaftliche Neigung der Heutigen, wie die Überwindung des Einmaligen in jeder Lage durch deren Reproduzierung. Tagtäglich macht sich unabweisbarer das Bedürfnis geltend, des Gegenstands aus nächster Nähe im Bild, vielmehr im Abbild habhaft zu werden. Und unverkennbar unterscheidet sich das Abbild, wie illustrierte Zeitung und Wochenschau es in Bereitschaft halten, vom Bilde. Einmaligkeit und Dauer sind in diesem so eng verschränkt wie Flüchtigkeit und Wiederholbarkeit in jenem. Die Entschälung des Gegenstands aus seiner Hülle, die Zertrümmerung der Aura ist die Signatur einer Wahrnehmung, deren Sinn für alles Gleichartige auf der Welt so gewachsen ist, dass sie es mittels der Reproduktion auch dem Einmaligen abgewinnt."[29]
Elie Nadelman war in der europäischen Kunstgeschichte verwurzelt und entwickelte in Frankreich seinen klassizistischen Stil, mit dem er bis heute in Verbindung gebracht wird. Seine weitere künstlerische Entwicklung bildete Bruchstellen aus. Der Künstler absorbierte verschiedene Stile und ästhetische Kontexte. Er schloss ein und nicht aus wie viele Moderne. Die Kombination und Durchdringung von Geschichte und Gegenwart wurde mit jeder stilistischen Umorientierung enigmatischer. Nadelman erzeugte durch Deformierung, Umformung und Entstellung ambivalente Figuren, die in ihrer Verweisdichte faszinieren. Die späten Arbeiten Nadelmans verknüpfen Populär- und Hochkultur und konnotieren verschiedene historische Epochen. Ich sehe in diesen Arbeiten einen Versuch, den Graben zwischen Vergangenheit und Gegenwart aus beiden Richtungen zu überbrücken. Sie sind sowohl Ausdruck einer Fluchtbewegung in die Vergangenheit, die biographisch zu erklären wäre, als auch einer geglückten Befreiung von der Last der Tradition. Die Betrachtung der späten Arbeiten von Elie Nadelman lehrt, dass sich gleichzeitig mit der Rezeptionsgeschichte der Moderne auch der Blick auf die Kunst eben dieser Moderne verändert. So kommt man im vorliegenden Zusammenhang nicht umhin, doch noch zu fragen, ob es richtig war, die Sammlung Prinzhorn in einem eigenen

---

[28] Klaus Kertess, „Child's Play: The Late Work of Elie Nadelman", in: Artforum International (March, 1985), S. 64-67.
[29] Walter Benjamin, „Kleine Geschichte der Photographie", in: Das Kunstwerk im Zeitalter seiner technischen Reproduzierbarkeit: Drei Studien zur Kunstsoziologie, Frankfurt am Main 1963, S. 57/58.

Museum auf dem Gelände der Psychiatrischen Klinik Heidelberg unterzubringen und damit weiterhin zu isolieren, mit anderen Worten, ob ihr genu-
iner Kontext nicht die moderne Abteilung einer öffentlichen Kunstsammlung
wäre? Wenn es zutrifft, dass die Signatur der Moderne, wie die Geschichte
belegt und die Wissenschaft dargelegt hat, an der Bearbeitung des unterbro-
chenen Flusses der kulturellen, sozialen, politischen und wirtschaftlichen
Überlieferung zu erkennen ist, dann entwirft ein Museum der Moderne, das
glaubt, ohne die Werke der Anstaltsinsassen, der Randständigen und der Autodidakten auszukommen, ein falsches Bild der Epoche und fördert damit den
Selbstbetrug der Gesellschaft. Die Revision der Moderne ist schon lange ange-
laufen und bislang vor allem in wissenschaftlichen Publikationen erörtert und
in Wechselausstellungen visualisiert und zur Diskussion gestellt worden. Es ist
davon auszugehen, dass dieses komplexere, historische Bild der Moderne in
absehbarer Zukunft auch das Gesicht der permanenten Museumssammlungen
verändern wird.

Heidelberger Jahrbuch, Band XLVI:
T. Fuchs, I. Jádi, B. Brand-Claussen, Chr. Mundt (Hrsg.): Wahn Welt Bild
© Springer-Verlag Berlin Heidelberg 2002

Pathographie – historische Entwicklung, zentrale Dimensionen

DIETRICH VON ENGELHARDT

Zusammenfassung

Pathographie, ein Begriff aus der Zeit um 1900, hat in der Sache als Beschreibung des kranken Menschen im Zusammenhang seines Lebens und seiner Aktivitäten eine Tradition bis in die Antike. Ein angemessenes Verständnis beruht auf der Behandlung einer Reihe zentraler Dimensionen: Historie, Krankheitsgeschichte versus Krankengeschichte, Ontologie der Krankheit, Kausalität der Beziehung, Krankheit – Leben, Status des Kranken, Funktion der Medizin, Gesellschaft – Kultur, Kunst und Literatur.

I. Kontext

Zeit ist eine wesentliche Kategorie des menschlichen Lebens wie der Medizin in ihrer Theorie und Praxis. Der hippokratische Aphorismus „ars longa – vita brevis" über die Länge der Kunst und die Kürze des Lebens besitzt Gültigkeit für die Existenz des Menschen wie für die Wissenschaft. „Tempus est causa corruptionis" heißt es im Mittelalter bei Petrus Hispanus (1215-1277), dem einzigen Arzt, der Papst wurde; die Zeit ist aber nicht nur Ursache des Verfalls, sondern auch der Entstehung. „Time must have a stop", wird in William Shakespeares Drama *Heinrich IV.* (1597) festgestellt. Der Mediziner Rudolf Virchow versteht Krankheit neben Heterotopie und Heterometrie als Heterochronie, als Erscheinung zum falschen Zeitpunkt wie am falschen Ort und im falschen Maß. Martin Heidegger entfaltet in seinem Hauptwerk *Sein und Zeit* (1927) eine Analyse des Todes, die nach ihm aller Biologie zugrunde liegt und vor allem bei Ärzten Beachtung finden sollte. Der *Suche nach der verlorenen Zeit* (1913-27), die in verschiedenen sinnlich-geistigen Erlebnissen wiedergefunden werden kann, widmet Marcel Proust sein großes Werk. *Uhr ohne Zeiger* (1961) ist der Titel eines Romans von Carson MacCullers, mit dem seinerseits an die zentrale Einsicht der Medizin „mors certa, hora incerta" erinnert wird; der Tod ist sicher, seine Stunde aber ungewiß.

Pathographie beschreibt im Blick auf die Krankheit individuelle Geschichte und besitzt zugleich selbst Geschichte. Pathographie setzt einen Krankheits- und Gesundheitsbegriff, ein Therapieverständnis und ein Ursachenkonzept voraus wie ebenfalls eine Entscheidung über die Lebensbereiche und Aktivitäten, die mit der Krankheit in eine Beziehung gebracht werden. Pathographie steht schließlich stets vor der Gefahr, Seins- und Werturteile zu vermischen. Eine Reihe zentraler Dimensionen und historischer Zäsuren lassen sich erkennen, die in diesem Beitrag knapp skizziert werden sollen – als Entwurf oder Rahmen einer Theorie, Methodologie und Geschichte der Pathographie.[1]

II. Historie

Geprägt wird der Ausdruck „Pathographie", soweit sich das bislang sagen lässt, um 1900 von dem Psychiater und Neurologen Paul Julius Möbius (1853-1907)[2], der verschiedene Abhandlungen über Rousseau, Goethe, Schopenhauer, Schumann und Nietzsche verfaßt und berühmt-berüchtigt wird mit seiner mehrfach aufgelegten Studie *Über den physiologischen Schwachsinn des Weibes* (1900). Dem Begriff geht aber, wie das wohl immer der Fall ist, die Sache voraus: die Geschichte oder Beschreibung kranker Menschen, deren Überlieferung in der Antike beginnt und auf körperliche wie psychische Krankheiten Anwendung fand. Ähnliches trifft auf den Begriff „Autobiographie" zu, der 1809 von dem englischen Schriftsteller Robert Southey (1774-1843) eingeführt wird und der seinerseits bekanntlich eine lange Tradition zahlreicher autobiographischer Texte zu seiner Voraussetzung hat. Nach William Stern (1871-1938) stellt Pathographie die Art einer Biographie dar, „welche die körperliche Konstitution, somatische und psychische Krankheiten, erbliche Belastung, Degenerationszeichen, hysterische und epileptische Zustände, Alkoholneigung und andere pathologische Merkmale in ihrer ursächlichen Bedeutung für Wesen und Werk des Helden aufzudecken bestrebt ist."[3]

Vorbild der Krankheitsgeschichte sind die Kasuistiken aus den Epidemienbüchern des antiken *Corpus Hippocraticum*. Diese Krankheitsgeschichten werden stets auf die Umwelt bezogen, vor allem auf klimatische Bedingungen; die Kasuistiken geben aber auch individuelle Erscheinungsformen der Krankheit wieder. Krankheit erscheint als ein Naturwesen, als ontologische Einheit, die man unabhängig vom erkrankten Menschen beschreiben und in Arten klassifizieren kann. Viele Biographien, die Krankheit und Tod beachten, liegen aus der Antike vor, z.B. die *Sammlung der Lebensbeschreibungen und Lehrmeinungen der Philosophen* von Diogenes Laertios

---

[1] Eine umfassende Darstellung der Pathographie steht noch aus, auf wesentliche Ansätze und Beiträge wird im Text hingewiesen. Hervorgehoben seien an neueren Veröffentlichungen: Dieter Janz, Hg.: Krankengeschichte. Biographie – Geschichte – Dokumentation (1999) sowie die beiden medizinische Dissertationen Wilhelm Preuss: Zur Biographik in Psychologie und Medizin. Die Beiträge von Charlotte Bühler, Victor von Weizsäcker, Lucien Sève und Dieter Wyss (1984) und Susanne Hilken Wege und Probleme der Psychiatrischen Pathographie (1993).

[2] Paul Julius Möbius: Stachyologie, Leipzig 1901; ders. Ausgewählte Werke, Bd. 1-7, Leipzig 1911.

[3] William Stern: Über Aufgabe und Anlage der Psychographie, in: Zeitschrift für angewandte Psychologie 3 (1909), S. 324f.

(3. Jh. n. Chr.) aus dem 3. nachchristlichen Jahrhundert als Verbindung von Biographie und Doxographie, als Darstellung des Lebens im Sinne einer Einführung in die Wissenschaft. So können Pathographien auch in die Medizin einführen. Im übrigen ist der Antike der Zusammenhang von Wahnsinn und Dichtung eine geläufige Vorstellung („nullum magnum ingenium sine mixtura dementiae fuit").

Auch aus dem Mittelalter sind Biographien wie Autobiographien überliefert, die Krankheit, Schmerz und Tod und den Umgang mit ihnen thematisieren. Krankheit und Tod werden in der christlichen Perspektive dieser Epoche in Beziehung zur Transzendenz oder Heilsgeschichte gestellt; Biographie und Eschatologie gehören zusammen. Der Übergang vom Paradies zum irdischen Leben und zur Auferstehung wird im Übergang von der Gesundheit zur Krankheit und wieder zur Gesundheit in der individuellen Vita aufgegriffen. Das von Leiden und Schmerzen erfüllte Leben der Äbtissin, Naturforscherin und Ärztin Hildegard von Bingen (1098-1179) gleicht nach einem zeitgenössischen Biographen „dem Bild eines kostbaren Sterbens."[4] In diesen Zusammenhang bringt auch der Kirchenvater Augustinus (354-430 n. Chr.) sein Leben in seinen *Confessiones* (ca. 400) und unterscheidet sich damit substanziell von der Subjektivität des kranken Menschen der Antike wie der Neuzeit. In der *Legenda Aurea* (zwischen 1260-1275) des Jacobus de Voragine (1229-1298) finden sich gleichermaßen Beschreibungen von Krankheiten und Sterben in dieser Perspektive wie ebenfalls in den Lebensdarstellungen der Heiligen Franz von Assisi (1182-1226), Katharina von Siena (1347-1380), Theresa von Avila (1515-1582) und vielen anderen.

Klassische Krankheitsgeschichten der Neuzeit stammen aus dem 17. und 18. Jahrhundert. Sie geben den allgemeinen Typus der Krankheit, nicht aber die Krankheit des individuellen Menschen wieder. Zu diesen Krankheitsgeschichten gehören die Beschreibungen der Rachitis von Francis Glisson (1597-1677), des Diabetes von Thomas Willis (1621-1676), der Gicht und des Veitstanzes von Thomas Sydenham (1624-1689) sowie der Angina pectoris von William Heberden (1710-1801). Beachtung verdienen auch die Leichenpredigten mit ihren konkreten Beschreibungen der Lebensumstände, der Krankheiten und des Sterbens.[5]

Pathographien erscheinen in Biographien, in wissenschaftlichen Texten wie ebenfalls in Werken der Literatur und Kunst. Auch im 18. Jahrhundert finden sich Krankengeschichten in Romanen und Erzählungen; erinnert sei in der Perspektive der Aufklärung an *Anton Reiser. Ein psychologischer Roman* (1785-90) von Karl Philipp Moritz (1756-1793) oder die *Biographien der Wahnsinnigen*

---

[4] Adelgundis Führkötter: Das Leben der heiligen Hildegard von Bingen, Düsseldorf 1968, S.48.

[5] Otto Döhner: Historisch-soziologische Aspekte des Krankheitsbegriffs und des Gesundheitsverhaltens im 16. bis 18. Jahrhundert (anhand von gedruckten Leichenpredigten), in: Rudolf Lenz, Hg.: Leichenpredigten als Quelle historischer Wissenschaften, Bd. 1, Köln 1975, S.442-469; Ines Kloke: Lebenslauf und Lebensende in Leichenpredigten des 16. bis 18. Jahrhunderts, in: Christoph Conrad und Hans-Joachim von Kondratowitz, Hg.: Gerontologie und Sozialgeschichte. Wege zu einer historischen Betrachtung des Alters, Berlin 1983, S.75-89; Friedrich Kümmel: Der sanfte und selige Tod. Verklärung und Wirklichkeit des Sterbens im Spiegel lutherischer Leichenpredigten des 16. bis 18. Jahrhunderts, in: Rudolf Lenz, Hg.: Leichenpredigten als Quelle historischer Wissenschaften, Bd. 3, Marburg 1984, S.199-226.

(1795/96) von Christian Heinrich Spieß (1755-1799). Mit der Schilderung der Lebensschicksale verfolgt Spieß einen pädagogischen oder prophylaktischen Zweck: „Wie herrlich, wie erhaben würde ich mich belohnt dünken, wenn meine Erzählungen das leichtgläubige Mädchen, den unvorsichtigen Jüngling an der Ausführung eines kühnen Plans hinderten, der ihnen einst den Verstand rauben könnte."[6]

Biographie - und das trifft auch für Pathographien jener Epoche zu - kann nach den Vorstellungen der Romantiker nicht auf die Perspektive der Biologie, Soziologie oder auch Psychologie begrenzt werden; Lebensgeschichte ist immer zugleich Ideengeschichte. Biographie wie Autobiographie sind eine sich entwickelnde Einheit in einer sich entwickelnden Welt. Von sozialen Spannungen und individuellen Problemen in diesem übergreifenden Sinn wird bei den romantischen Naturforschern und Medizinern wiederholt berichtet. Der „Mißklang", unter dem Friedrich Schlegel (1772-1829) beständig zu leiden hat, besitzt nach ihm jenseits aller physiologisch-psychologischen Ursachen einen metaphysisch-religiösen Grund: „denn in allen Dingen sind wir enge endliche Wesen, nur in einem macht uns Gott unendlich - in der Zerrüttung."[7] In chronischen Krankheiten erkennt Novalis (1772-1801) „Lehrjahre der Lebenskunst und der Gemüthsbildung."[8]

Die Medizin des 19. Jahrhunderts legt mit ihrer naturwissenschaftlichen Orientierung das Schwergewicht auf die Krankheitsgeschichte, auf die objektive und physische Ebene. Zugleich ergeben sich aus dieser Orientierung zahlreiche bedeutende diagnostische und auch therapeutische Fortschritte. Rudolf Virchow sieht in der Krankheit - neben den bereits erwähnten Abweichungen in Zeit, Raum und Maß - nicht schon das „Leben unter abnormen Bedingungen", sondern erst die „Insuffizienz der regulatorischen Apparate"[9] des Organismus. Zeittypisch ist das ausdrückliche Desinteresse von Medizinern an sozialpsychologischen Zusammenhängen der Krankheit. - Cesare Lombroso (1835-1909), Paul Julius Möbius (1853-1907) und Wilhelm Lange-Eichbaum (1875-1950) stehen für wesentliche pathographische Ansätze des ausgehenden 19. und beginnenden 20. Jahrhunderts vor allem im Bereich der Psychiatrie, deren Auswirkungen bis in die Gegenwart reichen und zu vielfältigen Reaktionen geführt haben.

Im 20. Jahrhundert setzen sich die anthropologische Medizin wie die philosophisch beeinflußte Psychiatrie aus Kritik an der naturwissenschaftlichen Orientierung der Medizin des 19. Jahrhunderts erneut für die Subjektivität des Kranken und eine personale Beziehung oder existentielle Kommunikation zwischen Arzt und Kranken ein. Viktor von Weizsäckers (1886-1957) *Fälle und Probleme* (1947), Karl Jaspers (1883-1963) mit seinen pathographischen Darstellungen von Friedrich Hölderlin, Friedrich Nietzsche, Vincent van Gogh

---

[6] Christian Heinrich Spieß: Biographien der Wahnsinnigen, 1795/96, Darmstadt 1976, S. 7f.
[7] Friedrich Schlegel: Briefe an seinen Bruder August, Berlin 1890, S. 27.
[8] Novalis: Fragmente und Studien, 1799/1800, in: Schriften, Bd. 3, Darmstadt ³1983, S. 686.
[9] Rudolf Virchow: Ueber die heutige Stellung der Pathologie, in: Tageblatt der 43. Versammlung Deutscher Naturforscher und Ärzte (1869), S. 193.

und August Strindberg, Ludwig Binswanger mit seiner Studie *Lebensfunktion und innere Lebensgeschichte* (1928), Medard Boss (1903-1990) mit entsprechenden Beschreibungen und Interpretationen, nicht zuletzt seinen Traumanalysen in der Perspektive der Philosophie von Heidegger bieten ebenso faszinierende wie auch für die Gegenwart noch stimulierende Beiträge. Das gilt auch für Erik H. Erikson und seine Studie *On the Nature of Psycho-Historical Evidence* (1968).[10] Schon zu Beginn des 20. Jahrhunderts wird der Beitrag der Psychoanalyse zur Pathographie diskutiert. Der Psychiater Isidor Sadger (1867-1942) plädiert mit dem programmatischen Titel seiner Studie *Von der Pathographie zur Psychographie* (1912) für den Übergang „von der Aufsuchung des Kranken im Genie zur Darstellung der seelischen Zusammenhänge"[11], die sich nach ihm aus der Lehre Sigmund Freuds ergeben.

Von Jaspers stammt die konzentrierte Feststellung: „Die Zeitlichkeit der biographischen Befunde ist kein nur quantitatives Nacheinander, vielmehr sind die Glieder des Bios als Zeitgestalt qualitativ geformt. Die Zeitgestalt ist zu erkennen erstens im *biologischen Ablauf*, zweitens in der *inneren Lebensgeschichte*, drittens in *Leistung und Werk des Menschen*."[12] Stets müsse in der Pathographie auch die allgemeine Verankerung beachtet werden, nämlich „*biologisch* in die Vererbung, *seelisch* in Familie, Gemeinschaften und Gesellschaft, *geistig* in eine objektive Tradition des Gültigen." Zentral für seinen Standpunkt ist auch die Warnung im Sinne seiner Philosophie und als Kritik an der Psychoanalyse: „Was aber in einem Leben liegt, vermag aber die *Biographie* keineswegs im Ganzen zur Erkenntnis zu bringen."[13]

III. Krankheitsgeschichte – Krankengeschichte

Pathographie ist als Geschichte oder Beschreibung eines kranken Menschen immer zugleich die Geschichte oder Beschreibung einer Krankheit. Als Krankheitsgeschichte bezeichnet man die äußere oder physische Seite des Leidens wie die somatopsychischen Folgen als Krankengeschichte die Empfindungen, Vorstellungen und das Verhalten des kranken und leidenden Menschen.

Auch in der Orientierung am Subjekt oder Objekt des Krankseins kommt es zu Abweichungen. Die Alternative von Krankheitsgeschichte und Krankengeschichte durchzieht die Geschichte der Medizin von der Antike bis in die Gegenwart. Jede Epoche setzt ihre Akzente in diesem Spektrum oder sucht nach spezifischen Formen einer Vermittlung. Von der romantischen Medizin um 1800 wird der Akzent in der Pathographie auf die Subjektivität oder Krankengeschichte gelegt; der Mediziner Johann Christian August Heinroth (1773-1843) erklärt die Person zum Zentrum der Medizin: „Mensch = Person, das ist der Einheitspunkt."[14] Entsprechende pathographische Beiträge stammen von den Medizinern Justinus Kerner (1786-1863), Carl Gustav Carus (1789-1869) und Karl Wilhelm Ideler (1795-1860).

---

[11] Isidor Sadger: Von der Pathographie zur Psychographie, in: Imago 1 (1912)S. 163.
[12] Karl Jaspers: Allgemeine Psychopathologie, Berlin 1913, Heidelberg ⁹1973, S. 563.
[13] Ebd, S. 564.
[14] Johann Christian August Heinroth an Heinrich Damerow, 1842,in: Allgemeine Zeitschrift für Psychiatrie 1 (1844) S. 158.

An der Medizin der Romantik lässt sich begreifen, daß der Gegensatz von
Objektivität und Subjektivität nicht zwingend oder unüberbrückbar ist; Äußeres und Inneres können ebenso miteinander verbunden werden wie Allgemeinheit und Individualität, Physik und Metaphysik, Krankheit und Politik. In
seiner Autobiographie erinnert sich der Arzt, Maler und Naturphilosoph Carl
Gustav Carus, Urheber des Begriffs des Unbewussten, an die Genesung von seiner Typhuserkrankung, die ihn 1813 während seines ärztlichen Engagements in
der Völkerschlacht bei Leipzig befiel, in dieser ganzheitlichen Perspektive:
„Nach und nach kehrte mir dann ein klareres Bewußtsein wieder; aber ich war
abgezehrt und so kraftlos, daß ich wie ein Kind wieder allmählich anfangen
mußte, gehen zu lernen. Wie sonderbar war mir jetzt, als ich anfing, von den
Dingen um mich her wieder Kunde zu nehmen! Die Weltgeschichte hatte eine
andere Gestalt angenommen ... eine der heftigsten Typhusepidemien hatte
pestartig auch unter Leipzigs Einwohnern gehaust ... und so hatten sich nach
allen Seiten, im großen und kleinen, die Verhältnisse durchaus geändert ...
Unter diesen Umständen mußte das Wiedererstehen von einem solchen Kran-
kenlager in jedem Sinne eine wahrhafte Wiedergeburt genannt werden. Ich
fühlte es, sowie ich mich vollkommen erholte: mein Leben war ein anderes
geworden, meine körperliche Constitution kräftigte sich in einer Weise, wie ich
sie früher nicht gekannt hatte, manches zu Weiche, fast Kindliche meines
Gemüths nahm eine mehr männliche Gestalt an, und wenn vorher meine
Gedankenfolgen vielleicht zu oft und gern eine gewisse überschwengliche
Richtung genommen hatten, so erreichte ich von nun an leichter d a s , was dem
wahrhaft philosophischen Geiste vorzugsweise eignet: die reine edlere Form
des Denkens und die größere Tiefe der Idee."[15]
    Für die anthropologische Medizin und philosophisch beeinflusste Psychia-
trie gewinnt die Subjektivität gegenüber der objektiven Krankheitsorientie-
rung des 19. Jahrhunderts wesentliche Bedeutung. Viktor von Weizsäcker setzt
sich in diesem Sinn für die Einführung des Subjekts in die Medizin ein. Das
Urphänomen der Medizin bestehe aus zwei Relationen oder einer Doppel-
struktur: „eine personale Entsprechung: Mensch in Not und Mensch als Helfer,
und eine sachliche Entsprechung: Krankheit und Medizin."[16] Jaspers macht
auf die abweichende Orientierung der Pathographie an dem Allgemeinen oder
Individuellen aufmerksam: „Habe ich das Allgemeine im Auge, so brauche ich
keine Totalbiographien, sondern die für dieses Allgemeine relevanten Tatsachen, die ich möglichst an mehreren Fällen schildere. Habe ich den einzelnen
Menschen im Auge, so suche ich das Ganze dieses Bios zu vergegenwärtigen;
das Allgemeine dient mir als Mittel der Auffassung und Darstellung, nicht als
Zweck. Die Liebe zum ‚Fall' läßt diesen Fall nicht bloß Fall bleiben."[17] Jürg Zutt
(1893-1980) diskutiert in seiner Studie *Der Arzt und der Kranke, der Mediziner
und der Fall* (1953) die zwei unterschiedlichen Beziehungstypen der Medizin:

---

[15] Carl Gustav Carus: Lebenserinnerungen, Bd.1, Leipzig 1865, S.136f.
[16] Viktor von Weizsäcker: Der Arzt und der Kranke, 1926,in: Gesammelte Schriften, Bd.5, Frankfurt a.M. 1987, S. 13.
[17] Karl Jaspers: Allgemeine Psychopathologie, Berlin 1913, Heidelberg ⁹1973, S. 566.

„In der Begegnung zwischen dem Arzt und dem Kranken darf das Ausschlaggebende und den Gang der Dinge Bestimmende nicht allein der Gesichtspunkt der medizinischen Wissenschaft sein, sondern die lebensgeschichtliche Situation des Kranken und sein Wohl."[18]

Auch im Verhältnis von Synchronie und Diachronie können die Schwerpunkte in Pathographien zwischen Objektivität und Subjektivität abweichend gesetzt werden. Die gesamte Lebensentwicklung kann in der objektiv-subjektiven Weite beschrieben oder das Augenmerk auf die ganzheitliche Situation nur zu einem bestimmten Zeitpunkt des Krankheitsverlaufes gelenkt werden.

IV. Ontologie der Krankheit

Pathographie ist auf eine bestimmte Seinsebene nicht festgelegt, hängt nicht notwendig mit somatischen oder psychischen Krankheiten zusammen, wenngleich unter diesem Ausdruck im allgemeinen überwiegend an psychische oder psychosomatische Leiden gedacht wird. Pathographie heißt Nosologie oder setzt diese voraus; aber auch an Symptomen kann die Krankengeschichte orientiert sein. Die Klassifikationen der Krankheiten bestätigen sich am individuellen Verlauf oder werden durch diesen korrigiert und relativiert. Der Beginn der nosologischen Systeme oder Krankheitsklassifikationen geht auf Thomas Sydenham (1624-1689) und François Boissier de Sauvages (1706-1767) zurück; nach der Analogie der Pflanzen- und Tierklassifikationen werden auch die Krankheiten in eine Ordnung gebracht.

In den Klassifikationen der Krankheiten nach den Prinzipien der Analogie und Potenz oder der Systematik der Idealdeszendenz besteht eine Nähe der romantischen Medizin zur naturhistorischen Schule eines Karl Wilhelm Stark (1787-1845) und Karl Richard Hoffmann (1797-1877) mit ihren Krankheitsordnungen. Rachitis kann nach dieser Auffassung als ein Herabsinken auf den Zustand der Mollusken, Gicht als ein Rückfall auf tierische Regeneration durch die Gelenke oder Epilepsie als ein Wiederaufleben der Naturstufe der Oszillarien im Menschen verstanden werden. Der romantische Mediziner Carus unterscheidet drei Grundkrankheiten: Fieber, Entzündung, Verbildung, denen die Einzelkrankheiten unterzuordnen sind. Philosophische Gliederung und medizinische Nosologie sind nicht identisch; das zeigt sich auch an den Krankheitseinteilungen in den naturphilosophischen Konzepten von Friedrich Wilhelm Joseph Schelling (1775-1854) und Georg Wilhelm Friedrich Hegel (1770-1831).

Die Psychiatrie des 19. Jahrhunderts steht unter dem Konzept der Einheitspsychose als Sukzession von Melancholie über Manie zur psychischen Schwäche als Verwirrtheit und Verblödung, wobei Wahnvorstellungen und Halluzinationen mit der Melancholie wie Manie verbunden sein können. In der 2. Auflage seines Lehrbuches *Die Pathologie und Therapie der psychischen Krankheiten* (1861) gibt Wilhelm Griesinger (1817-1868) das Konzept der Einheitspsychose

---

[18] Jürg Zutt: Der Arzt und der Kranke, der Mediziner und der Fall, in: Studium Generale 6 (1953), S. 449.

auf. Verschiedene Klassifikationskonzepte werden in den nächsten Jahrzehnten vorgelegt. Klassische Bedeutung erlangt in der Psychiatrie Emil Kraepelins (1856-1926) Einteilung der endogenen Psychosen in Dementia praecox (seit 1908 Schizophrenie genannt) und die affektiven Psychosen Melancholie und Manie. Entscheidend ist für Kraepelin zugleich der – auch für die Pathographie folgenreiche – Dualismus von Somatopathologie und Psychopathologie: „Nur auf diesem Wege, durch die innige Verknüpfung der Hirnpathologie mit der ‚Psychopathologie', kann es gelingen, die Gesetze der Wechselbeziehungen zwischen somatischen und psychischen Störungen aufzufinden."[19]

Die Diskussionen über den Status von Diagnosen haben theoretische wie praktische Bedeutung.[20] Symptomorientiert sind die verschiedenen Versionen der *International Classification of Diseases* (ICD). Spezifisch ist das Neurosenkonzept der Psychoanalyse, das selbst wieder große Abweichungen zeigt, nicht zuletzt in der Beziehung der Neurose zur Psychose der Psychiatrie.

V. Kausalität der Beziehung

Anlage und Durchführung der Pathographie, insbesondere wenn sie aus der Medizin stammen, werden von den unterschiedlichen nosologischen und symptomatisch-syndromatischen Konzepten geprägt. Kraepelins Einteilung der Psychosen setzte nach Sadger „nicht nur die Zünftigen, die alle paar Jahre umlernen mußten, in schwere Pein, sondern richtete auch unter den Pathographien Verheerungen an."[21]

Pathographie als Krankengeschichte bleibt aber nicht bei Beschreibungen stehen, sondern stellt auch die Frage nach der kausalen Beziehung von Krankheit und Leben oder Krankheit und Kreativität. Beschreibung wird allerdings die Basis jeder Pathographie ausmachen.

Zur Diskussion stehen für diese Beziehung von Krankheit und Leben die unterschiedlichen Typen der Kausalität - vor allem die aristotelischen Unterscheidung von Wirkursache (causa efficiens) und Zweckursache (causa finalis) neben der Form- und Stoffursache (cause formalis und causa materialis). Auch der Gegensatz von Monokausalität und Multifaktorialität, der Unterschied von Erklären und Verstehen sowie die ebenfalls abweichenden Typen der Folgen der Krankheit in quantitativer wie qualitativer Hinsicht haben ihre Auswirkungen auf die Anlage und Ausführung von Pathographien; Steigerung oder Minderung der Produktivität und des Verhaltens oder ihre thematisch-formalen Veränderungen durch die Krankheit wie umgekehrt Steigerung, Minderung oder Veränderung der Krankheit durch Leben, Einstellungen, Tätigkeiten und soziale Beziehungen.

Pathographische Darstellungen stehen stets vor der Gefahr, aus Korrelationen ursächliche Verbindungen zu machen, Zweckursache mit Wirkursache zu ver-

[19] Emil Kraepelin: Psychiatrie. Ein Lehrbuch für Studierende und Ärzte, Leipzig ²1887, S. 3.
[20] Wolfgang Wieland: Diagnose. Überlegungen zur Medizintheorie, Berlin 1975.
[21] Isidor Sadger: Von der Pathographie zur Psychographie, in: Imago 1(1912) S. 158.

wechseln, Symbolik für Kausalität zu nehmen. Jaspers kritisiert in dieser Hinsicht Viktor von Weizsäckers Neigung zu kausalen Begründungen, die sich empirisch nicht belegen ließen: „Wie verführerisch jedoch die biographische Wahrnehmung werden kann, mit unzureichendem empirischem Material fast willkürlich zu sehen, zeigen etwa Sätze wie diese: ‚Auch daß in einer Seuche ein einzelner seelisch Erschütterter leicht ergriffen und dahingerafft wird, während andere immun bleiben, ist, besonders bei der Cholera, bekannt und anerkannt. Hegels und Niebuhrs Tod an dieser Krankheit folgt auf die Eindrücke der Pariser Revolution von 1831.'" [22]

VI. Krankheit – Leben

Zentral für Pathographien ist aber die Verbindung von Krankheit und Leben, wobei unter Leben Kreativität in den verschiedenen Bereichen der Kunst, Philosophie, Wissenschaften und Medizin, aber ebenso die Tätigkeit als Herrscher, als Politiker, als Lehrer, als Jurist oder als Mutter gemeint sein kann.

Pathographie geht über Nosologie oder Nosographie hinaus, auch über individualisierte Nosographie. Pathographie kann also weder die bloße Beschreibung einer Krankheit noch spezieller einer Krankheit eines Individuums heißen, sondern muß diese Phänomene zu dem Leben, den Einstellungen, Tätigkeiten und sozialen Gegebenheiten in Beziehung setzen, ob als Prozeß oder als Entwicklung. Pathographie meint deshalb stets auch Psychologie und Soziologie. Nach Karl Birnbaum (1878-1950) „versteht es sich von selbst, daß eine solche pathologisch orientierte Biographik nicht nur das eigentlich Biographische: die Persönlichkeits- und Lebensgeschichte des überragenden Individuums, sondern auch das Ergographische: Schaffen und Leistung, Wirken und Werk in ihren Zusammenhängen mit dem Pathologischen zu umfassen hat." [23]

Wiederholt wird der Zusammenhang von Krankheit und Kunst untersucht. Wichtig sind in dieser Hinsicht die weiteren Unterscheidungen von Produktivität und Produkt, von Inhalt und Form des Produktes, von bewußter oder unbewußter Produktion, auch von fehlender oder vorhandener Bewußtheit der Privatheit des Sinnes des Kunstwerkes wie ebenfalls der Bedeutung des künstlerischen Schaffens für Krankheit und Therapie. Selbst die Rezeption des Kunstwerkes kann von dem Wissen um die Krankheit des Künstlers im positiven oder negativen Sinn beeinflusst werden.

Die Auffassungen über diese Zusammenhänge sind unterschiedlich und konträr, zumal auch der Begriff der Kunst zur Diskussion steht. Kurt R. Eissler (1908-1999) vertritt in seiner Gedenkrede zum 30. Todestag von Sigmund Freud (1856-1939) die Auffassung, „dass das Schöpferische im Menschen psychologisch immer ein Rätsel bleiben wird." Die Psychopathologie des Genies unterscheide sich von der Psychopathologie des Durchschnittsmenschen, wenngleich auch das Genie „an jener Psychopathologie erkranken mag, die wir am

---

[22] Karl Jaspers: Allgemeine Psychopathologie, Berlin 1913, Heidelberg 91973, S. 566.
[23] Karl Birnbaum: Methodologische Prinzipien der Pathographie, in: Zeitschrift für die gesamte Neurologie und Psychiatrie 143 (1933) S. 69; vgl. auch Wilhelm Hellpach: Die pathographische Methode, in: Medizinische Klinik (1905) (Nr.53-54).

Durchschnittsmenschen beobachten." Das Genie schaffe ein neues Universum, „welches dem wirklichen Universum, der Realität, in der wir alle leben und an der wir alle teilhaben, zumindest gleichwertig ist, welches ebenso tiefgründig und unerschöpflich ist, ja vielleicht tiefgründiger und unerschöpflicher als diese Realität."[24] Mit Recht betont Alexander Mitscherlich (1908-1982) in seiner Einleitung zu dem von ihm herausgegebenen Sammelwerk *Psycho-Pathographien I. Schriftsteller und Psychoanalyse:* „Die Merkmalkombination, die psychophysisch für eine geniale Begabung Voraussetzung ist, mag unzugänglich bleiben; damit ist aber nicht alles psychologische Interesse am schöpferischen Prozeß abgefunden." Hier müssten nun die unterschiedlichen Auffassungen auch der Psychoanalyse vorgetragen werden, zum Beispiel über den Zusammenhang von Vorbewußtem oder Unbewußtem mit Kreativität und Kreation. Wichtig erscheint nicht zuletzt, woran auch Mitscherlich besonders erinnert, der Gedanke des Schutzes und der Pflege der genialen Begabung: „Die wirksame Pflege der Begabung ist also an Toleranz für das Ungewöhnliche, noch nicht Durchschaute, noch nicht als Symbol Verstandene geknüpft."[25] Diese Seite der Pathographie wird im allgemeinen vernachlässigt.

VII. Status des Kranken

Pathographie muß vom Begriff her nicht nur auf produktive oder kulturell bedeutende Menschen bezogen werden, was allerdings in den entsprechenden Beiträgen seit dem Ende des 19. Jahrhunderts überwiegend der Fall ist. Auch von einem Postbeamten, Friedhofswärter, einer Hausfrau oder einem Kind lassen sich Pathographien verfassen. Das Genie wie der Spießbürger eignen sich für Pathographien. Ebenso können über Heilige wie Verbrecher Pathographien geschrieben werden; erinnert sei in diesem Sinn z.B. an Robert Gaupps' (1870-1953) Pathographie des Lehrers Ernst Wagner: *Zur Psychologie des Massenmordes. Hauptlehrer Wagner von Degerloch* (1914): „So erklärt sich also das ungewöhnlich Rätselvolle und Grauenerregende jener Verbrechen eines gebildeten, im Lehramt stehenden Mannes aus der fruchtbaren Tragik seiner schleichenden, aber allmählich immer tiefer wirkenden Geisteskrankheit."[26]

Auch Karl Jaspers schwankt in der thematischen Orientierung, wenn er einerseits feststellt: „Pathographien nennt man Biographien, die das Ziel verfolgen, dem Psychopathologen interessante Seiten des Seelenlebens darzubieten und die Bedeutung dieser Erscheinungen und Vorgänge für die Genese der Schöpfungen solcher Menschen aufzuklären"[27], aber andererseits Pathographien auch neutral als „biographische Krankengeschichten"[28] bezeichnet.

---

[24] Kurt R. Eissler: Gedenkrede zur 30. Wiederkehr von Sigmund Freuds Todestag, in: Jahrbuch der Psychoanalyse 7 (1974), S. 24.

[25] Alexander Mitscherlich: Einleitung, in: Psycho-Pathographien I. Schriftsteller und Psychoanalyse, Frankfurt a.M. 1972, S. VIII.

[26] Robert Gaupp: Zur Psychologie des Massenmords. Hauptlehrer Wagner von Degerloch. Eine kriminalpsychologische und psychiatrische Studie, Berlin 1914, S.188.

[27] Karl Jaspers: Karl Jaspers: Allgemeine Psychopathologie, Berlin 1913, Heidelberg ⁹1973, S. 610.

[28] Ebd, S. 570.

Krankheit kann nicht selten künstlerische Produktivität hervorbringen oder auslösen, aber ebenso diese zum Erliegen bringen oder nivellieren. Für die erstere Möglichkeit bietet die Heidelberger Sammlung Prinzhorn eindrucksvolle Beispiele, für die letztere Möglichkeit können Jonathan Swift (1667-1745), Friedrich Hölderlin (1770-1843), Guy de Maupassant (1850-1893) und viele andere Künstler stehen.

VIII. Funktion der Medizin

Pathographie lenkt den Blick auch auf die Funktion oder Bedeutung der Medizin, das heißt auf die Auswirkungen der Diagnostik, Therapie und Arzt-Patienten-Beziehung auf die Krankheit, die Lebensbereiche sowie die Produktivität des kranken Menschen. So kann die Therapie der Krankheit die Kreativität auch einschränken; dieses Thema hat bei der Behandlung neurotischer Künstler Interesse gefunden, vor allem, wenn das Unbewusste und nicht das Vorbewußte als entscheidend für die Kreativität angesehen wird.[29] Der Dichter Rainer Maria Rilke (1875-1926) verzichtet auf eine psychoanaytische Behandlung in der Angst, mit den „Teufeln" auch die „Engel" zu verlieren.[30] Mitscherlich hält diese Gefahr allerdings für im Prinzip nicht gegeben: „Die Furcht, daß der kreative Mensch, um kreativ zu sein, neurotische Kompromisslösungen mitschleppen muß, ist grundlos."[31]

Pathographien besitzen umgekehrt selbst eine medizinische Funktion: für die medizinische Ausbildung, für den Arzt in seinem Denken und Handeln, auch für den Patienten und seine Umwelt oder für das kulturelle Verständnis von Gesundheit, Krankheit und Sterben. Pathographien können als Autopathographien auch eine therapeutische Bedeutung besitzen. Max Pinner (1891-1948) und Benjamin F. Miller (1907-1971) haben in ihrer Sammlung *When doctors are patients* (1952) diese mögliche Wirkung ausdrücklich betont; Mitarbeiter ihres Werkes hätten „von sich aus festgestellt, daß sie beim Abfassen ihrer Berichte (was die Anstrengung erforderte, ihr subjektives Erleben zu objektivieren), eine willkommene und erlösende Katharsis empfanden."[32]

IX. Gesellschaft – Kultur

Pathographien gehen über die Beziehung von Krankheit und Leben des einzelnen Menschen noch hinaus und stellen Verbindungen zu den sozialökonomischen und kulturellen Hintergründen her. Diese Hintergründe spielen für Einstellung und Verhalten des Kranken eine wesentliche Rolle, sie werden ihrerseits von der Krankheit beeinflußt. Krankheiten haben sozial-kulturelle

---

[29] Lawrence S. Kubie: Die Wechselwirkung ziwschen schöpferischen und neurotogenen Vorgängen, 1966, in: Alexander Mitscherlich, Hg.: Psycho-Pathographien I. Schriftsteller und Psychoanalyse, Frankfurt a.M. 1972, S.1-45.

[30] Rainer Maria Rilke an Lou Andreas-Salomé, 24.1.1912, n. Hans Egon Holthusen: Rainer Maria Rilke, Hamburg 1958, S.103.

[31] Alexander Mitscherlich: Einleitung, in: Psycho-Pathographien I. Schriftsteller und Psychoanalyse, Frankfurt a.M. 1972, S. IXf.

[32] Max Pinner: Vorwort, in: Max Pinner und Benjamin F. Miller: Was Ärzte als Patienten erlebten, Stuttgart 1953, S.12

Ursachen wie auch sozial-kulturelle Folgen. Pest steht für das 14. Jahrhundert, Syphilis für die Renaissance, Melancholie für die Zeit um 1800, Schwindsucht für die Zeit um 1900, Aids für die Gegenwart.

Pathographie heißt nicht nur Beschreibung des kranken Menschen im Kontext seines Lebens und Tätigseins wie der Gesellschaft und Kultur, sondern auch Wandel dieser Beschreibungen im Verlauf der Geschichte. Krankengeschichten werden tradiert und als Muster in medizinischen Texten aufgegriffen, sind Zeugnisse bestimmter historischer Epochen. In der Medizin der Vergangenheit werden immer wieder Krankengeschichten angeführt, die aus noch früheren Werken stammen. So zitiert der Psychiater Wilhelm Griesinger in seinem Lehrbuch *Pathologie und Therapie der psychischen Krankheiten* (1845) Krankengeschichten aus medizinischen Texten der Vergangenheit. Die unterschiedliche Historizität oder das abweichende Gewicht der Geschichte für Pathophänomenologie, Ätiologie und Therapie wird an diesen Übernahmen und Modifizierungen manifest. Griesinger versteht unter Seele - in Kritik an den Psychikern Heinroth und Ideler wie den Somatikern Christian Friedrich Nasse (1778-1851) und Maximilian Jacobi (1775-1858) die Verbindung materieller Nervenaktionen, in einer spezifischen Wechselbeziehung mit den Lebensumständen des Individuums.

Im historischen Vergleich der Pathographien lassen sich Unterschiede und Übereinstimmungen erkennen, z.B. an Möbius' Pathographie *Über das Pathologische bei Goethe* (1898) bzw. entsprechenden früheren und späteren medizinischen Darstellungen des Dichters. Pathographien besitzen darüber hinaus noch einen weiteren Bezug zur Geschichte. Sie sind nicht nur Beschreibungen individueller Entwicklungen oder Ausdruck spezifischer medizinischer Schulen, ihrer Theorie und Praxis, sondern entwerfen Porträts ihrer Epoche oder sind selbst wesentliche Teile dieser Porträts. Pathographien können als Zeitsignaturen aufgefasst werden.

X. Kunst und Literatur

Pathographien finden sich schließlich nicht nur in der Medizin, sondern ebenfalls in Werken der Künste und Literatur, die auch immer wieder von Medizinern diskutiert werden. Pathographie und Krankheit im Kunstwerk ist eine wichtige und umstrittene Frage. Kunst, Wissenschaft und Wirklichkeit stehen in Zusammenhängen und unterscheiden sich zugleich. Beachtung verdient auch das Verhältnis dieser Dimensionen im Verlauf – mit jeweils eigener Dynamik.

Krankengeschichten veröffentlichen Cervantes im *Licentiaten Vidriera* (1613), Balzac in *Louis Lambert* (1832), Dostoevskij im *Idioten* (1868/69), Dickens in *A Tale of Two Cities* (1859), Zola mehrfach im Romanzyklus Les Rougon-Macquart (1871-93), Tolstoj in *Der Tod des Ivan Il'ic* (1886), Thomas Mann im *Zauberberg* (1901), Henry James in *The Portrait of a Lady* (1880/81), Elsa Morante in *La Storia* (1974), Janet Frame in *Owls do cry* (1957), um nur einige bekannte und herausragende Beispiele anzuführen. Pathographien kommen auch in der abbildenden Kunst vor. Einzigartig in der Kunstgeschichte ist der Zyklus von Zeichnungen und Gemälden des Malers Ferdinand Hodler (1853-1918) über Krankheit und Sterben seiner Geliebten Valentine Godé-Darel. - Abweichung, Übereinstimmung und wechselseitige Beeinflussung von Medizin und Literatur stellen sich hier als zentrale Fragen, insbesondere wiederum differenziert nach Pathophänomenologie, Ätiologie, Therapie, Leben und Tätigkeit in deskriptiver wie normativer Hinsicht.

In diesem Zusammenhang sollte auch die disziplinäre Abhängigkeit oder Affinität von Pathographien beachtet werden. Pathographien sind nicht nur eine Domäne der Medizin oder Psychiatrie, sondern stammen auch von Psychologen, Philologen und anderen Geisteswissenschaftlern. Professionelle Grenzen oder Gefahren sind allerdings in einer Welt der Trennung der zwei Kulturen von Natur- und Geisteswissenschaften nicht zu übersehen: Populärwissenschaftliche Vorstellungen über Leib und Seele, Krankheit und Therapie bei Literaturwissenschaftlern einerseits, biologistische Reduktionen dieser Phänomene und vor allem der schöpferischen Tätigkeit und Werke bei Medizinern und Psychiatern andererseits. Jaspers hat in dieser Hinsicht mit Recht kritisch angemerkt: „Die geisteswissenschaftlichen Biographien gehen durchweg auf eine Welt zu, auf geistige Bewegungen und Zeitalter, die in einem Menschen und mit ihm zur Darstellung gebracht werden, oder auf objektiv relevante Leistungen und Werke, deretwegen dieser Mensch interessiert. Dabei beobachtet man, dass die Verfasser psychologische Realitäten oft sehr gleichgültig finden, übergehen, nicht kennen oder auf eine irreale Weise deuten. Aber hier handelt es sich gar nicht um Biographien in unserem Sinne, deren Gegenstand und Sinn der Bios eines einzelnen Menschen ist."[33]

XI. Perspektiven

Pathographie ist eine zentrale Kategorie der Medizin- und Kulturgeschichte mit einer langen Tradition und einem großen Spektrum unterschiedlicher Formen und Dimensionen, die in diesem Beitrag im Überblick skizziert wurden. Krankheit, Therapie und Leben hängen mit der jeweiligen Kulturepoche immanent zusammen. Die Geschichte der Krankheiten und die Geschichte der Medizin haben eine gemeinsame Grundlage, stellen aber zugleich unabhängige Wirklichkeiten dar. Pathographie verbindet Natur- und Kulturgeschichte, Kosmologie und Anthropologie.

Pathographien im Geist der romantischen Epoche bringen Objektivität mit Subjektivität in einen Zusammenhang. Somatische Krankheiten sind Verkörperungen von Ideen - „ideelle Organismen" (Carus) -, die Individualität des Kranken wird zugleich bezogen auf die Allgemeinheit der Natur wie des Geistes. Neben empirischen Vermittlungen oder Parallelisierungen von objektiver Krankheitsgeschichte und subjektiver Krankengeschichte kommt es in der Geschichte immer wieder zu biologischen Reduktionen ebenso wie spirituellen Überhöhungen.

---

[33] Karl Jaspers: Karl Jaspers: Allgemeine Psychopathologie, Berlin 1913, 9.Aufl. Heidelberg 1973, S. 569.

Pathographien tragen zum Verständnis des Menschen bei und besitzen eine wesentliche Bedeutung für die Medizin, vor allem auch für den Medizinunterricht. Das Konzept der Medizin wird von ihnen geprägt oder manifestiert sich in ihnen. Überzeugende Pathographien können nach Jaspers auf besonders sinnvolle Weise Einführungen in die Psychiatrie oder Psychopathologie darstellen: „Biographik muß aus totaler Anschauung unter allen nur möglichen Gesichtspunkten positiv ein Lebensbild zeigen, das als einzelnes zugleich repräsentativ ist und das durch konkrete Anschauung orientiert in der erreichten Wirklichkeit psychopathologischer Einsicht. Hätten wir eine Sammlung solcher sorgfältig geformter biographischer Bilder, sie würde die beste Einführung in psychopathologische Erkenntnis sein können."[34]

---

[34] Ebd., S. 570.

Heidelberger Jahrbuch, Band XLVI:
T. Fuchs, I. Jádi, B. Brand-Claussen, Chr. Mundt (Hrsg.): Wahn Welt Bild
© Springer-Verlag Berlin Heidelberg 2002

III. Der ästhetische Blick –
Kuratoren, Künstler und die
Sammlung Prinzhorn

Eine wissenschaftliche Dokumentation wird zum Kunstereignis

INGE JÁDI

Zusammenfassung

Hans Prinzhorns Buch *Bildnerei der Geisteskranken* erregte vor allem bei den zeitgenössischen avantgardistischen Künstlern großes Aufsehen. In den letzten zwanzig Jahren erlebte die Sammlung eine zweite begeisterte Rezeption in der internationalen Kunstwelt. Die folgende Betrachtung kreist um die zentrale Bedeutung der Kunst in der Sammlung Prinzhorn.

Die Notwendigkeit, einen Vortragstitel zu kreieren, noch bevor sich im Dialog mit dem gewählten Thema eine stimmige Form abgezeichnet hat, erzeugt bei vielen Referenten kurzfristig Notstand. Andererseits ist dies oft der erste Schritt der Auseinandersetzung zwischen Innen und Außen, Anliegen und Vermittlung, der Eröffnungskampf mit den Worten. Ich betrachte im Nachhinein etwas irritiert meinen für mich eher untypischen statuarischen Titel. So eindeutig ist die Sachlage nicht, denke ich, und das Schwierigste ist, wenn ich von Kunst rede: Was ist Kunst?

Beginnen wir mit der wissenschaftlichen Dokumentation. Tatsächlich steht am Anfang der Heidelberger Sammlung eine kleine hauseigene Bildersammlung zu Lehrzwecken. Eine Ausweitung erfuhr dieser Grundbestand in den Jahren 1919 bis 1921 auf fast 5000 Objekte, denen bis 1933 noch einige Nachzügler folgten. Dieser plötzliche Zuwachs war der Initiative des damaligen Klinikleiters Prof. Wilmanns und Hans Prinzhorns zu verdanken, deren raffinierte Rundbriefaktion die großen deutschsprachigen Anstalten und etliche Privatkrankenhäuser zu erstaunlichen Gaben motivierte. Erbeten waren „hervorragende Einzelleistungen", „sogenannte ‚katatonische Zeichnungen'" sowie „jede Art von Kritzelei, auch primitivster Qualität"[1]. Das breite Spektrum gestalterischer Patientenäußerungen in der Sammlung Prinzhorn, welches sich vom Banalen, Alltäglichen bis zu eigensinnig geformten, einzigartigen

---

[1] Aus einem Rundbrief Karl Wilmanns vom 1. Januar 1920 (Archiv der Sammlung Prinzhorn).

Kunstwerken erstreckt, findet hier seine Erklärung. Was aber war die Intention von Wilmanns und Prinzhorn?

Das Sammeln von ‚psychopathologischer Kunst' zu Beginn des zwanzigsten Jahrhunderts war nichts Ungewöhnliches. Bereits Jahrzehnte davor hatte Cesare Lombroso, ein italienischer Gerichtspsychiater in Turin, eine Sammlung mit Werken Krimineller und vor allem Geisteskranker, die mit dem Gesetz in Konflikt geraten waren, zusammengetragen und, verkürzt, die Schlußfolgerung gezogen: Revolutionäre sind Kriminelle, Frauen sind minderwertig, Genies sind Irre. Das Gedankengut seines 1887 in Leipzig publizierten Buchs *Genie und Irrsinn*, in welchem die Nähe von Kreativität und Wahnsinn, wie auch später bei den Nationalsozialisten, in abwertendem Sinn interpretiert wird, war als Reaktion auf die sich anbahnende Revolte in der Kunst durchaus verbreitet und ist bis zum heutigen Tag in bestimmten Kreisen virulent.

Auch in anderen europäischen Ländern und in Deutschland entstanden vor und nach der Wende zum zwanzigsten Jahrhundert kleine und große, an Krankenhäuser gebundene oder private Sammlungen, in denen Psychiater die Werke von Patienten zu Dokumentationen zusammenstellten. Damit wurden die künstlerischen Produktionen der Patienten zusehends als eigenständiges Anschauungsfeld etabliert, während sie zuvor in den Krankenakten als Dokumente der Erkrankung verschwanden oder, wenn sie besonders ungewöhnlich und beeindruckend waren, in den Anstaltsmuseen neben Therapiefolterinstrumenten der Vergangenheit, Ausbruchwerkzeugen und Mordinstrumenten sowie sonstigen Kuriositäten von der hoffnungslosen Verrückung ihrer Urheber zeugen sollten.

Das spezifische Sammeln kündigte also eine Veränderung der Bewertung künstlerischen Gestaltens im psychiatrischen Bereich an. Auch wenn sich dieser Wandel zunächst nur in einer gezielten Wahrnehmung äußerte und die Grenzen psychiatrischen Denkens und Interesses nicht überschritt, erwartete man doch eine Quelle zusätzlicher Erkenntnis und billigte damit den bildnerischen und auch sprachlichen Produktionen der Patienten einen ihnen eigenen Wert zu. Man kann, wie schon gesagt, mutmaßen, dass der zeitgleich sich vorbereitende Wandel in der Kunst, der in die stürmische wechselvolle Kunstentwicklung der letzten hundert Jahre mündete und als elementarer Bruch mit den Werten der Vergangenheit erlebt wurde, dieses spezielle Interesse in der Psychiatrie förderte. Hierbei war die Leidtragende zunächst die sogenannte Moderne, deren Nähe zu Patientenwerken von der Mehrzahl der Psychiater diffamierend hervorgehoben wurde.

Aber schon zu Beginn des zwanzigsten Jahrhunderts sprengten einige mutige Autoren diesen Bannkreis des Psychopathologischen, so der Pariser Psychiater Paul Meunier mit seiner Schrift *L'art chez les fous*, die er unter dem Pseudonym ‚Marcel Rejá' 1907 publizierte und in der er auf die kreative Leistung der Patienten verwies. Oder Walter Morgenthaler, Chefarzt der psychiatrischen Klinik in Bern, der seinem Patienten Adolf Wölfli eine Monografie widmete, die seine Existenz als Künstler betont, mit dem Titel *Ein Geisteskranker als Künstler*, ediert 1921, also ein Jahr vor Prinzhorns Buch.

Wie steht es nun mit der Heidelberger Sammlung? Sie war, wie man sieht, eine unter vielen, allerdings von ungewöhnlichem Umfang und großer Vielfältigkeit. Doch nicht nur wegen ihrer Größe wurde sie bereits zu ihrer Zeit zu einer Besonderheit. Entscheidend waren die Persönlichkeiten der beiden Initiatoren, und hier möchte ich die nicht zu unterschätzende Rolle Karl Wilmanns hervorheben, der als beispielhafter Klinikleiter mit Gespür und Toleranz eigenwillige begabte Assistenten an seiner Klinik vereinte und so das zu Recht gerühmte lebendige geistige Klima der zwanziger Jahre in der Heidelberger Psychiatrischen Klinik ermöglichte.

Hans Prinzhorn war, als ihn Wilmanns 1919 an die Klinik holte, approbierter Kunsthistoriker mit beachtlichem kunstwissenschaftlichem Rüstzeug, doch psychiatrisch eher unerfahren. Man kann die Wahl Wilmanns nicht anders interpretieren, als dass ihm klar war, dass sich ein sinnvoller Zugang zu den künstlerischen Produktionen der Patienten nur im interdisziplinären Raum vollziehen könne. Allerdings fehlte Prinzhorn die Erfahrung des eigenen Kunstschaffens, die, wie ich heute sagen würde, für eine adäquate Interpretation der Patientenwerke eigentlich unentbehrlich ist. Doch auch die Intention einer Überschreitung der psychiatrischen Fachgrenzen war zu der damaligen Zeit ungewöhnlich und leitete, langfristig gesehen, eine neue Epoche des Umgangs mit künstlerischen Gestaltungen von Psychiatriepatienten ein.

Hans Prinzhorn geht dann auch gleich noch einen Schritt weiter, wenn er zu Beginn seines Buches *Bildnerei der Geisteskranken* deutlich macht, daß es ihm nicht um psychiatrische, sondern allgemein dem Menschen zugehörige kreatologische Fragestellungen geht. Den Zustand der Psychose mit ihren Folgeerscheinungen, insbesondere dem Wahn, sieht er als Zuspitzung menschlicher Erlebnis- und Denkmöglichkeit an. Diese umfassendere Sicht gibt ihm die Freiheit, soweit es seine an der Zeit orientierte ästhetische Bewertung erlaubt, bereits den Kunstcharakter bestimmter Werke hervorzuheben.

Im Allgemeinen aber dürften vor allem die Patientenwerke, die wir heute als ,art brut' oder ,outsider art' bezeichnen, Faszination bei den Psychiatern ausgelöst haben. Diese naiven Kunstwerke, die unter dem Diktat des Wahns mit eigenem Sinn erfüllte Kunstwelten illustrieren, oft sogar mit dem Ziel der Beweisführung wie etwa bei August Natterer, finden zwar häufig nicht zu der eigenen inneren Form ihres Schöpfers, sie bestechen aber stets dank künstlerischer Begabung durch eine geschlossene äußere Form sowie durch große Intensität und Entschiedenheit, zwei wichtige Eigenschaften guter Kunst. Das heißt, sie wirken mit der Kraft der Kunst, auch wenn die damaligen bezirzten Sammler dies nicht wahrhaben wollten und ihr irritiertes Normalitätsverständnis mit der Waffe der Abwertung verteidigten. Oder anders gesagt: Die Kunst war von Anfang an in diesen Sammlungen wirksam, auch wenn sie nicht als solche erkannt wurde, und dies unterschied sie von anderen fachspezifischen Dokumentationen.

Denn Kunst dient nicht der Wissenschaft, auch wenn sie Gegenstand wissenschaftlicher Betrachtung sein kann, sondern sie hat eine übergeordnete Eigenständigkeit, ähnlich wie auch der Patient in seiner komplizierten Ganzheit sich seit je dem Zugriff der Psychiatrie letztendlich entzieht, während er als Forschungsobjekt je nach Methode mehr oder weniger akzeptabel vereinnahmt wird. Kunst vermittelt das in ihr geborgene Wissen medienimmanent. Fast alle wissenschaftlichen Methoden, vor allem solche, die mit Zahlen und Maßen arbeiten, sind daher für das Verstehen von Kunst ungeeignet. Vielmehr ist eine hermeneutisch orientierte Herangehensweise angemessen. Hierbei handelt es sich eben nicht um eine Methode, die wie in den Naturwissenschaften nach Gebrauchsanweisung anzuwenden ist, sondern um eine Zugangsweise, die sich der Vielschichtigkeit menschlichen Wesens aussetzt, Widersprüche erträgt, das Kleid des Unsagbaren als solches begreift und die eigene Subjektivität im Forschungsprozess anerkennt und einbezieht. Ein aktuelles Feld therapeutischer Anwendung in diesem Sinne ist die kunstzentrierte Kunsttherapie.

Die sonderbare Zwitterposition zwischen Kunst- und wissenschaftlicher Materialsammlung, die die Sammlungen mit bildnerischen und sprachlichen Produktionen Geisteskranker damals kennzeichnete, ist in der Heidelberger Sammlung besonders evident. Sie verstand sich als psychiatrische wissenschaftliche Dokumentation, wies sich jedoch durch Wilmanns personelle Wahl und Prinzhorns wissenschaftlichen Ansatz bereits als interdisziplinäres Forschungsfeld aus. Zudem lässt die Bildauswahl Prinzhorns und seine begeisterte Würdigung bestimmter Patientenkünstler keinen Zweifel an einer seinem Kunstgeschmack entsprechenden ästhetischen Bewertung. Folgerichtig beschäftigt er sich im dritten Teil seines Buches mit Fragen der Kunst, wobei die Nähe der Patientenwerke zur Moderne, die für ihn in erster Linie ‚Expressionismus‘ bedeutete, kulturkritisch diskutiert wird.

Bezeichnend ist in diesem Zusammenhang auch, dass Wilmanns und Prinzhorn von Anfang an ein Museum planten. In einem Rundschreiben von 1920 mit dem Ziel, den mittlerweile beachtlichen Fundus noch weiter auszuweiten, wird dieses Vorhaben sogar noch vor der Einrichtung eines Archivs für Forschungszwecke genannt. „Eine große Reihe künstlerisch oder auch rein psychologisch interessanter Blätter wird gerahmt und in einem Museumsraum aufgehängt. Die anderen werden, in bestimmter Weise geordnet, in einem Archiv so aufbewahrt, dass sie für Studien jederzeit zur Verfügung stehen."[2]

Die Sammlung war also mehr, als mein Vortragstitel impliziert. Sie entfaltete ihre Wirkung als Kunstsammlung von Anfang an und Prinzhorns Buch, das in psychiatrischen Fachkreisen mit großer Zurückhaltung rezipiert wurde, verursachte bei der Avantgarde, das heißt bei den Künstlern selbst, große Aufregung. Ausstellungen folgten bis 1933 schon damals vorwiegend in Kunstinstitutionen. Die Exponate bestanden fast ausschließlich aus Werken mit künstlerischer Qualität, weitgehend in Anlehnung an die Abbildungen in Bildnerei der Geisteskranken, erweitert um Bilder der Patientin Else Blankenhorn, deren eindrucksvolles Oeuvre Prinzhorn später separat monografisch bearbeiten wollte.

---

[2] S. Fußnote 1.

Auch die Nationalsozialisten laborierten mit der Kunst, indem sie Patientenwerke und aktuelle Kunst gleichschalteten. Hier muss man sagen, dass die starke Faszination, die viele Bilder aus der Sammlung auf ihre Betrachter ausüben, nicht die des harmonischen Schönen ist, sondern vielfach durch eine beunruhigende Ambivalenz ausgelöst wird. Widersprüchlichkeit, Spannung, Hermetik, radikal in Form gebracht, wirken befremdend und anziehend zugleich. So ist es ein Leichtes, diese Werke in der Beleuchtung einer Ideologie, deren schlimmster Feind stets das Unfassbare ist, negativ zu bewerten. Hier konnten sich die Nationalsozialisten auf eine Haltung stützen, wie sie zuvor bereits von konservativen Psychiatern wie etwa Wilhelm Weygandt, der selbst eine private Sammlung besaß, vertreten wurde.

Jenseits der deutschen Wirren entdeckte der französische Maler Jean Dubuffet in den vierziger Jahren die naive Kunstproduktion von begabten Sonderlingen und psychiatrischen Anstaltsinsaßen wie Adolf Wölfli, Heinrich Anton Müller u.a. Zu tiefst beeindruckt von der eigensinnigen künstlerischen Qualität der Werke und der Kompromisslosigkeit, die sie ausstrahlen, erklärte er dieses Kunstschaffen zur eigentlichen wahren Kunst. Auch wenn sein polemischer Vorstoß gegen die ‚kulturelle Kunst‘, wie er sie nannte, nicht haltbar war, so erreichte er immerhin, dass seither in zunehmendem Maß diese besondere Art naiven Schaffens, die er ‚art brut‘ (rohe Kunst) nannte, wahrgenommen und als spezifische Kunst akzeptiert, gesammelt, ausgestellt und vermarktet wird. Ein großer Teil der kunstrelevanten Werke der Sammlung Prinzhorn zählen dazu. Diese Werke stammen eher von einfachen, aber künstlerisch begabten Menschen und folgen unbeirrt dem Diktat ihres Wahns. Von den zehn ‚Meistern‘ im Mittelteil des Buchs von Prinzhorn sind sieben Patienten den ‚art brut‘-Künstlern zuzurechnen.

Die erste wichtige Ausstellung nach dem Krieg in der Kunsthalle Bern 1963 besorgte der bekannte Ausstellungsmacher Harald Szemann, von dem man sicher sein darf, dass ihn die Kunst und sonst nichts interessierte. 1967 zeigte die moderne Kunstgalerie Rothe in Heidelberg in Zusammenarbeit mit der Psychiaterin Maria Rave-Schwank eine repräsentative Auswahl an Kunstwerken der Sammlung. Inzwischen ist die offizielle Kunst schon bei Fluxus angelangt. Dieses zwanzigste Jahrhundert mit seiner expansiven, sich überstürzenden Kunstentwicklung, seinen Ismen und Neoismen in raschem Wechsel, der Entgrenzung bezüglich Material und Technik, der Mischung der Medien und Kunstgattungen, dem Ausleuchten psychischer Extremzustände, Obsessionen und Deviationen...: Es gibt kaum etwas, was in diesem unruhigen Kunsttreiben nicht ausprobiert und erforscht wurde. Einige Künstler, die sich dem Bann der wechselnden Moden entzogen, wobei sie oft Initiatoren neuer Strömungen waren, schufen Kunst, die die ästhetische Sicht nachhaltig sensibilisiert, verändert und ausgeweitet hat. So verwundert es nicht, dass in den letzten dreißig Jahren neben den ‚art brut‘-Werken der Sammlung vermehrt Kunstwerke von Patienten ins Blickfeld rückten, die in einer Ausstellung aktueller Kunst allenfalls durch ihre hohe Qualität, nicht aber durch ihre Sonderlichkeit auffallen würden.

Man kann von einem befreiten Blick reden, den heutige versierte Aussteller auf die Sammlung Prinzhorn werfen. Die Erkrankung der Patienten interessiert sie nur am Rande. Der moderne Künstler von Qualität ist allemal ein Grenzgänger. So gilt ihre Aufmerksamkeit nur der Qualität der Bildschöpfungen. Dabei ergab sich in den letzten Jahren in Abstimmung mit dem Team der Sammlung eine Auswahl an Exponaten, die für unser heutiges Erleben von höchstem Kunstwert sind, von Prinzhorn damals aber entweder gänzlich ignoriert oder abwertend beurteilt wurden. Die gegenwärtige Eröffnungsausstellung des Museums hat dieses Phänomen zum Thema. So wurde die Sammlung Prinzhorn in den letzten Jahren tatsächlich zu einem weltweit mit Aufmerksamkeit rezipierten Kunstereignis.

In dem eben vergangenen Jahrhundert hat sich durch die Thematisierung der menschlichen Binnenstrukturen in der Kunst geradezu offenbart, dass Kunst, die uns nachhaltig trifft, stets aus einer existentiellen Not und der daraus resultierenden Notwendigkeit zum kreativen Akt entsteht. Die Radikalität der Kunstwerke der Sammlung, die trotz ihrer kleinen Formate die Betrachter zum Verstummen bringen, rührt von der tödlichen Not, in die ein Mensch in der Psychose gerät, von dem radikalen Weltentzug, den er erleidet, und der existentiellen Notwendigkeit, eine neue Welt, eine Kunstwelt zu schaffen, um sein Leben zu retten.

Ich spreche bereits über Kunst, wie ich sie verstehe, und so möchte ich noch einen anderen Weg gehen, um mein Thema zu umkreisen. Er ist persönlicher Art und birgt ebenfalls ein Stück Geschichte. Vor dreißig Jahren bin ich meine Liaison, so kann man schon sagen, mit der Sammlung Prinzhorn eingegangen, und ich werde in diesen Tagen meine Arbeit beenden. Die Frage ist naheliegend, was mich, die ich Psychiaterin hatte werden wollen, zu dieser Tätigkeit gebracht und was mich so lange gehalten hat.

Ich lernte die Sammlung erstmals 1967 in der Galerie Rothe kennen und erinnere mich an ein zwiespältiges Gefühl von Anziehung und Befremden. Einige Werke prägten sich mir nachhaltig ein, darunter die kunstvollen Aquarelle von Moog. (Farbtaf. 32, Abb.1.). Ihre formale und thematische Anpassung an kirchliche Kunst, die auf den ersten Blick den Eindruck bestimmte, war bei näherem Hinschauen durchmischt und durchbrochen von Eigentümlichkeiten, was eine sonderbare anhaltende Irritation in mir hervorrief.

1972 übernahm ich neben meiner ärztlichen Tätigkeit die Betreuung der Sammlung. Bei der Durchsicht der in einem großen Schrank zusammengepferchten Patientenäußerungen entschied sich dann mein Schicksal. Die Monate des Sichtens waren wie ein Trip, so absorbierten mich diese unterschiedlichen eigenen Welten, so außer mir – oder auch bei mir – war ich in dieser Zeit. Als ich mich dann zwei Jahre später für Psychiatrie oder Sammlung entscheiden musste, wählte ich letztere. Es war die Kunst, die den Ausschlag gegeben hatte.

Dabei möchte ich hinzufügen, dass die grundlegende Erschütterung, die diese erste Sichtung in mir erzeugte und die Motor für mein Tun und Denken in den folgenden Jahrzehnten blieb, zunächst die komplexe Situation war, in der ich die

Sammlung vorfand. Sehr authentisch spiegelte sie den Widerspruch zwischen dem unverwechselbaren Individuum Mensch und seiner institutionellen Verwahrung als Patient wieder. In braunen Krankenaktendeckeln nach Fällen geordnet, fristeten Zettel mit Notizen oder kleinen Zeichnungen, Briefe, Petitionen und andere Texte, Zeichnungen, Bilder, Collagen, Textilien, selbstgefertigte Bücher und Hefte von einfachem gestalterischem Niveau bis hin zum Kunstwerk in überquellenden Schubladen ihr bedrängtes und weitgehend vergessenes Dasein. Auf den meisten Blättern klebten noch die gelben Zettel der Prinzhornschen Inventarisierung, anderen Arbeiten war unsensibel ein Stempel aufgedrückt worden, wieder andere wiesen grobe Inschriften von fremder Hand mitten im Bild auf, (Farbtaf. 32, Abb.2.) auch waren die Spuren der jahrzehntelangen Vernachlässigung den empfindlichen Papieren anzusehen. So mischte sich in die Faszination, die dieser ungehobene Schatz verbreitete, zugleich Trauer über das Leben der Menschen, wie sie miteinander umgehen, und wie verloren sie sind, wenn sie der üblichen Norm nicht entsprechen.

Die Sammlung ist inzwischen auf hohem Niveau konservatorisch versorgt, jedes Blatt ist passepartouriert und in Museumskarton geschützt aufbewahrt. Damit ist zugleich die alles durchdringende, bedrückende Atmosphäre der damaligen Irrenanstalten weitgehend und unwiederbringlich verschwunden. Nur die künstlerisch weniger bedeutenden Dokumente wie Briefe, Petitionen, das Anstaltsleben illustrierende Zeichnungen und Ähnliches weisen noch unmittelbar auf diesen Kontext.

Andererseits erscheinen in dieser bereinigten, im Vergleich zu vorher sterilen Situation die Werke deutlicher in ihrer künstlerischen Qualität. Angepasstes, Imitierendes scheidet sich klarer von Werken mit eigenem Sinn und Erfindungskraft. Leise Kunst wie die Collagen der Frau St. (Farbtaf. 33, Abb.3.) oder die fast verhauchenden pflanzlichen Gebilde auf Kalenderblättern von Maasch, (Farbtaf. 33, Abb.4.) die nicht die derbe Endrücklichkeit der ‚art brut‘ besitzen, aber auch die hochsensiblen Zeichnungen von Hyacinth Freiherr von Wieser (Farbtaf. 34, Abb.5.) oder die gekonnt abstrahierten Figurationen der Else Blankenhorn (Farbtaf. 34, Abb.6.) sind so in ihrer aktuellen künstlerischen Qualität erkannt und in den jüngsten Ausstellungen besonders beachtet worden.

Einige allerdings haben die spezifische Ausstrahlung, die eine Legierung des äußeren Lebens, in diesem Fall der Anstalt, mit dem ganz Privaten eines Menschen ergibt. Erschütternde Kunst, wenn sie gelingt, und übrigens im heutigen Kunstschaffen sehr aktuell. Das Jäckchen der Agnes Richter (Farbtaf. 35, Abb.7.) ist solch ein Kunstobjekt, aus Anstaltsleinen genäht und mit autobiografischen Texten bestickt. Oder die Briefe der Emma Hauck (Farbtaf. 35, Abb.8.), gerichtet an den Ehemann, Schriftkolumnen auf gelochtem Anstaltspapier, aus wenigen Worten gebildet wie „Schatzi komm". Ihre Intensität verdanken sie der kunstvollen Verschmelzung der unterschiedlichen Elemente zu einer überzeugenden grafischen Form.

Die Frage ist noch offen, was mich dreißig Jahre in der Sammlung gehalten hat - sie wurde mir übrigens oft verwundert gestellt. Nun, da gab es viel

Pragmatisches anzugehen. Aber letztendlich war es auch hier die Kunst, die diesem Tun den Sinn gab. Sie initiierte und begleitete die vielen Fragen und Themen, die im Lauf der Zeit sich abwechselnd in den Vordergrund drängten und in Ausstellungen und Publikationen ihren Niederschlag fanden. Ein unerschöpflicher Kosmos, diese Sammlung, eine Quelle der Erkenntnis über den Menschen! Hier möchte ich allerdings sagen, dass für mich schon immer zwischen guter Kunst und Psychiatrie eine große Nähe bestand. In beiden Bereichen fehlt der Filter, der im üblichen gesellschaftlichen Leben das von der Norm Abweichende aussondert, so dass uns der Mensch unverfälschter, auch ungeschützter gegenübersteht. In diesem Sinn verstehe ich übrigens die Aufforderung von Beuys: „Zeige deine Wunde".

Ein letzter Gedanke noch zu diesem persönlichen Kontext. Er betrifft das Kunsterleben und das Problem der ästhetischen Beurteilung. Wenn ich die Jahrzehnte mit der Sammlung überblicke, so stelle ich fest, daß meine anfänglichen, eher konventionellen Sehgewohnheiten, die denen Prinzhorns nicht unähnlich waren, zunächst durch die Begegnung mit den ‚art brut'-Werken deutlich erweitert wurden. Dreißig Jahre nach Dubuffet entdeckte ich für mich ‚art brut' und war überwältigt. Meine Auseinandersetzung mit aktueller Kunst führte mich jedoch weiter, und heute sehe ich Kunst und finde meine Meister in der Sammlung, wo ich sie zu Beginn meiner Arbeit nicht gesehen habe. Aus diesem Abstand heraus verstehe ich übrigens mehr die Eigenart von ‚art brut'. Sie steht mir als Kunstform noch immer sehr nahe, aber ich sehe jetzt auch ihre Begrenzung. Doch das ist ein anderes Thema.

Was ich nur sagen wollte: wenn man bereit ist, sich im Dialog mit den Werken der Sammlung zu bewegen, d.h. die eigene Bewegung zuzulassen, kann man erfahren, wie dieses an Kunst gebundene Wissen einen vorantreibt von einer existentiellen Frage zur nächsten. Ich bin absolut überzeugt, dass auch im wissenschaftlichen Umgang mit den Bildern, bei dem ohnedies ein sehr breites interdisziplinäres Wissen vorausgesetzt werden muss, die Kenntnis, wie Kunst entsteht und welchen immanenten Notwendigkeiten sie folgt, unentbehrlich ist. Denn nicht das Was, sondern das Wie entscheidet darüber, ob etwas Kunst ist oder nicht.

Und was ist Kunst? Ich bin fast am Ende meines Vortrags und habe mich bisher mit Erfolg davor gedrückt, eine Definition von Kunst zu geben. Gott sei Dank bin ich weder Kunstwissenschaftler noch Philosoph, deren Angst vor Beantwortung dieser schwierigen Frage ich kenne. Ich halte es lieber mit den Künstlern und denen, die der Kunst nahestehen, und beziehe meine Gedanken darüber aus dem praktischen Erleben. Und dies lässt keinen Zweifel, daß es künstlerisch Gestaltetes in allen Kunstgattungen gibt, das von Menschen, die sich mit Kenntnis und Sensibilität damit befassen, als Kunst erkannt wird. So zeigen z.B. Museumsleiter, die Ankäufe moderner Kunst zu verantworten haben, und Aussteller, die ihre Konzepte in der Öffentlichkeit vertreten müssen, in ihrer Beurteilung häufig eine erstaunliche Konkordanz. Das ist teilweise Zeitgeist, Mode im schlimmsten Fall. Aber es gibt auch zeitunabhängige Kriterien, die eine Bewertung ermöglichen. Sie gelten ebenso für Kunst früherer Zeiten und möglicherweise – damit habe ich mich nicht ausreichend befasst – anderer Kulturen.

Um einige maßgebende Fragen zu nennen: wieviel Entschiedenheit und Sensibilität äußert sich in der Machart des Werks, wie lebendig und zugleich genau ist der Strich oder der malerische Duktus, wie sicher der Umgang mit Farbe, wie ist das Verhältnis von Bildträger und Gestaltetem, wie stimmig die Synthese verschiedener Materialien, Techniken, Kunstgattungen und vieles mehr dieser Art? Wichtig sind für mich auch gelungene Abstraktion und ein innovatives Element – dies nicht im oberflächlichen Sinne, sondern in der Weise, wie die Individualität des Künstlers und kunstimmanente Themen zu unverwechselbaren formalen Lösungen finden. Solche Werke verweisen auf die Dialektik zwischen dem ganz Persönlichen und dem Allgemeinen, die unser menschliches Leben bestimmt.

Zum Schluss noch ein Paar Worte zu den Künstlern. Seit Bestehen der Sammlung haben sie stark auf die eigensinnigen Schöpfungen der Patienten reagiert. Künstler interessieren sich für Kunst, sie leben in der Welt der Kunst wie Sportler in der Welt des Sports. Sie wissen, was Kunst ausmacht, und Gespräche zwischen Künstlern sind stets Fachgespräche, fern einer Romantisierung. Das betrifft übrigens alle Kunstgattungen. Es ist mir bisher kein ernst zu nehmender Künstler begegnet, der sich nicht in seinem Metier bestens auskannt und mit kunstimmanenten Fragen existentiell beschäftigt hätte. Hier nehmen die ‚art brut'-Künstler übrigens eine Sonderstellung ein.

In den dreißig Jahren meiner Tätigkeit hatte ich mehrfach die Gelegenheit, mit Künstlern zusammenzuarbeiten. Ich liebe diese Situationen, wenn sie sich mit der Sammlung auseinandersetzen, ihr Gegenüber in bestimmten Werken finden, auf der Ebene der Kunst in Dialog treten und mit eigenem Kunstschaffen reagieren. Nie fühle ich die Werke der Patienten in besseren Händen, nie habe ich weniger Angst vor Missachtung und – im übertragenen Sinne – Beschädigung. Dabei wird nie angezweifelt, dass sie, um den altmodischen Begriff zu verwenden, von Geisteskranken stammen. Aber es spielt keine Rolle. Alles entscheidend ist die Qualität. Und so bleibt bei den Patienten der Sammlung vorurteilsfrei, was ihnen gehört, ihre künstlerische Leistung.

Heidelberger Jahrbuch, Band XLVI:
T. Fuchs, I. Jádi, B. Brand-Claussen, Chr. Mundt (Hrsg.): WahnWelt Bild
© Springer-Verlag Berlin Heidelberg 2002

Muzika – Musikbezogene Werke psychisch Kranker und ihre Bearbeitung durch zeitgenössische Komponisten

Ein Projektbericht

MATTHIAS OSTERWOLD

Zusammenfassung

Musikalische Werke von psychisch kranken Menschen haben anders als ihre bildnerischen und literarischen Arbeiten bislang wenig Beachtung erfahren. Die 1990 bis 1992 in der Ausstellung *Muzika* gezeigten Arbeiten aus der Zeit zwischen 1870 und 1980 weisen in manchen Zügen erstaunliche Parallelen zu wichtigen Elementen der musikalischen Avantgarde im 20. Jhdt. auf, obwohl sie teilweise früher oder inhaltlich unabhängig entstanden sind. Der Versuch, solche Arbeiten unmittelbar in klingende Musik umzusetzen, steht allerdings vor grundsätzlichen Schwierigkeiten, da sie als hochgradig verschlüsselte und daher vieldeutig interpretierbare Dokumente anzusehen sind. Das Konzertprogramm zu *Muzika* beruhte deshalb auf dem Konzept, professionelle Musiker zu selbstverantworteten Bearbeitungen und Neukompositionen in Reaktion auf bestimmte Patientenarbeiten anzuregen, wie anhand einiger Beispiele gezeigt wird.

Die Ausstellung

Ende der 80er Jahre erarbeiteten Inge und Ferenc Jádi[1] eine Ausstellung mit dem Titel *Muzika – Musikbezogene Werke Geisteskranker*[2]. Für diese Ausstellung wurde aus den Beständen zweier Sammlungen und dem Werkfundus einer einzelnen Künstlerin eine breite Auswahl von Arbeiten psychisch kranker Patienten

---

[1] Inge Jádi: Kustodin der Prinzhorn-Sammlung von 1973 bis 2001; Ferenc Jádi: Psychiater, Psychoanalytiker, Professor für Kunstpädagogik und Kunsttherapie an der Universität Dortmund.

[2] Dazu entstand das Katalogbuch von Ferenc und Inge Jádi (Hrsg.): Muzika – Musikbezogene Werke von psychisch Kranken. Heidelberg, Wunderhorn 1989.

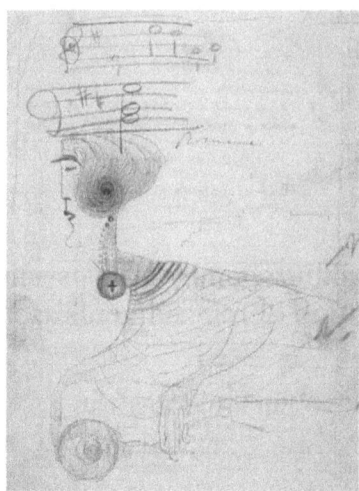

Abb.1. Else Blankenhorn, Bleistift und violetter Farbstift auf einer linierten Heftseite, 239 x 170,
Sammlung Prinzhorn, Inv. Nr. 1875 recto

zusammengestellt, die in der einen oder anderen Weise Musikalisches zum Gegenstand hatten oder jedenfalls auf musikalischen Gehalt hindeuteten.

Die Auswahl zeigte Blätter mit Notationen in konventioneller Notenschrift, deren Ausführung unterschiedliche Grade der Geübtheit erkennen lässt, sowie angedeutete oder stilisierte Notationen und als Noten oder musikalische Symbole lesbare Elemente in Zeichnungen und graphischen Skizzen. Weiterhin waren in der Auswahl enthalten Notate in codierten Schriften, die von den Kuratoren als musikalische Notationen interpretiert wurden; Blätter, denen von den Autoren-Patienten selbst musikalischer Inhalt zugesprochen wurde; schließlich solche Formen graphischer Arbeiten, die sich als Bildpartituren betrachten lassen oder die in einzelnen textlichen und graphischen Elementen auf Musikalisches verweisen.

Zur Konzeption der Ausstellung gehörte von vornherein die Idee, die visuelle Präsentation durch ein Konzertprogramm zu ergänzen, bei dem die Frage nach den Möglichkeiten einer musikalischen Umsetzung und Realisierbarkeit der Patientenarbeiten in Gestalt lebendiger musikalischer Praxis behandelt werden sollte. Zur gemeinsamen Entwicklung dieses Konzertprogramms luden Inge und Ferenc Jádi den Verfasser als Berater und Musikkurator ein.

Die Ausstellung *Muzika* wurde mit großer Resonanz an verschiedenen Orten gezeigt; meistenteils wurde sie begleitet von Musikveranstaltungen in größeren und kleineren Programmvarianten[3]. Die erste Station der Ausstellung war der Württembergische Kunstverein Stuttgart mit der Eröffnung am 6. Dezember 1989 und einem Konzert zum Ende der Ausstellung am 21. Januar

---

[3] Das Kunstwort *Muzika* wurde abgeleitet aus dem im Ungarischen gebräuchlichen musika, sprich ‚muschika'. Der Begriff steht für lockere, gesellige Formen des Musikmachens – für Volksmusik, Tanzmusik, Zigeunermusik; er hebt sich ab gegen das für ernste, formelle Kunstmusik gebräuchliche Wort zene.

1990, das vom Süddeutschen Rundfunk Stuttgart mitgeschnitten wurde. Es folgte das Kunstamt Schöneberg in Berlin am 22. Februar 1990, mit einem Doppelkonzert am 25. März und einer öffentlichen Diskussion zum Thema "Irrenmusik" am 26. März 1990. Schließlich eröffnete das Museum Bochum Schloss Kerkrade die Ausstellung am 24. August 1990 und veranstaltete zum Abschluss ein kleineres Konzert am 15. Oktober 1990. Aufgrund des großen Erfolgs der Konzerte im Frühjahr 1990 in Berlin fanden dann am 17. und 18. Dezember 1990 im Konrad-Wolf-Saal der damaligen Akademie der Künste zu Berlin (Ost), dem ehemaligen Sitzungssaal der Volkskammer der DDR, zwei große Konzerte statt, die vom Deutschlandfunk mitgeschnitten wurden. Am 25. Januar 1992 wurde die Ausstellung im Heidelberger Kunstverein eröffnet mit einem Konzert am 21. Februar 1992. Inge Jádi und der Verfasser wurden darüber hinaus eingeladen, am 28. Februar 1992 im Rahmen der 6. Braunschweiger Mitternachtsvorlesung an der Hochschule der Künste Braunschweig einen Vortrag mit Bild- und Tonbeispielen über das Projekt zu halten, ergänzt durch eine Musikperformance von Sven-Åke Johansson.

Die in der Ausstellung gezeigten Arbeiten stammten zum großen Teil aus der Sammlung Prinzhorn der Universität Heidelberg, die fraglos die bedeutendste historische Sammlung von künstlerischen Arbeiten Geisteskranker darstellt. Hans Prinzhorn hatte die Arbeiten aus verschiedenen Kliniken des deutschsprachigen Raums zusammengetragen; sie entstanden in einem Zeitraum zwischen 1890 und den frühen 20er Jahren. Musikalische Arbeiten waren ebenso wie literarische Zeugnisse nicht unmittelbar Gegenstand des Sammelinteresses von Prinzhorn gewesen; dieses galt in erster Linie bildnerischen Arbeiten. Musikbezogene Arbeiten fielen also gewissermaßen als Nebenprodukte der Sammeltätigkeit an. Unter den künstlerisch tätigen Patienten waren neben völligen Laien auch gebildete und mit Kunst, Literatur und Musik vertraute Menschen.

Ein weiterer Teil der Ausstellung mit Arbeiten aus den 20er bis in die 70er Jahre kam aus der in der Neurologischen und Psychiatrischen Universitätsklinik Pécs in Südungarn befindlichen Sammlung Reuter[4]. Hier fand bereits Anfang der 80er Jahre eine erste wissenschaftliche Bearbeitung statt, an der Ferenc Jádi maßgeblich beteiligt war. Wie sehr deutlich erkennbar, wurden diese Arbeiten zum Teil von musikalisch professionell vorgebildeten Patienten angefertigt. Bei den Tagen Neuer Musik 1983 in Budapest wurden Realisationsversuche einiger Blätter vorgestellt, die auch im Rahmen einer kleinen Ausstellung gezeigt wurden. (Farbtaf. 36, Abb.2.)

Schließlich dokumentierte ein dritter Teil der Ausstellung Arbeiten einer Einzelperson, der 1835 in Cuxhaven geborenen hochbegabten Künstlerin und Patientin Alida Fehring; sie entstanden etwa in den 70er Jahren des vorvergangenen Jahrhunderts und befinden sich heute zum überwiegenden Teil im Schleswig-Holsteinischen Landesmuseum in Schleswig[5]. (Farbtaf. 36, Abb.3.)

---

[4] Die Blätter aus der ungarischen Sammlung sind kenntlich durch die Namensinitialen der Autoren.
[5] Von den 40 in verstreutem Familienbesitz erhaltenen Blättern befinden sich heute 26 im Schleswig-Holsteinischen Landesmuseum.

Musikalische Kreativität Geisteskranker

Die Ausstellung mit musikalischen Arbeiten Geisteskranker bewegte sich künstlerisch wie wissenschaftlich weitgehend auf Neuland. Denn anders als bei bildnerischen und literarischen Arbeiten von Geisteskranken fand die musikalische Seite ihrer Kreativität bis damals und anhaltend bis heute sehr wenig Beachtung. Bildende Künstler haben sich schon seit der Wende vom 19. zum 20. Jahrhundert mit der „Bildnerei der Geisteskranken", um hier den klassischen Begriff von Hans Prinzhorn zu verwenden, in immer wieder neuen Ansätzen beschäftigt, ebenso wie mit „Volkskunst" und der Kunst der sogenannten „primitiven", oder wie wir heute besser sagen, indigenen Völker (Expressionismus, Dadaismus, Surrealismus, Künstler wie Jean Dubuffet und viele weitere Positionen). Die Künstler haben hier Anregungen gesucht für neue Wege der Gestaltung und des Ausdrucks, die für viele von ihnen in der Tat zu Wegen nach innen, in das Innerste des psychischen Erlebens wurden oder die sie herausforderten, innere Grenzzustände zu simulieren[6].

Warum Vergleichbares nicht für die Entwicklung der Musik im 20. Jahrhundert gilt, bedarf noch einer schlüssigen Untersuchung und Erklärung. Wohl gibt es auch hier, beginnend mit den „nationalen Schulen" des ausgehenden 19. Jhdts., ein wachsendes Interesse an Volksmusik und an „ethnischer" Musik[7]. Musikalische Äußerungen Geisteskranker aber stießen kaum auf Interesse, von sehr wenigen und späten Ausnahmen abgesehen, etwa der Beschäftigung mit den Arbeiten Adolf Wölflis[8]. Sehr spät fanden auch die Werke großer Komponisten wie Robert Schumann oder Hugo Wolf aus der Zeit ihrer manifesten Geisteskrankheit gebührende Beachtung; im Gegenteil, die Musik aus diesen Phasen wurde über lange Zeit unter den Tisch gekehrt und verheimlicht, bestenfalls geschönt und zurechtkorrigiert[9]. Ein wichtiger Grund für den Befund mangelhaften Interesses an der musikalischen Kreativität Geisteskranker mag darin liegen, dass ein vorgeblicher Kanon dessen, was als kunstgerechtes Komponieren zu gelten habe, einen unbefangeneren Zugang zu diesen Materialien versperrt. Hinzu kommt, dass sich zwischen Vorstellung und Ausführung das Abstraktum der musikalischen Aufzeichnung, der Notenschrift, schiebt und dass die Notation von Musik ein gewisses Maß an Kenntnissen und handwerklicher Fertigkeit erfordert. Außerdem standen natürlich in früherer Zeit Geräte zur direkten Aufzeichnung musikalisch-akustischer Äußerungen von Patienten nicht zur Verfügung; soweit und sobald es sie gab, wurde offenbar der Aufwand, gemessen an der Geringschätzung gegenüber dem Gegen-

---

[6] Es steht auf einem anderen Blatt zu fragen, inwieweit sich bei Arbeiten bestimmter geistesgestörter Patienten ein Bedürfnis manifestiert, künstlerische Kreativität zu "simulieren", sich als "Künstler zu fühlen".

[7] In vielen Fällen blieb allerdings deren kompositorische Adaption eher oberflächlich und orientierte sich vorwiegend an Qualitäten "exotischen" Kolorits, ohne in die anthropologischen, kulturellen und sozio-psychischen Voraussetzungen dieser Musiken einzudringen.

[8] Wolfgang Rihm z.B. komponierte 1980/81 das Wölfli-Liederbuch für Bariton und Klavier nach Texten von Adolf Wölfli; die Fassung Wölfli-Lieder als Orchestergesänge entstand 1981/82.

[9] Es war Clara Schumann selbst, die bei der Herausgabe der Werke ihres Mannes entsprechende Retuschen und Revisionen vornahm, um etwa bestimmte "Verrücktheiten" früher Klavierwerke den vermeintlichen Normen regelgerechten Komponierens anzupassen.

stand, als zu groß angesehen, so dass direkte musikalische Zeugnisse, etwa von Improvisationen, so gut wie nicht existieren.

Dennoch muss dieses mangelnde Interesse erstaunen, denn – und hiervon konnten sich die Besucher der *Muzika*-Ausstellung mannigfach überzeugen – in vielem weisen die musikalischen Arbeiten von Geisteskranken Parallelen zu wichtigen Entwicklungen im 20. Jahrhundert auf, teilweise antizipieren sie diese sogar. Sichtbar wird dies insbesondere in Formen freier und graphischer Notation, in der Reichweite und Vielschichtigkeit skizzierter Klangvorstellungen und in der Perspektive intermedialen und transmedialen Denkens, die in den Arbeiten aufscheinen. Dissonanzen und Geräusche; extreme, ungewöhnliche Klangfarben; Cluster; freie und wechselnde Metren; Obertöne; Klangbänder; lange Dauern; Repetitionen; Collage; Simultaneität; Unbestimmtheit; Zufall; imaginäre Musik; visuelle Musik; Raummusik; Erfindung neuer und mutierter Instrumente: all diese für die Musik der Avantgarde kennzeichnenden Elemente lassen sich, wie rudimentär auch immer, in den Arbeiten der Patienten auffinden, obwohl sie dort teilweise historisch vor und als Laienarbeiten unabhängig von diesen Entwicklungen vorkommen. Auf der anderen Seite spiegeln die Blätter selbstverständlich auch Stereotypen und Klischees ihrer Zeit, wenngleich oft in einer höchst eigenwilligen Form.

Musikwerke psychisch Kranker zum Klingen bringen?

Wer die ausgestellten musikalischen Arbeiten Geisteskranker betrachtet, ist sicherlich nicht nur überrascht und beeindruckt von der Ausdruckskraft und der Eigenart ihrer visuellen Gestaltung; ihm drängt sich fast zwangsläufig die Frage auf, welches klangliche Geschehen zu diesen Blättern imaginiert, halluziniert, phantasiert wurde, und ob es denn möglich sei, ihrem musikalischen Gehalt einen angemessenen klanglich-sinnlichen Ausdruck in einer Aufführung zu verleihen. Der Versuch aber, die Patientenwerke direkt als Partituren zu lesen und dementsprechend umzusetzen, steht vor prinzipiellen Schwierigkeiten, ja Aporien der Deutung.

Nur wenige Werke sind als konventionelle, mehr oder minder direkt abspielbare Kompositionen notiert (vgl. Abb. 4., Abb. 12.). Weil es aber zu den Merkmalen von Geisteskrankheiten gehört, dass bei ihnen der konventionelle Gebrauch von Codes, von Sprache gestört ist, dass Geisteskranke zumindest teilweise den Boden gemeinsamer Sprache verlassen haben, ist selbst dort, wo Musik konventionell notiert wurde, prinzipiell unsicher, ob die musikalische Schrift im Sinne unseres Verständnisses eingesetzt wurde und entsprechend relativ eindeutig lesbar bzw. dechiffrierbar ist.

Die meisten Patientenarbeiten sind hingegen hochgradig verschlüsselte Dokumente in einer ihnen jeweils eigenen, oftmals hermetischen Sprache. Sie sind gekennzeichnet durch Tendenzen einer alogischen, irrationalen Überschreitung gebräuchlicher Codes, durch die Unbestimmtheit und die Mischung ihrer medialen Ausdrucksformen und der in ihnen angelegten wechselseitigen Transformierbarkeit.

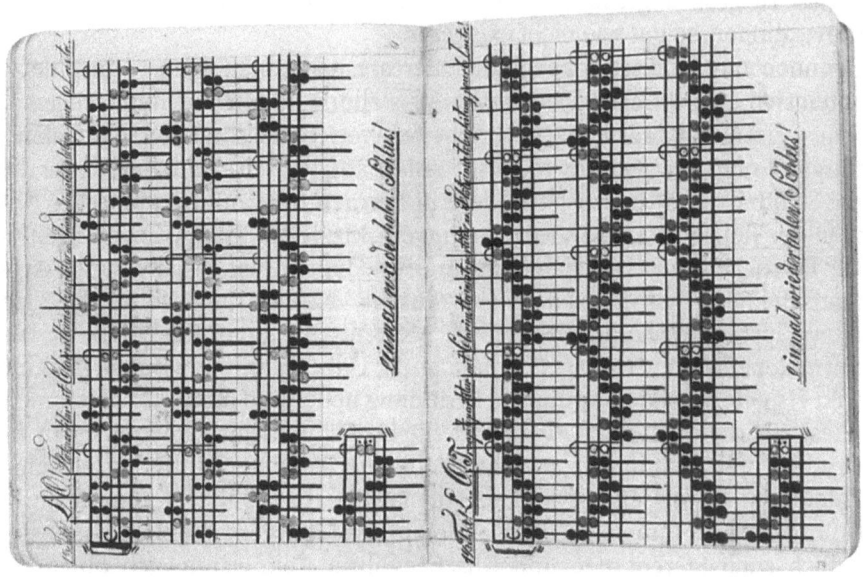

Abb.4. Oskar Herzberg, aus einem Buch mit Kompositionen, Feder in schwarzer und roter Tusche,
z.T. über Bleistift, und Pinsel in Wasserfarbe mit Deckweiß, 328 x 204,
Sammlung Prinzhorn, Inv. Nr. 3970 fol. 49 verso und fol. 50 recto

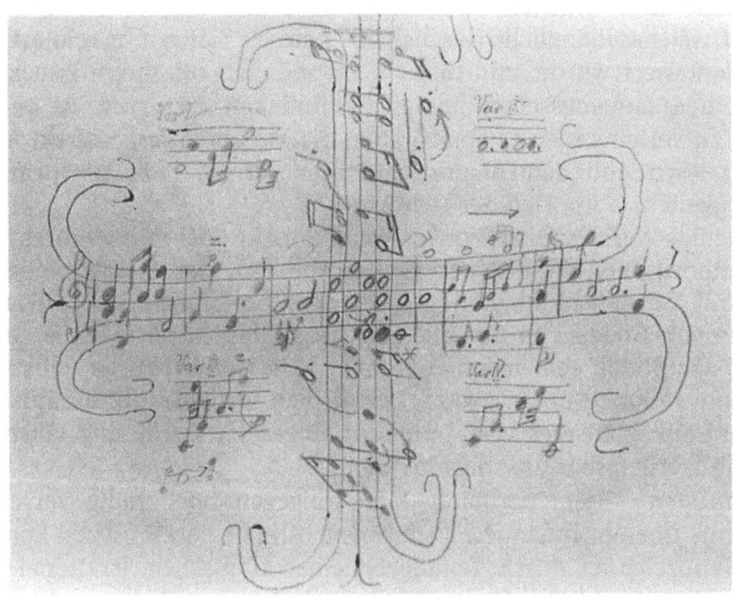

Abb.5. J.K., Bleistift auf Zeichenpapier, etwa 150 x 210, 1972,
Sammlung der Psychiatrischen und Neurologischen Universitätsklinik in Pécs, Ungarn

Viele Arbeiten entstammen einer ganzheitlichen Vorstellungswelt, einem Kontinuum der Gestaltungsebenen, das eine Trennung der Sinnesbereiche nicht kennt. So kommt es vor, dass einigermaßen reguläre musikalische Notate auf den Blättern ein bildnerisches Eigenleben zu führen beginnen. Sie können sich in ein graphisches Ornament verwandeln, das figürliche Darstellungen rahmt. Noten werden intuitiv in Texte eingelagert.

Sie gliedern bzw. „rhythmisieren" die Texte, musikalische Zeichen verbinden sich und verschmelzen mit graphischen Elementen zu einer die ganze Bildfläche ausfüllenden freien „Komposition". Bei manchen Arbeiten bleibt in der Schwebe, ob es sich eher um eine graphische Notation einer musikalischen Komposition oder um eine bildnerische Darstellung handelt, die sich musikalischer Symbole bedient, ob eher eine Klang- oder eine Bildvorstellung ausgedrückt ist. (vgl. Abb.2.)

Gebräuchliche Codes werden gesprengt, wenn das Liniensystem nicht mehr ausreicht für die phantastischen Höhen und Tiefen der Töne, die da imaginiert werden, wenn neue Tonskalen, komplette Notationssysteme oder auch bizarre Musikinstrumente erfunden bzw. wieder erfunden werden. (vgl. Abb.9.)

Einige Arbeiten, etwa die „Zahlenkompositionen" oder die Blätter mit unentzifferbaren Geheimschriften, enthalten nur Hinweise oder Indizien auf musikalische Inhalte. Sie zeigen einen musikalischen Duktus, aber die Zuschreibung eines konkret-klanglichen Gehalts verbleibt auf der Stufe einer Hypothese[10]. (vgl. Abb.15.)

Das Musikalische ist nur ein Teil, ein Strang des inneren Erlebens, das in den Arbeiten nach Gestalt sucht. Die Arbeiten stammen typischerweise aus einer

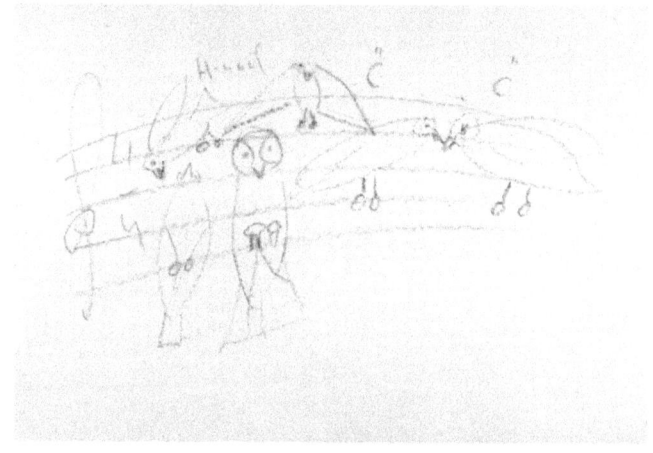

Abb.6.   K.D., Bleistift auf Zeichenkarton, 117 x 151,
Sammlung der Psychiatrischen und Neurologischen Universitätsklinik in Pécs, Ungarn

---

[10] In einem letztendlich amüsanten Beispiel unterlief den Kuratoren eine Fehldeutung, die sich gleichwohl als künstlerisch sehr produktiv erwies (vgl. Werkbeispiel 4).

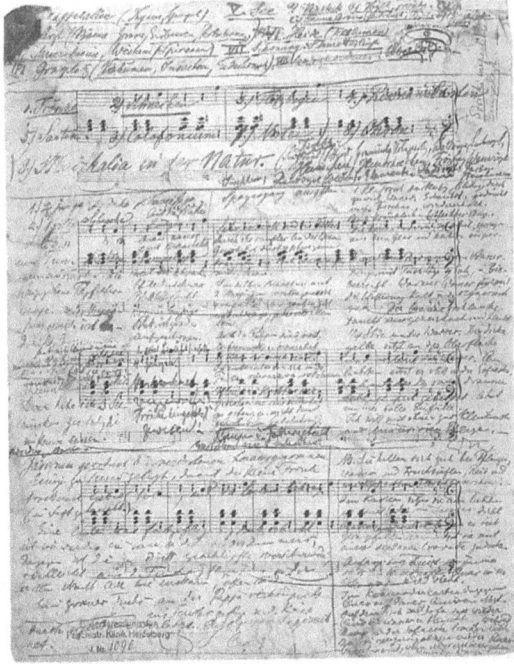

Abb.7.   Wilhelm Müller, Musikalia in der Natur,
Feder in schwarzer Tinte, Bleistift, 338 x 269, Sammlung Prinzhorn, Inv. Nr. 1096 verso

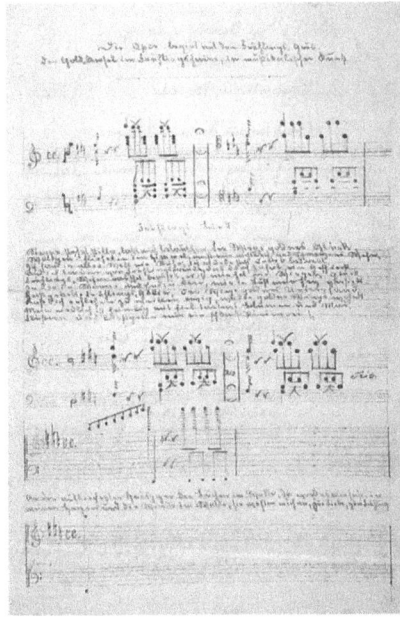

Abb.8.   Franz Malter, Frühlings Lied,
Bleistift auf Papier, 328 x 210, 1903, Sammlung Prinzhorn, Inv. Nr. 2504/17 verso

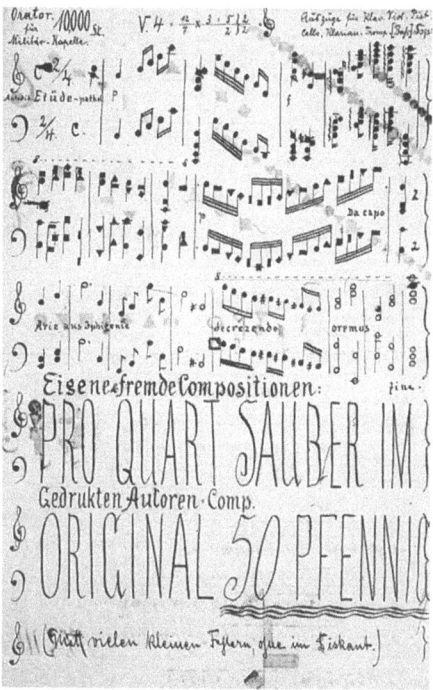

Abb.9.   Josef Heinrich Grebing, vereinfachtes Notensystem, Feder in schwarzer Tinte, Bleistift auf
Schreibpapier, 222 x 143, 1908, Sammlung Prinzhorn, Inv. Nr. 624/1 (1989) verso

synästhetischen Vorstellungswelt, die sich nicht auf einen Sinnesbereich beschränkt, sondern gewissermaßen zwischen den Ebenen oszilliert und sie ineinander überführt. Hier zeigen sich Analogien zur Idee des Gesamtkunst-
werks, aber die Quellen der Gestaltung liegen in innerpsychischen Vorgängen,
die unter dem Druck der Psychose jenseits realer Erscheinungen eine andere,
immaterielle und letztlich unzugängliche Realität formen.

Deshalb lassen die Patientenarbeiten, wenn man nicht auf Erläuterungen
und Instruktionen durch die Autoren selbst zurückgreifen kann, vielfältige und
weit gefächerte Interpretationen zu. Versuche einer Aufführung im Sinne einer
direkten Umsetzung täuschen eine Eindeutigkeit und Dinglichkeit ihres musikalischen Gehalts vor, die ihrem Wesen widerspricht.

Die Konzerte

Für die Entwicklung des Beiprogramms haben die Kuratoren professionelle
Komponisten und Musiker mit den Patientenarbeiten konfrontiert und sie eingeladen, sich in freier Wahl von bestimmten Arbeiten zu eigenständigen künstlerischen Produktionen anregen zu lassen. Es waren dies Musiker, bei denen
wir eine besondere Affinität zum Material vermuteten, Musiker, die experi-
mentell auf der Basis eines erweiterten Musikbegriffs jenseits traditioneller
Kunstregeln arbeiten. In diesem freien Dialog zwischen Künstlerpersönlichkeit

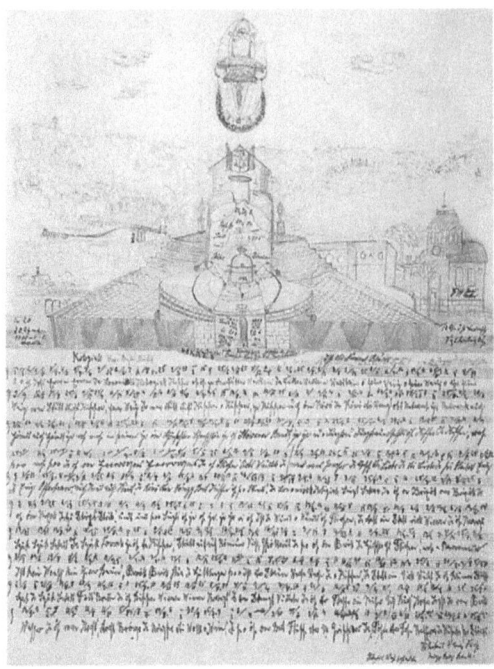

Abb.10. Nikolaus Maria Fürst, Bleistift, Farbstifte und Feder in schwarzer Tinte auf Zeichenpapier, 325 x 251, Sammlung Prinzhorn, Inv. Nr. 1682

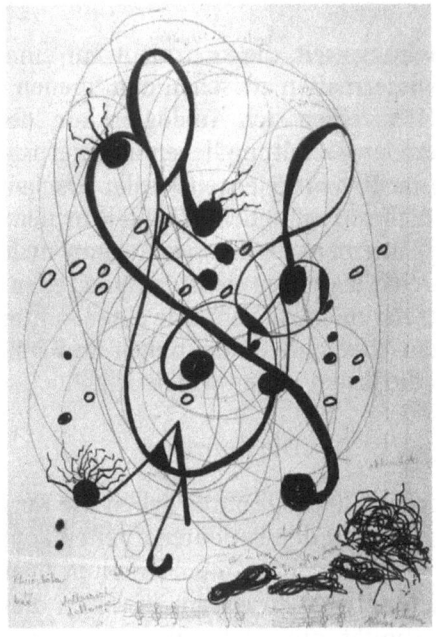

Abb.11. T.D., Noten-Augen-Schlüssel, Bleistift und schwarzer Filzstift auf Rückseite eines Aufnahmebogens der Klinik, 295 x 210, 1981, Sammlung der Psychiatrischen und Neurologischen Universitätsklinik in Pécs, Ungarn

und Material sind sehr unterschiedliche Formen der Bearbeitung entstanden: völlig selbständige Stücke bzw. Hommagen, zum Teil intermedialer und performativer Art, die sich nur allgemein an das Ausgangsmaterial anlehnen oder einzelne Elemente daraus zitieren; aber auch echte Bearbeitungen und Interpretationen von Patientenarbeiten, teilweise improvisatorischen Charakters, teilweise fest gefügter kompositorischer Struktur. Durch diesen Ansatz, der an die Stelle einer behaupteten Aufführbarkeit der Patientenwerke reaktiv entstandene und künstlerisch selbstverantwortete Bearbeitungen und Neuschöpfungen setzt, suchten wir nach angemessenen Antworten auf die Signale aus anderen radikalen Formen der Existenz.

Der Fundus an neuen Kompositionen und Bearbeitungen der beschriebenen Arten ist entlang der verschiedenen Ausstellungsstationen stetig angewachsen. So fing es an mit sieben Stücken beim ersten Konzert im Januar 1990 im Württembergischen Kunstverein in Stuttgart[11]. Beim ersten Doppelkonzert im Kunstamt Schöneberg im März 1990 waren es bereits vierzehn aufgeführte Werke[12]. An den beiden Abenden im Dezember 1990 in der Akademie der Künste Berlin (Ost) kamen fünf weitere Stücke hinzu, wovon vier als Auftragswerke an Komponisten und Musiker aus der ehemaligen DDR vergeben worden waren[13]. Einige Werke haben erfreulicherweise mit einer erklecklichen Zahl an Wiederaufführungen Eingang in das feste Repertoire ihrer Komponisten gefunden[14]. Es ist sehr zu begrüßen, dass sich aus Anlass der Eröffnung des Prinzhorn-Museums im September 2001 die Serie dieser Stücke wiederum beträchtlich vergrößert hat, wobei hier ein etwas anderer Ansatz, nämlich die Umsetzung und Vertonung von Texten der Patienten, Ausgangspunkt der Komponisten war[15]. Es bleibt zu hoffen, dass der Prozess der künstlerischen

---

[11] Folgende Werke wurden am 21.1. 1990 im Württembergischen Kunstverein Stuttgart uraufgeführt:...*dans le jardin des myrones...* Liederskizzen von Else Blankenhorn in der Bearbeitung von Philipp Siefert; Bearbeitungen durch Mitglieder von BICE – Berlin Improvising Composers' Ensemble: Klaus Schöpp: *Antworten – Keine Fragen* nach Blättern von J.S., Ulrich Krieger: *Les chants roses* nach Liederskizzen von Else Blankenhorn: Kai Naeve *einmal wiederholen! Schlus!* nach Partituren von Oskar Herzberg, Conrado del Rosario: *Oiseaux électriques* nach Blättern von K.D.; Henning Christiansen: *Alida Fehrings geöffnetes Prokrustes-Bett – Space and Object – op. 191;* Manos Tsangaris: *TAFEL 1 (Wiesers Werdetraum)* Licht-, Raum-, Laut- und Aktionskomposition mit Texten von Hyacinth Frhr. von Wieser.

[12] Im Kunstamt Schöneberg in Berlin kamen am 25.3.1990 folgende zusätzliche Werke zur Uraufführung: A. Alvino: *Visione Romanze* für Mezzosopran und Klavier; Oskar Herzberg: *Der Lindwurm – Historisches Drama in 2 Acten* rezitiert von Mitwirkenden des Brüsselprojekts, Konzept und Regie: Matthias Wittekindt; Sebastian Hilken – BICE: *Irtusianische Klänge* nach Hyacinth Frhr. von Wieser; Blätter von J.K. und Lorenz Mathias Seitz in der Bearbeitung von Sven-Åke Johansson; Blätter von J.S. in der Bearbeitung von Alexander von Schlippenbach; eine graphische Komposition von J.V. in der Bearbeitung von Wolfgang Fuchs, Alexander von Schlippenbach und Sven-Åke Johansson.

[13] In Uraufführungen waren am 17./18.12.1990 im Konrad-Wolf-Saal der Akademie der Künste zu Berlin (Ost) zu hören: Carola Bauckholt: *Balsam* nach Blättern der Nonne A.K. für Streichorchester; Hermann Keller: *Irren-Offensive* für präpariertes Klavier und Stimme nach Texten von Hyacinth Frhr. von Wieser, L. Heinzen, M. Junge und Marie-Louise M.; *Stimmen inmitten der Wand,* Blätter der Nonne A.K. in der Bearbeitung von Juliane Klein; Johannes Bauer: Drei kleine Stücke für Solo-Posaune nach Blättern von Franz Malter und August Adam Hopfinger und einem Text von Hyacinth Frhr. von Wieser; Friedrich Schenker: *Alter Mann löst die deutsche Frage,* 13 Marschwalzer nach Partituren von Oskar Herzberg.

[14] Hierzu zählen das Stück *Balsam* nach Blättern der Nonne A.K. für Streichorchester von Carola Bauckholt; Sven-Åke Johansson hat viele Male seine Realisation der Drei Blätter von Lorenz Mathias Seitz auf Konzertbecken auch außerhalb des Beiprogramms gespielt; *TAFEL 1 (Wiesers Werdetraum)* von Manos Tsangaris hat sich zum am häufigsten aufgeführten Werk seines Œuvres überhaupt entwickelt, mit mittlerweile über 70 (!) Aufführungen.

Auseinandersetzung mit den musikalischen Werken Geisteskranker sich weiter fortsetzt, intensiviert und zu fruchtbaren Ergebnissen führt.

Im Folgenden werden aus den erarbeiteten Konzertprogrammen einige Beispiele vorgestellt, die künstlerisch sehr unterschiedliche Wege gehen und hinsichtlich des Freiheitsgrades bei der Bearbeitung der als Vorlage verwendeten Patientenarbeiten divergierende Positionen markieren.

Werkbeispiele 1 und 1a
Blätter von J.S. in der Bearbeitung von Alexander Schlippenbach für Klavier
Vier Marienlieder von J.S. für Klavier übertragen von Philipp Siefert

J.S. hatte Musiktheorie und Komposition an der Musikakademie in Budapest und Wien studiert und gehörte zum Umkreis von Erkel und Mahler. Er arbeitete als Kantor in einem ungarischen Wallfahrtsort und wurde 1912 wegen einer schizophrenen Erkrankung in der Universitätsklinik von Pécs interniert. Die bearbeiteten Werke entstanden zwischen 1919 und 1924. Es handelt sich um Choralharmonisierungen eines Marienliedes in verschiedenen, fast identischen Versionen. (Abb.12.) J.S. hatte zunächst den Cantus Firmus mit den typischen kurzen, auf Fermaten endenden Phrasen komponiert. Der Rhythmus ist choraltypisch ausgeglichen und fließt im 4/4- und 3/4-Takt. In den harmonisierten Fassungen „hängen" an den Melodietönen dichte Akkorde wie Trauben aus bis zu elf Tönen mit einer Spannweite bis über drei Oktaven. Alle Versionen zeigen gewisse Dissoziationserscheinungen, so, als ob der Komponist sie nicht zu Ende führen könne.

Alexander von Schlippenbach unternahm den Versuch einer direkten und möglichst vorlagengetreuen Umsetzung des originalen Notentextes und seiner Varianten. Er exponierte zunächst den Cantus Firmus, stellte sodann eine dreistimmige und schließlich eine der „Akkordtrauben"-Fassungen vor, um die zunehmende Verdichtung der Harmonien im Prozess der Komposition zu verdeutlichen. In einem abschließenden Teil dienten einzelne vieltönige Akkorde als Tonvorrat oder Modus einer freien Improvisation. Philipp Siefert beschränkte sich dagegen bei seiner am 23. Februar 1992 im Heidelberger Kunstverein aufgeführten Bearbeitung ausschließlich auf eine notengetreue Übertragung von vier harmonisierten Versionen des Marienlieds in der Wiedergabe durch einen von ihm ausgewählten Pianisten[16].

---

[15] Beim Konzert zur Eröffnung des Museum Sammlung Prinzhorn am 13. September 2002 wurden folgende Auftragswerke des KlangForum Heidelberg durch die Schola Heidelberg uraufgeführt: Bernd Asmus: Madrigal für 5 Stimmen, nach einem Text von Elisabeth F.; Cornelius Schwehr, *schlafen, träumen, singen* für 5 Stimmen, nach Versen von Joseph von Eichendorff; Michael Reudenbach: *Kommen*, Überschreibungen für 5 Stimmen, nach Briefen von Emma Hauck; Steffen Schleiermacher: *Muzika für 5 Stimmen und präpariertes Klavier*, nach einem Text des Hyacinth Freiherr von Wieser; Caspar Johannes Walter: *Krumme Dinger* für 5 Stimmen und Zusatzinstrumente nach Texten aus der Sammlung Prinzhorn und Überlegungen altgriechischer Philosophen.

[16] Die Informationen zu Biographie und Krankengeschichte der Patienten wurden entnommen und zum Teil zitiert aus dem Katalogbuch *Muzika* 1989.

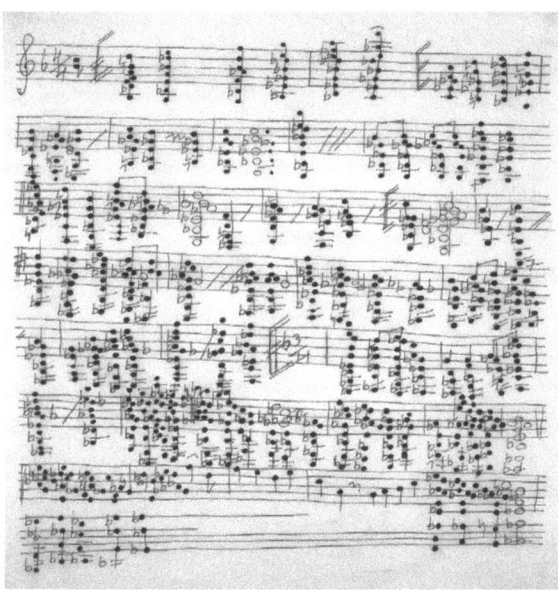

Abb.12. J.S., Marienlied, Ungarn, Durchschrift des schwer lesbaren,
dunklen Originals von fremder Hand mit schwarzer Tusche auf Transparenzpapier,
Sammlung der Psychiatrischen und Neurologischen Universitätsklinik in Pécs,

Werkbeispiel 2
...dans le jardin de myrones... Liederskizzen von Else Blankenhorn in der Bearbeitung durch Philipp Siefert

Die Autorin Else Blankenhorn, geboren 1873, kam aus gutem Hause und war sprachlich wie musisch sehr gebildet. Sie lebte vor ihrer Krankheit im Milieu bürgerlicher Salons. Die Krankengeschichte berichtet von heftigen optischen und akustischen Halluzinationen und ausgeprägten Wahnvorstellungen. Sie gestaltete mehrere Hefte, in denen sich Texte, bildliche Darstellungen und musikalische Notate in eindrucksvoller Weise durchdringen. Zitat aus der Krankengeschichte: „Selten gelingt es, von ihr Erklärungen über eines ihrer Bilder zu erhalten. Es stellt sich dann heraus, dass viele ihrer Produkte auf lockeren Klangassoziationen beruhen."

Philipp Siefert kam es in seiner extrem reduzierten und sparsamen Bearbeitung der Liederskizzen von Else Blankenhorn wie schon bei seiner Übertragung der Marienlieder von J.S. darauf an, sein künstlerisches Ego zurückzunehmen und lediglich die Vorlage so getreu wie möglich zu transkribieren. (Abb.13.) Er schreibt dazu: „klänge ohne dauer   unartikuliert ohne dynamik   musik ohne zeit damals wie heute zwischen/jenseits von kategorien   (es gibt unendlich viele klänge aber es gibt nur eine stille)   meine Interpretation dieser musikalischen skizzen besteht darin möglichst wenig zu interpretieren (jemand organisiert eine Zusammenkunft und verlässt sie sobald sie zustande gekommen ist)   eine Form diese Musik ernst zunehmen ist die, dass ich sie lasse wie sie ist und sie

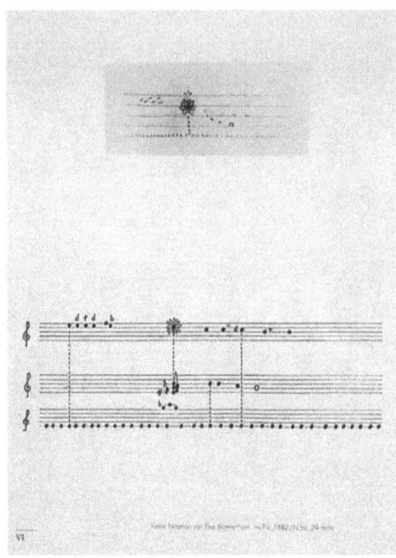

Abb.13. Else Blankenhorn,
Philipp Siefert, Transkription der Liederskizze von Else Blankenhorn, Material und Maße unbekannt, 1989,
Sammlung Prinzhorn, Inv. Nr. 1882/N fol. 39 recto.

nicht dahingehend verändere wie ich sie gerne hätte wie ich auch sonst versuche zu hören wie sie ist und nicht wie ich sie gerne hören würde   ein anderer
Grund für diese Form der Interpretation ist der daß ich nicht glaube diese
Musik durch mein eingreifen verbessern zu können genausowenig wie ich
glaube daß der Mensch die Natur verbessern kann"[17].

Werkbeispiel 3
Carola Bauckholt *Balsam*
nach Blättern von A.K. für Streichorchester

A.K. war Nonne und wurde 1923 wegen einer Schizophrenie in die Pécser
Klinik aufgenommen. Sie hatte 11 Jahre lang in einem lehrenden Orden Musik
gelernt. Während ihrer Erkrankung notierte sie Musikstücke in kleine, aus
Klopapier gefertigte Hefte, die auch als Tagebuch benutzt wurden. Laut Kommentar der Patientin waren es himmlische Gesänge, die ihr von Gott geschickt
wurden. Von der großen Zahl an Aufzeichnungen sind nur Teile in der Pécser
Sammlung gesichert, nämlich vier Hefte mit 68 Seiten. Die Notierungen
wurden ohne Notenlinien angefertigt. Der Ambitus der einzelnen Zeilen ist
ziemlich groß, bis zu drei Oktaven. Akkordbildungen mit Rhythmuswechsel
kommen ausschließlich an einer Stelle vor, wo A.K. gleichzeitig über das Hören
bedrohlicher Stimmen berichtet. Die Werke wurden ohne Taktstriche vorwiegend aus viertel, halben und ganzen Tönen komponiert. (Abb. 14.)

---

[17] zit. nach *Muzika* 1989, Anhang S. VI

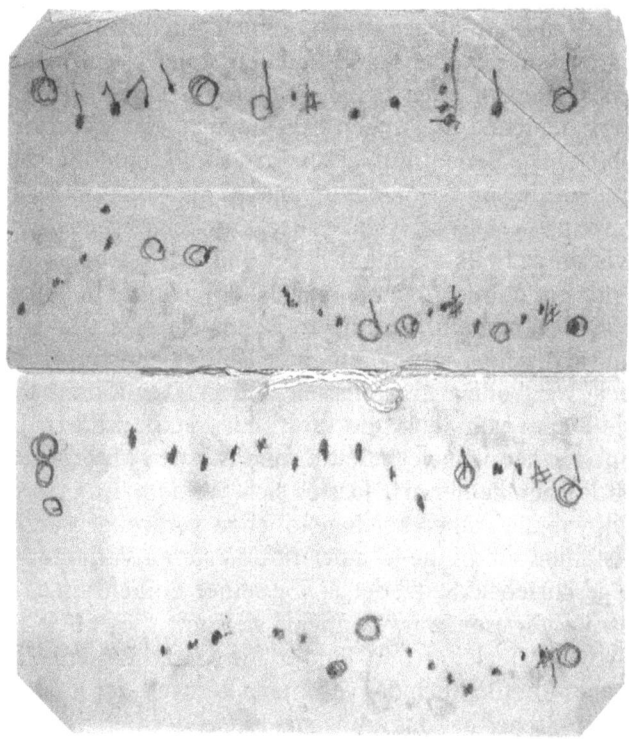

Abb.14. A.K., aus einem mit Wollfaden selbst gebundenen Heft aus Toilettenpapier, Bleistift, 151 x 170 (aufgeschlagen), Sammlung der Psychiatrischen und Neurologischen Universitätsklinik in Pécs, Ungarn

Anders als die übrigen Werke des *Muzika*-Konzertprogramms ist das Stück *Balsam* von Carola Bauckholt nicht auf Einladung entstanden. Vielmehr begann die Komponistin von sich aus mit der Komposition des Werkes für 14-köpfiges Streichorchester, nachdem sie über den Katalog mit den Materialien der *Muzika*-Ausstellung bekannt geworden war. Sie schrieb: „Durch Manos Tsangaris bekam ich das Buch ‚Muzika‘ in die Hände und es begeisterte mich sehr. Vor allem faszinierten mich die Zeichnungen der Nonne A.K. aus Pécs und verstärkten eine klangliche Vorstellung in mir, die ich durch eine Komposition für Streichorchester wiederzugeben versucht habe.“

Werkbeispiel 4
Drei Blätter von Lorenz Mathias Seitz
in der Bearbeitung von Sven-Åke Johansson

Lorenz Mathias Seitz, geboren 1877 in Oeschelbronn, Tagelöhner, hatte in gesunden Zeiten fünf Jahre lang in der Fremdenlegion gedient und war danach allein durch Nordafrika und den Vorderen Orient gereist. In dieser Zeit trat er zum

Islam über. Er beherrschte die arabische Sprache. 1921 wurde er wegen einer Schizophrenie in der Heil- und Pflegeanstalt Wiesloch untergebracht.

Die drei Blätter von Seitz sind auf Toilettenpapier geschrieben und zeigen fortlaufende Textzeilen in einer Schrift, deren einzelne Zeichen aus rechten Winkeln in verschiedenen Stellungen mit bis zu drei zugeordneten Punkten bestehen. (Abb. 15.) Die Bedeutung dieses Textes und seiner Zeichen war unbekannt. Der Text wurde von Sven-Åke Johansson als Notation für ein Gestenalphabet und einzelne perkussive Klänge (Beckenschläge) gedeutet. Diese Blätter von Seitz erwiesen sich als prägnantes Beispiel für das oben angesprochene Problem der Interpretation von Patientenarbeiten und der in ihnen enthaltenen offenen oder verdeckten Chiffrierungen. Denn wie sich später herausstellte, beruhte die musikalische Deutung auf einer Fehlinterpretation, die gleichwohl zu künstlerisch wertvollen Ergebnissen führte. Der Klangkünstler Martin Riches, der die Blätter von Seitz und ihre Interpretation durch Johansson bei einem der Konzerte kennengelernt hatte, fand mit den Mitteln einer quasi kriminalistischen Recherche heraus, dass es sich bei dem Text um eine Geheimschrift handelt, wie sie früher bei Jugendlichen verbreitet war und vielleicht immer noch ist, hier allerdings in einer raffinierteren Variante und zudem in Spiegelschrift geschrieben. Seitz, der ja vor seiner Einlieferung Fremdenlegionär in Nordafrika gewesen war, empfiehlt sich mit dieser Art Kassiber oder Geheimbotschaft als Begleiter und Führer für Afrika-Reisen. Hier artikuliert sich verdeckt, aber überdeutlich der verbotene Wunsch, der Anstalt den Rücken zu kehren. Martin Riches hat das amüsante Rätsel der Geheimschrift mit Sher-

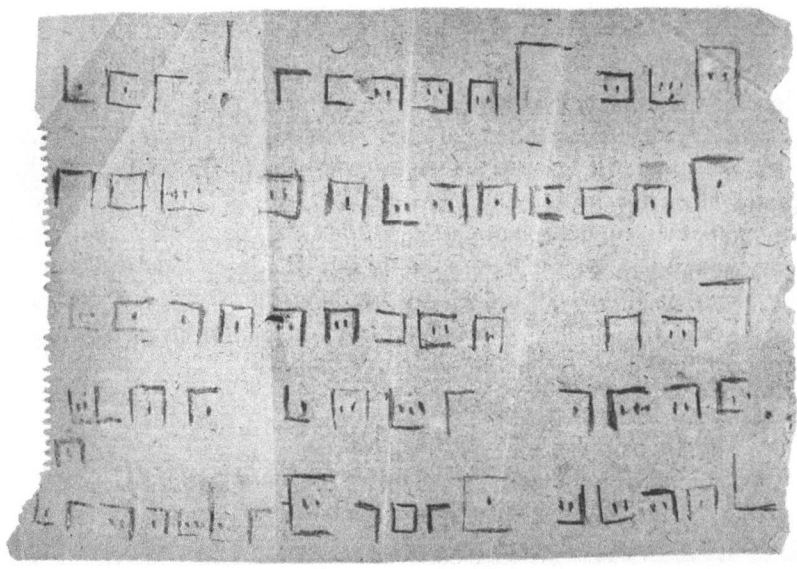

Abb. 15.   Lorenz Mathias Seitz, Bleistift auf Papier, 120 x 173, 1921,
Sammlung Prinzhorn, Inv. Nr. 4400/1 recto

lock Holmes'schem Scharfsinn, dem Einsatz eines Computers und einem Schuss Süffisanz brillant gelöst. Sein Forschungsbericht konnte im Programmheft des Heidelberger Konzerts vom Februar 1992 erstmals nachgelesen werden.

Sven-Åke Johansson, der in seiner ca. 10-minütigen „Aufführung" die einzelnen Zeichen des Textes minutiös in abgezirkelte Drehungen des Körpers, Armbewegungen und Beckenschläge umsetzt, hat dennoch eine künstlerisch überzeugende und adäquate Lösung gefunden. Seine Performance gewinnt ihre Spannung gerade dadurch, dass er bei seiner Übersetzung des Textes in eine musikalisch-gestische Sprache dessen geheime Bedeutung unentschlüsselt lässt und sie dem Zuschauer völlig unangetastet überantwortet.

Werkbeispiel 5
Henning Christiansen
Alida Fehrings geöffnetes Prokrustesbett – Space and Object op. 191

Alida Fehring, geboren um 1935 in Cuxhaven, litt wahrscheinlich an Schizophrenie. Sie wurde wohl lebenslang in eine private Heilanstalt in Schleswig-Holstein abgeschoben, angeblich auch deshalb, um ihren manischen Gestaltungsdrang zu unterbinden. Ihre für die Zeit erstaunlich modern anmutenden Bilder galten als „abartig". Übliche Mal- und Zeichenutensilien wurden ihr vorenthalten. So arbeitete sie heimlich und benutzte jede Art erreichbaren Papiers und Kartons, u.a. bedruckte Notenblätter, deren Charakteristika sie mit großem Geschick in ihre Darstellungen einbezog. Viele ihrer Bilder, auch die nicht auf Notenpapier gefertigten, evozieren beim Betrachter musikalische Vorstellungen. Sie verfasste auch poetisch-schamanistische Texte, die teilweise in die Bilder eingearbeitet sind. Die rund 40 in der weiteren Familie erhaltenen Graphiken Alida Fehrings, von denen 26 vom Schleswig-Holsteinischen Landesmuseum angekauft wurden, sind wohl sämtlich in der Anstalt entstanden (Farbtaf. 36, Abb.3.)[18]

Henning Christiansens Komposition ist ein beschwörendes Porträt der Persönlichkeit Alida Fehrings, zu der er als Däne aufgrund ihrer nordischen Herkunft und ihrer Vorliebe für nordische Mythologeme eine enge Affinität empfand. Seine etwa 20-minütige schamanistische Performance mit Stimme, Geräuschen, vielerlei Objekten und Live-Elektronik führt er zusammen mit Werner Durand auf, der auf selbst gebauten Plastikröhren bläst. Die graphische Aktionspartitur, in der sich eine Landschaft mit Tieren und Lauten im Zeithorizont ausbreitet, greift bildnerische und sprachliche Motive aus Fehrings halluzinativem Werk auf. (Abb.16.) Mit dem Bild des Prokrustes, jenem Unhold der griechischen Sage, der den Menschen Gastfreundschaft bot, sie dann aber so streckte oder verstümmelte, dass sie in das angebotene Bett passten, wird an die soziale Festlegung und Normierung individueller Kreativität erinnert.

---

[18] Katalog des Künstlerhauses Kiel e.V. (Hg.), Alida Fehring – Zeichnungen und Handschriften aus dem Besitz des Schleswig-Holsteinischen Landesmuseums Schloss Gottorf. Kiel 1983.

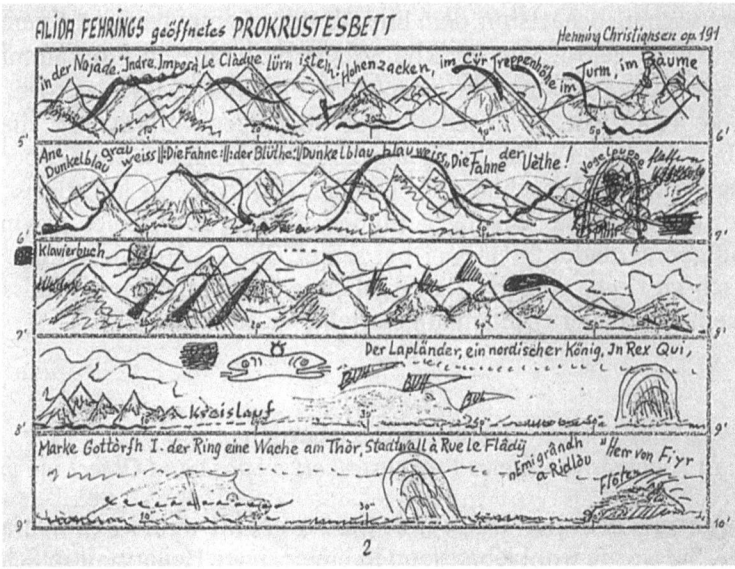

Abb. 16 Henning Christiansen, Alida Fehrings geöffnetes Prokrustesbett op. 191, Manuskript der Partitur,
S. 2, Material und Maße unbekannt, 1990

Werkbeispiel 6
Manos Tsangaris *TAFEL 1 (Wiesers Werdetraum)*

Hyacinth Frhr. von Wieser, geboren 1883, Dr. jur., war hochgebildet und
stammte aus einem exzentrischen Familienklima. Er zeichnete und dichtete
und kannte sich offensichtlich auch in Musik sehr gut aus. In der Anstalt, in
der er wegen Schizophrenie untergebracht war, entwickelte er umfassende
Ansätze einer privaten Enzyklopädie und universalistischen Philosophie. In
seinen um 1912 entstandenen Zeichnungen und Heften entwarf er gra-
phisch-systematische Darstellungen von Emotionen, ganze Kosmogonien,
ein eigenes System seiner Weltsicht. Er fühlte sich mit Allem und Jedem auf
magische Weise verbunden. Von Wiesers Betrachtungen zum Wesen der
Musik gehen von einer Urmusik aus, die in Verbindung mit den Elementen
und den grundlegenden Empfindungen der Menschen steht. Gefühl und
Klangfarbe sind wesentliche Begriffe seines Vokabulars. Er fand eindrucksvolle Formulierungen zur Musik – ein Beispiel[19]:

„Musik. Definition: Flüssiger Zustand der Materie in der gerechten Hand
der Natur. Vorstellungen entstehen aus dem Gefühl... der Gelenkigkeit. Gefühl
ist das Recht auf Körpervorstellungen. Gefühlsteile sind das Material der
Musik. Nur vollendete Willenswesen klingen." (Abb. 17.)

---

[19] zit. n. Katalog *Muzika* 1989, S. 52

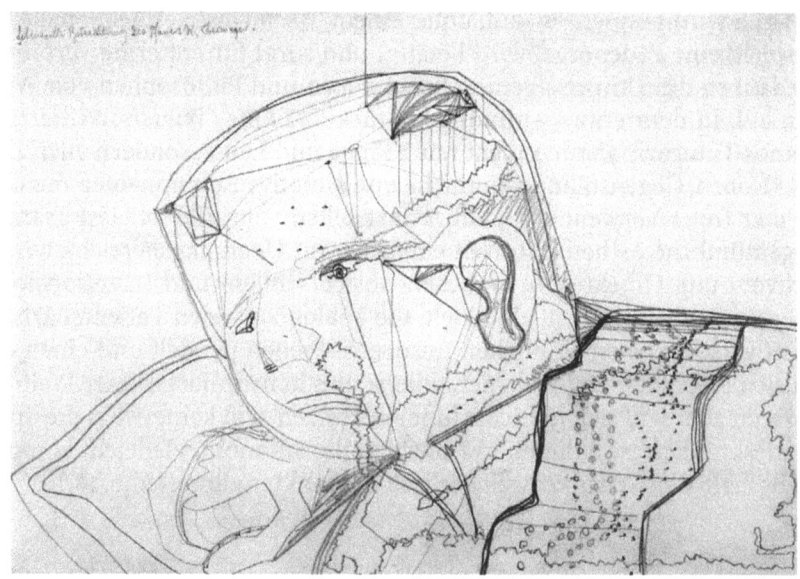

Abb. 17.   Hyacinth Freiherr von Wieser (Welz),
Bleistift auf Zeichenpapier, 183 x 263, Sammlung Prinzhorn, Inv. Nr. 2459

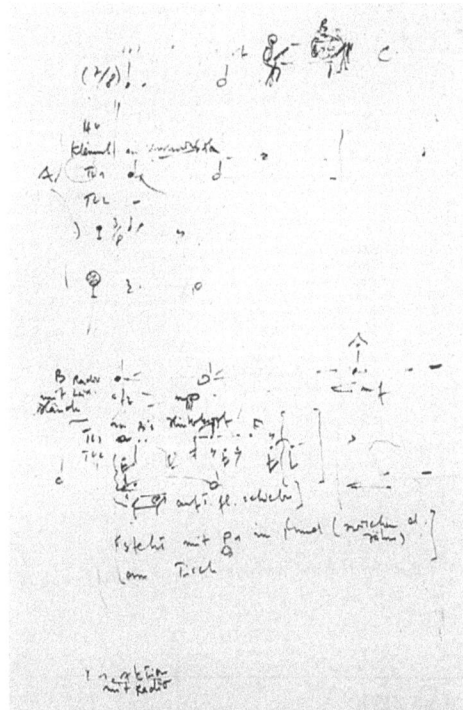

Abb. 18.   Manos Tsangaris, TAFEL 1 *(Wiesers Werdetraum)*, Skizze der Partitur 1989

Ein Tisch wird gespielt, an, auf, unter einem Tisch wird gespielt; Spiele werden gespielt; eine Fadenorgel wird betätigt und sorgt für entfernte Verbindungen. Gedanken des Universalgenies, Kosmologen und Philosophen von Wieser tauchen auf. In dem etwa 35-minütigen Stück *TAFEL 1 (Wiesers Werdetraum)* von Manos Tsangaris werden nicht nur Klänge und Laute, sondern auch Licht, Stille, Aktionen, Gegenstände, räumliche und situative Komponenten musikalisiert. Unter freier Verwendung einiger Textstellen von Wiesers lässt Tsangaris eine eigentümliche ästhetische Welt entstehen im Übergangsbereich zwischen Subjektivem und Objektivem, zwischen Absichtsvollem und Intentionslosem, zwischen Innen und Außen, eine Welt, die analog zu vielen Patientenarbeiten zwischen verschiedenen sinnlichen Ausdrucksebenen pendelt und einen eigenen, in sich geschlossenen Wahrnehmungsraum konstituiert. Dieser Wahrnehmungsraum aber will sich in nichts hineinversetzen, will keineswegs die Sphäre der Geisteskranken „simulieren". Er bleibt völlig autonom. Vielleicht kommt er gerade deshalb der Gedankenwelt seelisch Erkrankter näher. (Abb. 18.)

Literatur:

Künstlerhaus Kiel e.V. (Hg.), Alida Fehring – Zeichnungen und Handschriften aus dem Besitz des Schleswig-Holsteinischen Landesmuseums Schloss Gottorf. Kiel 1983

Ferenc und Inge Jádi, Muzika – Musikbezogene Werke von psychisch Kranken. Heidelberg: Wunderhorn 1989

Heidelberger Jahrbuch, Band XLVI:
T. Fuchs, I. Jádi, B. Brand-Claussen, Chr. Mundt (Hrsg.): Wahn Welt Bild
© Springer-Verlag Berlin Heidelberg 2002

Zeichen aus einer anderen Wirklichkeit – über den Umgang mit Werken aus Grenzbereichen der Kunst

Katharina Kaiser

Die Werke aus der Sammlung Prinzhorn erreichen sowohl kunstorientierte Besucher aufgrund ihrer transmedialen Erfahrungen mit den aktuellen Künsten als auch ein kunstfernes Publikum. Bei beiden Gruppen vermögen sie auf jeweils unterschiedliche Weise eine intensive Auseinandersetzung mit dem Phänomen der Grenzüberschreitungen auszulösen, das für unsere Gesellschaft symptomatisch ist: *„... Preisgabe der herkömmlichen Grenzziehungen zwischen Normalität und Abweichung ..."* (Welsch). Beobachtungen zur Rezeption am Beispiel der Ausstellung *Muzika – Musikbezogene Werke von psychisch Kranken.*

Vorbemerkung

Warum Werke von psychotischen Patienten einem „breiten" Publikum zugänglich machen? Dazu noch Arbeiten von der letzten Jahrhundertwende, konzentriert auf eine Auswahl musikbezogener Werke? Diese Fragen musste ich mir stellen, als Inge Jádi, Leiterin der Sammlung Prinzhorn, mich 1989 daraufhin ansprach, die Ausstellung *Muzika*[1] nach dem Württembergischen Kunstverein in Stuttgart nun auch in einer Berliner Station zu zeigen.

Ähnliche Fragen mussten sich auch die Initiatoren stellen, als sie sich in Heidelberg nach all den Jahren entschlossen, die Sammlung Prinzhorn nicht nur als Archiv einem Fachpublikum zur Verfügung zu stellen, sondern – wie es so schön heißt – für eine breite Öffentlichkeit als Museum zu öffnen.

Mich bedrängten diese Fragen in besonderer Weise, fällt es mir doch manches Mal schon schwer, den politisch Verantwortlichen deutlich zu machen, warum es eine kommunale Institution wie unser HAUS am KLEISTPARK überhaupt geben muss, das sich sowohl mit kulturhistorischen Themen als auch mit

---

[1] Ferenc Jádi, Inge Jádi (Hrsg.): Muzika - Musikbezogene Werke von psychisch Kranken, Heidelberg 1989 (Begleitbuch zur gleichnamigen Ausstellung).

der eher schwer vermittelbaren aktuellen Kunst beschäftigt, wo sich doch die Hauptstadt Berlin neben den Museen nicht einmal eine Kunsthalle für aktuelle Kunst leistet – aber glücklicherweise drei sehr aktive Kunstvereine und eine virulente Galerienszene hat.

Bei der Avantgarde Musik wird diese Frage noch komplizierter: So haben die Räume der kommunalen Musikschulen kaum je eine 12-Ton-Komposition gehört, und den Kursteilnehmern sind grafische Notationen von Schnebel und anderen eher unbekannt. Es bleibt den akademischen Musikhochschulen und zwei engagierten Musikvereinen und besonderen Festivals sowie einigen wenigen Kultursendungen in ihren Nachtprogrammen überlassen, solche Töne zu Gehör zu bringen.

Deshalb das große Erstaunen des Musikrezensenten einer Berliner Tageszeitung darüber, dass die Begleitkonzerte zur Ausstellung *Muzika* 1990 restlos überfüllt waren, was man bei Konzerten „Neuer Musik" in der Millionen-Stadt nicht eben gewohnt sei, so dass weitere Konzerte im größeren Rahmen geplant werden mussten (siehe den Beitrag von M. Osterwold in diesem Band). Deshalb auch das Erstaunen aller Beteiligten über die breite Medienresonanz, die vergleichbar spröde Ausstellungen aktueller bildender Künstler nur selten zu wecken vermögen. Erstaunen auch bei mir selbst über das große Publikumsinteresse – und zwar von einer im besten Sinn „breiten" Öffentlichkeit. Über diese Rezeption, besser vielleicht den „Gebrauch", den Umgang mit der Ausstellung *Muzika*, möchte ich – im Vergleich zu anderen Projekten – nachdenken.

Die Fragehaltungen der unterschiedlichen Besuchergruppen
„Das Thema Kreativität und Wahnsinn hat seinen eigenen Sog."

Es kamen mit gezielter Neugierde natürlich zunächst die *Kunststudenten und jungen Künstler*, die nicht zuletzt wegen der räumlichen Nachbarschaft einer Fakultät der Universität der Künste (ehemals HdK Berlin) traditionell zu unseren Kooperationspartnern und auch zum Besucher-Stammpublikum gehören.

Auffällig war, wie wenigen dieser jungen bildenden Künstler die Sammlung Prinzhorn eine bekannte Bezugsgröße war, anders als den noch im Krieg oder kurz nach dem Krieg Geborenen. Für letztere waren durch die Bezüge zu Cobra, Dubuffet oder Fluxus und zu den Aktionskünstlern bis hin zu Beuys die Kontexte vertraut. Die Ende der 50er und 60er Jahre Geborenen entdeckten hingegen hier die Arbeiten der Sammlung Prinzhorn für sich völlig neu, aber nicht vor dem Hintergrund kunsthistorischer Bezüge, sondern vor dem Hintergrund transmedialer Kunsterfahrungen. Speziell *Muzika* wurde vor dem Hintergrund aktueller „synästhetischer Produktionsformen" von Pop-Kulturgrößen wie Laurie Anderson oder den „Einstürzenden Neubauten" rezipiert.

In der Ausstellung *Muzika* schienen sich also junge Künstler zu treffen, die aus sonst eher getrennt agierenden kulturellen Szenen stammen: der aktuellen Bildenden Kunst mit ihren medialen Überschreitungen im Bereich des Video und der computergenerierten Bilder, den Musikern aus dem Umfeld der Neuen

Musik und der Pop-Musik-Szene mit ihren aktuellen Mitteln der synästhetischen Auffassungen, insbesondere bei den Videoclips.

Heute, 12 Jahre später - da bin ich sicher - käme noch die seither stark
gewachsene Tanztheaterszene hinzu, die spätestens seit den publikumswirk-
samen Inszenierungen einer Sascha Walz an der Berliner „Schaubühne" ein
deutliches Interesse an existenziellen Grenzüberschreitungen hat. Im Tanz-
theater wird heute unmittelbar körperlich ausagiert, was ein Teil der jungen
bildenden Künstler mit allen Mitteln zu vermeiden sucht. Was in vielen Arbeiten junger Künstler häufig als reine Oberfläche erscheint, ist nicht nur in
einem Prozess des permanenten Sprach-Entzugs entstanden - wie dies Ferenc
Jádi für die ältere Generation von Gegenwartskünstlern in diesem Band
beschreibt. Die jungen Künstler gehen darüber hinaus und arbeiten am Sub-
jekt-Entzug - am radikalsten dort, wo der künstlerische Prozess ganz an die
Maschinen delegiert wird. Eine Cindy Sherman wäre hier als wichtige Über-
gangsfigur zu nennen.

Vor diesem Hintergrund also wurde die Ausstellung *Muzika* von den Künst-
ler-Besuchern gelesen. Nur wenige Ausstellungen aktueller Künstler-Kollegen
haben eine derart intensive Auseinandersetzung - *ein Staunen* - bei den jungen
Künstlern und Kunststudenten hervorgerufen, was sich in mehrfachen Besuchen, großem Interesse am Katalog und Hintergrundmaterial ausdrückte. Dieser Satz sagt sich so leicht, ist doch die Möglichkeit heute - nachdem so viel
gezeigt ist - noch vor Kunstobjekten zu staunen, um nicht zu sagen, berührt zu
sein, sehr selten geworden. Mir fällt im eigenen Haus vergleichbar nur die Ausstellung der früh an Krebs verstorbenen US-amerikanischen Künstlerin Hannah
Wilke ein: Auch hier kamen die jungen Künstler in Scharen, sagten es weiter,
kamen in kleinen Gruppen erneut. Auch hier war es der transmediale Ansatz,
der verblüffte: Damit hatte die in Deutschland weitgehend unbekannte Hannah
Wilke bereits schon in den 70er Jahren gearbeitet? Fasziniert waren die jüngeren
Künstlerinnen und Künstler - und nicht nur sie - von ihrer radikalen Auseinandersetzung mit der eigenen Körperlichkeit und von der Inszenierung des
Blicks: Das Sehen und Gesehenwerden vom jungen schönen Körper bis zu seinem Verfall in den Phasen der Krankheit[2].

In die Ausstellung *Muzika* kam eine weitere Gruppe von Besuchern mit fach-
spezifischem Blick, die aus Interesse an verschiedenen anderen Projekten ebenfalls zu unserem Stammpublikum zählen: Die *Kunsttherapeuten und Sozialpädagogen*, die an der Verknüpfung von Kunst und Psychiatrie und der Auseinandersetzung mit den Grenzen der Institutionen interessiert sind und die wir mit
Filmreihen, Tagungen und Ausstellungen z.B. über die Künstlerwerkstätten in La
Tinaia/Florenz oder die Theaterwerkstatt im Allgemeinen Krankenhaus Ham-
burg-Ochsenzoll angezogen hatten.

Zugleich kamen auch Interessenten einer kulturhistorischen Ausstellung
über eine ehemals psychiatrische Privat-Klinik in der unmittelbaren Nachbar-

---

[2] Hannah Wilke 1940-1993, Katalog zur gleichnamigen Ausstellung, Hrsg. Neue Gesellschaft für bildende Kunst e.V. (NGBK)
Berlin 2000.

schaft, an deren Beispiel wir die Veränderungen des Gesundheitsbegriffs seit
dem 19. Jahrhundert darstellen konnten und der Frage nachgingen, wie sich
diese im Gebäudeensemble bis hinein in die konkreten baulichen Details nachvollziehen ließen: „Foucault fürs Volk" titelte damals die TAZ, und seither
gehören Sozialpädagogen und bauhistorisch sensibilisierte Architekten, aber
auch Mitglieder der „Irrenoffensive" zu unserem Stammpublikum.

Übrigens hatten wir hier erstmals Kontakt zur Sammlung Prinzhorn, durch
deren Leihgaben wir wenigstens mit einigen Blättern von ehemaligen Patienten (die in Heidelberg bewahrt worden waren) auch die Innensicht der Anstalt
von Seiten der Internierten darstellen konnten – wenn auch sehr verschlüsselt.

Es kam in die Ausstellung *Muzika* eine *erstaunlich große Besucherzahl*, darunter auffällig viele Menschen, auf die wir häufig bei Ausstellungen aktueller
Kunst vergeblich warten.

Ein Rezensent schrieb: [...] War der eine gekommen mit einer dunklen
Erwartung von etwas Unbestimmten, aber sicherlich ungemein Wildem, der
andere vielleicht mit dem Wunsch, einen kurzen Blick über die Mauer nach
drüben zu riskieren, ins gefährliche Jenseits, in dem unsere Konstitution von
Vernunft, Denken und Wohlverhalten nicht mehr gilt, ein dritter wollte vielleicht gourmethaft seine eigene Existenz mit fremdem Wahnsinn steigern
[...]. Das Thema „Kreativität und Wahnsinn" – hat seinen eigenen Sog."[3] Es war
offensichtlich dieser Sog, der die Besucher und Betrachter sich lange in die
meist kleinformatigen Blätter vertiefen ließ. Aber dieser Sog war auffällig
unterschieden von den Reaktionen, die ich zwei Jahre zuvor bei einer *Künstler
aus Stetten* genannten Ausstellung beobachten konnte. Ich werde im Folgenden
die Reaktionen auf beide Ausstellungen vergleichen, um die Besonderheiten
bei der Muzika – Rezeption herauszuarbeiten.

Exkurs: Der soziale Blick *auf* eine andere Wirklichkeit
„Was diese Menschen alles können?!"

Ein Rezensent der Ausstellung Künstler aus Stetten brachte seine Wahrnehmungen so auf den Begriff: Die *„Produktionen"* von 15 Behinderten würden *„[...] Zeugnis ablegen, daß Menschen - zum Beispiel mit dem Down-Syn-
drom - durch pädagogische und künstlerische Betreuung in einer eigenen Art in
der Lage sind, sich mit Farbe und Form auszudrücken. Oft kommt eine positive
Lebenseinstellung zum Ausdruck. Für nichtbehinderte Menschen ist diese
Erkenntnis oft neu, daß Schwerst- oder Mehrfachbehinderte, die oft nicht einmal sprechen können, Malerei als wesentliches Mittel verwenden, ihre Gedanken und Gefühle auszudrücken [...]"*.[4]

Diese positive soziale Anerkennung war von den Initiatoren so gewollt, ging
es ihnen doch darum, dass „[...] *die Europäische Wanderausstellung* [...] *dazu
beitragen will, daß Menschen mit geistiger Behinderung von ihren Mitbürgern*

---

3 Wolfgang Böhmer in: TAZ vom 29.3.1990.
4 Helmut Kodanek in: Die Wahrheit vom 19.5.1988.

anerkannt und angenommen werden [...]"[5], so Herbert Höss im einführenden Aufsatz des Begleitkatalogs.

So war auch die überwiegende Resonanz, wie sie sich im Besucherbuch ausdrückte, die der sozialen Akzeptanz. Nicht wenige ältere Besucher fühlten sich daran erinnert, dass es noch gar nicht so lange her ist, dass Menschen mit geistiger Behinderung als „lebensunwert" galten und ermordet wurden.

In der großen Ausstellungshalle unseres kommunalen Rathauses ausgestellt, zog diese Ausstellung – und das war unsere Absicht als Veranstalter – auch ein zufälliges Laufpublikum an. Bei solchen Spontanbesuchern war ebenfalls diese zustimmende Anerkennung zu beobachten. Im Ergebnis also ein großer politischer Erfolg für diese Ausstellung, deren Message auch über engagierte Rundfunkbeiträge weitergetragen wurde.

Widersprüchliches in den Bildern selbst oder in den einfühlsamen Texten der Leiterin der kreativen Werkstatt Stetten bemerkten nur wenige. Eine Reflexion des eigenen Betrachterstandpunktes, der sich zwar als human erwies, aber dennoch von dem – sicherlich unbewussten – Gefühl getragen war, aus einer Überlegenheitsposition heraus Werturteile abgeben zu können, fehlte: *„Es ist schon großartig, was diese Menschen alles können."*[6]

D i e s e Menschen – von denen auch der Mentor dieses Projekts, Professor Höss (damals PH Heidelberg), spricht und empfiehlt, sie in Zukunft nicht Geistigbehinderte (ein Wort), sondern *Menschen mit geistiger Behinderung* zu nennen – bleiben auch in dieser Sprachformel die Anderen.

Es war nicht zufällig eine Rezensentin, die sich als Journalistin sonst eher mit aktueller Kunst und nicht mit „Sozialem und Lokalem" beschäftigt, die bemerkte: *„*[...] *Die Maler aus Stetten „Künstler" zu nennen, beinhaltet zum einen eine für sie sehr wichtige Geste der Anerkennung; tatsächlich beeindrucken ihre Bilder ohne Behindertenbonus. Zum anderen aber beschönigt die Benennung den Grad ihrer Autonomie. Die Malerei hilft ihnen, sich in der großen Anstalt Stetten als individuelle Einzelpersonen zu behaupten, und zugleich werden sie über drei Stunden, die sie wöchentlich in der Kreativen-Werkstatt malen können, an den dortigen Lebensrhythmus gebunden, einem christlichen, nach dörflichen Lebensmustern orientierten Gemeinwesen* [...] .

[...] *Jeden Schritt der Normalisierung muß die Kunsttherapeutin als Erfolg verbuchen. Die verminderte Distanz, aus der sie die Veränderungen der Künstler beschreibt ist zugleich Anzeichen für die Situation, in der sie die Kontrolle ausübt* [...] ,

Dies Glätten der Probleme und die Harmonie der Werkstatt-Atmosphäre machen mißtrauisch [...]" Und an einer späteren Stelle schreibt sie:

„[...] *Die Gier, mit denen man in ihnen* [den Bildern (d. Verf.)] *nach der unverbildeten ursprünglichen Ausdruckskraft sucht, die Wärme und Vitalität der Lebensäußerungen anstaunt, ist nicht frei von zweifelhaftem Voyeurismus* [...]"[7]

---

[5] Herbert Höss in: Katalog: Künstler aus Stetten „Menschen mit geistiger Behinderung stellen aus", Stuttgart 1987, S. 19.
[6] Eintragung aus dem Besucherbuch 1988.
[7] Katrin Bettina Müller in: TAZ vom 30.05.1988.

Dieses sensible Misstrauen der Rezensentin, dass sich nicht gegen die Anstrengungen der Therapie, sondern eher gegen die Harmoniebedürfnisse der Rezipienten richtet, vielleicht auch gegen die nicht ersichtliche Selbstreflexion der Initiatoren der Wanderausstellung, war eher die Ausnahme. Unwidersprochen blieb auch das Konzept der Ausstellungsmacher, das die verständnisweckenden biografischen Texte über die „Künstler", aus der Sicht der Therapeutin, gleichberechtigt gerahmt neben deren Werke stellte. Die Präsentation der Ausstellung selbst förderte demnach die ausschließlich soziale Rezeption. Auch die Ausstellungsästhetik verstärkte diesen Effekt: Es war – auf Wunsch der Initiatoren – eine klassische Galerie-Präsentation. So hatten wohl Roland Wagners düster „vergitterte Augen" (Farbtaf. 37, Abb.1.), die er fünf Jahre vor den fast fröhlich wirkenden „vergitterten Fenstern" (Farbtaf. 37, Abb.2.) gemalt hatte, kaum eine Chance, die Besucher wirklich anzublicken.

Zeichen a u s einer anderen Wirklichkeit
„Mit Engels- und Teufelszungen"

Die Ausstellung *Muzika* in den Räumen des HAUS am KLEISTPARK in Berlin haben wir – anders als die Stettener Ausstellungsmacher – nicht als Kunst präsentiert, sondern mit künstlerischen Mitteln. Inge Jádi als Kennerin des Materials und ich als Kuratorin haben uns auf eine zurückhaltende, raumbezogene Installation verständigt. Auch vermieden wir in der Einladung und der Öffentlichkeitsarbeit den Begriff „Kunst" explizit. Damit haben wir einer berechtigten Skepsis Inge Jádis eine Form gegeben als Gegengewicht zu einer oft allzu leichtfertigen Rede von „Kunst" in der Therapieszene und in dem auf *art-brut* spezialisierten Kunstmarkt.[8] Das Etikett „Kunst" und die entsprechende Präsentation verstellt nicht selten den Zugang zu den Werken mit einem vordergründigen „Wert-Diskurs".

Verschiedene Vorgaben, die den konservatorischen Notwendigkeiten geschuldet sind, wie die zurückhaltenden Passepartout-Rahmungen, ließen sich leider nicht umgehen, aber ihre sehr schlichte Hängung in engen Gruppen und mit großen Abständen zwischen den einzelnen Autoren evozierten einen hohen Anspruch auf Konzentration. Diese Konzentration schien zunächst noch erschwert durch die konservatorisch notwendige Dunkelheit, die wir aber durch eine – die Ausstellungsthematik unterstützende – sehr einfache minimalistische Lichtführung organisierten. Das Licht wurde ausschließlich indirekt über den Fußboden reflektiert, welches bis auf circa einen Meter heruntergezogene, improvisierte Pendelleuchten warfen. Sie zeichneten in einem Raum eine große Ellipse aus Lichtflecken, im zweiten Raum eine leicht vom Zentrum abweichende Gerade. Vielfach wurden diese Lichtflecken als grafische Notationen gelesen. Verstärkt wurde dieser Eindruck durch die Lichtlösung des zentralen Eingangsraums: Hier war eine in Richtung Fußboden

---

[8] Inge Jádi: Im Bilde sein - verschiedene Rezeptionsformen von Werken der Prinzhorn-Sammlung, in: TEXTE - aus dem Colloquium Psychoanalyse, Zeitschrift für Kunst und Psychoanalyse, 3. Jahrgang, Heft 4, Frankfurt a.M., April 1999, S. 119 ff.

reflektierende Lampe an einem an der Decke befestigten, fast sechs Meter hohen Pendel angebracht und veränderte mit jeder Bewegung den Licht-Fleck vom absolut runden Kreis bis zur unregelmäßigen elliptischen Form. Dieses sich sehr langsam bewegende Pendel gab – wie ein Metronom – einen ebenso langsamen Takt vor, der sehr leise, aber doch an allen Stellen der Ausstellung vernehmbar war.

Das strukturierende Geräusch und die gedämpfte Lichtsituation führten dazu, dass in der Ausstellung spontan fast nur leise gesprochen wurde und sich so trotz gleichzeitiger Anwesenheit zahlreicher Besucher eine dichte, konzentrierte Stimmung ausbreitete.

Es gibt bis heute – meines Wissens – keine überzeugende Methode, die Wahrnehmungen der Besucher in einer Ausstellung zu messen oder gar ihre Weiterarbeit an den Inhalten, das Erinnern und Vergessen, empirisch darzustellen. Die Reflexionen der Rezensenten, die Besucherbücher und die Fragen und Beschreibungen während der Führungen sind die einzigen authentischen Äußerungsformen, die mir zur Verfügung standen, und die wiederum interpretationsbedürftig sind.

Die verbale Resonanz bei den Führungen entsprach nur selten der bei der Ausstellung aus Stetten beschriebenen sozialen Haltung „das können diese Menschen auch?" Eher ging es bei den sozial orientierten Fragen um die soziale Wirklichkeit in den Anstalten damals, ob die Patienten bei ihren Arbeiten Unterstützung erfahren hätten, ob die Aufenthalte in den Kliniken lang oder kurz gewesen seien. Fragen nach zeitgenössischen Medikamenten und anderen Therapieformen, aber auch nach Zwangsmaßnahmen wurden gestellt. Diese sozial orientierten Fragen kamen aber eher beiläufig. Im Zentrum standen die Fragen danach: Ob es sich um „Stimmen", „Halluzinationen", „Träume" handele, ob man sich das Klanggeschehen laut, bedrängend oder leise vorzustellen habe, ob es sich um Töne oder Geräusche handele und so fort. Und das war das Auffälligste: Solche Fragen wurden fast immer mit empathischem Gestus formuliert und nicht selten mit Andeutungen von eigenen Grenzerfahrungen oder denen von nahe stehenden Verwandten oder Freunden. Das klang dann so: „Man kennt das, wenn einem eine große Stille bedrohlich vorkommt ...", „...wenn ungewohnte Geräusche Dich nicht schlafen lassen ...", „... wenn das Rauschen von Wasser, Wind, Bäumen unerträglich laut wird ...", „Dröhnen in den Ohren...". Auch wurde häufig auf Sprichworte und Redewendungen verwiesen: „Mit Engels- oder Teufels-Zungen ..." oder „vom Gesang der Sirenen, der einen taub mache" und „von den gespaltenen Zungen, vor denen man sich hüten müsse" usw. Ausführlich wurde darüber gesprochen, dass man noch nie solche akustischen Phänomene hätte visualisiert gesehen. Hier deckte sich das Interesse der Laien mit dem der jungen Künstler. Beschrieben wurde die Intensität, mit der man bei bestimmten Blättern versucht hätte, diese in Töne zu übertragen. Nahe liegender Weise wurde dabei häufig das Plakat mit dem Motiv von der Nonne A.K. aus der Sammlung Pécs erwähnt (Farbtaf. 38, Abb.3.), die in den 20er und 30er Jahren nach ihren eigenen Einlassungen „himmlische Gesänge" notiert habe, in denen Musikwissenschaftler die Nähe zu mittelalter-

lichen Minnegesängen zu entdecken glaubten. Auch das Motiv der Einladungs-
karte von J.V. (Farbtaf. 38, Abb.4.) wurde häufig erwähnt und war offensichtlich
ausführlich betrachtet worden. Der Autor dieses Blattes, J.V., das ebenfalls aus
der Sammlung Pécs stammt, war als ehemaliger Musiktheoretiker davon überzeugt, in seinen Collagen neuartige Notationsmethoden für elektronische
Musik erfunden zu haben.

Wir hatten an den Wochenenden Führungen mit zwei unterschiedlichen
Themen angeboten: *„Zugang zu musikbezogenen Arbeiten von Geisteskranken
über das Bildnerische"* und *„Betrachtung der Werke von Geisteskranken vor
dem Hintergrund des erweiterten Musikbegriffs im 20. Jahrhundert".* Dabei
hatte ich selbst Führungen mit dem bildnerischen Schwerpunkt übernommen,
weil ich mir so Zugang zu den Rezeptionsweisen dieser Ausstellung erhoffte.
Fast alle Besucher, die an meinen Führungen teilnahmen, schienen keine
Erfahrungen mit Avantgarde-Musikformen zu haben, geschweige denn je
etwas von grafischen Notationssystemen gehört oder gesehen zu haben. Kaum
jemand war sich deshalb dessen bewusst, dass die Beschäftigung mit der
Sammlung Prinzhorn und der Sammlung aus Pécs sie mitten ins Zentrum
aktueller Kunstproduktionen geführt hatte. Nur wenige jüngere Besucher verwiesen auf vergleichbare Erfahrungen mit industriell erzeugten Geräuschen
einzelner Punkgruppen, z.B. Bohrgeräuschen in Metall.

Meine Hinweise auf die Rezeption der Sammlung Prinzhorn durch die bildenden Künstler der Avantgarde in den 20er Jahren, d.h. nach dem Ersten
Weltkrieg, und auf die späteren Analogieschlüsse der Nazis von „Irrenkunst"
mit „entarteter Kunst" evozierten regelrechte Aha-Reaktionen. Ich hielt
einige Abbildungen aus Willrichs Buch (1937/38) „Säuberung des Kunsttem-
pels" und Dokumentationsfotos aus der Münchener Ausstellung von 1937 mit
dem Titel „Entartete Kunst" für Nachfragen bereit. Es war, als hätte mein
Gegenüber aus Anlass der intensiven Beschäftigung mit Arbeiten der Sammlung Prinzhorn – quasi im reziproken Verhältnis zur kunsthistorischen Entwicklung – zum ersten Mal darüber nachgedacht, dass Künstler an existentiellen Themen arbeiten, sich an Grenzüberschreitungen wagen und dabei
zumeist auch Identitätsfragen thematisieren, die von denen psychisch Kranker nicht grundsätzlich unterschieden sind. Diese Aha-Reaktionen führten
die Besucher an die Erkenntnis heran, dass „[...] *Kunst* [...] *nicht einfach nur
ein Durchschreiten von Problemen und Konflikten eines Künstlers [ist]. Sie ist
Repräsentation universeller gemeinschaftlicher Konflikte; in die jeder Mensch
verstrickt [ist] [...]"*[9]

Ich machte also in diesen durchgängig sehr dichten Gesprächssituationen
die bemerkenswerte Beobachtung, dass Grenzerfahrungen, die man psychotischen Patienten emphatisch zugesteht, von den Ausstellungsbesuchern in diesem Kontext scheinbar erstmals bewusst auch als Gegenstand moderner Kunst
erkannt und anerkannt wurden.

---

[9] Richard Kuhns: Psychoanalytische Theorien der Kunst, Frankfurt a.M., 1986, S. 107.

Exkurs: Rezeption aktueller Kunst als Blick und Gegenblick
„Ablehnung aus Enttäuschung"

Bei Ausstellungen aktueller Kunst treffe ich hingegen bei vielen Besuchern auf eine – wahrscheinlich eher unbewusste – Haltung, die von der Kunst noch heute – nach Moderne und Postmoderne – das Modell des „Schönen und Wahren" im Sinne des Vorbildhaften erwartet und sich von d e r Kunst zugleich Antworten auf die Fragen nach dem Sinn des „guten" und „richtigen Lebens" erhofft. Das heißt, diese Aristotelische Frage – ob als abgesunkenes Bildungsgut oder tiefsitzende Einstellung in der europäischen Kultur – wird als Anspruch auf d i e Kunst im Sinne einer „Gegenübertragung"[10] projiziert. Dies führt fast notwendig – und das ist meine Hypothese – zur Ablehnung aus Enttäuschung gegenüber der aktuellen Kunst (seit der Moderne), weil sie ja eher die offensichtlich vorhandenen Irritationserfahrungen thematisiert, statt Modelle ihrer Überwindung anzubieten. Wolfgang Welsch konstatiert als das zentrale Thema der postmodernen Gesellschaft die Auflösung der Identität hin zu einem „Leben im Plural"[11] und schreibt der Kunst seismographische Fähigkeiten zu, den sich rasant verändernden Identitätsmodellen zusammengesetzte Konstruktionen gegenüber zu stellen. Durch die Transformation der künstlerischen Arbeit können im postmodernen Entwurf der Pluralität, so Welsch, auch *„befreiende Aspekte"* erkannt werden, so dass „[...] *dieser Pluralität aus Überzeugung zu [ge] stimmt"*[12] wird.

Könnte es aber nicht auch sein – so wäre der emphatische Kunstbegriff von Welsch aus einer anderen Perspektive zu befragen –, dass die im Umgang mit moderner Kunst nicht geübten Betrachter ihre individuellen Ängste vor Identitätsverlust durch die Gegenwartskunst auf die Spitze getrieben, d.h. verstärkt sehen? Bei gleicher Thematisierung durch psychotisch Kranke hingegen entstünde die seltene Chance, sich vorsichtig für Irritierendes zu öffnen, aus der gesicherten Position heraus, im Vergleich mit den Patienten doch letztlich auf der *sicheren* Seite der Normalität zu stehen.

Otto Benkert hat anlässlich der Ausstellung „Von Chaos und Ordnung der Seele", 1987 in der Psychiatrischen Klinik in Mainz, in einer Untersuchung mit einer zahlenmäßig sehr begrenzten Versuchsgruppe von psychotisch Kranken und einer so genannten „normalen" Vergleichsgruppe festgestellt, dass beide Gruppen (42 stationäre Patienten und 20 Gesunde) die Arbeiten aktueller Künstler wie die von Arnulf Rainer, Cindy Sherman, Francesco Clemente, Miriam Cahn u.a. emotional gleichermaßen spontan ablehnten (Kriterien nach der Hamiltonschen Angst-Skala).[13] Die Abwehr der von ihm so genannten „gesunden" Vergleichsgruppe war sogar noch größer als die der so genannten Depressiven. Hingegen löste ein Werk von Hubertus Reichert mit einer

---

[10] Ebd., S. 36.
[11] Wolfgang Welsch: „Philosophische Überlegungen zur aktuellen Affinität von Kunst, Psychiatrie und Gesellschaft" in: O. Benkert, P. Gorsen (Hrsg.): „Von Chaos und Ordnung der Seele", Springer Verlag, Berlin, Heidelberg u.a. 1990, S. 94.
[12] Ebd., S. 103.
[13] Zitiert nach Benkert: „Therapeutische Dimensionen der Kunst", in: O. Benkert, P. Gorsen a.a.O., S. 160

abstrakten Farbkomposition in warmen Farben bei beiden Vergleichsgruppen „Freude und Aktivität" aus. Benkert ist die Grenze dieses Versuchs hinsichtlich der Beweiskraft, dass die unmittelbare Beschäftigung mit aktueller Kunst einen Stellenwert in der Kunsttherapie erhalten könnte, durchaus bewusst. Vielleicht war ja darüber hinaus auch die Frage nach der spontanen Befindlichkeit den Kunstwerken gegenüber für die Fragestellung unangemessen, aber sie bestätigt andere Beobachtungen der häufig spontanen Abwehr-Haltungen von kunstfremden Rezipienten. Damit wird – zumindest für die „gesunde" Vergleichsgruppe – meine These unterstützt, dass aktuelle Kunst eine der therapeutischen Situation ähnliche Gegenübertragung auslöst, die zu Ablehnung aus Enttäuschung führt.

Abschlussdiskussion
„Wie kann einer, wenn er über die Grenze will, sich Ausdruck verschaffen?"

Zurück zu der Rezeption der Ausstellung *Muzika*, zu deren Konzerten und künstlerischen Positionen der beteiligten Musiker Matthias Osterwold als Musikwissenschaftler in diesem Band Stellung nimmt. Ich will mich zuletzt auf eine öffentliche Diskussion beziehen, die wir (Matthias Osterwold, Inge Jádi und ich) angezettelt hatten ausgehend von der Idee, dass die Musiker ein Interesse an Verständigung untereinander und mit einem fachinteressierten Publikum haben könnten. Zu unserem Erstaunen – und Sie merken, wie oft wir erstaunt waren im Kontext dieser Ausstellung – hatte sich überraschend viel neugieriges Publikum eingefunden. Die Eingangsdiskussion der Musiker untereinander war ein Spiegel der aktuellen Theorie-Debatten. Die Musiker beriefen sich auf Artaud und Foucault. Das klang dann bei einer Rezensentin im damals typischen TAZ-Stil so: „[...] *Nun war aber noch immer nicht geklärt, wann und wie die absichtlich in einen Kunstrahmen hineingestellten psychotischen Kunstwerke auch für die breiten Volksmusikmassen samt Vorhutfreunden guter Musik fruchtbar werden könnten. Von den hinteren Reihen winkte ein Psychiater kritisch zum anthropologisch-archaischen Sockel hinauf und versuchte die Kulturschwärmer zur Wahrnehmung von Not, Zerfall und Ordnungszwängen ihrer Liebhaberobjekte zurückzuführen – ohne Erfolg [...]"*.[14] Dass sich trotz dieser Theorielastigkeit späterhin auch Laien zu Wort trauten und ihre eigenen – abweichenden – Gedanken in einem so großen Kreis formulierten, beschrieb die gleiche Rezensentin so: "[...] *Man sei vom Höreindruck des Konzertes „erst entsetzt gewesen", habe sich „dann aber hineingefunden", was vielleicht daran läge, daß man solcherart Unerhörtes nicht gewohnt sei, wie etwa das Vogelzwitschern in der Großstadt, was die Nachbarin verrückt mache [...] . Und eine dritte ärgerte sich über die fachidiotische Diskussion, die doch nur ein Teil einer kulturellen Übereinkunft sei, in der bestimmte Resonanzböden erst gar nicht entstünden. Die meisten Leute seien,*

---

[14] Dorothee Hackenberg in: TAZ vom 29.03.1990.

was Noten betrifft, Kaspar Hausers. Wie aber, fragte sie, kann einer, wenn er „über die Grenze will", dann überhaupt noch sich Ausdruck verschaffen?[...] ".[15]

Heute geht von der Sammlung Prinzhorn, wie Gorsen 1990 schrieb, „kein Schock mehr für das normative Kunstverständnis aus".[16]

Einige Kunstwerke aus dem Oeuvre eines Max Ernst oder Paul Klee, die sich explizit auf die Sammlung Prinzhorn bezogen, schmücken heute als Poster und gerahmte Reproduktionen die Flure öffentlicher Einrichtungen und so manches Wohnzimmer. Sie gehören zur Alltagswahrnehmung weit über die Grenzen des Bildungsbürgertums hinaus. Aber die Fragen nach den Ursprüngen menschlicher Kreativität und den Triebfedern von Kunst, Poesie und Musik sind, wie die Rezeption der Ausstellung *Muzika* gezeigt hat, auch heute virulent.

Nicht nur in Zeiten offensichtlichen gesellschaftlichen Wahnsinns – wie in der Zeit des Ersten Weltkriegs, welche einerseits das Phänomen der so genannten „Kriegsirren"[17] produzierte und andererseits eine ganze Künstler- und Denker-Generation zu kulturkritischen und existentiellen Darstellungsformen drängte, oder wie in der NS-Zeit, als einer Periode kollektiver Wahn- und Zerstörungsvorstellungen – hatte und hat die Beschäftigung mit den individuellen Wahnvorstellungen eine unübersehbare Relevanz. Sie hat sie bis in die Gegenwart behalten.

Auch wenn wir heute nicht in so offenkundigen gesellschaftlichen Wahn-Zeiten leben, so sind doch die gegenwärtigen, eher subkutanen Erfahrungen der Individuen die, dass die Gegenwart zunehmend bestimmt wird von der „[...] *Preisgabe der herkömmlichen Grenzziehungen zwischen Normalität und Abweichung* [...]* ".[18]

Literatur

Ferenc Jádi, Inge Jádi (Hrsg.): *Muzika* – Musikbezogene Werke von psychisch Kranken, Heidelberg 1989 (Begleitbuch zur gleichnamigen Ausstellung).

Hannah Wilke 1940-1993, Hrsg. Neue Gesellschaft für bildende Kunst e.V.(NGBK) Berlin 2000 (Katalog zur gleichnamigen Ausstellung).

Inge Jádi: Im Bilde sein – verschiedene Rezeptionsformen von Werken der Prinzhorn-Sammlung, in: TEXTE – aus dem Colloquium Psychoanalyse, Zeitschrift für Kunst und Psychoanalyse, 3. Jahrgang, Heft 4, Frankfurt a.M., April 1999.

Künstler aus Stetten „Menschen mit geistiger Behinderung stellen aus", Stuttgart 1987 (Katalog zur gleichnamigen Ausstellung).

O. Benkert, P. Gorsen (Hrsg.): „Von Chaos und Ordnung der Seele", Springer-Verlag, Berlin, Heidelberg 1990 Maison de Santé-ehemalige Kur- und Irrenanstalt, Reihe: Schöneberg auf dem Weg nach Berlin, Hrg.: BA Schöneberg von Berlin 1989.

Richard Kuhns: Psychoanalytische Theorien der Kunst, Frankfurt a.M., 1986.

---

[15] Ebd.

[16] Peter Gorsen: „Der Dialog zwischen Kunst und Psychiatrie heute" in: O. Benkert, P. Gorsen a.a.O., S. 35.

[17] Insa Eschebach: Kriegs- und Revolutionshysteriker in: Maison de Santé - ehemalige Kur- und Irrenanstalt, Reihe: Schöneberg auf dem Weg nach Berlin, Hrg.: BA Schöneberg von Berlin 1989.

[18] Wolfgang Welsch in: O. Benkert, P. Gorsen a.a.O., S. 103.

Heidelberger Jahrbuch, Band XLVI:

T. Fuchs, I. Jádi, B. Brand-Claussen, Chr. Mundt (Hrsg.): Wahn Welt Bild

© Springer-Verlag Berlin Heidelberg 2002

Körperaufführung (Performance): „Sim-sa-la-Bim"

„sich selbst einsagen"

EMIL SIEMEISTER

Zusammenfassung

Zwischen 1983 und 1986 entstand in Auseinandersetzung mit der Sammlung Prinzhorn eine umfangreiche Serie großformatiger Arbeiten des österreichischen Künstlers Emil Siemeister. (Es handelt sich um Übermalungen und Bearbeitungen meist großflächiger Bildträger aus Papier, Pappe, Metall oder Leinen, auf die zuvor Werke aus der Sammlung Prinzhorn in vergrößertem Maßstab nach Fotografien kopiert worden waren.) Tagebuchartige Arbeitsprotokolle begleiteten den bildnerischen Prozess. Diese Aufzeichnungen waren Gegenstand und Kernstück einer Performance, die Emil Siemeister während des Kongresses vortrug. Die beiden einführenden Texte beschreiben Konzept und Realisation dieser Performance. Der Haupttext ist eine Abschrift des Arbeitsprotokolls, auf ausdrücklichen Wunsch des Künstlers ohne Korrektur der teilweise ungewöhnlichen Interpunktion. Tatsächlich verstärkt sich dadurch noch die spröde Poesie der Texte, die auf eindrückliche, fast schmerzhafte Weise Einblick in das Wesen eines künstlerischen Schaffensprozesses gibt. (Inge Jadi)

Performance

Requisiten:
Kopfbedeckung aus Kunststoff / tragbarer Lautsprecher an der Stirn / Walkman mit Kopfhörer / Zuspielung – Tonband Kurzwelle.

Das Sprechen sollte einem anderen Rhythmus, einer anderen Aufmerksamkeit folgen. Das erreichte ich, indem ich über Walkman (Kopfhörer) den zu sprechenden Text mir selbst ein- und vorsagte, und ich den Text in Echtzeit nachsprach. Da passierte es, dass bei kurzer Abwesenheit (Nichtkonzentriertheit) Textlücken entstanden. Dieser Riss des Flusses erzeugte aber beim Zuhörer

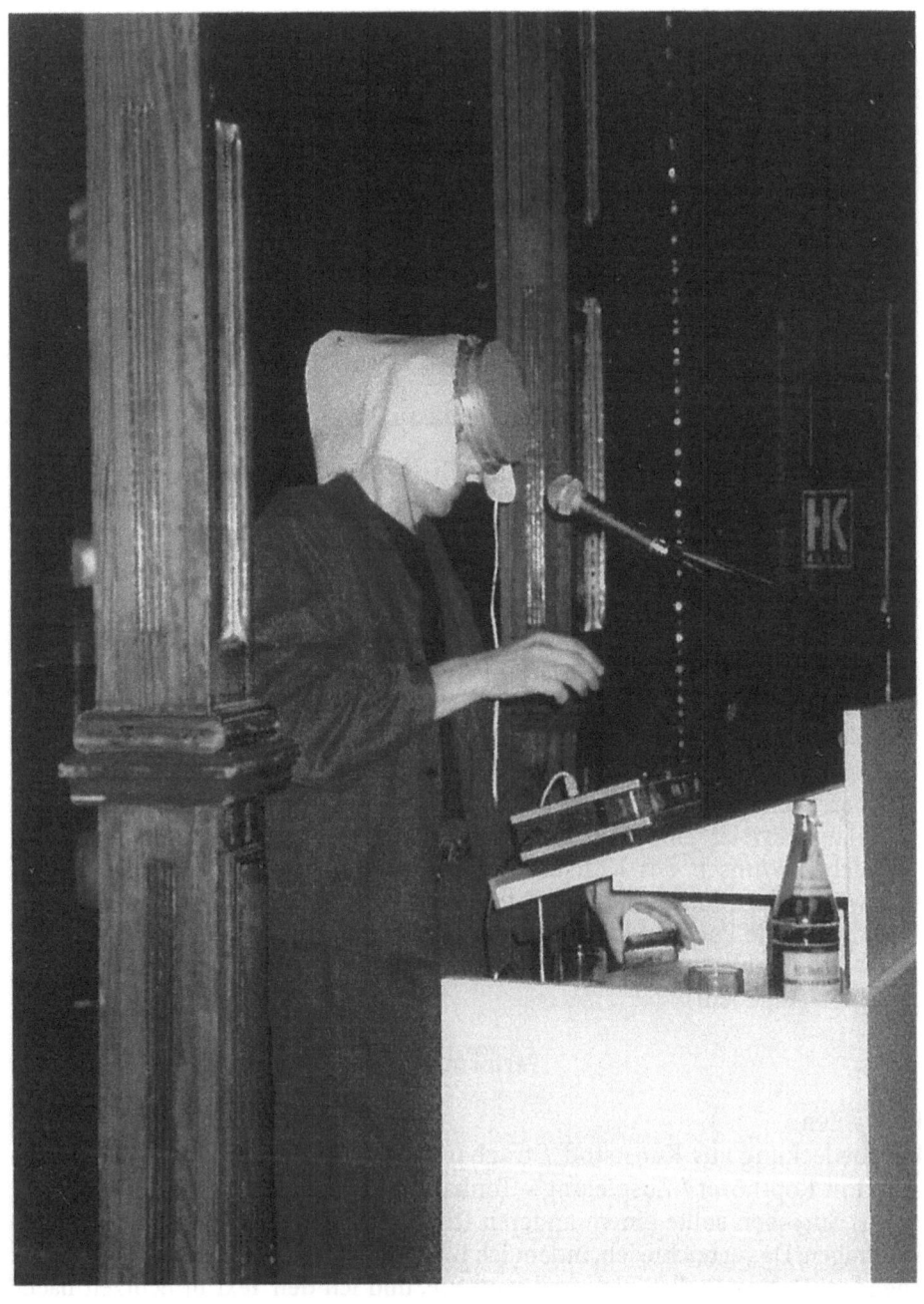

Emil Siemeister, Performence,Heidelberg 2001

eine andere Bedeutung und somit eine neue Gestalt. Ich, meinerseits, empfand bei diesen Brüchen – wie vielleicht sonst Sprachlöcher erzeugen – keine peinliche Regung, da ich mit der unermüdlichen Jagd nach dem ultimativen programmierten Vorsprecherdouble beschäftigt war. Parallel und zeitgleich schob die geloopte Klangmaschine ihre rituellen Töne aus dem Lautsprecher an der Stirn und spannte nochmals das Maß der Konzentration auf eine höhere Ebene.

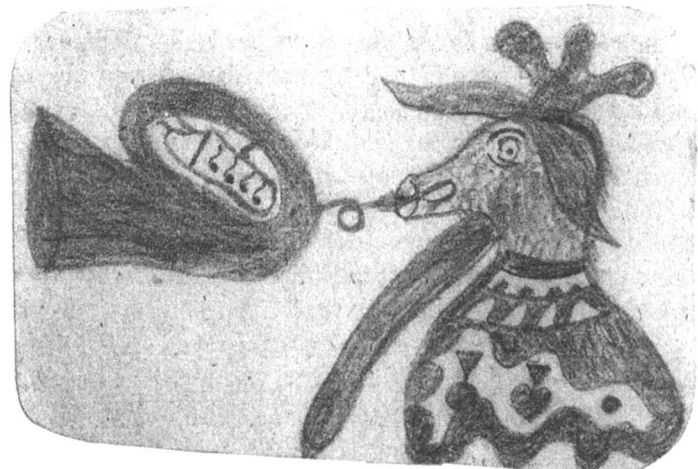

Abb.1.1.   Stefan Langs, Inv. Nr. 1952, Bleistift auf Karton, 13,4 x 8,6 cm, undatiert

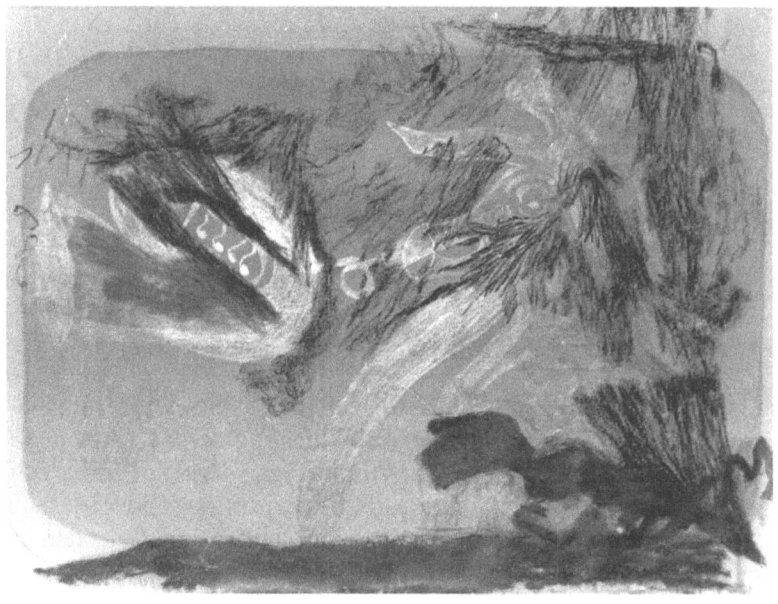

Abb.1.2.   Emil Siemeister, Zwischenstadium des Bearbeitungsprozesses

Das alles verpolte die gewöhnliche Erregung zum Publikum! Um die verschiedenen Requisiten am Körper zusammenzufassen, diente die lose Kopfbedeckung, kurz Haube genannt.

Die Texte dokumentieren den prozesshaften Verlauf der Arbeit an den Zeichnungen aus der Sammlung Prinzhorn. Von Anfang an war für das Weiterkommen in der bildnerischen Gestalt die schriftliche Aufzeichnung – die Klärung durch das Wort, das grafische Zeichen des alphabetischen Buchstabens, – von großer Bedeutung.

Da für mich das haptische Festhalten des soeben in der Bildsprache Stattgefundenen wichtig war, entstand eine textliche Aneinanderkettung von brüchigen Wort und Satzkaskaden, ungeachtet ihrer literarischen Qualität. Zudem sollte das Oszillieren zwischen Text und Bild eine Ergänzung und Dynamisierung ermöglichen. In dieser Form entstanden die protokollartigen Aufzeichnungen, im Sinne eines virilen Apothekers, die sich zwischendurch auch auf die dazugehörigen Filmexperimente ausweiteten, bis auf die vorläufig letzte Welle über eine größere Zeichenserie mit neuem methodischen Ansatz, nämlich: Bildung als mentale Suggestion.

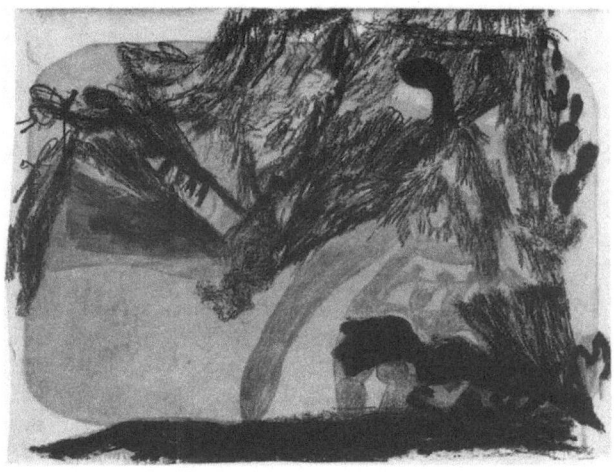

Abb.1.3.   Emil Siemeister, Bleistift und schwarze Ölpastellkreide auf Karton, 131 x 95 cm, 1985/86

Für den Vortrag dieses Protokoll-Textes, wählte ich eine wiederum autonome gestalterische Form, die sinnstiftende Verbildlichung des Begriffes in sich und parallel zum Text den Inhalt trug. Die rhythmisierende und im Hörbaren rituelle Klangmaschine aus dem Äther – als plastisches drittes Auge oder Verschließung des Blickes und somit Innenschau – sollte beim Zuhörer einerseits den hypnotischen Schlaf und andererseits dadurch das Freistellen von unvermischten Zonen der Wachsamkeit herstellen. (Suggestibel genug gemacht zerfällt man in die Pole Unempfindlichkeit und Sensitivität).

Da generell in meiner Arbeit Prozesse als Inhalt selbst von Bedeutung sind und somit oft erst darin im Verlauf ihre Qualität überprüft werden kann, schloss ich als Vor-Träger in diesem Fall das Risiko des Scheiterns als Bestandteil mit ein. Das erzeugt eine Konzentrationsform, die eine Erprobung und Wiederholung nie mehr erreicht. Man wird von Überhöhungen seiner selbst begleitet, die durch das Bewusstsein von bereits bekannten Gestaltformen nicht erzeugt werden können. Lustvoll, wenn die Schwingung, wie eine plastische Form, unschuldig erhellt den Raum. Das Publikum, in der Dienerschaft als Medialer Kadaver, aktiviert sich seinerseits als Parameter in geschlossener Form.

Königsdorf, 17 Jan. 2002

Transkription „Sim-sa-la-Bim"

Aufzeichnungen 1983 bis 1986

Bearbeitet werden nur Zeichnungen, die ich vor zwei Jahren selbst in der Psychatrischen Universitätsklinik Heidelberg fotografiert habe. – Mit Ausnahme von Karl Brendel. – weil ich mir nicht helfen kann!

Karl Brendel: „Wenn ich ein Stück Holz vor mir habe, dann ist da drin eine Hypnose – folge ich der, so wird etwas daraus – sonst aber gibt es einen Streit.".

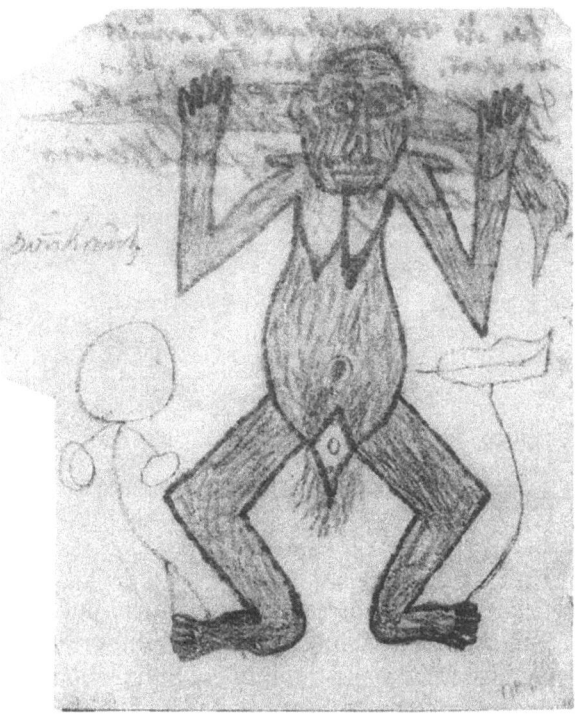

Abb.2.1.   Karl Genzel (Brendel), Inv. Nr. 144c recto, Kopierstift auf Papier, 11,3 x 9,5 cm. undatiert

Juli 1983

Die Originalformate von K. Brendel sind 8 x 10 cm. Das Format von dem ich abzeichne, im Buch von Prinzhorn, ist 5 x 3,5 cm. Die Vergrößerung der Arbeiten steigert die Sogwirkung der Formationen (Inhalte). Erst mit der Vergrößerung kann man noch genauer die Arbeitsqualität feststellen. Die minutiöse strukturell-grafische Behandlung wird klarer und in der Arbeitsweise anschaulicher. (s. Abb.2.1. – 2.3.)

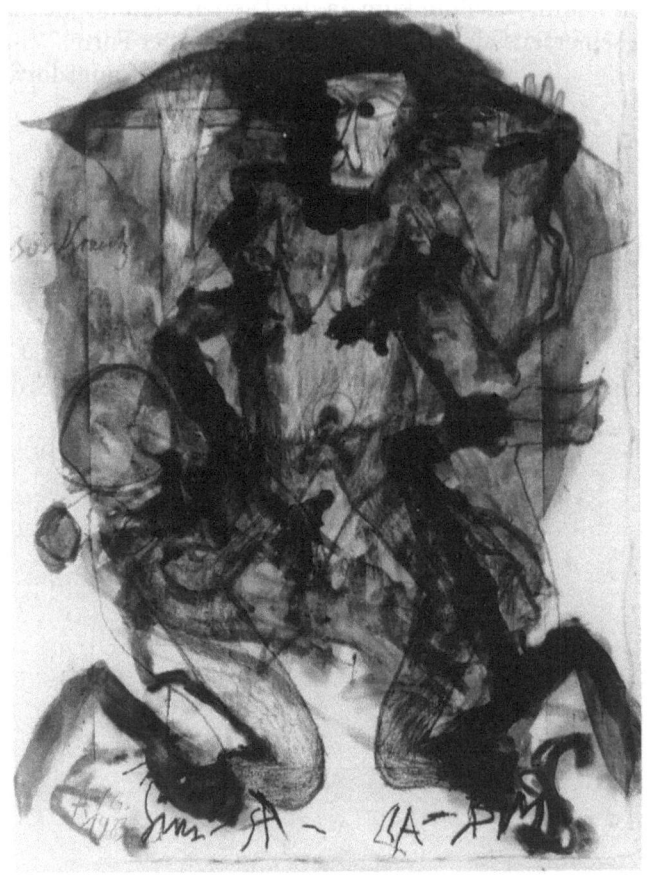

Abb.2.2.   Emil Siemeister, Zwischenstadium des Bearbeitungsprozesses

W, 5. Juli 1983

Auch ist mir klar, dass ich diese Arbeiten nicht nur als Erweiterungen ansehe, sondern auch als Verengungen und Verminderungen der ursprünglichen Qualität. Und ich weiß, wenn dann so ein Bild fertig ist, ob jetzt trotz der formalen Ausdehnung und Dynamisierung das Bild enger ist oder nicht, oder ob nicht genügend riskiert worden ist, um die schon vorhandene Äußerung zu steigern. Aber ich akzeptiere auch diese Fehlzündung!

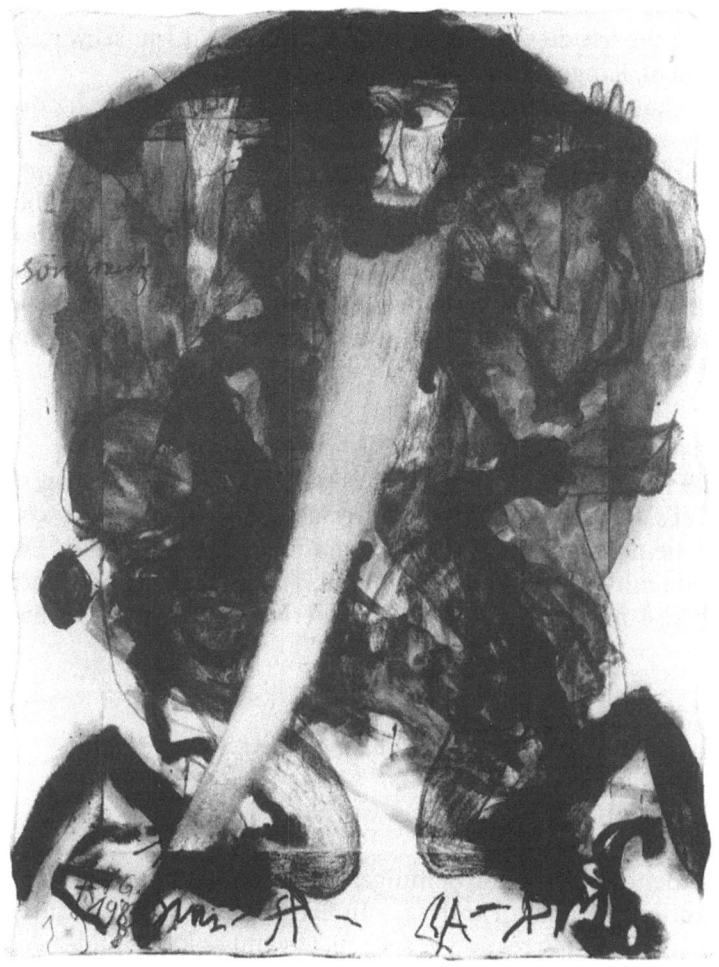

Abb.2.3.   Emil Siemeister, Bleistift/Grafit/schwarze Tempera u. schwarze Offsetfarbe auf Papier/Leinen, 130 x 97 cm, 1983/86

W., 18. Juli 1983
Karl Brendel ist mir fast schon zuviel geworden. Ich hatte keine Geduld mehr–
Vorlagen waren sehr klein – Augen fast tot.

18. Juli 1983
Es besteht bei diesen Arbeiten die Gefahr, dass das vorgegebene Motiv zur Vervollständigung des Handlungsablaufes anregt, zur Illustration des Vorgegebenen.
Ich merke es oft in den Ansätzen, dass mein Zeichnen – Malen oft versucht Begonnenes in der Prinzhornsammlung meiner Ansicht nach zu vervollständigen. Dabei aber geht es darum das Vorhandene durch abstrakte Mittel wie Punkt-Linie-Fläche in Bewegung zu setzen.+ immer in Bewegung zu setzen.

13. Jan. 1984

Gestern habe ich diese „Magische Frau" [s. Abb.5.1.] in schwarzer Ölkreide fertig gemacht. Lange hats gedauert – ich wusste nicht wie.

Plötzlich kams: ich muss tiefer noch gehen als dieses Schwarz der Ölkreide ist. Ich muss mit den Händen schmieren. Ich patschte ziemlich pastos das Oxidschwarz mit den Händen auf die Leinwand, und die Überlegung stimmte. Vor allem das intuitive Gefühl stimmte. Das Ergebnis ist gut! [s. Abb.5.2.]

Auf der rupfigen Ölkreide breitet sich sehr flächenhaftes tiefes stumpfes Schwarz aus. Ich war während des Malvorgangs sehr erregt – musste in einem Zug fertig machen. Dieses Bild erweiterte mir meine ganz persönliche Arbeit in Hinsicht der Methode, aber nur weil ich ganz genau hinsah. Sonst wäre es eines von vielen.

W., 14. Jan. 1984

Das Bild mit der „Schwarzen Frau" strahlt auf mich einen magischen Hypnotismus aus. Eine ganz sonderbare Gestalt, die so klar ist dass ich nicht hinweg kann sie noch 3 mal nachzuzeichnen und zu überarbeiten. Die einzigen Instrumente mit denen ich ihr beikommen kann sind meine Hände, weil die Hände ebenso monumentale Spuren hinterlassen wie es das Schwarz dieser FRAU ist.

W., 14. März 1984

Die 3 weiteren schwarzen Frauen haben einen Zwischentitel:

ICH KRIEG DICH

ICH KRIEG DICH NICHT

ICH   KRIEG   [s. Abb.5.3.]

Es geht bei diesen Überarbeitungen nicht um Akzentuierungen, sondern um Erschütterungen, um Paralyse. – In Erregung versetzte Bildmomente. Ich wollte mich selbst in Erregung versetzen, obwohl es keine Bilder von mir sind aber von mir „nachgefahren" werden und nachgespürt werden und dann wieder trotzdem von mir sind – das beweist ihre Tatsache dass sie sind – Ich wollte reagieren in meinem Tiersein auf mich und gleichzeitig einen mir fremden Urheber.

In dieser Spaltung von mir und nicht von mir eine Synthese herstellen, sodass die Bilder dann suggerieren, dass sie einzig und allein von menschlichen NERVEN durchzogen sind, aufgepeitscht und in dieser Stellung (Gestalt) verharren. Und sie werden nur mehr durch das Betrachten abberufen und bewegen sich in der Imagination weiter.

W., 12. April 1984

Wieder 3 Bilder fertig gestellt – davon 2 großformatig. (Ringelurheber) [s. Abb.3.1.]

Hier in Königsdorf kann ich die großen Arbeiten gut umsetzen. Es ist genügend Platz!

Die 2 großen Bilder sind voneinander sehr verschieden. Eines davon hat
große Totalität. – Ein schwarzer Balken fährt 2 Köpfen über den Kopf wie ein
Gewitter – mächtig! Diesmal hat es bei diesen 3en länger gedauert bis ich mich
entschloss ihnen den entscheidenden STOSS zu geben. [s. Abb.3.2.]

Ich umkreiste sie mit anderen Arbeiten die ich zwischendurch einschob,
solange, bis mir ihre ständige Anwesenheit Auskunft über ihre Steigerung oder
Tötung gab. [s. Abb.3.2.] Im Unterschied zum klassischen Stierkampf ist dieser
Stierkampf beim getroffenen Degenstich ein Lebenszeichen. Beim Nichttreffen
ein Todeszeichen.

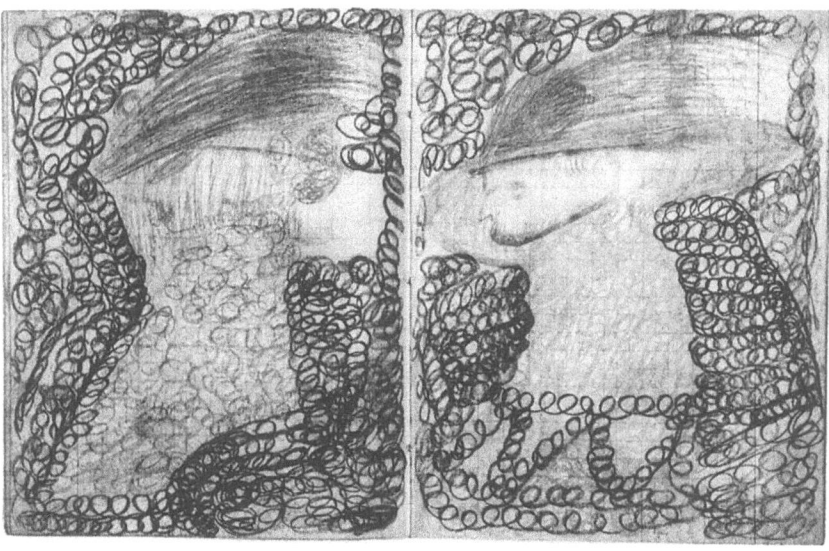

Abb.3.1 Elisabeth F., Inv. Nr. 3688, Bleistift u. Fabstift auf Papier/Heft, 33,2 x 20,5 cm, um 1917

Kö, 25. Aug. 1984
Habe heute eine zweite Fassung von Hermann Beils übereinander liegenden
Figuren auf Klosettpapier gezeichnet. Das Ergebnis der Zeichnungen ist ent-
sprechend der Vorlage (Kat. zur Heidelberg Ausstellung) gut geworden.
Momentan ist vom vielen Nachzeichnen mein Auge schon getrübt!

W., 30. Okt. 1984
Jetzt habe ich keine brauchbaren Vorlagen mehr! Die Fotos sind over! Der
Rest ist nicht brauchbar, müssen neu gemacht werden. Für dieses Jahr werde ich
nur noch eine Hälfte des „Ringelnarren" zeichnen. Fahre morgen nach Heidelberg um neue Aufnahmen im Archiv zu machen. Das Nachzeichnen ist ein Gei-
stakt – durchtrieben. Ein Zusammenwillen meiner ganzen Kraft. Wenn ich
mich nicht zusammenhalte zerplatze ich – direkt vor der Geistmaterie. Wenn
sie aufgegangen ist, bin ich übernommen von Vorstellungen auf sie drauf los zu
kratzen – reinkratzen.

Einen neuen Planeten soll es geben, der 21 Lichtjahre von hier, vom Tisch, entfernt sein soll, hat der Radio gesagt – Wer ist er? Und dann mache ich ihn kalt, auf aufwendige Weise. Ich stecke mich an eine Nervenstromschnelle an und mache „Sim-sa-la Bim".

Was ich weiß bin ich! Er, der Urheber geht patschen. Oder er kriegt mich. Ich ducke mich und gebe ihm eine von hinten. Er, der Schlag, dringt durch nach vorne. Geistsalz blüht aus. Im Keller. Ich schlafe neben ihm und mache mir nichts aus seiner Anwesenheit. Ich tu ihm weiter was.

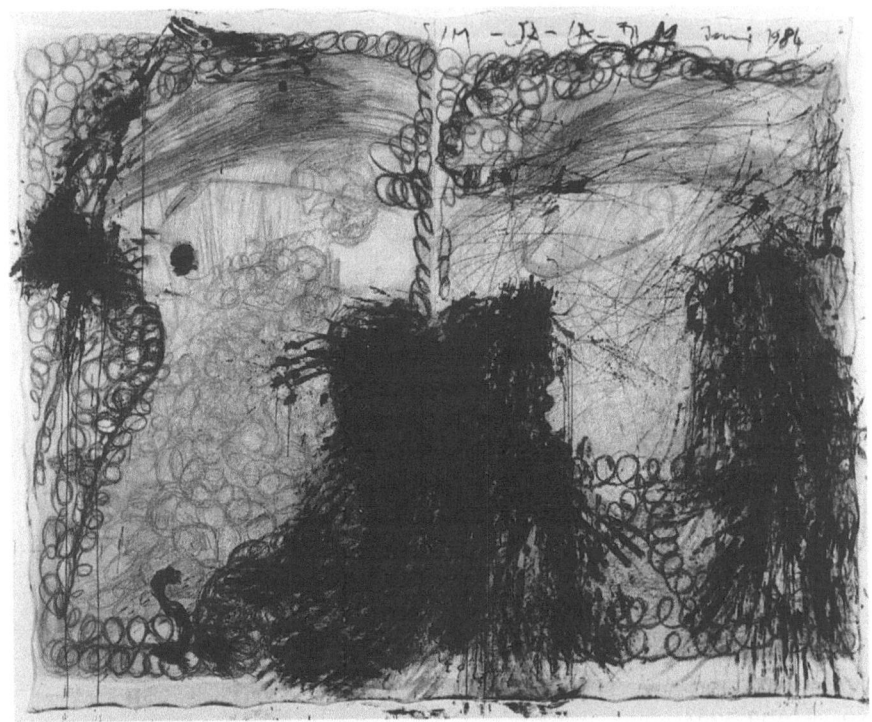

Abb. 3.2. Emil Siemeister, Zwischenstadium des Bearbeitungsprozesses

W., 10. Dez. 1984

In den letzten beiden Monaten habe ich nichts bezüglich Prinzhorn gemacht. Es galt vieles anderes neu zu entdecken und weiter zu treiben, damit auch diese Erfahrungen wiederum in die Prinzhorn Zeichnungen einfließen können.

Am 23.5.85 die Arbeit an den Zeichnungen wieder aufgenommen.

Großes Bild auf Holz gezeichnet. Das ist das einzige Bild das ich frei, ohne Nachzeichnung, nach Hermann Beil gezeichnet habe. Darin verwendet habe ich den Siebdruck von „Popul Vuu" als Kopf – wie eine Schablone ausgeschnitten und auf die Platte geklebt. Nachdem ich die Zeichnung fertig hatte, habe ich

die ganze Figur mit einem weißen <u>Federkleid</u>, malerisch mit dem Pinsel aufge-
tragen, übersät. Das Weiß erzeugt einen schwerelosen Eindruck, die Figur gerät
in eine physikalische Bewegung.
3.+4. Feb. 1986

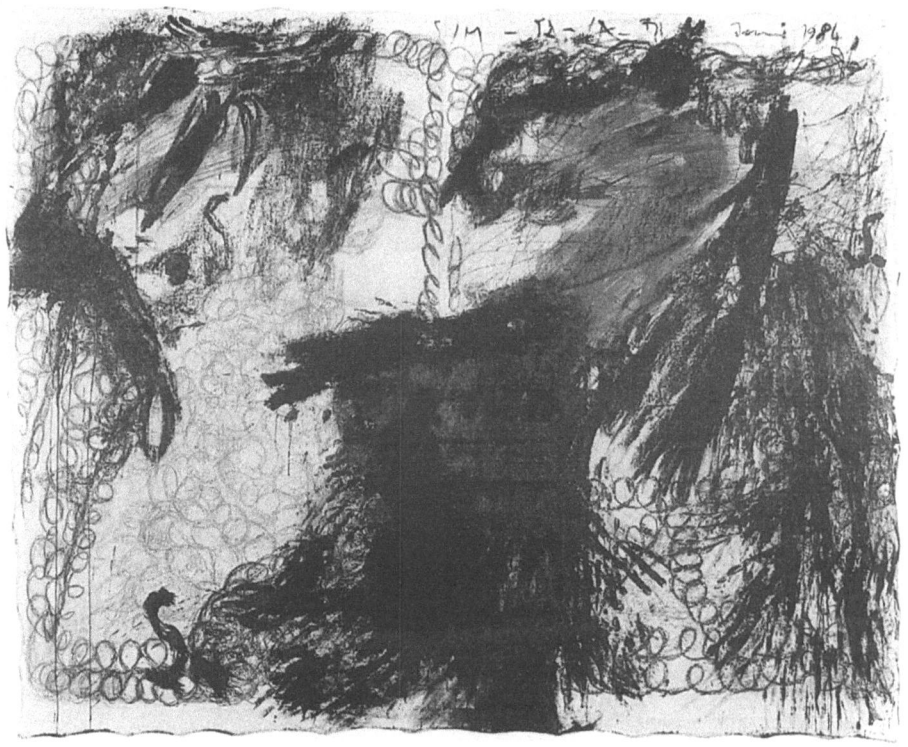

Abb.3.3   Emil Siemeister, Bleistift/schwarze Tempera u. Ölpastellkreide auf Leinen, 212 x 170 cm, 1984/86

Am 11. Feb. 1986
die Zeichnung von Oskar Panizza gemacht klar linear – sitzt oder nicht!
Herrlich ca. eine halbe Stunde Arbeitszeit.

10. März 1986
Überarbeitung des „Wagens mit der Pistole".
Versuch das „Ungelenk" zum vollen Ausbruch zu bringen, was auch gelungen ist. Jetzt besitzt das Bild eine noch nie dagewesene Schärfe. Das darauf
geklebte Papier mit Capaplex isoliert, damit es möglichst wenig saugt und gut
rutscht. In weiterer Folge mit Öl-Pastellkreide in eine Mischung von Wr. Neu-
städter mit Leinöl hineingeschmiert. Schwarz und Umbra.

Am 19. März 1986
Überarbeitung der Zeichnung Oskar Panizza. – In einem Zug maskenhaft in
schwarzer Tempera angedeutet – unfertiger Charakter – Pinsel ausgestrichen
– fast flüchtig.

20. März 1986
Überarbeitung der Zeichnung mit der Trompete (Posaune). [s. Abb.1.1.-1.3.]
So sorgfältig, so zart und sanft habe ich bis jetzt noch keines dieser Bilder bearbeitet.
Mit schwarzer Öl-Pastellkreide hab ich zuerst einfach Struktur „hinge-
haucht". Später das Gemisch reingeschmiert wo vom rechten Bildrand nach
links ein schwarzes Messer ausfährt und eine schwarze Welle den Körper
durchschneidet. Endergebnis – der König halluziniert, er hat zwei Ansichten.

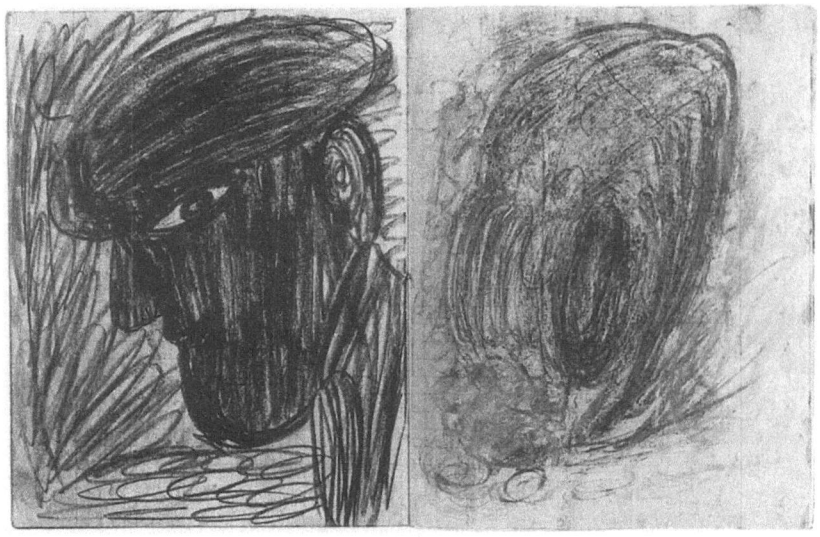

Abb.4.1.   Elisabeth F., Inv. Nr. 3688. Schwarze u. farbige Kreide auf Papier/Heft, 33,2 x 20,5 cm, um 1917

Ich glaube mit dem Bild hier in Königsdorf von Elisabeth F. [s. Abb.4.1.] das
ich mit Pergamentersatzpapier (das transparent ist) überklebt habe, beginnt
ein „neues Bewusstsein" in mir zu arbeiten – was nämlich diese Bilder noch
sein können.
D. h. bisher habe ich die Nachzeichnung als Triebfeder für eine erweiterte
Formation verwendet, im Sinne der Synthese, was heißt, dass ich als Betrachter Ursache und Wirkung linear verfolgen kann bis auf wenige Ausnahmen.
Nunmehr soll die „zwecklose Imaginationskraft" alles sein. D. h. Nachzeichnung des vorliegenden Motivs zum „einpendeln" nach wie vor – dann allerdings das Erscheinungsbild verlöschen lassen, fast zur Gänze auslöschen, d. h.
transparent überkleben oder zumalen.

Dann zählt das Hervorholen – das Entlocken des Erinnerungsbildes, gekoppelt mit der ganzen Imaginationsenergie, das sich als diese MASSE in Erinnerung an das jeweilig „Darunterliegende" ins Bild überträgt. Ich glaube, dieser Vorgang muss sich von meinen anderen Bildern grundlegend unterscheiden, wenn ich authentisch „Davor" bin.
6 April 1986

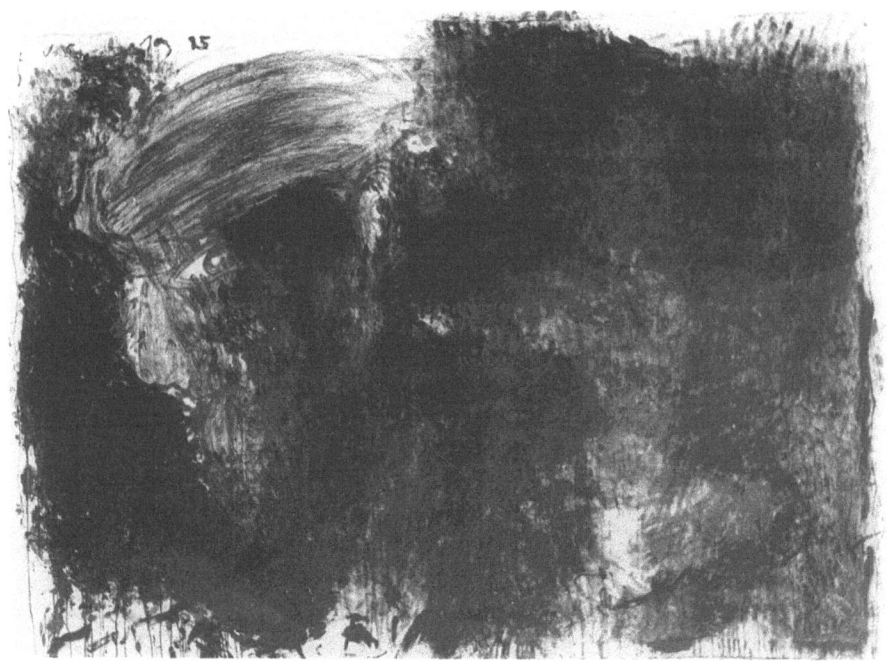

Abb.4.2.   Emil Siemeister, Zwischenstadium des Bearbeitungsprozesses

10. April 1986
– in einem Zug das Bild überarbeitet von Elisabeth F. [s. Abb.4.2.] Als ich 1985 das Bild in Kassler – Braun stark verdunkelt habe war ich hinterher unzufrieden. Ich spürte, das kann kein Endergebnis sein.
Jetzt 1986 überklebte ich das Bild mit Pergamentersatzpapier, sodass der Untergrund leicht durchschimmert, was nicht günstig war wie sich später herausstellte. Meine entwickelte Methode (?) „Ringelzeichnung" sollte hier voll einschlagen – ohne Rücksicht auf das darunterliegende Motiv. Der schmierige Grafit allerdings versumpfte zu sehr in den Untergrund, was Differenzierungen schwer machte. Es war klar – es müssen starke Akzente her Umbra Natur und eine Mischung aus Permanent und BordeauxROT sollten diese leisten.
Zugeben muss ich sagen, dass die Grafitformationen in ihrer Amorphisierung keine Struktur zeigten. Das war ein schlechter Ausgangspunkt. Durch Einsetzen der Farben hatte sich das ganze Bild zwar verdichtet. Erst als ich das

Bild als SCHLECHT akzeptierte ging ich zum vollen Risiko über – und es
wurde noch schlechter.

Durch partielle Auswaschung mit dem nassen Schwamm erreichte ich klare
Felder, die es mir ermöglichten neu einzusetzen – als dann ich das ROT noch
mehr intensivierte.
Mit dem heutigen Tag ist das Ergebnis gut.

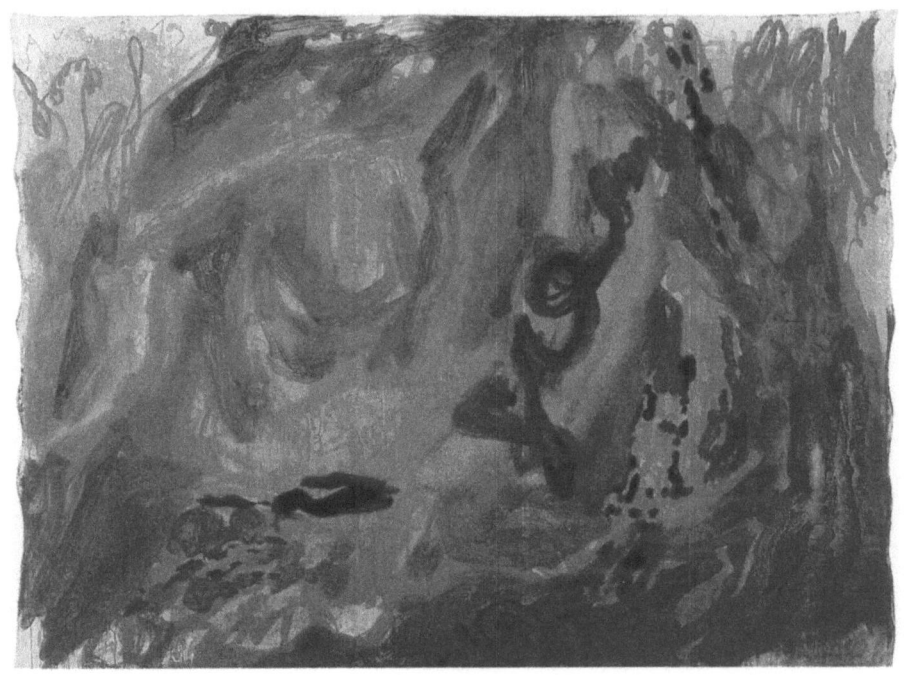

Abb.4.3.   Emil Siemeister, Weiß überklebte Nachzeichnung/Grafit u. rote Tempera auf Leinen,
227 x 170 cm, 1984/86

Dieses Schreiben ist immer wie eine Schießübung: meistens daneben!
Scheißdreck.

Die „2 Radi" mit dem roten Kopf am 2.+3. Mai 1986 nochmals überarbeitet, hier
in Königsdorf. Zuerst dachte ich seis mit den GRAFITSENSEN getan. Heute früh,
vielmehr gestern abend schon, stellte sich heraus, dass die vorgestellte Schärfe
dadurch nicht erzielt wurde. Deswegen versuchte ich es heute mit dem „weißen
Pinsel" in Grafit und ins Rot zu fahren, was das Ergebnis besserte und als groß
„ungelenk" erscheinen lässt. Ich glaube, das ist das Endergebnis! [s. Abb.4.3.]

3. Mai 1986
Das vorläufig letzte Bild von Elisabeth F. am 12.Mai 1986 fertig gestellt. Nachzeichnung 2 Tage. War sehr gut!

Am 18 . Mai 1986 habe ich mir nochmals das Ausschnitt – Bild von C. Orth „Die sitzende Frau am Kaffeehaustisch" vorgenommen. Zwischentitel dieses Bildes von 1983 „Ich krieg dich nicht", das zweite von drei Fragmenten.

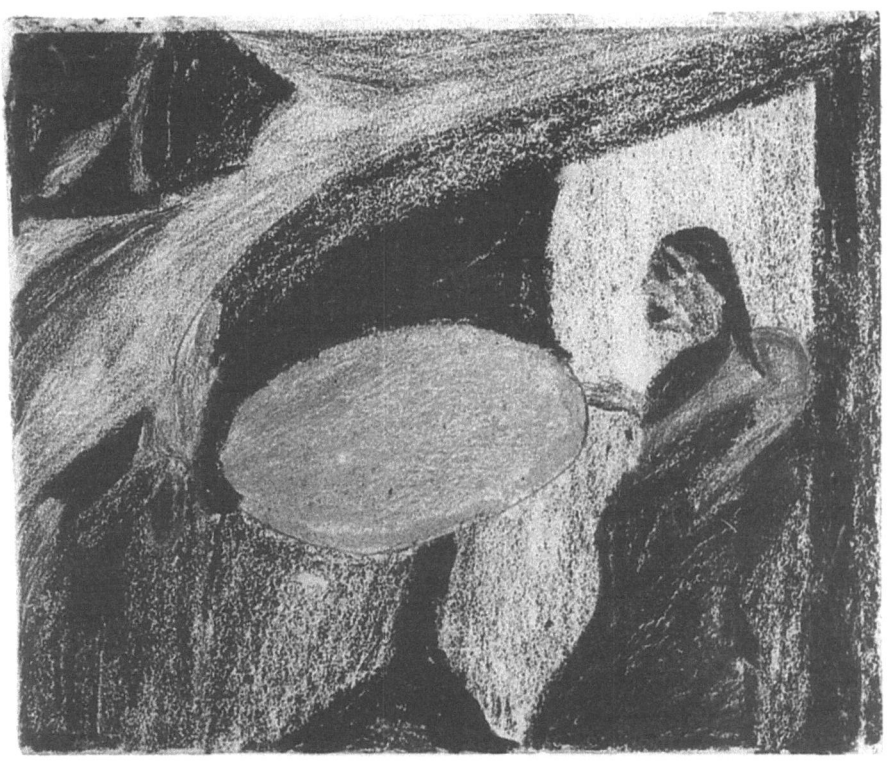

Abb.5.1.   C. V. Orth (Oertzen), Inv. Nr. 706 recto, Bleistift u. farbige Ölkreide auf Papier, 21,5 x 17,5 cm, um 1900–1919

Es war mir viel zu linear die Fingermalerei umgesetzt – fast banal im schlechten Sinn. Die Umarbeitung brachte einen Erfolg. D. h. das Endergebnis trifft den „ungelenken" Brennpunkt; so charakteristisch wie fast kein Bild.

Den zweiten Mann von BRENDEL habe ich in den „Abgrund" befördert. Hin gemacht und somit unter Pergamentersatzpapier begraben. Ich werde ihn zur Gänze neu gebären und zwar aus einem neuen Geist. Das alte Bild hat mich belogen.

Am 29.April habe ich begonnen mit der Serie über M. Becker.

Ein interessant reduziertes Bild, offensichtlich unvollendet. Einen Kopf beginnend an der linken oberen Bildecke – Zeichnung (Bleistift).

Anfangs begann ich das Ohr und das Auge noch im Sinne des alten Begriffes der Nachzeichnung zu zeichnen. Da sich aber schnell herausstellte, dass es mehrere Bilder (Zeichnungen) werden würden, habe ich die Nachzeichnung aus der reinen Imagination angefertigt, ohne Vorlage – eine Art die sich nicht mehr an die 1:1 Übertragung hielt. So stand diese Nachzeichnung nur mehr als reiner „VORWAND" da, bar.

Dabei blieb es vorläufig!

Die Zukunftsabsicht besteht nur im mentalen Imaginieren – Die zweite Methodik ist die des Überklebens.

Diese Arbeiten über Becker haben eine gänzlich andere Dynamik als alle anderen. Sie sind geschwinder im Punkt des Endproduktes und kleiner im Format. (ca.80 x 60 cm) Die Zukunft dieser Prinzhorn-Arbeiten liegt im amorphen Imaginieren – vielleicht in der „körperlichen Erinnerung", oder im „weißen Begraben"

W., 21. Mai 1986

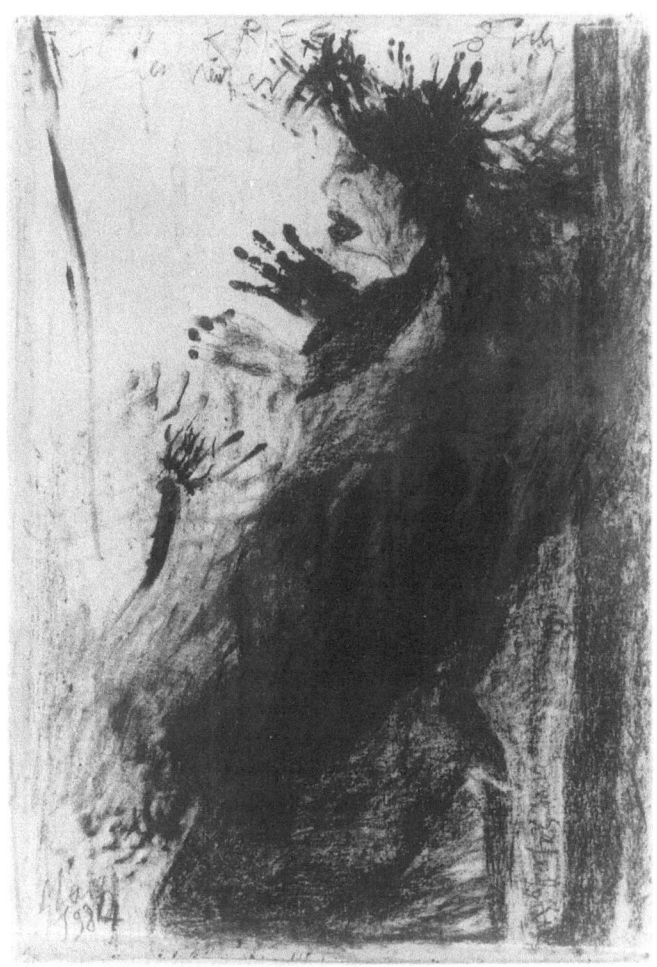

Abb.5.2.   Emil Siemeister, Zwischenstadium des Bearbeitungsprozesses

Am 23. Mai 1986 „Weißes Begräbnis" des 2. Mannes von Karl Brendel. Danach sanfte Überarbeitung in Grafit und Umbra Natur.

Heute den 30. Juli 1986 nochmals Hermann Beil überarbeitet. D. h. teilweise mit Pergamentersatzpapier überklebt und dann über das ganze Bild Grafit runtergerieben.

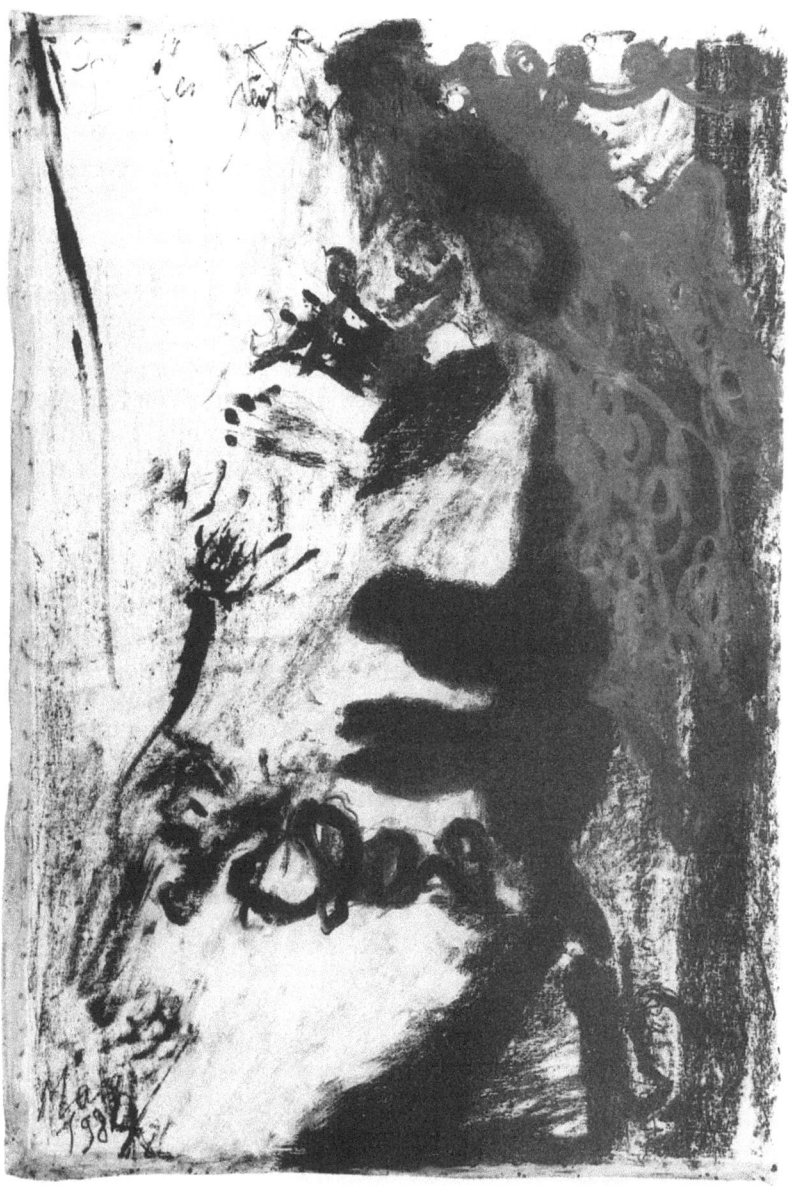

Abb.5.3.   Emil Siemeister, Grafit/Ölpastellkreide u. schwarze Tempera auf Leinen/Fragment, 144,5 x 103 cm, 1984/86

Ebenso vorbereitet für die nochmalige Überarbeitung – ein Bild von Elisabeth F. Überklebt mit Pergamentersatzpapier. Überarbeitet wie zu einem schwarzen Schiff!

6. Aug. 1986
Dieses Bild von Elisabeth F. bis zum schwarzen Balken überklebt und nochmals in Grafit und Grüner Erde überarbeitet, ohne Rücksicht auf die darunter liegenden Formationen. Eine noch immer sperrige Sache – aber ich bin im „Ungelenk" zufrieden.
Signiert mit: Elisabeth Siemeister

Gestern, 11. Aug. 1986 Königsdorf (Kuhstall)
Serie BECKER vorläufig beendet, 19 Variationen auf Transparentpapier. Einige Arbeiten sind signiert mit Becker.

Vorläufig unterbreche ich die Sim-sa-la-Bim-Arbeiten, bis die Ausstellung zu Ende ist – dann werde ich weitersehen was das Gefühl sagt, oder die Bedingung der sonstigen Arbeiten.

Als letzte Arbeit werde ich noch beginnen die Signatur von Karl Moser, ein Heft, wenns rechtzeitig fertig wird und trocknet kommts zur Ausstellung. Wichtig ist: dass die Nachzeichnungen in einem Zug durchgemacht werden.
Kö, 8. Sept. 1986

In 2 Etappen habe ich auf 33 DIN A4 Seiten (in einem Schulheft) die Nachzeichnungen angefertigt. Ungefähr bis zur Heftmitte mit Vorlage dann „auswendig", die Signatur Karl Moser überhaupt blind. Die Überarbeitungen mit Bleistift sind bis auf die erste Seite in einem Zug entstanden. – Ich arbeite an anderen Arbeiten im Kuhstall – farbig – mit den Händen, hatte bordeauxrote Hände, ging ins Zimmer und arbeitete im nahtlosen Übergang mit ziemlicher Geladenheit am HEFT weiter. Rot wurde teilweise die Unterlage und auch das HEFT. Die Ansprüche haben sich erst während der Arbeit entwickelt: Es war kringeln – stricheln – kurvig vor allem, keine Hacker. Indem entstand auf den meisten Seiten so ein Netzwerk Gestrüpp, teilweise wieder links-rechts händig synchron. Einfach händische Bewegung. Planetenwandelhimmelabiteer – ich glaub, so hab ich gearbeitet.
Kö, 14. Okt. 1986

Heidelberger Jahrbuch, Band XLVI:
T. Fuchs, I. Jádi, B. Brand-Claussen, Chr. Mundt (Hrsg.): Wahn Welt Bild
© Springer-Verlag Berlin Heidelberg 2002

„Leben ist ein Ding an sich.
Mein Werdetraum zieht durch die Welt" (v. Wieser)

Manos Tsangaris

Das Kleine rettet uns

Im Frühjahr 1989 wurde ich gefragt, ob Interesse bestünde, etwas mit sogenannten „musikbezogenen Arbeiten" aus der Sammlung Prinzhorn anzu-
fangen. Anlass war die geplante Ausstellung Muzika, der ein musikalisch-
performatives Programm integriert werden sollte.

Nachdem ich mich ein wenig kundig gemacht hatte, fuhr ich im Mai nach
Heidelberg, um Inge Jádi, die Leiterin der Sammlung, zu treffen und um einige
Arbeiten einzusehen.

Manches findet sich schon allein dadurch, dass anderes als nicht in Frage kommend ausgeschlossen wird. Z.B. kommt nicht in Frage, dass ich partiturähnliche
Blätter – und etwas anderes gibt es da nicht – quasi interpretatorisch umsetze.
Genausowenig, dass ich irgendeinen vermeintlichen oder vorhandenen Wahnsinn
darstelle oder ausschmücke.

Oder dass ich mich über die Arbeiten der Geisteskranken stelle und mit meinem
Stück darüber referieren würde oder dergleichen.

Außerdem arbeitete ich zu jener Zeit schon an einem Werk, das, wie mir
schien, bestens geeignet war, Impulse anderer Künstler aufzunehmen und
aufs natürlichste einfließen zu lassen: TAFEL 1, ein Stück am Holztisch, der
sowohl als Miniaturbühne für Klänge, Objekte und Lichtprozesse, als auch als
1:1 Modelltisch für zwei oder drei Spieler dienen sollte, die an ihm sitzen und
mit ihm gemeinsam wiederum eine Szene bilden sollten in einem Raum, der
von dieser Szene aus homöopathisch bespielt wird, d.h. mit kleinsten, geringsten Mitteln die größte, raumgreifendste Wirkung zu erzielen.

Sie sehen schon, ich bin ziemlich praktisch, was die Konditionierung eines
Werks angeht, (dann aber kompromisslos), und zum praktischen Aspekt
zählt auch, dass ich endlich ein absolutes Musiktheaterstück schreiben
wollte, dessen gesamte Ausstattung in einen gewöhnlichen Reisekoffer passt.

Mit diesem Koffer im Gedächtnis kam ich also in der Heidelberger Universitätsklinik an und traf im Treppenhaus, glaube ich, auf Inge Jádi, die, glaube ich, sich freute, dass ich extra angereist war, um Originale der Sammlung zu betrachten.

Ich wollte die Blätter von Hyazinth Freiherr von Wieser sehen, insbesondere auch die Willenskurven. (Farbtaf. 39, Abb.1.) Denn die verwiesen, so ziemte es mir, direkt auf transitorische Prozesse, wie sie in meinen Stücken immer notwendig sind. Die Frage ist nicht, was ist, sondern immer, was *wird* gerade, wie entwickelt es sich von hier nach da oder sonst wohin. Es sind immer Übergänge, Bögen, anders geartete Kadenzen, als wir sie aus der klassisch-harmonischen Denkweise kennen.

Die Arbeit des Kollegen beeindruckte mich und versetzt mich noch heute in Schwingung. Zum einen wegen der Notwendigkeit, die Dinge zu ordnen, ohne dieses Ordnen dem wissenschaftlichen Ordnungswahn unterordnen zu können. So genau gehts mir eben auch. Die Intuition erschafft ihre Kategorien, nach denen ich mich bis zur nächsten Landschaftserhebung oder Vertiefung vortasten darf, vielleicht wie ein zeitweilig Umnachteter, oder andersherum wie ein Raubvogel, dessen ultrascharfer Blick aus der Schwebe heraus das Relief der Landschaft abtastet und blitzartig kartographiert und ihm anzeigt, wo er sich niederlassen muss. Diese Intuition lässt selbstverständlich keine Sphäre verkümmern, die leibliche nicht, die geistige nicht, die Rede nicht, den Intellekt, die Mnemosyne und ihre Tochter Kalliope nicht. Einigermaßen denkscharf bin ich nur dann, wenn sie mir großzügig den musikalischen Fluss zukommen lassen, die Kraft, Abgründe zu überspringen, die ich bekanntlich ja gar nicht überspringen kann.

Auch das kennen wir von uns: Das Gefühl, es eigentlich gar nicht schaffen zu können, das Voraussetzung von Demut ist, die die Voraussetzung ist, dass einem Flügel wachsen und man losspringt und sich als ungeübter Flieger in den Abgrund stürzt und dann plötzlich fliegen kann. Wenn Ihnen das zu dramatisch ist, lesen Sie ruhig was anderes. Ich schreibe nur auf, wie es wird, wenn es noch nicht ist.

Ich schreibe nicht, was ich kann oder weiß. Und trotzdem entsteht mit dem Gefühl, es selbst dann nicht zu können, wenn man ein Werk schon vollendet hat, wenn es plötzlich öffentlich gemacht und womöglich beklatscht und belobigt worden ist, was einem dann ganz irreal und entfernt erscheint, denn es gehört mir ja nicht, entsteht aus dieser ungeheuren Verwirbelung – allerdings erst in der Wiederholung und Wieder-Holung – so etwas wie Meisterschaft, wird insofern eine verlässliche Größe im Unverlässlichen. Und bekanntlich ist ja noch kein Meister vom Himmel gefallen! (Können wir das bitte mal illustrieren, ausnahmsweise: Ein Schwarm fliegender Meister, die MeisterInnen selbstverständlich eingeschlossen. Ob Sie jetzt zum Spaß oder wegen der Ökonomie Formation fliegen, einer vorneweg, die anderen hinterher, oder ob sie gelassen, einzeln kreisen wie die Geier in Afrika, lassen wir dahingestellt, geflogen. Und keiner, keine von denen fällt einfach so vom Himmel. Und keiner, der ihnen Übles wollte, kann sie abschießen. Denn sie sind unsichtbar.)

Dieses „Von-hier-nach-da-auf-genau-diese-Weise-und-nicht-anders"spricht mich bei Wieser so sehr an. Außerdem der Witz. "Isidor, Du kleiner Mann, Hast Du es vergessen, Dass ein Mädchen, Wenn es kann, Möchte Männer fressen. Und es schnappt die Zähne auf. Kuss Darauf!" Ist das nicht verzweifelt schön?!

So etwas habe ich also aufgenommen in den Leib des Stücks TAFEL 1, das jetzt zusätzlich den Untertitel trägt: „Wiesers Werdetraum". Ich habe ihm also ein paar kleine Texte stibitzt und sie in das Stück gebaut. Das ging ganz einfach. Denn in diesem Stück wird eigentlich nichts verwendet oder eingesetzt, geschweige denn als Material missbraucht. Jedes Ding, und sei es dem Anschein nach noch so ärmlich, banal oder alltäglich, behält seinen geistigen Platz, sein Zentrum und wird insofern gewürdigt und nicht bloß kalt genutzt wie, sagen wir, der Dominantseptakkord in „Schöne Maid, hast du heut' für mich Zeit".

Die Dinge, die Klänge, die Wesen, die geistigen Zentren, die SpielerInnen selbst werden miteinander in Konjunktion gebracht, das ganze Raumschiff setzt sich in Bewegung, setzt auch auf die Sinne, die miteinander in Bewegung geraten, setzen sich kühl ins Kalkül, nämlich durch Sparsamkeit untereinander, fein geordnet nach Feldern, soviel Geduld müssen sie schon haben, dass nicht alles auf einmal losplatzt, dass sich bloß nichts untereinander erschlägt oder weglöscht, sondern alles Platz hat und sich gegenseitig stimuliert, gut durchzuatmen, die Ordnung muss schon sein, wegen der Schönheit, aber es ist IHRE Ordnung, das Untereinander der Klänge, womit natürlich auch die zeichnerischen Lichtklänge, die kinetischen der Fadenorgelobjekte in der Luft, die Stimmklänge der MitspielerInnen, eben alle Klänge gemeint sind, die sich zu- und ineinanderfügen.

Und was ist mit der Wissenschaft? Wieser, so lese ich in seinen Blättern, liebt die Wissenschaft. „Der Begriff des Nichts entsteht in der menschlichen Gesellschaft bei zunehmender Schnelligkeit der Situationsänderung (s. Geschichte der Mathematik, Null.)" Das ist scharf geschlossen! Ungefähr da befinden wir uns heute, finde ich, Nullebene, die Tempi löschen sich gegenseitig aus, die Zeit holt sich ein wegen Schnelligkeitswahn, fast REAL TIME, aber eben zu langsam. Und immer dieser Monitor, wo man Augenschmerzen bekommt.

TAFEL 1 ist ein echtes raumplastisches Stück, ohne Monitor, mit automatischer Distanzenklärung, was ist nah, was fern, was höre ich beim Sehen und sehe ich beim Hören, und was ist klein, so groß, was groß, weil so klitzeklein, und nah.

Das, hoffe ich, hätte dem Wieser gut gefallen, auch gut getan, dass er gesehen hätte, dass einer sich ebenso wie er auch für das ganz Kleine, Proportionale interessiert, dass es ihn magisch anzieht, dass wir die Welt für uns bilden können, ohne daran, dass sie es nicht sehen, kaputt gehen zu müssen.

Das Kleine rettet uns beide.

Dafür danke ich von Herzen dem Hyazinth, der Inge, dem Ferenc und auch dem Matthias und dem Thomas, besonders herzlich danke ich der Pi-hsien, die es so oft mit mir gespielt hat, dieses Spiel vom Tisch aus, in der ganzen Welt, und ich danke den anderen auch sehr, die es für sich spielen.

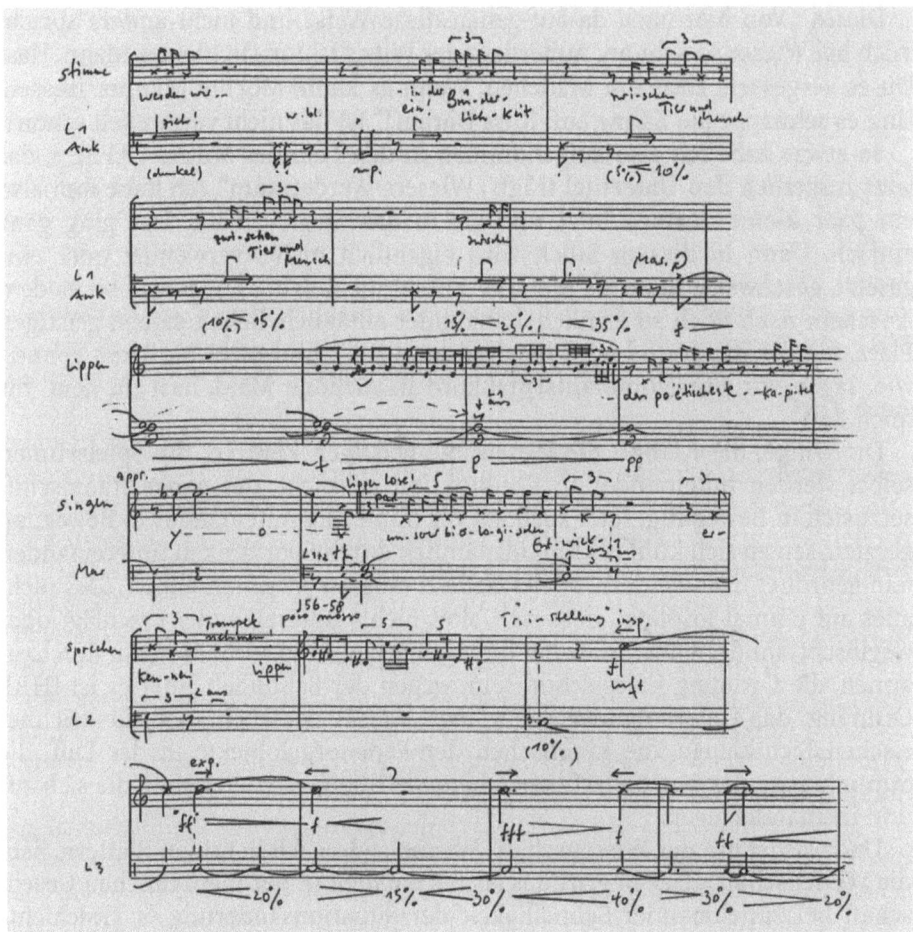

Abb.2.   Manos Tsangaris
„in situ", 1999, Seite 4, Thürmchen Verlag

Halt, wir sind noch nicht beim Ende.

Zehn Jahre später, 1999, sollte ich für die Zionskirche in Berlin ein kleines
Stück schreiben. Wieder bin ich hingefahren, weil ich mir die Situation:
Abendliche Dämmerung, Chorempore, wo kann das Publikum sein?, ansehen
musste. Denn das war alles vom Veranstalter festgelegt. Folglich heißt das
Stück später: in situ. (Abb.2., Abb.3.).

Ein Trompeter sitzt in situ, d.h. auf dieser Empore. Statt sofort ins Instrument zu blasen, bedient er fast die Hälfte der Zeit von seinem Platz aus eine
Reihe von Lichtinstrumenten, Objekten, die im Raum verteilt sind, so dass er
wie eine Spinne im Netz agieren kann: Er zieht an etwas, das sich auf ihn zube-
wegt, dabei wird das am Objekt befestigte Lichtlein gedimmt etc. Mit den Lippen deutet er Trompetenklänge an, übrigens genau so, wie es Blechbläser auf
der ganzen Welt in der Garderobe tun vor dem Auftritt, sie prüfen ihre Lip-

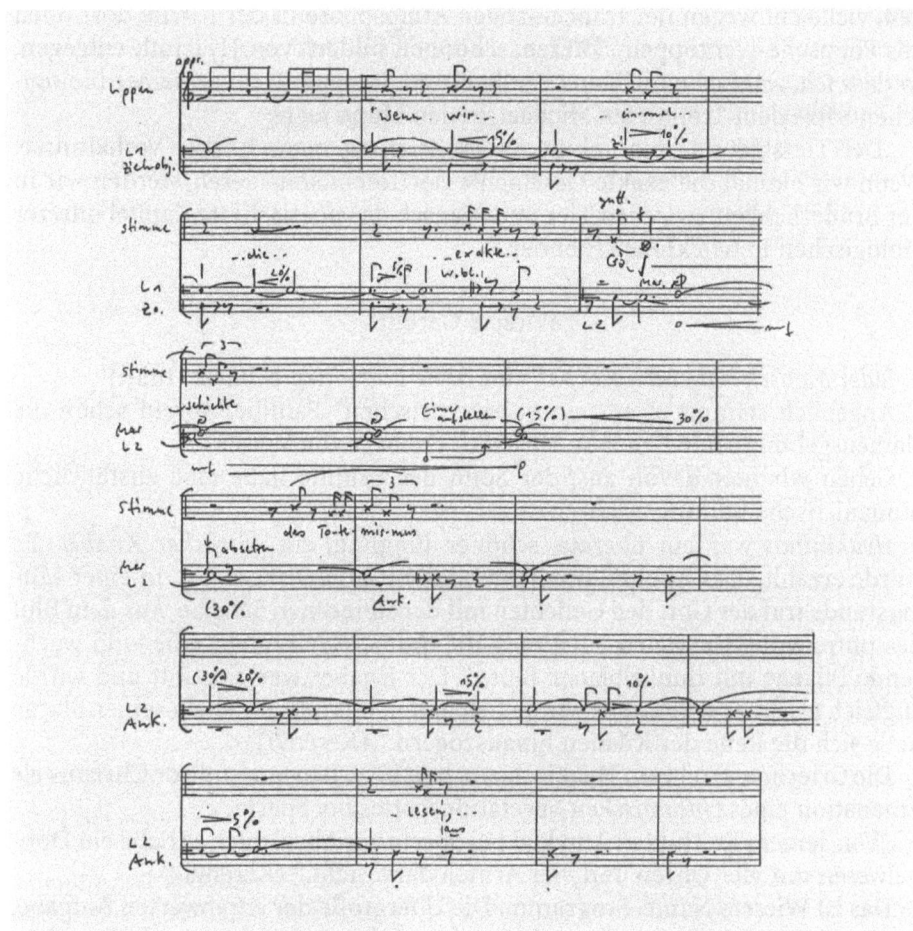

Abb.3.   Manos Tsangaris
„in situ“, 1999, Seite 5, Thürmchen Verlag

penspannung und prusten kleine Melodien. Dazu Sprache, oft einatmend
gesprochen, verteilt, fragmentiert unter die anderen Aktionen, wenn man so
will: in den größeren Zusammenhang integriert. (Da ist übrigens ein Problem:
Die Wörtersprache drängelt sich immer vor und will direkt an der Rampe stehen, so dass die anderen kaum noch zum Zuge kommen. Und sobald da etwas
wie Wörter erscheint, will unser Gehör aber auch ganz genau WISSEN, was
gemeint sein mag, und lässt sich nur sehr ungern abspeisen, außer vielleicht in
der Oper, wo wir gewöhnt sind daran, gar nichts zu verstehen, aber da wurde
uns ja lange genug GESAGT, dass das normal so sei, und man das zu akzeptieren habe!).

Als ich die treffendsten, die schönsten Wörter suchte, die vom noch nicht
Trompete spielenden Trompetisten inspiratorisch, d.h. einatmend, gesprochen
und halb gesungen werden sollten, fiel mir, vielleicht wegen der Vielstimmig-

keit, vielleicht wegen der trance-artigen Atmosphäre in der Kirche dort oben das Poetische "verkoppeln, kürzen, schönheit bilden" von Hyacinth entgegen, so dass ich, wahrscheinlich aus Faulheit und Sympathie, einen seiner biologischen Sätze dem Trompeter, Michael, in den Mund legte:

„Der Tierstaat ist keine bloße Symbolisierung menschlicher Verhältnisse. Wenn wir einmal die exakte Geschichte des Totemismus lesen, werden wir in der Brüderlichkeit zwischen Tier und Mensch das poetischeste Kapitel unserer biologischen Entwicklung erkennen."

Wiesers Garten

Jeder Mensch hat einen Körper, eine Seele und einen Namen. (Inuit)
Angeblich stammt er aus einer „exzentrischen" Familie, worauf schon die Namensgebung schließen läßt: Hyacinth Freiherr von Wieser.

Gehen wir hier davon aus, der Sohn der Familie habe eine ausführliche humanistische Bildung erfahren.

Hyakinthos war ein überaus schöner Jüngling, ein *göttlicher Knabe*. „Es wurde erzählt, dass Apollon ihn liebte und mit ihm Diskos warf. In einer Mittagstunde traf der Gott den Geliebten mit der steinernen Scheibe. Aus dem Blut des unfreiwillig Getöteten entsprang die Blume Hyakinthos, eine wild wachsende Pflanze mit dunkelblauer Blüte." Der Knabe „war ein Gott und wurde zugleich als Toter verehrt. Es wurde behauptet, mit den Zwiebeln seiner Blume ließe sich die Reife der Knaben hinauszögern." (Kerényi)

Die Griechen verehrten Hyakinthos schon im 2. Jahrtausend vor Christus als Emanation eines *chthonischen* Vegetationsgottes bei Sparta.

„Von seinem Kultbild in Amyklai bei Sparta wird berichtet, es habe ein Doppelwesen mit vier Ohren und vier Armen dargestellt." (Kerényi)

Das ist Wiesers Name, Programm. Die Übergröße der ehrenwerten Aufgabe, die in seinem Geburtsnamen enthalten ist, an der er zu scheitern droht, schon gescheitert ist und immer weiter scheitern wird, treibt ihn unweigerlich an. Dennoch ist er guten Mutes. Er klingt zugleich ernst und heiter.

Denn seiner Welt liegt ein alles bestimmender verborgener Wille zugrunde, so wie die verborgenen und umso verbindlicheren Bedeutungen seines Namens.

Die *Willologie* ist sein eigentliches Fach.

„Die Entwicklung der Sprache ist ein sinnfälliges Zeichen für die gesunde Fortentwicklung des Willens in der Sozietät. Die heutigen Völker mangeln daran; aber Ansätze fehlen nicht. Wir wollen weiter verkoppeln, kürzen, schönheit bilden. Der Sinn ist gleichbleibend. Der Takt schnellt auf. Die reichere Masse wirkt reichere Klangfarbe. Und reichere Göttlichkeit des Lebens wollen wir, instinktiv unbedingt, bewusst im Jugendmute und wenn wir das Soziale meistern. Steht Europa auf einem Höhepunkte der Kultur? Sprachprobleme bestehen die Fülle." (v. Wieser)

Als guter Wissenschaftler hat er das vegetative System des Wirkens des Willens zu erfassen versucht.

Poesie ist zwar notwendig, aber nur Teil dieses Versuchs: „Wie wollen weiter verkoppeln, kürzen, schönheit bilden."

Der gute Gärtner sät, pflanzt, pfropft, okkuliert, entfernt (Unkraut), beschneidet (Rosen), ordnet und weist jedem seinen Platz zu. Er ist natürlich nicht nur Gärtner, sondern selbst Teil des Gartens. Es geht um *Kultivierung*.

„Willologie ist die Idee von der Seele in der Natur." (v. Wieser) Klar für ihn ist, dass diese Wirkkräfte (des Willens) in jedem Fall eintreten. „Was ist dann Willen. Zumindest jene Vorstellung, welche brauchbar am Boden unserer wissenschaftlichen Methodik sitzen mag. Am Boden unserer Sprache? Am Boden unserer je zeitlichen Denkgewohnheit. Der Anfang aller Dinge also? Experimente werden es beweisen. Welche? Alle die nach dieser Methode vorgenommen wurden. Und damit wäre der ganze Wust des philosophischen Circulus vitiosus über Bord geworfen." (v. Wieser)

Wie jeder Naturwissenschafter will er die Natur beobachten, belauschen und erfassen: *Kartographie*.

Sein wissenschaftliches Labor ist der *Mistralgarten*, (Farbtaf. 39, Abb.4.), der – von außen gesehen – sogar dem Paradies ähnelt mit seiner Ummauerung, Umfriedung. (Paradies – von paradeisos „eingefriedeter Park, Tierpark, Garten der Seligen, aus altpersisch – pairidaeza „Garten, umzäuntes Landstück", aus pairi - „rundum" und daeza - „Mauer")

Wiesers *Mistralgarten* befindet sich auch auf dem Papier innerhalb einer Umfassung, wie eine Mauer, mit Öffnungen, die wie Zugänge oder Tore anmuten können. Darin verstreut die Beete seiner Gedanken, seiner Notate.

Die Welt als *Garten* wird vorausgesetzt.

„Gärtner bist du in der Welt" (v. Wieser)

Der Gärtner führt Buch.

Es sind die Aufzeichnungen eines Praktizierenden. Er übt sich im Erkennen der zugrunde liegenden Willenstrukturen und versucht, auch in den Abläufen seines persönlichen Lebens dem als Übender zu entsprechen. Aus seiner Sicht ist das Aufklärung. Uneigennützig will er uns in Form seiner wissenschaftlichen Aufzeichnungen, Kurven und Übungsprogramme die Realität der Willologie, die Notwendigkeit ihres Studiums nahebringen.

Verwirklichungsgedanke des allem zugrunde liegenden Willens:

– als Schöpfungsprinzip, in der Schöpfung abzulesen,

– als Realisations- und Übungsprinzip = Aufgabenstellung: dem Willen gerecht werden, erst erkannt, verzeichnet, dann die notwendigen Übungen vermessen und durchgeführt.

„Über das Wesen des Willens hinaus kann der Mensch kaum in die Natur eindringen". und: „Der Ursinn der Gesellschaft kann in keinem Wort umgangen werden." (v. Wieser)

Dafür braucht es die Auflistungen, Materialdisposition, systematisches Erfassen... In dem Sinne ist Wieser zuerst Empiriker.

Nicht er erntet, sondern *wir*.

Seine Materialdispositionen erscheinen dem Komponisten wie das Früchteangebot eines paradiesischen Gartens. Es ist genug Platz zwischen den

Früchten. Man hat noch Raum zum Ernten – oder sich einfach nur umzu-
schauen.

Weshalb die Poeten und Komponisten sich bestens bedienen.

Auch zu ihrem Geschäft gehört es, zu beobachten und aufzuzeichnen, zu
systematisieren und zu skalieren, sie erfinden Raster und wenden sie an. Auch
sie kürzen, koppeln, schneiden, streichen, bilden. Die Zwischenräume vibrie-
ren, auf sie kommt es an.

Und sie spüren den verborgenen Sinn in den Namen.

„Der Mistral ist ein Nordwind."

Hyacinth Freiherr von Wieser, zitiert aus: „Leb wohl sagt mein Genie / Ordugele muß sein"
hrsg. von Inge Jádi, Das Wunderhorn, Heidelberg 1985
    Die Zitate zu Hyakinthos: aus „Die Mythologie der Griechen, Bd.1, Die Götter- und Menschheitsgeschichten"
von Karl Kerényi, dtv München 1966

Heidelberger Jahrbuch, Band XLVI:
T. Fuchs, I. Jádi, B. Brand-Claussen, Chr. Mundt (Hrsg.): Wahn Welt Bild
© Springer-Verlag Berlin Heidelberg 2002

IV. Therapie mit künstlerischen Mitteln

Kunst und Normalität – das Dilemma der Therapie

Helmut Hartwig

Zusammenfassung

Ohne Bezug auf das Konzept ,Normalität' kann man keinen Diskurs über Therapie führen. Ohne Reflexion darauf, wie das Konzept ,Normalität' im Kunstbegriff arbeitet, kann man nicht sinnvoll über Kunsttherapie reden. Der Beitrag bemüht sich um produktive Verknüpfungen zwischen den Diskursen und bezieht dabei einschlägige Theoriefiguren aus Philosophie, Ästhetik, Psychologie und Beispiele aus reflektierten Erfahrungsberichten ein.

Am Ende formuliert der Autor (mit Bezug auf ein Theoriekonzept von Michel de Certeau) als These, dass es sich bei dem (unmöglichen) Handlungstyp „Kunst-Therapie" um eine Art Kippfigur handelt, in der die Bezüge einer Praxis auf Kunst und Theorie und Normalität hin offen gehalten werden sollen.

Die vorangestellten Stichworte geben einen Überblick über den Gang der Argumentation.

- Kontexte: Kunst – Wissenschaften – Medizin
- Normalität ist Konzept
- Beispiel: Poesie als mentaler Abfall (Lauren Slater)
- Theorien der Normalität
- Normalraum Sprache – Man-Gerede – Verständigung
- Normalität – Kunst – Therapie
- Von welchem Stoff ist das Unbekannte in der Kunst und das Unbekannte in der Therapie?
- Mimesis
- Auf der Suche nach einem Handlungstyp Kunst-Therapie

Kontext: Kunst – Wissenschaft – Normalität

Normalität ist überall. Sie umgibt uns wie Licht, Luft und Dunkelheit, wie Mediengetöse und die Geräusche der Straße. Und sie vollzieht sich in Gesten und Zeichen. Sie hockt in Körpern und Behausungen als Alien und breitet sich wabernd aus. Ist immer da. Normalität ist das Fremde im Eigenen, ungetrennt, faszinierend, eklig und bedrohlich oder getarnt als das Eigene im Fremden, als Mitbürger und Kollege. Normalität ist Substan(z)tiv und wird als solches mythisch und Figur. Ihre Beschwörung wird zur späten Anschauung der großen Begriffe. Und Normalität ist Thema und Anathema der Kunst.

Die *ästhetische Moderne* fürchtet Normalität – und beschwört sie. Sie macht sich auf die Suche nach Abweichung und entdeckt dabei die Anderen und das Fremde in vielerlei Gestalt: als Krankheit, Verrücktheit und als Sein des Seienden gegen Gewöhnlichkeit, Wiederholung, Statistik, Gesundheit, Muster und die Uneigentlichkeit des Man.

Sie führt den Kampf gegen das Gewöhnliche mit Bildern des Schreckens und des Rauschs, Bildern von Krankheit und Zerstörung, aber auch mit den Ritualen der Wiederholung und der Affirmation und mit der Erfindung undurchdringlicher Zeichenwelten. Denn Kunst wird nicht bedroht von der Alltäglichkeit als Stoff, sondern vom Zustand der Zeichen: mithin der *Rhetorik des Banalen* in Wort und Bild.

Es sind die Zeichensysteme, von denen die Kunst herausgefordert wird: die alltäglichen und medien-gesicherten Darstellungsweisen, die gewöhnlichen „Wahrnehmungspflichten" (Botho Strauß), die Mittel der banalen Verständigung, die allbekannten Durchschnitts-Bildlichkeiten, die ordentlich-gesunden Darstellungsweisen und geregelten Kommunikationsweisen. Gegen die operiert sie. Künstlerische Prozesse dagegen reißen auseinander, was zusammengehört und trennen dabei Zeichen vom Bezeichneten, Bild vom Ding und verknüpfen die Reste wieder zu „losen Koppelungen" (Dirk Baecker).

Mit der Frage nach dem Normalen beschäftigen sich aber auch zunehmend *die Wissenschaften*. Sie gehen anders vor: weg von den Symbolen und Substan(z)tiven, hinein in Modellbegriffe und diskursive Sätze. Das zoon politikon, das gesellschaftliche Wesen, der Staatsbürger, der Arbeiter, Proletarier, der Angestellte, das „unternehmerische Ich" (Heinz Bude) – sie sind nicht von Natur aus da, sondern erfundene Figuren und Personalisierungen im Zuge gedanklicher Prozesse, die das Zusammenwirken von vielen Faktoren untersuchen. Dort fungiert *Normalität als Konstruktionsprinzip für das Berechenbare am Zusammenleben*. Dafür werden Namen gesucht, Modelle entworfen, Prozesse der Vergesellschaftung antizipiert, und dann und wann suchen Soziologie und Psychologie Anschluss an die Fragen der Ethik, an die alten philosophischen Theorien über das gute und richtige Leben.

Der Kreis aber lässt sich nicht schließen: *die Kunst* mit ihrem Kampf gegen die Normalität, und *die Ethik* mit ihrer Suche nach dem Glück und dem guten Leben driften auseinander. Ein weites Feld. Nur selten kann man Künstler beobachten, denen die „Verteidigung der wölfe" nicht die Sprache für eine „Verteidigung der Normalität" verschlägt.

Und dann die Medizin. Gesundheit. Inbegriff von Normalität? Ein Begriff zwischen Kultur und Medizin, Wertung und Beschreibung. Gehört er zur Darstellung des guten Lebens? Oder ist er ein Sammelbecken für wüste kollektive Phantasmen? Bei uns in Deutschland hat Gesundheit eine besondere

Geschichte. Und irgendwann wird der Begriff Gesundheit eingemeindet in ein Naziwort: Volksgesundheit. Aber dennoch: Der Gesundheitsbegriff ist unverzichtbar: Wo er verdrängt wird, kommt er durch die Hintertür (der Geschichte?) wieder hervor, überall, wo die Rede von Krankheit, Verrücktheit, dem Pathologischen, dem abweichenden Verhalten, aber auch von der Kunst der Außenseiter die Rede ist. Das Schwanken der Namen zeigt die Arbeit am Begriff, und wie im Konzept Normalität droht die Verstrahlung aus einem verdeckten Gesundheitsbegehren. Wer könnte hier in Heidelberg die „Normierungsversuche des Psychischen bei Emil Kraepelin" (Volker Roelcke) und dessen Nachfolger vergessen.[1]

Was also ist Normalität.

Sie ist nicht, aber sie tritt auf – mit größter Selbstverständlichkeit. Nicht wie eine Diva, sondern wie Du und Ich. Normalität ist der *Tauschwert des Verhaltens*. Sie hat keine eigene Gestalt. Sie ist das Modell, dem keine oder jede Realität zugeordnet werden kann. Sie ist nicht real, sondern imaginär.

Normalität ist Konzept

Einsteigen in die Konzeptbildung bedeutet, das Hervorgehen eines Begriffs nachvollziehbar zu machen. Wo von Normalem als einem Seienden geredet wird, da wird davon abgelenkt, dass es das Einfache und Selbstverständliche nicht vor allem gibt, sondern erst *nach allem*. Nicht ontologisch, das heißt: als zum Verstehen gegebenes Sein/Seiendes, sondern logisch.

Der Philosoph Thomas Rolf stellt fest: „...*aus einer Seinskategorie ist (in der Neuzeit) eine Reflexionskategorie geworden.*"[2] Die Wirklichkeit des Normalen ist das Gegenteil von dem, was das Alltagsbewusstsein aus ihm macht: nämlich Idee statt Ereignis. Normalität hat die Wunschdimension: normal zu sein, zu sein wie die Anderen, nicht aufzufallen, ein normales Leben zu führen, vergleichbar zu sein, nicht anstößig oder gewöhnlich. Damit steuert das Konzept Normalität die Bewegungen des/im Sozialen und Politischen. Der Konzeptcharakter von Normalität deckt den Konzeptcharakter des Sozialen auf – oder verdeckt diesen.

Normalität ist ein semantischer Impuls. Er bläht Begriffe auf: Familie, Elternliebe, Gesundheit, Schönheit, Ordnung und lenkt ab von dem, was unter diesen Namen passiert: dem Terror der Normalität. Worauf aber reagiert Erich Fromm mit seinem Buch „Zur Pathologie der Normalität?" Er reagiert auf den Holokaust.

Normalität ist ein notwendiges Konzept, auch wenn diese Notwendigkeit eine Demütigung für den Anspruch auf Besonderheit, Individualität, Einzigartigkeit ist, von dem unsere Hoffnungen und Weltbilder leben. Eine alte Frage unter vielen ist: Wie steckt die Normalität in der Kunst, und wie steckt Normalität in den Verrücktheiten?

---

[1] Sohn/Mehrtens (1999) S.183ff.
[2] Thomas Rolf (1999) S.27.

Beispiel : Poesie als mentaler Abfall?

„Als ich am Montag zur Arbeit kam, schaute ich wieder durch seine Texte. Ein Satz lautete: ‚Wieder auf der Universität zu sein ist eine Klaviatur zur Exzellenz aufregend und ich möchte die Wege hinunter zur schwarzen flatternden Fahne Tafel gehen.' Statt den Satz ... als verrücktes Gebrabbel zu sehen, inspizierte ich ihn in der Annahme, dass er eine zusammenhängende sinnvolle Einheit sei, dem Einbruch mentalen Staubs zum Opfer gefallen. Ich fungierte als Josephs Filter und reinigte den Satz, ohne ein Wort zu verändern. Der Satz las sich nun folgendermaßen: ‚Wieder auf der Universität zu sein ist (eine Klaviatur zur Exzellenz) aufregend, und ich möchte die Wege hinunter zur (schwarzen flatternden Fahne) Tafel gehen.

Die Klammern enthielten das, was ich für mentalen Abfall hielt. Weiteres Zeilenschrubben würde folgenden Satz ans Licht bringen: ‚Wieder auf der Universität zu sein, ist aufregend. Ich möchte an die Tafel gehen' [3]

Aufgeregt ist auch die Autorin dieses Textes. Sie ist dabei, ein therapeutisches Sakrileg am Text eines schizophrenen Mannes zu begehen. Sie greift ein und verändert das Auftreten und die Abfolge der Wörter und Buchstaben. Sie reinigt – wie sie sagt – den Satz vom Einbruch mentalen Staubs – also einer Art fremder Geistmaterie – und bearbeitet ihn in Richtung auf eine bestimmte Art von Sinn. Später sagt sie:

„Ich musste um den Sinn kämpfen, Vermutungen anstellen über das, was in Klammern gehörte, was zu streichen war und was wesentlich war. Ich musste Wortbrücken bauen. Die Arbeit entsprach nicht nur dem Vorgang des Filterns, sondern einer Übersetzung, bei der der Übersetzer die Originalsprache nicht richtig kennt und so aus dem Kontext raten musste". [4]

Der Kontext ist: das Leiden des Mannes und sein Wunsch, an die Universität zurückzukehren. Die Therapeutin unterstellt: Die Schönheit des verrückten Gebrabbels ist keine Schönheit für ihn, sondern Schönheit nur für uns. Indem wir uns sein erlittenes Gebrabbel als Schönheit aneignen, lassen wir ihn als Person allein. Was aber soll die Wortbrücke? Wohin soll sie führen, was soll sie verbinden? Das verrückte mit dem normale Leben? Für sich ist die Wortbrücke sinnlos. Sinnlose Normalität in der Form von Sätzen. Sätze, die verbinden: hin zu möglichen wirklichen Handlungen: auf die Universität zu gehen (der Raum), an die Tafel vorzugehen (der Weg) usw. Damit die Wortbrücke eine Brücke in eine normale Biografie werden kann, müssen die Sätze zu Joseph zurückkehren.

Und *Lauren Slater* gibt ihm seine Sätze in „gereinigter" Form zurück und überlässt sie seinem Handeln. Sagt sie. Könnte sie sagen. Sage ich. Denn ich weiß nicht, wie sie ihr Handeln begründet. Lauren Slater ist nur in ihren Handlungen zu fassen, denn in ihren Geschichten will sie alles sein: Freundin, Therapeutin, Beobachterin, Schriftstellerin, Essayistin ... Sie scheint berühmt zu sein. Im Waschzettel ihres Buchs erfahren wir, was sie alles in ihrem öffentlichen Leben ist: 32 Jahre alt,

---

[3] Lauren Slater (1996) S. 103.
[4] a.a.O. S.105.

Psychologin, Direktorin einer psychiatrischen Klinik in Boston, Literaturwissen-
schaftlerin und hochgelobte Schriftstellerin, deren Erzählungen zu den „Best
American Essays" gekürt worden sind.

Erzählungen? Texte? Essays? Berichte? Wie sollen wir das nennen, wovon ich
gerade Gebrauch mache? Ich gebrauche es als Bericht über einen therapeutischen Prozess und sage: Die therapeutische Situation besteht darin, dass der
verrückte Text mit einem normalen Text konfrontiert und beide als ein Paar
zusammengestellt einen neuen Kontext bilden.

Der neue Kontext ist Text+X. Ein experimentelles Szenario, in dem mögliche
Normalität in symbolischer Form in Erscheinung tritt. Zu dieser Erscheinung
gehört, dass Autorschaft von den einzelnen Sätzen abgelöst und freigestellt
wird. Die Sätze blicken in zwei Richtungen (JANUSSÄTZE). Nach der einen
Seite der Medusablick der verrückten Schönheit. Nach der anderen Seite der
hilfesuchende Blick nach Anerkennung im Seminar, auf der Universität.

Lauren Slater lässt uns über der Schönheit der verrückten Sätze (aus)gleiten
und hilft uns auf mit den ausgefilterten, gereinigten Sätzen, die Joseph aus der
Isolation zurück in die soziale Welt, die Normalität der Szene führen sollen.
Dazwischen berichtet sie davon, dass und wie Joseph die gefilterte Fassung
seiner Sätze aufnimmt.

*„Am nächsten Tag zeigte ich es ihm. ,Hier', sagte ich, ,das ist von Ihnen.' Er
nahm die Seite, auf die ich geschrieben hatte, überflog sie, und sein Mund öffnete
sich, als er seine Worte erkannte, gereinigt und in Form gebracht. ,Oh', sagte er.
,Oh. Mein. Meines.' Er lächelte. ,Ja. Ihres. Noch eins?' ,Ja', ,Ihre früheste Erinnerung', sagte ich. ,Schreiben Sie etwas über Ihre früheste Erinnerung für mich.'"*[5]

Sie sagt damit, sie suggeriert damit: „Er nimmt sie als seine an. Er anerkennt das
Begehren des neuen Textes." Später wird sie uns darüber informieren, dass er mit-
hilfe der gereinigten Sätze den Kurs „Creative Writing" an der Uni bestanden hat.

Man kann jetzt natürlich sagen: Das ganze ist eine Groteske. Er besteht den
Kurs „Creative Writing" mit Sätzen, die von der verrückten Schönheit der
Poesie gereinigt sind.

Das ist die eine Seite des Dilemmas. Man kann aber auch sagen: Er besteht
einen Kurs, der ihm Anerkennung außerhalb der Klinik bringt und damit
etwas, von dem wir nur ahnen und die Psychiater vielleicht wissen können,
dass es sein sehnlichster Wunsch ist, der von den Anfällen und Überfällen der
verrückten Poesie seiner Sätze und Handlungen unterminiert wird. Eben der
Wunsch nach einem normalen Leben.

Ich entferne mich jetzt aus dem therapeutischen Szenario und berichte über
die Arbeit an

Theorien der Normalität

„Normalität – ein philosophischer Grundbegriff des 20. Jahrhunderts". Unter
diesem Titel untersucht Thomas Rolf (1999) die Philosophie von William

---

[5] a.a.O. S. 106.

James, Edmund Husserl, Sigmund Freud, Jean Paul Sartre und Michel Foucault.

Was bedeutet dieser Titel? Er formuliert eine These und sagt: Die Rede von Normalität ist nichts Universell-Normales. Normalität ist ein zeitgebundenes Konstrukt. Es gab Zeiten, die ohne den Begriff ‚Normalität' ausgekommen sind. Darin folgt Rolf Foucault, der für die Neuzeit von „Normalisierungsgesellschaften" spricht.

1997 erschien *Jürgen Links „Versuch über den Normalismus"* als eine Art vorläufige Summa seiner Forschung über „*Kollektivsymbolik*". Der Begriff „Normalismus" ist eine Neubildung, und der Autor sagt: Neubildung für ein historisches „diskursives Ereignis". Es handelt sich aber nicht um eine neue Globalformel, die den Begriffen „Industrialismus" oder „Kapitalismus" Konkurrenz machen soll. Sondern

„mit ‚*Normalismus*' (ist) ein intermittierendes und disparates, historisch extrem bewegliches diskursiv-operatives Feld gemeint ...und nicht etwa ein GeistesTyp..."[6]

„Diskursiv-operatives Feld", das meint: ein Feld, in dem Figuren und Begriffe als Handlungsinstrumente ausgebildet und durchgesetzt werden. Der Untertitel des Buchs heißt: Wie Normalität produziert wird. Link entdeckt und beschreibt eine Art historische Struktur und in dieser die politisch-soziale Alternative von zwei (diskursiven) Handlungsstrategien, die er Protonormalismus und flexiblen Normalismus nennt:

„*Eine flexibel-normalistische Strategie der Normalisierung nach unten würde mit symbolisch homogenen Mixen zwischen Arbeit und Arbeitslosigkeit, zwischen sozialer Dienstpflicht und Freizeitbeschäftigung, zwischen Zivil- und Militärdienst, zwischen ‚Männlichkeit' und ‚Weiblichkeit', zwischen Ökologie und Gentechnologie, zwischen Auto und Fahrrad usw., ja sogar zwischen ‚Spaß' und ‚Verzicht / Opfer' operieren können.*"[7]

Ich verlasse diesen Text nicht, ohne auf das Wort Mixen hinzuweisen. Es handelt sich um so etwas wie einen Gegenbegriff zu Gestalt und Ganzheit. Ich frage mich aber auch: Schafft der Begriff Normalität in einer Art selbstreferentieller Verstärkung nicht eine Atmosphäre, in der einem die Bereitschaft zum Denken der Differenz verläßt, oder genauer und vielleicht besser: in der diese Bereitschaft im Namen der praktischen Vernunft geschwächt wird? Ich spüre: Im Normalitätsdiskurs lauert die Verführung zum Verrat. Verrat an der Kunst, Verrat am radikalen Denken des Anderen, Verrat an dem Begehren nach einer anderen Sprache und Verrat an der Bereitschaft, sich auf den Prozess des „permanenten Sprachentzugs" (Jádi) einzulassen. Verführung zum Verrat aus der Pflicht zur Stellvertretung und Ordnungssicherung.

Merleau-Ponty schreibt in seinem Essay über Cézanne folgenden Satz: „*Wohl nur weil sie aufgrund ihrer persönlichen Bekanntschaft mit Cézanne zu viel Wert auf psychologische Erwägungen legten, konnten Zola und Bernard an (s)ein Scheitern glauben.*"[8]

---

[6] Jürgen Link (1998) S.26.
[7] a.a.O. S 439.
[8] in: Gottfried Boehm (1994) S.41.

Ein schrecklicher Satz. Oder etwa nicht?Die Inhumanität des „Zuviel" – wie kann sie kompensiert werden? Merleau-Ponty versucht es im nächsten Satz – und führt mit diesem in einen anderen Diskurs. Von der Zustimmung zu dessen Seriosität hängt die Milderung der Zumutung ab, die der erste Satz darstellt. Er dekretiert:

„Auf sich selbst zurückgeworfen, konnte er die Natur so betrachten, wie es nur einem (einem? H.H.) Menschen möglich ist. Die Bedeutung seines Werks ist nicht aus seinem Leben ableitbar."[9]

Das Konzept Normalität verliert seine Geltung vor den Möglichkeiten einer ganz und gar eigenen Freiheit. Für die wir einen Begriff von Kunst haben, der sich dem Elend des empirischen Lebens unversöhnlich entgegenstellt.

„Die Ungewissheit und die Einsamkeit Cézannes erklären sich im wesentlichen nicht aus seiner psychischen Konstitution, sondern aus der Intention seines Werks."[10]

Normalraum Sprache – Man-Gerede – Verständigung

Normalität als Konzept realisiert sich in den verschiedenen Zeichensystemen. Wie aber kann man sprachliche und bildliche Normalität erfassen? Mit welcher Materie wird das Konzept Normalität gefüttert?

Natürlich nicht nur mit einer Materie. Es gibt die Normalität der Gesten. Es gibt die Normalität der Körper, die Normalität des Sprechens und des Zeichnens, die Normalität des Singens und Laufens usw.

Normalitäten, die gelernt werden (müssen) und verfehlt werden können. Da agieren zuerst die Mütter und Väter. Und dann all die anderen, die Lehrer, die ÄrztInnen und TherapeutInnen, deren Aktivitäten zu anonymen Normalisierungsbewegungen mit den Hintergründen verschmelzen. Spüren Sie, wie in der angelegten Metaphorik etwas zu wuchern beginnt und sich ausbreitet und wie Ekel aufkommt: der Ekel Sartres und der Horror Lacans und Rossets vor dem Realen ?

Gegen das die Beschreibung Foucaults noch so etwas wie einen vernünftigen, rationalen Damm zu errichten scheint, z.B. wenn er schreibt:

„Der Diskurs des Königs kann verschwinden und ersetzt werden durch den Diskurs des Lehrers, des Richters, des Arztes, des Psychiaters, schließlich vor allem den Diskurs des Psychoanalytikers ... heute ist an die Stelle des der Macht verbundenen Diskurses ein normalisierender Diskurs getreten: der Humanwissenschaften."[11]

Das Normale hat also zwei Seiten – wie Frau Welt: Es erscheint als das verstörende Sein des Seienden: als Körper, Tod, Sex und als das beruhigende Soziale. Dementsprechend verdoppeln sich die Ängste und die Ursachen von Schrecken und Krankheit. Und es muss sich auch das Erkenntnisinteresse am

---

[9] a.a.O.S.41.
[10] a.a.O. S.51.
[11] Michel Foucault (1976) S.123.

Normalen spalten und verdoppeln: In ein Interesse an den Provokationen der Kunst und den beruhigenden Angeboten aus dem Feld des Sozialen. Es lässt sich nicht weginterpretieren: Ohne das Konzept Normalität kann man gesellschaftliches Leben nicht beschreiben. Die Idee des berechenbaren Zusammenlebens ist mit dem Konzept Normalität unlösbar verbunden und in der politischen Utopie ,DEMOKRATIE' zugleich mit der Beteiligung aller an den Prozessen der Erprobung und kontinuierlichen öffentlichen Überprüfung des propagierten Normalitätskonzepts – der Durchsetzung eines „flexiblen Normalismus", wie Jürgen Link sagen würde. Und dieser muss in den Subjekten verankert werden,

Wie und wo aber wird der Diskurs über die Regeln der Normalität geführt, wie und wo sollte er geführt werden?

Jetzt, heute, am 16. September 2001, müsste ich dazu über Politik und Öffentlichkeit sprechen. Ich tue das nur, indem ich ein Zitat in meine Rede einfüge, das sich auf das aktuelle Reden selbst bezieht. In der FAZ von gestern beschreibt Christian Geyer die vorherrschende Tendenz im Umgang mit den Ereignissen in New York so:

„Evidenzmangel und Handlungszwang sind die Voraussetzungen der rhetorischen Situation. Es könne nicht angehen, sagte Bundeskanzler Schröder gestern vor der SPD-Fraktion, dass die Verbündeten Amerikas jetzt nach dem Motto handelten: ,Wasch mir den Pelz, aber mach mich nicht nass.' Der Rückzug auf die Metapher, der Verzicht auf den politischen Begriff – das ist das Naheliegende in einer Situation, in der einem ,Minimum an Feinddefinition ein Maximum an semantischer Ermächtigung zur ... Vernichtung' (Otto Schily) entspricht." (FAZ, vom 15. September 2001)

Über die Regeln der angemessenen Verständigung wurde früher in der Rhetorik und später in einer Art *Sozio-Rhetorik* nachgedacht. Rhetorik – das hieß: die Lehre vom angemessenen, normalen, abweichenden, typischen Zeichengebrauch, und das erste Zeichensystem, in dem sich Normalität entfaltet, ist der *„Normalraum der Sprache"* – sagt die *Soziolinquistin Marie-Cecile Bertau* in ihrem Buch „Sprachspiel und Metapher":

„Die Normalität des Normalraums bezeichnet eine Alltäglichkeit, eine Bekanntheit oder Vertrautheit, die als Ausgangspunkt allen sprachlichen Handelns angesehen wird ... als gemeinsame Idealisierung einer Sprachgemeinschaft, die ihre Basis in vielfältigen Typisierungen hat ... Dieses Konzept verweist auf das Man-Wissen einer Gemeinschaft ... Der Normalraum gewährleistet ... Verständigung."[12]

Man-Wissen, Verständigung, Kommunikation – damit haben wir die Streitwörter des ästhetisch-therapeutischen Diskurses. Ich charakterisiere die Kontroverse mit Zitaten.

1. Zitat: Orientierung am generalisierten Anderen

„Ich kann mir nicht vorstellen", – schreibt George H. Mead – *„wie Intelligenz oder Geist anders als durch die Hereinnahme gesellschaftlicher Erfahrungs- und*

---

[12] Marie-Cécile Berteau (1994) S.300.

Verhaltensprozesse in den Einzelnen hätte erfolgen sollen, das heißt durch diese Hereinnahme der Übermittlung signifikanter Gesten, die dadurch möglich werden, dass der Einzelne die Haltungen anderer gegenüber sich selbst und gegenüber jenen Dingen einnimmt, über die man nachdenkt."[13]

2. Zitat: Öffentlichkeit als Ort des Geredes
„Abständigkeit, Durchschnittlichkeit, Einebnung konstituieren als Seinsweisen des Man das, was wir als ,die Öffentlichkeit' kennen". (Martin Heidegger).[14]

So steht sich das gegenüber. Die Normalsprache, die mimetische Übernahme der Position des Anderen als Konstitutionsprinzipien von demokratischer Öffentlichkeit (Habermas) einerseits; und andererseits: Öffentlichkeit als Raum des „Geredes" (Heidegger).

Und dann ein Drittes: ein Gespenst der Normalität – abstoßend und faszinierend zugleich. Botho Strauß hat es (1977) gezeichnet und führt es uns vor in der Gestalt seiner Putzfrau (die von ihm weggegangene Geliebte H. hatte „sie sehr gemocht".)

3. Zitat: „ein durch und durch sozial begründeter Mensch" (Botho Strauss)
„...was war das schon für eine Frau? Mit fünfundzwanzig so alt wie ihre Mutter, d.h. ohne jedes persönliche Alter, eine geschichtliche Type, verbürgerte Proletarierin, Sonderausgabe: Westberlin, Mitte der siebziger Jahre. Ein durch und durch sozial begründeter Mensch, keine Regung unerklärlich. Alle überschüssigen Kräfte, alle Begierden werden in die Verbesserung der Normalität investiert. Raus aus der Erotik, verheiratet mit einem S-Bahn-Schaffner ... Sie sagt stets nur das Richtige, und wenn man dazu eine Frage stellt, sagt sie das Richtige noch einmal ..."[15]

Eben ein „durch und durch sozial begründeter Mensch". Alles, was er ist, aus dem Leben erklärbar – nichts, das bloß Entwurf bliebe –, ist kunstresistent. Wen wundert es da, wenn Botho Strauß vor solcher Normalität Hilfe bei Heidegger sucht?

Aber woran soll sich jetzt Therapie orientieren? Am Normalraum oder an der Differenz? Oder weder am einen noch am andern, sondern anders: dem Zwang zur Alternative entgehend? Wäre es nicht ihre Aufgabe, die Alternative von Gerede und Logos, Normalraum und Tempel des Seins ... zu unterlaufen?

Um diese Frage wird es im folgenden gehen. Sie betrifft die Möglichkeit der Rede von Kunst-Therapie – zwischen Kunst und Alltagskommunikation – oder wie immer man die Handlungsformen nennen will, aus deren definitorischer Umklammerung sich die zur Rede stehenden Handlungen befreien müssten ... Sehen wir uns die Klammer an.

---

[13] George H. Mead (1968) S.235.
[14] Martin Heidegger (1967) S.127.
[15] Botho Strauss (1977) S.53ff.

Normalität – Kunst – Therapie

Was erwarten wir von der Kunst? Wir erwarten keine Alphabetisierungshilfe. Wir erwarten, dass sie eine besondere Sprache erfindet, eine eigene. Und dafür setzen wir die Frage aus, wie das mit dem Erwerb eines allgemeinen Verständigungsmediums beim Künstler zusammengeht, denn wer Kunstwerke gebraucht, der gebraucht sie im Allgemeinen unter der Bedingung, dass er seine normale Verständigungsfähigkeit hat und behält.

Immer aufs Neue geht es im ästhetischen Diskurs um die Möglichkeitsbedingung einer Eigensprache. Und dann und wann – nicht oft – geht es auch um das *Verhältnis von Eigensprache, Verrücktheit und Gesundheit.*

Ich benutze jetzt probeweise das Instrumentarium, das Gilles Deleuze zur Verfügung stellt. Er sagt (in der Einleitung zu dem Sammelband *„Kritik und Klinik“*)

„Der Schriftsteller erfindet, wie Proust sagt, innerhalb der Sprache eine neue Sprache, eine Fremdsprache gewissermaßen. Er fördert neue grammatikalische oder syntaktische Mächte zutage. Er reißt die Sprache aus ihren gewohnten Bahnen heraus und lässt sie delirieren ...“[16]

Genau – sagen wir –: So arbeiten künstlerische Prozesse – und wir können diese Bestimmung von der Schriftstellerei auf das Malen, Zeichnen und Musizieren übertragen. Was aber meint das Wort *„innerhalb“* – und: meint Deleuze den Begriff *„delirieren“* ernst? Soll das heißen, dass der Künstler verrückt wird – oder handelt es sich nur um eine riskante Metapher? Von der Antwort hängt für die Diskussion um Kunst und Gesundheit und Kunst und Therapie (fast) alles ab.

Deleuze klärt im folgenden, dass und unter welchen Bedingungen Gesundheit und Delirium zusammengehören.

Zusammen gehören sie nur unter der Bedingung ihrer Trennung.

„Wenn aber das Delirium dem klinischen Zustand verfällt, so öffnen sich die Wörter nirgendwo hin, man hört oder sieht nichts mehr durch sie hindurch, es sei denn eine Nacht, die ihre Geschichte, ihre Farben und ihre Gesänge verloren hat. Literatur ist ein Zustand der Gesundheit.“[17]

Gesundheit und Kunst kommen sich also dort nah, wo das Delirium nicht klinisch eingeschlossen wird, sondern die Sprache sich über das Notwendige hinaus auf ein Außen, die Welt der Dinge, Farben, Bilder, inneren Figuren öffnet, über die ödipalen Alternativen hinaus.

Das aber heißt: Wie immer man das Andere des Deliriums bezeichnet, die Fremdsprachen der Kunst können nicht die Stelle der Normalsprache besetzen, sondern nur neben dieser *bzw. an deren Rändern und in den Schnittstellen* ihre Wirkung entfalten. Notwendig ist der Riss. Sie brechen in diese ein, um – und das muß man bei Deleuze immer mitdenken – dem Subjekt aus der ödipalen Identität wegzuhelfen, die seine Normalität bestimmt.

---

[16] Gilles Deleuze (d.2000) S.9.
[17] A.a.O.S.9.

Trotzdem bleiben Probleme: Was meint er mit Klinik? Meint er die Institution, die das Delirium verhindert oder schützt? Seine Beschreibung ist auf der Kippe – gerade im Hinblick auf die Frage nach dem Kunstcharakter der Werke, wie sie in der Sammlung Prinzhorn versammelt sind.

Für den Normalitätsdiskurs könnte man folgern: Die Fremdsprachen der Kunst – wir müssten ihre delirierenden Effekte gerade bei denen in Gang setzen, deren Leben in der Normalsprache eingesperrt ist, und die im Proto- und Hypernormalismus befangen sind.

„Die Welt ist die Gesamtheit der Symptome, in denen die Krankheit mit dem Menschen verschmilzt. Die Literatur erscheint dann als Werk der Gesundheit ...“[18]

Also Therapie mit Kunst für die Normalen. Aber eine einfache Umkehrung kann auch nicht die Lösung sein. Die Normalsprache ist unaufhörlich – und empfiehlt nicht Slavoj Zizek: Liebe Dein Symptom wie dich selbst? Was also können und sollen die Künste mit der Normalität veranstalten? Ich denke: ein Drittes: Kunstprodukte sollen im *Raum der Normalität eine Leerstelle schaffen.* (Nur) darauf kann sich die Kunstanmaßung beziehen. Sie ist weder auf Ersatz noch auf Auslöschung aus. Eher schon auf vorübergehende Ablösung, Aussetzung. Kunst zielt auf das, was noch nicht da ist und was wir nicht können: auf die Darstellung des Unbekannten.

Und *Therapie?* Therapie zielt auf die (Wieder)-Herstellung von Möglichkeiten zu leben. Oder richtig zu leben. Oder gut zu leben. Oder gesund zu leben. Aber sicher nicht: zu leben unter jeder Bedingung. Deshalb ist der Begriff Leben nur reflexiv zu gebrauchen – angeschlossen an Diskurse, in denen bestimmt werden muss, was leben heißt. Dasselbe gilt für den Umgang mit dem Kunstbegriff. Seine wildwuchernde Inanspruchnahme im therapeutischen Umgang mit Krankheiten und Behinderungen muss durch transparenten Bezug auf den Kunstdiskurs kontrolliert werden. Das heißt auch: das Potential künstlerischer Prozesse darf nicht in einer pauschalen Legitimation von Kunst-Therapie verschleudert werden, so sehr das gesundheitspolitisch auch opportun sein mag. Das beinhaltet aber auch als kalkuliertes Risiko, dass die angezettelten Tätigkeiten im ästhetisch-praktischen Feld durchaus ohne Schaden für den Sinn der Handlungen ins Feld der Nichtkunst auslaufen dürfen ...

Von welchem Stoff ist das Unbekannte in der Kunst und das Unbekannte in der Therapie?

In beiden wird ein Platz freigehalten für etwas, das nicht zugeordnet werden kann: weder zur Kunst noch zu dem, was als definierte und definierbare Normalität die Orientierung für ein gelungenes, gutes, glückliches Leben bilden soll.

Überprüfen wir die Möglichkeiten an vorhandenen Erzählungen. Zuerst noch einmal an dem, was uns Lauren Slater berichtet. In dem *Text von Lauren Slater* ist das Unbekannte, das Leiden macht, im Text versteckt als Selbst- und

---

[18] A.a.O. S.14.

Fremd-Unverständlichkeit. Der Text des Schizos ließe sich aber (deshalb) auch als Poesie lesen. Die Therapeutin versucht eine Übersetzung in die Normalsprache (und zerstört dabei die (den Schein der) Poesie). Sie gibt den veränderten Text an den Autor zurück. Damit verändert sie die Situation. Sie erprobt mit dem veränderten Text Verständigung. In ihrem Text lässt sie uns teilnehmen an der Entwicklung einer Form von Normalität, mit der sie gegen die poetische Unnormalität des Textes vorgeht. Bewusst, geplant, begründet? Es lässt sich nicht ausmachen aus dem Prozess eingreifenden therapeutischen Mitleidens, den sie vorstellt.

Um weiterzukommen, ziehe ich einen Text von *Gaetano Benedetti / Maurizio Peciccia* heran. Ich bin auf ihn aufmerksam geworden, bevor ich das Programm der Tagung in den Händen hatte und rücke jetzt meinen Kommentar wie geplant in den vorbereiteten Zusammenhang mit der neugierigen Erwartung des Vortrags von Maurizio Peciccia.

Bei Benedetti/ Peciccia ist das Szenario formalisiert und heißt: „*Methode des therapeutischen progressiven Spiegelbildes*". Im Zentrum steht ein bestimmter Typus von Operationen. Der Therapeut „kopiert" Zeichnungen des Patienten und verändert diese – ein klein wenig.

„*Der Kranke malte lediglich einen kreisförmigen Flecken. Der Therapeut erlebte diesen wie ein ‚schwarzes Loch'. Schwarze Löcher sind in der Astronomie Neutronenkörper, deren enorme Masse eine solche Gravitationskraft ausüben, dass sie nicht einmal Lichtstrahlen ausstrahlen können; alles wird nach innen verschluckt.*

Auf dieses undifferenzierte Bild antwortet der Therapeut mit einer Kopie, in der neben dem schwarzen Loch, das vorher wie im Nichts lag, ein dieses umgreifender Körper durch ein paar Striche angedeutet wurde..."[19]

Kopieren ist allerdings nicht der richtige Ausdruck, denn auf die kleinen Veränderungen kommt es an. In ihnen, in ihrer Differenz zum Ausdruck der Patienten, steckt die Kunst des Therapeuten (ich spreche jetzt in der Einzahl), die uns Benedetti/Peciccia zu erklären versuchen. Ein Zweck der nachträglichen Erläuterungen dürfte auch sein, uns von den Schwierigkeiten der vorhergehenden Begründungen perspektivreich abzulenken, denn das *Unbekannte hat sich erst einmal verdoppelt*: Es ist in den Zeichnungen des Patienten da und tritt in der Zeichenantwort und in der schweren Metaphorik der Erläuterungen des Therapeuten auf andere Weise auf. In seinen Reaktionen versucht der Therapeut, eine Stelle zu erkunden, an der von ihm das Unheil vermutet wird, dessentwegen er dem Patienten als Helfer zugeordnet ist. Für uns bleibt die Herkunft der Idee ein zweites Unbekanntes, wenn wir durchschaut haben, dass wir nur nachträglich einen Bedeutungshorizont für die zeichnerische Geste geliefert bekommen.

Es kommt jetzt alles darauf an, dass wir mit weiteren Fragen innehalten und bereit sind, die Intervention als einen *vorläufigen* Akt zu akzeptieren und

---

[19] Benedetti/Peciccia in: Kunst &Therapie Heft 29/2000 S.71.

zugleich die Sinnzuweisungen der Interventionen weiter anzuhören. Beides gehört zusammen. Und das wird wichtig für den Status der Handlung. Was passiert da?

Erweitert man den Diskurs für das, was da gemacht wird, dann führt die vorgestellte Geste der Intervention auf einen Kernbegriff ästhetischer Reflexion: den Begriff ‚Mimesis‘. Als Bestimmungskategorie für ästhetische Prozesse verweist Mimesis auf Gesten, in denen ein Subjekt sich dem anderen in einer Art experimentellem Nach- und Mitvollzug und in Gesten der „Vor-Ahmung" anschmiegt – oder wie die Fachleute für Mimesis Gunter Gebauer und Christoph Wulf vom Forschungszentrum für Historische Anthropologie der FU Berlin schreiben:

„Einerseits ist (Mimesis) als Mimikri oder Simulation Angleichung ans Tote, Leere, Abstrakte, andererseits ist sie als Anschmiegung ans Fremde eine Chance für einen nicht gewalttätigen Umgang mit dem Anderen in Wahrnehmung und Handlung."[20]

Dabei kann das Andere in unterschiedlichster Gestalt auftreten: als Gegenstand der Anschauung, als Objekt, als Person, als unbekanntes Ereignis.

Im Bezug auf die alte und durchgearbeitete Theorie der Mimesis könnte der Bezug aufs Nicht-Theoretische von Handlungen seine diskursive Vernünftigkeit beweisen und sichern.

Bei der geschilderten Intervention ist von größter Bedeutung, dass der Therapeut den Ausdruck des Patienten nicht auslöscht, sondern bestätigt. Und weiter – sage ich in einer Art experimentierender Zustimmung –, dass der Therapeut im Kommentar durch diesen und seinen in der ausgreifenden Metapher weitgesteckten Sinnhorizont die Andersartigkeit seiner Intervention – die zugleich eine kulturell nachvollziehbare Legitimation ist – nicht verschleiert, sondern offen legt.

Die Autoren nennen die Intervention den „schöpferischen therapeutischen Einfall"[21] und gebrauchen damit einen zentralen Begriff aus dem Diskurs über den künstlerischen Prozess – aber metaphorisch, als Übertragung. Tappen im Dunkel? Probespiegelung? Kommunikationsexperiment? Angebot? Benedetti/ Peciccia erwarten die Fragen, die ich hier stelle. Sie stellen sie selbst: „Was ist Kunst in der Kunsttherapie?"

Und sie beantworten diese Frage, indem sie fortsetzen, was in der Rede vom schöpferischen therapeutischen Einfall vorbereitet ist: Die therapeutische Tat wird in den Kunstdiskurs hineingeschoben und auf die Frage, was in der Kunsttherapie Kunst sei, antwortet einer mit dem Satz: „Ich meine, es ist die therapeutische Rezeption."[22]

Dabei hat der Begriff ‚Rezeption‘ den Zweck, die Aktion/ Intervention/ Antwort im Kunstdiskurs zu halten, und der Kunsttherapeut entgeht so der drohenden Gefahr, mit seiner Intervention in den medizinischen und sozialpädagogischen oder allgemein-therapeutischen Bereich zu geraten. Das

---

[20] Gebauer/Wulf in: PARAGRANA 1995 Bd.4 H.1 S. 172.
[21] Benedetti/ Peciccia A.a.O. S.75.
[22] A.a.O.S.79.

hat Sinn und Zweck. Durch eine Art Prästabilisierung der Kunstorientierung seiner Geste gibt es für die Frage nach der Richtigkeit und Berechtigung der Intervention einen prinzipiellen Aufschub. Inhaltlich betrifft dieser Aufschub das Erscheinen von Normalität und endgültiger künstlerischer Form. Praktisch wird die Zeichnung des Patienten bestätigt. Mit der Antwort des Therapeuten wird dem Mangel in der Patientenzeichnung gleichsam ein Organ geöffnet. Das geöffnete Organ, die Leerstelle, bekommt mit der Zeichenantwort das Futter, das mit der therapeutischen Intervention vorgekostet ist wie der Brei von der Mutter. In dieser Beschreibung wurde die Nahrungsmetapher bewusst gewählt.

Das *Dilemma der Kunst-Therapie* lässt sich also in einem besonderen Handlungscharakter verorten. In ihm bilden die Faktoren Kunst und Normalität eine Kippfigur.

Handlungstyp Kunst-Therapie: Diskursloses Verfahren aus der ‚wilden Reserve' (Michel de Certeau)

Es geht um einen Typus von Handlungen, der sich in einer Zwischenzone etabliert, von der bestimmte Merkmale nicht ausgesagt werden können. Orientierung an Gesundheit / Heilungserfolg / Normalisierung nicht und nicht an Kunst. Diese Besonderheit bildet sich auch in der Literatur zur Begründung von Kunsttherapie ab – soweit ich sie kenne. Aber sie erzeugt dabei oft einen neuen Mangel: Ich nenne diesen Mangel überfließende Rede und Sprechverweigerung. Beide Strategien gehören zusammen.

Auf der einen Seite wird Gott und die Welt oder – in der Sprache der Wissenschaft – das gesamte kulturell verfügbare wissenschaftliche und weltbildliche Begründungsreservoir aufgeboten, um den Handlungstyp mit zum Teil schweren Sinnzuweisungen zu valorisieren und zu positivieren. Das macht z.B. Peter Petersen in seinem Versuch, „10 integrale Wahrnehmungsweisen für Kunsttherapie" auszuformulieren. Und auf der anderen Seite wird jede Verknüpfung mit ausgebildeten Diskursen verweigert und die Beliebigkeit der Interventionshandlungen an ein Residuum der Kunst- und Künstlertheorie gebunden: an die Intuition.

Die Kunsttherapie befindet sich an einem diskursiv ungesicherten Ort. Weder der Bezug auf Kunst, noch der auf Normalisierung und Gesundheit können das Begründungsdilemma beheben. Es kommt zu einer Art Überanstrengung der Theorie, und das führt tendentiell in theorielose Praxis zurück. Es gilt also, einen besonderen Rahmen für den Handlungstyp zu konstruieren.

Ich gebrauche dazu ein Angebot, das *Michel de Certeau* macht. Er weist in seinem Buch „Die Kunst des Handelns" auf die Existenz des Typus „*diskursloses Verfahren*" hin. Dieser Handlungstypus ist z.B. dort gegeben, wo mit Kunst einerseits und Heilung andererseits diskursabweisende Praxisfelder vereint werden sollen.

„Die diskurslosen Verfahren sind in einem Bereich versammelt und festgehalten, den die Vergangenheit geschaffen hat und der ihnen die für die

Theorie entscheidende Rolle der ,wilden Reserve' für das aufgeklärte Wissen gibt.“ [23]

Und weiter:

„Sie sind nach und nach mit einem Grenz-Wert ausgestattet worden – nämlich in dem Maße wie die aus der Aufklärung hervorgegangene Vernunft ihre Disziplinen, ihre Kohärenz und ihre Vermögen organisierte ... Man kann beobachten, wie sie sich im Namen desselben Fortschrittes einerseits in die Künste (oder Art und Weise) des Tuns, ... andererseits in Wissenschaften differenzieren, was zu einer neuen Konfiguration des Wissens führt.

Diese Unterscheidung geht im wesentlichen nicht mehr auf das traditionelle Binom von ,Theorie und Praxis' zurück, das durch die Trennung von ,Spekulation' ... gekennzeichnet war, sondern sie ist auf zwei differente Operationen bezogen: die eine diskursiv (in der und durch die Sprache) und die andere ohne Diskurs ...“ [24]

Die „wilde Reserve“ ist in seiner Beschreibung aber – und das ist von größter Bedeutung – gerade nicht Objekt akkumulierender Sinnzuweisung aus dem Füllhorn beliebiger anthropologischer Theorietraditionen, sondern behält die aktive Qualität als „diskursloses Verfahren“ nur durch den ungesättigten Bezug auf diskursives Experimentieren. Jeder Versuch einer Ontologisierung müsste den labilen Status dieses Handlungstyps zerstören.

Das Dilemma der (Kunst-)Therapie bestünde also nicht darin, dass sie bei ihren Legitimationsversuchen mit dem Bezug auf die Paradigmen Kunst, Gesundheit, Normalität überfordert ist, sondern darin, dass sie in ontologische Legitimationsversuche gerät und darin genau jene Qualität verpasst, durch die beide Praktiken auf offene Diskurse verwiesen sind und bleiben müssen. Wie schon gesagt: Kunst und Normalität bilden in der Handlungsform Kunst-Therapie eine Kippfigur. Die (relative) Diskurslosigkeit dieses Handlungstyps ist gerade keine Legitimation der Ontologisierung, sondern kulturell so etwas wie die Sicherung einer Reserve in jenem Prozess, der den Handlungen ihren besonderen diskursiven Ort zuweist. Darin – und nur darin – wären Kunst und Therapie ähnlich. Darin aber hätte dieser Typus von Handlung auch seine innerste Verbindung zu dem, was unter dem Stichwort Mimesis seit Beginn ästhetischer Reflexion verhandelt wird: Anschmiegung ans Fremde um der eigenen Lust und Not willen. Die Kosten des Verfahrens – und darauf läuft auch die Argumentationsweise von Benedetti/Peciccia hinaus – bestehen in einer Legitimationsnot, einer verminderten Begründungsfähigkeit, wie sie die Kunstähnlichkeit mit sich bringt und um deretwegen De Certeau den besonderen Handlungstyps in den Bereich des „Know-How“ verlagert: in jenen Bereich „wilder praktischer Handlungen“ – über die eine Ethik des Heilens mit der Ästhetik des mimetischen Mitvollzugs verbunden wäre.

Vielleicht aber lässt sich ein Handlungstyp Kunsttherapie überhaupt nicht richtig begründen. Oder er meint – als eine Strategie – Einbruch in festgefahrene

---

[23] Michel de Certeau (1988) S. 136.
[24] A.a.O.S.137.

Sprachen – also Kunsttherapie für Normale. Aber wäre das dann nicht einfach nur eine Empfehlung zum Gebrauch von Kunst und künstlerischen Prozessen bei jedem und bei fast jeder möglichen Gelegenheit?

Literatur

Dirk Baecker: Wozu Kultur? Berlin 2001.

Iris Beck / Willi Düe / Heinz Wieland (Hg.): Normalisierung: behindertenpädagogische und sozialpolitische Perspektiven eines Reformkonzepts. Heidelberg (Winter) 1996.

Gaetano Benedetti / Maurizio Peciccia: Unsere Erfahrungen in der Kunsttherapie von psychotischen und bolderline Patienten, in: Kunst&Therapie Heft 29 /2000.

Marie-Cécile Bertau: Sprachspiel Metapher – Denkweisen und Kommunikative Funktion einer rhetorischen Figur. Opladen (Westd.Verlag) 1994.

Gottfried Boehm (Hg.): Was ist ein Bild? München (Fink) 1994, darin: Maurice Merleau-Ponty: Der Zweifel Cézannes.

Michel de Certeau: Die Kunst des Handelns. Berlin Berlin (Merve) 1988.

Gilles Deleuze : Kritik und Klinik. Aesthetica. d. Ffm 2000 (Paris 1993).

Hans Magnus Enzensberger: Zur Verteidigung der Normalität in: Politische Brosamen. Ffm (Suhrkamp) 1982.

Michel Foucault: Mikrophysik der Macht. Berlin (Merve) 1976.

Gunter Gebauer/Christoph Wulf: Mimesis und Visualität, in: PARAGRANA Intern.Zsch.für historische Anthropologie 1995 Heft 1 Bd. 4 AISTHESIS.

Martin Heidegger: Sein und Zeit. Tübingen (Niemeyer) 1967.

Jürgen Link: Versuch über den Normalismus. Wie Normalität produziert wird. Opladen 1997 (Westd.Verlag).

George H. Mead: Geist, Identität und Gesellschaft. (Suhrkamp) Ffm 1968.

Peter Petersen (Hg.): Ansätze kunsttherapeutischer Forschung. Berlin (Springer) 1990.

Thomas Rolf: Normalität. Ein philosophischer Grundbegriff des 20.Jhdts. München (Fink) 1999.

Clément Rosset: Das Reale. Traktat über die Idiotie. (Suhrkamp es1424) dt.Ffm 1988.

Lauren Slater: Als auf Oscars Bauch ein Raumschiff landete. Normale Geschichten aus einer verrückten Welt. Hamburg (Rowohlt) 1996.

Werner Sohn / Herbert Mehrtens (Hg.): Normalität und Abweichung. Studien zur Theorie und Geschichte der Normalisierungsgesellschaft. Opladen / Wiesbaden (Westdeutscher Verlag) 1999.

Botho Strauß: Die Widmung. München (Hanser) 1977.dtv 1996.

Heidelberger Jahrbuch, Band XLVI:

T. Fuchs, I. Jádi, B. Brand-Claussen, Chr. Mundt (Hrsg.): Wahn Welt Bild

© Springer-Verlag Berlin Heidelberg 2002

„Leben ist Kunst – Kunst ist Leben"

Kunsttherapie – eine angewandte Form der Kunst

GERTRAUD SCHOTTENLOHER

Zusammenfassung

Der Artikel untersucht, welche Paradigmenwechsel in der Kunst
des 20. Jahrhunderts den Boden bereiteten, auf dem die Disziplin
der Kunsttherapie entstehen konnte. Anhand des gedanklichen
und künstlerischen Hintergrunds von Dadaismus, Surrealismus,
Action Painting, der Gruppe COBRA und vor allem von Joseph
Beuys wird die Entwicklung nachgezeichnet, die es Künstlern
möglich machte, sich sozial zu engagieren und künstlerisches
Arbeiten in klinisch-therapeutische Bereiche zu tragen. Es wird
aufgezeigt, wie eine gleichzeitige Erweiterung des Therapie-
begriffs eine fruchtbare Zusammenarbeit dieser beiden Disziplinen möglich machte, so dass die therapeutische Anwendung von
Kunst eine künstlerische Tätigkeit bleiben kann.

Verschiedene Entwicklungen im Selbstverständnis moderner Kunst führten dazu, dass sich die Kunst im letzten Jahrhundert auch sozialen Aspekten
öffnete. Dies wiederum hatte zur Folge, dass sich Künstler in den letzten
Jahrzehnten mehr und mehr in den sozialen Raum, speziell auch in das klinische Umfeld begaben. Sie bezogen Patienten in ihre künstlerische Arbeit
mit ein oder arbeiteten direkt mit ihnen, wie z.B. die Schwestern Christine
und Irene Hohenbüchler, Elisabeth McGlynn, Barbara Putz-Plecko oder Herbert Maly. Noch ein weiterer Paradigmenwechsel begünstigte diese
Umorientierung: die Verlagerung weg vom Werkgedanken hin zu prozess-
orientiertem Arbeiten, verbunden mit dem Ziel, die Kunst aus den Museen
ins Leben zu tragen und jedermann zugänglich zu machen, nicht nur in der
Betrachtung, sondern auch im aktiven Tun. – Im folgenden Beitrag möchte
ich einige Konzepte moderner Kunst herausgreifen und zeigen, wie sie der
Kunsttherapie den Weg bereitet haben.

Die Demokratisierung der Kunst

Gegen Ende des 19., vor allem aber im 20. Jahrhundert wurde der elitäre Elfenbeinturm, in den sich die abendländische Kunst zurückgezogen hatte, von den Künstlern selbst in Frage gestellt. Mit dieser Öffnung künstlerischer Konzepte wurde die Kunst der Allgemeinheit zugänglich – im Betrachten wie im Handeln. Sie verließ den ausschließlichen Ort des Museums, um sich in verschiedenen gesellschaftlichen Bereichen zu präsentieren. Gleichzeitig änderte sich auch der Bewertungsmaßstab von Kunst: weg vom vollendeten Werk oder Produkt hin zur Prozessorientierung. Diese Veränderungen im Kunstbegriff bereiteten den Boden dafür, dass von Seiten der Künstler stärker Erfahrungselemente, soziale Aspekte und Interaktionen in die Kunst einbezogen wurden. Dies führte schließlich dazu, dass Künstler auch in sozialen und therapeutischen Bereichen arbeiten. Diese Entwicklung des Kunstbegriffs möchte ich an einigen Beispielen zeigen.

Die Kunst in das Leben zu holen war die Absicht des 1916 entstandenen Dadaismus. „Das Leben ist für den Dadaisten der Sinn der Kunst", sagte Hans Arp[1], und Hugo Ball schrieb den Satz von Novalis „Mensch werden ist eine Kunst" in sein Tagebuch.[2] Er sah den Dadaismus als einen Beitrag zur Menschwerdung. Die neue Richtung brach gründlich mit einem tradierten Kunstverständnis und gab den Anstoß, überkommene Sehgewohnheiten zu überdenken. Dada versuchte, „die Ordnung der Kultur, der Philosophie und der Künste umzukehren, indem es die Erfahrung der Kreativität (Schöpferkraft) vorschlug, die Gesetze des Zufalls und den großen Zweifel an der Logik bis ins Absurde trieb, und all das mit Ironie und gutem Humor."[3] In der „schöpferischen Psychose" sah man eine Möglichkeit der Kulturerneuerung.

Unter Einbeziehung aller Ausdrucksmöglichkeiten und auch alltäglicher Materialien wurde im Dadaismus das „Gesamtkunstwerk" geboren. So erklärte Duchamp mit seinen „ready-mades" Alltagsgegenstände zur Kunst. Er verkörperte das Prinzip Leben = Kunst und bezog auch seinen eigenen Körper in Darstellungen mit ein, wodurch er den späteren Körperkünstlern wichtige Anregungen gegeben haben mag.[4] Duchamp hielt die einem Kunstwerk zugrundeliegende Idee für wichtiger als das Ergebnis der Bemühungen eines Künstlers. In den gesamten Entstehungsprozess bezog er auch die Aktivität des Betrachters mit ein. Seiner Meinung nach ist das Publikum am „Schöpfungsakt" beteiligt, indem es deutet und interpretiert.[5]

In der Folge fanden weitere demokratische Ideen Eingang in die Kunst. Die Demokratisierung bezog sich nicht nur darauf, dem Volk Kunstwerke in

---

[1] Arp, Hans: Unseren täglichen Traum … Erinnerungen, Dichtungen und Betrachtungen aus den Jahren 1914-1954. Zürich 1955, S. 50.
[2] Vgl. Schilling, Jürgen: Aktionskunst, C. J. Bucher, Luzern, Frankfurt a.M., 1978, S. 17.
[3] Janco, Marcel. Goodman ist nicht mehr. Ausgabe 1. Mai 1976, S. 103.
[4] vgl. Schilling, a. a. O., S. 24.
[5] vgl. Schilling, a. a. O., S. 24.

Museen zugänglich zu machen, sondern vor allem auf die Forderung, jedem Menschen die Möglichkeit zur künstlerischen Entfaltung zu geben. Jeder sollte sich aktiv künstlerisch betätigen können und dadurch seine ihm innewohnenden schöpferischen Fähigkeiten entwickeln und so zur Entfaltung seiner psychischen und geistigen Kräfte beitragen. Speziell die Gruppe COBRA[6] forderte eine „Volkskunst", die es allen Menschen ermöglichen sollte, ihr schöpferisches Potential zu entfalten. Die persönlichkeitsbildende Kraft des künstlerischen Prozesses sollte nicht mehr einer Elite vorbehalten sein, sondern im Zuge der allgemeinen Demokratisierung allen Menschen zugänglich werden.

Ein radikales Zeichen der Demokratisierung von Kunst setzte Joseph Beuys mit seiner provokativen Behauptung, jeder Mensch sei ein Künstler. Er wollte damit Kreativität oder die Kunst, Arbeit und Leben schöpferisch zu gestalten, wieder Allgemeingut werden lassen. Im Zeitalter der Selbstverantwortung könne der Mensch Verantwortung nicht länger nach außen delegieren, sei es an einen Gott, Priester oder Monarchen, sondern müsse ihr aus sich selbst heraus gerecht werden. Dazu müsse jeder in sich selbst verwirklichen, was Beuys das Auferstehungsprinzip nennt: „... die alte Gestalt, die stirbt oder erstarrt ist, in eine lebendige, durchpulste, lebensfördernde, seelenfordernde, geistfördernde Gestalt umzugestalten."[7] Diese Verwirklichung ist wiederum ein gestalterischer Vorgang: „Alles Tun ist künstlerische Übung."[8] Beuys verwendete selbst gelegentlich die Worte „Therapie" und „therapeutisch" im Zusammenhang mit seiner Auffassung von Kunst.

Dieses neue Selbstverständnis der Kunst war mit einer sozialen Vision verbunden. Performances und Aktionen von Künstlern im sozialen Umfeld unter Einbeziehung der Betrachter bereiteten den Boden für das Entstehen der bildnerischen oder Kunsttherapie. Den Hintergrund bildeten die Theorien, die Künstler über das Kunstschaffen entwickelten, ebenso wie die neueren Strömungen in der Psychotherapie. Die Idee, Kunst aus dem musealen Kontext zu holen und allgemein zugänglich zu machen, hebt die Grenzen von Leben und Kunst auf. Diese Grenzauflösung wird auch von einer anderen Kunstrichtung, der „Ästhetisierung des Lebens", betrieben, die den Alltag in seiner Banalität in die Kunst integriert. „Alles ist Kunst und nichts ist Kunst," so Andy Warhol, „weil ich denke, alles ist schön. ... Ich glaube, alles Schaffen ist Kunst ... Jeder ist immer kreativ."[9]

Während Warhols „Ästhetisierung des Lebens" zu Indifferenz gegen Inhalt und Individualität führt, er den Menschen in seinem Automatismus sehen und vom Druck der Forderung nach Kreativität befreien will, vertreten die Gruppe COBRA und Joseph Beuys eine soziale und politische Vision. Ihr Anspruch,

---

[6] Die Gruppe COBRA, 1948-51, war ein Zusammenschluss von politisch engagierten dänischen, belgischen und niederländischen Künstlern (u.a. Asger Jorn, Constant Nieuwenhuis, C.H. Pedersen), deren Ideen über ihre kurze Existenz hinaus bis heute nachwirken. Der Name COBRA leitet sich ab aus den Anfangsbuchstaben der drei Hauptstädte ihrer Heimatländer.

[7] Harlan, V.: Was ist Kunst? Werkstattgespräche mit Beuys, Stuttgart 1987, S.1.

[8] Harlan, a. a. O., S. 17.

[9] Zitiert nach Keber, B.: Amerikanische Kunst seit 1945, Stuttgart 1971, S. 128.

alle Menschen zu Künstlern zu machen, hebt den Unterschied zwischen Künstlern und Nicht-Künstlern im Ansatz auf. Dahinter steht die Vision einer humanen, schöpferischen Gesellschaft. Auf die beiden letzten Standpunkte komme ich noch zurück.

Nahtstellen künstlerischer und therapeutischer Ansätze

Exemplarisch möchte ich nun an einigen Kunstrichtungen aufzeigen, wie sich in der zeitgenössischen Kunst Gedanken und Techniken entwickelten, die ihre Anwendung im therapeutischen Bereich ermöglichten.

Das Surrealistische Manifest von 1924: Kunst als Zugang zum Unbewussten

Die bahnbrechende Leistung Sigmund Freuds zu Beginn unseres Jahrhunderts, die Existenz des Unbewussten gesellschaftlich bewusst zu machen, begründete die Psychotherapie und prägte nachhaltig die Entwicklung der Gesellschaftswissenschaften, der Medizin und Psychologie. Wesentlich aufgeschlossener noch als die Wissenschaft zeigte sich die Kunst gegenüber dieser revolutionären Entdeckung. So versuchten die Surrealisten, im psychischen Automatismus Situationen herzustellen, die das Unbewusste unmittelbar zugänglich machen. Dem Rationalismus, der nur ein vergleichsweise enges Gebiet unserer Erfahrung erfasst und doch als ganze Wirklichkeit auftritt, setzten sie die Wirklichkeit der Vorstellung, der Phantasie und des Traumes entgegen. Überlässt sich der Künstler dem psychischen Automatismus, wofür ein spezielles Verfahren entwickelt wurde, dann wird er passiv und dadurch der Inspiration gegenüber offen. Aktive Kontrolle würde diesen Mechanismus zerstören. Einer der wichtigsten Zugänge zum Unbewussten ist wie bei Freud der Traum. Die Traumerlebnisse tragen ihre Gewissheit in sich selbst, ebenso wie die spontanen Einfälle der Vorstellungskraft. Aus diesem Erfahrungsbereich des Unerwarteten schöpft nach Meinung der Surrealisten die Kunst; in ihr drücken sich die Signale des Unbewussten mit ihrem eigenen Anspruch auf Wirklichkeit aus.

Den Anspruch der Surrealisten könnte man durchaus als einen therapeutischen Anspruch verstehen, etwa wenn André Breton im Surrealistischen Manifest von 1924 betont: „Der Surrealismus beruht auf dem Glauben an die höhere Wirklichkeit bestimmter, bisher vernachlässigter Assoziationsformen, an die Allmacht des Traumes, an das zweckfreie Spiel des Denkens. Er zielt auf die endgültige Zerstörung aller anderen psychischen Mechanismen und will sich zur Lösung der wichtigsten Lebensprobleme an ihre Stelle setzen."[10] Die Gedanken der Surrealisten beeinflussten die Kunst ihrer Zeit stark. Sie förderten das damalige Interesse an Automatismus, Psychologie, Kinderkunst, sog. „Irrenkunst" und primitiver Kunst. Ebenso bedeutsam war der Einfluß des Dadaismus, der in der „schöpferischen Psychose" eine Möglichkeit der Kulturerneuerung sah.

---

[10] Breton, A.: Die Manifeste des Surrealismus, Köln 1965.

Der künstlerische Prozess als Ausdruck des Unbewussten: Action Painting

Auch im später in den USA entstandenen Action Painting spielt das Unbewusste eine bedeutende Rolle. Im Gegensatz zum Surrealismus sieht das Action Painting die Äußerung des Unbewussten aber nicht primär im Bildinhalt, sondern im Gestus. Entsprechend ist die Malerei gegenstandslos. Jackson Pollock plädierte für eine Verlagerung weg von der Bewertung des Kunstprodukts, des fertigen Bildes, hin zu einer starken Gewichtung des bildnerischen Prozesses: „Der eigentliche Vorgang des Malens wird das wichtigste Mittel des Ausdrucks."[11] Dementsprechend beruht die therapeutische Arbeit von Künstlern auf dem Grundsatz, dass der bildnerische Prozess, der „Vorgang des Malens als wichtigstes Mittel des Ausdrucks" eine wesentliche Rolle im heilenden Geschehen spielt. Entgegen weitverbreiteter Meinung ist daher in der bildnerischen Therapie die gegenstandslose Malerei[12] ebenso bedeutungsvoll wie die gegenständliche.

Jackson Pollock nimmt für sich eine unkonventionelle Malweise in Anspruch. Er steht nicht mehr vor der aufgespannten Leinwand, sondern legt sie von der Rolle weg auf den Boden und bearbeitet sie aus der Geste heraus im Stehen und Gehen. „Auf dem Boden habe ich es bequemer. Ich fühle mich dem Bild näher, mehr als ein Teil davon, denn so kann ich mich um das Bild bewegen, von allen vier Seiten arbeiten und buchstäblich im Bilde sein. Das entspricht der Methode der indianischen Sandmaler des Westens."[13] Er entfernt sich auch von den gebräuchlichen Malutensilien und benutzt lieber „Stöcke, Spachtel, Messer und fließende Farbe oder schweres Impasto aus Sand, zerbrochenem Glas und anderen ungewöhnlichen Materialien."[14] Farbe spritzt er unmittelbar aus den Tuben oder Töpfen auf die Leinwand (Dripping-Verfahren).

Pollock betonte: „Ich möchte meine Gefühle eher ausdrücken als sie illustrieren."[15] Die Natur als direktes Vorbild der Malerei entfällt: „I am nature", soll er auf den Vorschlag geantwortet haben, nach der Natur zu malen. Der Maler ist also nicht mehr Vermittler, der aus verschiedenen Sicht- und Erlebensweisen die Natur darstellt, sondern er wird zum unmittelbaren Medium, durch das sich Natur im weitesten Sinne ausdrückt. Entsprechend sagt Pollock, er habe vor Beginn des Malaktes keine artikulierte Vorstellung von dem, was er realisieren wolle. Die Linie entsteht funktional aus der Spur der Bewegung. Sie bildet keine physikalisch bestimmbare Natur ab, sondern die aus der Individualität des Unbewussten gespeiste Subjektivität des Künstlers. Durch sein Vorgehen versetzt sich Pollock in eine Art Trancezustand, der die willentliche Kontrolle eliminiert und eine Steuerung durch das Unbewusste zulässt. Dem Malen aus dem Unbewussten entspricht

---

[11] Pollock, Jackson: zitiert nach Keber, B. Amerikanische Kunst seit 1945, Stuttgart 1971, S. 88.

[12] Der Einfachheit halber spreche ich von Malerei; es sind jedoch alle Gestaltungsarten, auch die dreidimensionalen mitgemeint.

[13] Pollock, J., in: „My Painting", Possibilities I, New York, 1947/48, S. 79.

[14] Pollock, J., siehe Anmerkung 13.

[15] Pollock, J., zitiert nach Chipp, H.B., Theories of Modern Art, Berkeley, Los Angelos und London, 1968, S. 548.

das gestisch-prozessuale Vorgehen, dessen Ordnung aus sich selbst heraus entsteht und feste Identitäten im Prozess immer wieder aufhebt. „Der moderne Künstler, scheint mir, arbeitet und drückt eine innere Welt aus, in anderen Worten, er drückt die Energie, die Bewegung und andere Kräfte aus."[16]

Durch die prozesshafte Einbeziehung der Motorik und Gestik des ganzen Körpers nähert sich Pollock einer Grenze, an der zwischen Leben und Kunst nur noch schwer zu unterscheiden ist. Kunst blendet sich ins Leben ein und das Leben in die Kunst. Ein ähnlicher Gedankengang findet sich bei John Cage: „Die Kunst ist statt eines Objektes, das von einer Person hergestellt wurde, ein Prozess, der von einer Gruppe in Bewegung gebracht wird ... Sie bedeutet nicht, dass jemand etwas sagt, sondern dass Leute etwas tun, dass jedermann die Chance gegeben wird, Erfahrungen zu machen, die er sonst nicht mehr gemacht hätte."[17]

Kunst als soziales und politisches Engagement: Die Gruppe COBRA

Während die amerikanische Nachkriegsmalerei ihre Loslösung von europäischen Vorbildern und der traditionellen Malerei auf formalem Wege suchte, fanden im Europa der Nachkriegszeit politische und soziale Ideen Eingang in die Kunst. Eine ausgeprägt sozialpolitische Haltung vertraten die dänische Künstlergruppe COBRA[18] und in Deutschland die Gruppe SPUR (1958 –1962)[19] um Heimrad Prem und Helmut Sturm.

Auch die Gruppe COBRA (vgl. S. 3)setzt auf die spontane Imagination, die schöpferische Phantasie anstelle von berechnender Rationalität. Asger Jorn, einer ihrer bedeutendsten Vertreter, geht von dem Gedanken aus, künstlerische Kreativität könne in soziale und politische Zusammenhänge sinnvoll eingehen und somit die gesellschaftliche Entwicklung beeinflussen. Die Mitglieder der Gruppe beteiligten sich entsprechend über die Malerei hinaus an kollektiven Projekten, u.a. in Bereichen der Architektur und der Medien.

Mit den Surrealisten stimmen die Mitglieder von COBRA darin überein, dass die unbewusste Welt der Triebe die fundamentale Kraft der künstlerischen Produktion ist. „Unsere Experimente gehen darauf aus, das Denken spontan zum Ausdruck kommen zu lassen, ohne jede vernunftmäßige Kontrolle. Mit den Mitteln dieser irrationalen Spontaneität können wir die vitale Quelle des Seins erreichen. Unser Ziel ist, der Herrschaft der Vernunft zu entkommen, ... um die Herrschaft des Lebens aufzubauen"[20]. Allerdings stellten die Künstler von COBRA dem psychischen Automatismus der Surrealisten die

---

[16] Pollock, J., zitiert nach Keber, a. a. O. S. 84.

[17] John Cage, zitiert nach Keber, a. a. O. S. 89.

[18] Vgl. Anm. 6.

[19] Mitglieder der deutschen Gruppe SPUR waren die Künstler Lothar Fischer, Heimrad Prem, Helmut Sturm und Hans Peter Zimmer. Sie gaben die provozierende Zeitschrift SPUR heraus, deren Ziel eine veränderte Wahrnehmung der Gesellschaft war, um das Bewusstein für die Notwendigkeit gesellschaftlicher Veränderung zu schaffen.

[20] Asger Jorn, Rede an die Pinguine, in: Hovdenakk, P.: Cobra, Katalogbuch zur Ausstellung in der Städtischen Galerie im Lembachhaus 1989, S. 88.

Auffassung entgegen, künstlerische Kreativität müsse zusätzlich zur spontanen Gefühlsäußerung auch auf Bewusstsein und kritischer Analyse aufbauen. Sie entwickelten eine Theorie des Materialismus, die dem Material – dem künstlerischen Medium – eine entscheidende und mitbestimmende Bedeutung für die Gestaltung des Ausdrucks beimisst. Das Bild entsteht aus dem Zusammenwirken von künstlerischer Arbeit und verwendetem Material.

Im Gegensatz zum Action Painting, das eher individualistisch ausgerichtet war, entwickelte COBRA ein politisches, gesellschaftskritisches Engagement. Die Gruppe fühlte sich dem Sozialismus verbunden und ihre Mitglieder gehörten der kommunistischen Partei an. Durch eine neue Art von Bildern sollte nicht das traditionelle Publikum der Akademiker und Bürger, sondern die breite Bevölkerung angesprochen werden. Die Institutionen der Klassengesellschaft boten ihrer Ansicht nach keine Möglichkeit mehr zur Entfaltung schöpferischer Phantasie und behinderten die freie Äußerung der menschlichen Vitalität. „Die Befriedigung dieses primitiven Bedürfnisses nach Lebensausdruck ist es, die das Leben aktiviert, die jede Erschlaffung der Vitalität heilen kann, und die Kunst zu einer Einrichtung für geistige Hygiene macht. Und als solche ist sie Eigentum von allen..."[21]

Die von COBRA geforderte „Volkskunst" gründet auf der Befreiung der Phantasie und entspricht konsequenterweise nicht den Normen, in denen das Volk erzogen wurde. „Eine Volkskunst aber ist eine Äußerung des Lebens, die ausschließlich von einem natürlichen und daher allgemeinen Drang nach Lebensexpression gespeist wird. Eine Kunst, die ... keine andere Norm als die der Expressivität anerkennt und spontan schafft, was die Intuition eingibt. Der große Wert einer Volkskunst liegt darin, dass sie, eben weil sie eine Äußerung von Unausgebildeten ist, der Aktivität des Unterbewusstseins den größtmöglichen Spielraum lässt und dadurch immer weitere Perspektiven eröffnet, das Geheimnis des Lebens zu begreifen." In dieser Utopie der Volkskunst wird es „für jeden Ausdrucksmöglichkeiten geben."[22] Der Künstler ist verpflichtet, „die letzten Reste einer leeren und hinderlich gewordenen Ästhetik zu vernichten, um die schöpferischen Instinkte, die noch unbewusst im Menschen schlummern, zum Erwachen zu bringen. Die Masse ... kennt ihre eigenen kreativen Möglichkeiten noch nicht. Diese werden von einer Kunst angeregt, die nicht präzisiert, sondern suggeriert, und die dadurch, dass sie Assoziationen weckt ..., eine neue, phantastische Art des Sehens zustande bringen wird. Da beim Betrachter eine eigene kreative Tätigkeit angesprochen wird, eine Aktivität, die in der Natur des Menschen enthalten ist, liegt diese Art des Sehens im Bereich und Begriffsvermögens eines jeden ...".[23]

Diese Gedanken aus dem Manifest von Constant (Nieuwenhuis) könnten auch aus einem Manifest zur therapeutischen Wirkung von Kunst stammen. Während aber die Kunst selbst versucht, „das Volk", „die Masse" anzusprechen und zu akti-

---

[21] Jorn, A., a. a. O., S. 41.

[22] Jorn, A., a. a. O., S. 42.

[23] Constant, Manifest, in: Hovdenakk, P.: Cobra, Katalogbuch zur Ausstellung in der Städtischen Galerie im Lembachhaus 1989, S.42f.

vieren, wendet sich der therapeutische Ansatz gezielt dem Individuum oder kleinen Gruppen zu, denen er die genannten Ideen zu vermitteln versucht. Dabei tritt
der ästhetische Aspekt in den Hintergrund zugunsten der möglichen Erfahrungen, die das Individuum in seinen Alltag mitnehmen kann. Ziel ist Veränderung,
Erweiterung, Bewusstheit. Auch dazu müssen einengende, starre Normen überwunden werden, diesmal aber im Individuum selbst.

Der erweiterte Kunstbegriff von Joseph Beuys

Die Ideen von Joseph Beuys stehen einem therapeutisch-künstlerischen
Prozess wohl am nächsten. Sie beschreiben in der ihm eigenen Terminologie
im Grunde alle Wirkfaktoren der Therapie. Seine Ideen gehen in der Einbeziehung des Geistig-Nichtmateriellen so weit, dass man auch von einem
erweiterten Therapiebegriff sprechen könnte, wenn man seinen Ansatz in
therapeutische Überlegungen miteinbezieht. Im Folgenden wird nicht versucht, das Gedankengebäude von Joseph Beuys in seiner Gesamtheit nachzuzeichnen. Vielmehr greife ich exemplarisch einige Begriffe heraus, die
einen unmittelbaren Bogen zu therapeutischen Prozessen spannen.
Neben den Prinzipien von Beziehung, Prozess und Ausdruck ist in der bildnerischen Therapie wie bei Beuys das Formprinzip, die Wandlung der Gestalt,
von zentraler Bedeutung. Beuys' Begriff von Plastik geht weit über das her-
kömmliche Verständnis von Skulptur hinaus. Er knüpft an die ursprüngliche
Bedeutung von Plastik im Sinne von „bilden" an, so wie im angelsächsischen
Sprachraum „plastic arts" bildende Kunst meint. Davon ausgehend prägte
Beuys den Begriff der „Sozialen Plastik":
   Gedankenformen – wie wir unsere Gedanken bilden
   Sprachformen – wie wir unsere Gedanken in Worte umgestalten
   Soziale Plastik – wie wir die Welt, in der wir leben, formen und
   gestalten: Plastik ist ein evolutionärer Prozess, jeder Mensch ein
   Künstler.[24]
Beuys sieht es als die Aufgabe jedes Menschen, seine Umwelt verstehen zu
lernen, um dadurch sich selbst zu verstehen, also im Welterkennen Selbst-
erkennen zu üben. Dieser Erkenntnisprozess ist der Ausgangspunkt für jeden
menschen- und weltgemäßen Gestaltungsvorgang. Will ein Mensch ein Künstler werden – und jeder Mensch kann Künstler werden bezogen auf seine
Lebens- und Arbeitsgestaltung –, so muss er versuchen, dem Wesen nach zu
verstehen, was ihn umgibt. Dazu muss er in Bewegung kommen. Ähnlich wie
Paul Klee in den 20er Jahren in seiner Formenlehre der Bewegung eine zentrale
Bedeutung beimaß – er verglich die Form mit dem Tod und die Formung mit
dem Leben[25] – sieht Beuys in der Bewegung ein zentrales Prinzip der Veränderung. Nur so kann der Mensch am „Evolutionsprinzip", am „Auferstehungsprinzip" teilhaben. Der erweiterte Kunstbegriff meint die Umgestaltung der

---

[24] Beuys; J., in Harlan, a. a. O., S. 13.
[25] Klee, P: Schöpferische Konfessionen. In: Klee, P.: Das bildnerische Denken, Basel 1990, S. 78.

alten, sterbenden oder erstarrten Gestalt in eine „lebendige, durchpulste, lebensfördernde, seelenfordernde, geistfördernde Gestalt". Auf die Frage, weshalb in diesem primär geistigen Prozess künstlerisches Material nötig ist, antwortet Beuys: „Weil der Mensch im schöpferischen Vorgang sich überhaupt nur am Material entfalten kann. Er ist ja kein absolutes geistiges Wesen. Er ist ja verkörpert ...".[26]

Beuys leitet aus seinen Überlegungen eine hohe Verantwortlichkeit des Meschen der Gesellschaft und der Welt gegenüber ab. Entsprechend groß ist auch sein ökologisches und politisches Engagement, auf das hier aber nicht eingegangen wird.

Die soziale Plastik als therapeutisches Agens

Die Verwirklichung der sozialen Plastik – der „neuen Welt" – geschieht nach Beuys nicht von selbst. Hierzu ist sittlich-ethisches, menschengerechtes Handeln nötig. „Dieses sittliche Handeln, das sich dadurch ergibt, dass sich der einzelne Mensch liebevoll, mit erwärmten Herzen dem anderen zuwendet, ist die Voraussetzung dafür, dass die den einzelnen übergreifende Gemeinsamkeit unter Menschen entsteht."[27]

In diesem anthropologischen Sinn entstanden in den künstlerischen Projekten, die Kunststudenten und Absolventen des Aufbaustudiums „Bildnerisches Gestalten und Therapie"[28] unter therapeutischem Aspekt in psychiatrischen Krankenhäusern durchführten, soziale Plastiken. Mehrere Künstler leiteten eine Gruppe von Patienten in einer künstlerischen Aufgabe an, die etwa darin bestand, eine gemeinsame Skulptur zu entwerfen, ein Treppenhaus zu gestalten oder die Mauern eines Innenhofs zu bemalen. Die Not der meisten Patienten drückt sich vor allem in Fragmentierung und Isolierung aus. In der Gemeinsamkeit der künstlerischen Aufgabe entwickelten nun auch die „hoffnungslosen Fälle" eine Wahrnehmung von und Achtung vor den Möglichkeiten des anderen, eine unterstützend-liebevolle Weise, das gemeinsame Werk vor die eigenen Interessen zu stellen und zu verwirklichen. Im Beuys'schen Sinne „erwärmten sich die Herzen" für die Gemeinsamkeit, und es entwickelte sich ein gemeinsamer Wille, eine gemeinsame Idee davon, wie der übergreifende Plan zu verwirklichen, wie etwas Neues zu gestalten und eine neue Wirklichkeit herzustellen sei. Angesichts des kranken Zustands der Umgebung, den die Patienten vor Augen hatten, entstand die Intuition eines „gesunden" Bildes von Lebensmöglichkeiten.

Auch wenn dieser Prozess nicht in jedem Augenblick sichtbar war, so war er doch latent ständig wirksam und beeindruckte alle Teilnehmer nachhaltig, wie aus einer Nachuntersuchung von J. Lucas hervorgeht.[29] Dies erklärt auch die

---

[26] vgl. Beuys, J., in Harlan, S. 110.
[27] vgl. Beuys, J., in Harlan, S. 121.
[28] Aufbaustudium "Bildnerisches Gestalten und Therapie" an der Akademie der Bilden-den Künste München; vgl. Projektbeschreibungen in: Schottenloher, G., Schnell, H.: Wenn Worte fehlen sprechen Bilder. Bildnerisches Gestalten und Therapie, München 1994.
[29] vgl. Jochen Lucas u.a. „Die bekloppten Steine", in: Schottenloher u. Schnell (1994), S. 124 ff.

intensive Wirkung auf alle Teilnehmer, die sich in gesteigerter Lebensfreude, eigenständigen Ideen, größerem sozialem Interesse, in Entlassungen, Verlegungen auf offene Abteilungen oder einer Reduzierung der Medikamente niederschlug. Die Gestaltung der gemeinsamen Wirklichkeit weckte eine Kräftekonstellation, die erstarrte Gestalten auflöste und neue, lebendige Strukturen ermöglichte. Dieser Vorgang scheint mir den von Beuys anthropologisch erweiterten Kunstbegriff zu verkörpern und gleichzeitig dem Wesen therapeutischer Wirkung zu entsprechen. Das Aufbrechen alter Strukturen und deren Verwandlung in „lebensfördernde, seelenfordernde, geistfördernde Gestalt" ist im Beuys'schen Sinn ein künstlerischer Gestaltungsvorgang, der sich heilsam auf die Beteiligten auswirkte. Gerade dadurch, dass ein Gemeinschaftsprojekt ohne Leistungsdruck im Vordergrund stand, konnte jeder seine Gestaltungsmöglichkeit entdecken und seine eigenen Verwandlungsprozesse initiieren, die doch in einen größeren Zusammenhang eingebettet waren.

Der Künstler-Therapeut beobachtet dabei nicht nur, was die Projektteilnehmer an Möglichkeiten, Ideen und Verhalten mitbringen und realisieren, sondern er erkennt, was „aus ihnen werden will", auch wenn es ihnen selbst noch unbewusst ist. Es geht ihm darum, „die wesensgemäße Zukunft" des jeweils anderen Menschen zu erkennen und in seinem Umgang mit ihm zu unterstützen. Die liebevolle Zuwendung zum Mitmenschen, nach Beuys die Grundlage sittlichen Handelns, ist Basis jeder Therapie, sowie jeder den einzelnen übergreifenden Gemeinschaft. Eine solche Gemeinschaft ist die therapeutische Gruppe, wie sie in den erwähnten Projekten entstand. In Projekten dieser Art verbindet sich also der künstlerische Prozess im Sinne des anthropologisch erweiterten Kunstbegriffs mit Therapie.

Die Überwindung der Krise durch den „GegenbildProzess"

Nach Beuys hat die Entwicklung des materialistischen Denkens den Menschen in eine Krise gestürzt, die er als „ErziehungsProzess" braucht, um sich von Weltanschauungen abzunabeln, die ihn einerseits mit religiösen Welten in Verbindung hielten, andererseits auch bevormundeten. Nur wenn sich der einzelne zu seiner Freiheit bekennt und ein eigenes Verhältnis zur menschlichen Schöpfung, zur geistigen Welt bekommt, kann der soziale Organismus neu gestaltet werden. Erst indem der Mensch sich von Systemen befreit, begegnet er sich selbst. Naturgemäß ist das zunächst verbunden mit der Wahrnehmung eigener Hilflosigkeit und Schwäche. Doch im Erleben des Todesprozesses, d.h. all dessen, was ununterbrochen um uns und in uns abstirbt, kann – zunächst als eine rein innere Welt – „ein zukünftig neues Keimen ... vor dem seelischen Auge entstehen."[30] Wie in der absterbenden Pflanze bereits der künftige Keim steckt, so kann der Krankheits- oder TodesProzess im Menschen nur überwunden werden, wenn er den Blick auf die Wirklichkeit der Sterbevorgänge richtet. Denn dies erzeugt den „Gegen-

---

[30] vgl. Beuys, J., in Harlan, S. 119.

bildProzess", mit der Kraft, den Krankheits- und SterbeProzess zu überwinden, indem er die Verbindung zum Keim, zur inneren „Werdegestalt" des Menschen herstellt. – Auch Paul Klee beschreibt das Phänomen, dass im Gestaltungsprozess jedes Element sein Gegenteil hervorruft: „Jede Energie erheischt ein Komplement, um einen … über dem Spiel der Kräfte gelagerten Zustand zu verwirklichen."[31]

Dies soll an einer Episode aus einer Langzeittherapie demonstriert werden. Frau G., eine depressive Klientin, drückt ihre Depression in einer Zeichnung aus: ein schwarzes, verschlossenes Gebilde, das sie am liebsten wegschieben möchte. Als sie sich jedoch darauf einlässt, fallen ihr bei längerem Hinsehen die Assoziationen ‚Keimling', ‚Samenkorn' ein. Unter diesem Gesichtspunkt kann sie die Depression akzeptieren. Im weiteren Verlauf der Sitzung malt sie ein zweites Bild, ohne bewussten Zusammenhang zum ersten, das ihren kleinen Sohn in frühlingshaften Farbklecksen darstellt. Die lebendigen Farben erstaunen sie, umso mehr, als sie wahrnimmt, dass die bunten Farben in der gleichen Form wie beim vorhergehenden Samenkorn angeordnet sind. Im Gespräch mit mir kommt ihr die Idee, dass das zweite Bild das Innere des ersten, und nicht nur ihren Sohn, sondern einen Teil ihrer selbst darstellt. – Der „GegenbildProzess" führte die Malerin also in die dem Tod komplementäre seelische Möglichkeit des Lebens und zur Erkenntnis, dass die Vision der Hoffnung, die in der Seele wacht, durch ihr Wollen und ihre Arbeit zu gestalten, also auch zu verwirklichen sei. Im therapeutischen Prozess war es auch wichtig, ihre Geschichte, ihre Vergangenheit zu beachten und wahrzunehmen; doch dadurch gelangte sie noch nicht zur Erkenntnis dessen, was „aus ihr werden wollte". Was ihrer wesensgemäßen Zukunft, ihrer „Werdegestalt" entsprach, erfuhr sie durch den „Gegenbild-Prozess" in der Gestaltung und Betrachtung des Bildes ihrer Depression.

Der „WasserProzess" als therapeutisches Prinzip

Der Übergang vom Tod zum Leben, im übertragenen Sinn die Überwindung der Krise, geschieht nach Joseph Beuys durch das „Wasserprinzip".[32] Wenn bei einer Pflanze die Samen reifen, stirbt der Spross ab. Fett hüllt den Keimling ein, der die Pflanze über ihr Dasein hinaus in einer neuen Pflanze weiterleben lässt. Damit sie keimen und aus der Ruhe des Samens etwas Neues entstehen kann, muss ein anderer Prozess, der „WasserProzess" eingreifen. Das Wasser ermöglicht der Pflanze, in ihrer eigenen Gestalt zu erscheinen.

Beuys beschreibt das Wasserprinzip folgendermaßen: Wasser vereinigt sich mit anderen Wassern und füllt einen gegebenen Ort aus. Es bildet keine eigene Gestalt, sondern nimmt jeweils die Gestalt an, die es vorfindet (z.B. als Pfütze). Wasser löst Substanzen; kristalline Formen wie Salz und Zucker verlieren im Wasser ihre Gestalt und gehen darin auf. Das Wasser bindet sie aber nicht – es

---

[31] vgl. Klee, Paul, a. a. O., S. 79.
[32] vgl. Beuys, J., in Harlan, S. 102.

ermöglicht der gelösten Substanz, sobald es verdunstet, in der ihr eigenen Gestalt wieder zu kristallisieren, bzw. diese Gestalt erst zu finden. Ohne Wasser gäbe es keine Kristalle; es erzeugt sie jedoch nicht, es ermöglicht sie nur.

Ebenso ermöglicht das Wasser der Pflanze, ihre Gestalt zu finden, ohne sie zu machen. Sie nimmt die im Wasser gelösten Mineralstoffe auf. Ohne Wasser könnte der Samen nicht keimen, könnte die Pflanze ihre Form weder finden noch halten. Das gleiche gilt für alle organischen Wachstumserscheinungen, für Tier und Mensch. „Die Eigenschaft des Wassers, verbunden mit der Fähigkeit zu tragen ohne zu binden, wieder abgeben zu können und nicht festzuhalten"[33], ist eine treffende Metapher für das therapeutische Milieu. Die „Wassereigenschaft" im Therapeuten lässt den Klienten seine eigene Gestalt entwickeln. Dieser kann verhärtete, inadäquate Formen lösen und zu seiner eigentlichen Gestalt finden. Der therapeutisch arbeitende Künstler macht die Bilder und Plastiken der Patienten nicht, doch er ruft die jeweils ureigenen Ausdrucksformen durch seine „Wassereigenschaft" hervor. Dazu muss er tragend, nährend und lösend sein.

Wollte man den Gestus beschreiben, der sich in den Eigenschaften des Wassers zeigt, würde man Worte verwenden wie „hingebungsvoll, selbstlos, uneigennützig". Nach Beuys wäre die Eigenschaft des Wassers im Reich des Mineralischen vergleichbar mit der seelischen Eigenschaft, die wir Liebe, Nächstenliebe nennen. Was das Wasser im Reich der Sinneserscheinungen an Gestaltungen ermöglicht, ist vergleichbar dem, was im Seelischen durch Liebe möglich wird. „Wo Liebe wirkt, kann Seelisches sich entfalten, seinen Eigenimpulsen gemäß sich ausgestalten, sich selber finden."[34] Die Liebe, sei es der Eltern zum Kind, der Freunde untereinander, des Therapeuten zum Klienten und umgekehrt, „ermöglicht jeweils dem anderen Menschen, den Seelenraum zu finden, in dem er seine eigenen, ihm zur Verfügung stehenden Möglichkeiten uneingeschränkt entfalten kann."[35] Diese zentrale Kraft seelischer Entwicklung setzt der therapeutisch arbeitende Künstler im Gestaltungsprozess frei und leitet damit gewaltige seelische Entwicklungsmöglichkeiten ein.

Gleichzeitig mit der Aktivierung der Gestaltungsprozesse im Klienten wird auch in ihm selbst der „WasserProzess" freigesetzt. Er entfaltet all die beschriebenen Eigenschaften des Wassers in sich und ist so in der Lage, die erstarrten Anteile in sich aufzulösen, ihnen eine neue, seinem Wesen gemäße Gestalt und Struktur zu geben, zunächst vielleicht nur im Bild, doch zunehmend auch im Leben. Beuys sieht in dieser Kraft das „Evolutionsprinzip". Das damit verbundene „Auferstehungsprinzip" ist der Kern seines erweiterten Kunstbegriffs: "... die alte Gestalt, die stirbt oder erstarrt ist, in eine lebendige, durchpulste, lebensfördernde, seelenfordernde geistfördernde Gestalt umzugestalten."[36]

---

[33] vgl. Harlan, V., a. a. O., S .107.

[34] vgl. Harlan, V., a. a. O., S. 108.

[35] vgl. Harlan, V., a. a. O., S. 108.

[36] vgl. Beuys, J., in Harlan, S. 109.

Der erweiterte Therapiebegriff

Der erweiterte Kunstbegriff bezieht das „Auferstehungsprinzip", die ständige Auflösung erstarrter und Neubildung lebendiger Formen in das Leben und die Kunst ein. Ein entsprechend erweiterter Therapiebegriff setzt voraus, dass jeder Mensch in Bezug auf seine Lebensgestaltung Künstler sein kann, und integriert diese Fähigkeit in die Therapie. Sie ist das Kapital, das der Klient mitbringt, und das die erweiterte Therapie zu mehren sucht. Sie fragt nicht: was fehlt dir, inwiefern bist du krank, sondern: was kannst du, wie kannst du es umsetzen, und was wird daraus? Natürlich zeigt sich im Ausdruck und im Bild auch Psychopathologisches, etwa daran, wie die Elemente im Bild aufeinander bezogen sind; es hat jedoch nur einen geringen Stellenwert im Vergleich zu der Möglichkeit, sich auszudrücken. Wenn der Klient sein Leiden bildhaft ausdrückt, wird es respektiert, beachtet, und es wird nach einer Form gesucht, durch die es noch besser ausgedrückt werden kann. In diesem seelisch-geistigen Prozess tritt der Klient aus der Opferrolle und wird zum konstruktiven Gestalter seines Leidens. Was ihn quält, soll nicht verschwinden, sondern eine Form erhalten, die den Betrachter mitfühlen lässt und es in die Reihe der vielen menschlichen Versuche stellt, Leiden darzustellen. Dadurch wird das Leid zu einem Gegenüber, das gestaltet werden kann und einen Sinn erhält. Es mag sein, dass es sich auf diesem Wege aus seiner Erstarrung löst und abgelegt werden kann. Es kann aber auch sein, dass es zu einem langen Darstellungsprozess wird, in dem es immer neue Formen erhält, neue Erkenntnisse auslöst. So ist es in Bewegung geraten, von einer erstarrten zu einer lebendigen Form geworden, die möglicherweise einen Neubeginn einleitet. Das entspricht Beuys' „Auferstehungsprinzip", das in der Verbindung des Gestaltens mit der Beziehung zu einem Menschen, der nährend, tragend, lösend diesen Prozess begleitet, zur Wirkung kommen kann.

Die Arbeit an der Form ist dabei durchaus von Bedeutung. Das unmittelbar Ausgedrückte einfach zu belassen, hieße eben nicht, die Fähigkeit zur Gestaltung und Verarbeitung zu stimulieren. Erst die bildnerische Weiterentwicklung des spontan Dargestellten mobilisiert in Verbindung mit der therapeutischen Beziehung die integrierenden, persönlichkeitsbildenden und geistigen Kräfte, die dem gestalterischen Prozess innewohnen. Der erweiterte Therapiebegriff bedeutet also: den Klienten über die Stimulierung seiner schöpferischen Fähigkeiten selbst zu seinem eigenen Therapeuten zu machen, da die Fähigkeit zur kreativen Entdeckung seiner eigentlichen Gestalt, zu der das Leiden gehören mag, in ihm liegt. Indem der Mensch zum Künstler im Beuys'schen Sinn, zum Gestalter seines Lebens wird, verleiht er ihm Substanz und Sinn. So wird nicht die Sinnlosigkeit, die für viele im Leiden liegt, auf das Leben übertragen, sondern die Sinnhaftigkeit des Lebens auf das Leiden. Der erweiterte Therapiebegriff lässt den Klienten das „Auferstehungsprinzip" in der eigenen konstruktiven Aktivität, im eigenen künstlerischen Schaffen entdecken.

Resümee: Die Begegnung von Kunst, Psychiatrie und Therapie

Zu Beginn des 20. Jahrhunderts ließen sich Künstler durch die „Irrenkunst" inspirieren. Der Dadaismus z. B. sah, wie erwähnt, in der „schöpferischen Psychose" eine Möglichkeit zur Kulturerneuerung. Im Gegenzug wurde die Kunst der Außenseiter aus ihrem Ghetto geholt und fand öffentliche Anerkennung. Dubuffet gründete ein Museum für Art Brut, und es gab seither immer wieder Ausstellungen von geisteskranken Künstlern in öffentlichen Institutionen. Ein Meilenstein in dieser Geschichte ist die Sammlung Prinzhorn, die jetzt endlich durch die Eröffnung eines Museums entsprechend gewürdigt wird.

Lang ist die Liste der Künstler, die sich Inspirationen und Ideen bei der Kunst der Geisteskranken holten. Die Lage der Patienten jedoch hat sich dadurch kaum geändert. Nur wenige von ihnen kamen in den Genuss der Verbesserungen, die mit dieser Bewegung verbunden waren. Nur eine geringe Anzahl von Künstlern unter ihnen, die „entdeckt" wurden, konnte davon ein wenig profitieren; aber auch ihre Lebensbedingungen änderten sich dabei meist kaum, was sie oft als verzweifelte Ausweglosigkeit erlebten. – Heute begeben sich Künstler in die Kliniken zu den Patienten und setzen ihr Handwerk und ihr Wissen ein, um auch den Nicht-Künstlern unter ihnen die inspirierende, belebende und heilende Wirkung des künstlerischen Prozesses zu vermitteln. Im Zuge der allgemeinen Demokratisierung wird so auch den Außenseitern, den Ausgeschlossenen, eine Form der aktiven kulturellen Teilhabe ermöglicht.

Sollten sich daraus auch neue Aspekte für die Kunst ergeben? – „Indem die Kunst zeigt, was sie für notleidende Menschen tun kann, erinnert sie uns daran, was sie für jeden tun sollte", meint Rudolf Arnheim.[37] Es ist seine Überzeugung, „dass es nicht nur völlig ungerechtfertigt ist, die Kunsttherapie als ein Stiefkind der Künste zu behandeln, sondern dass man in ihr ein Vorbild sehen kann, mit dessen Hilfe sich die Künste möglicherweise auf einen produktiveren Standpunkt zurückführen lassen. ... Die angewandten Künste – und die Kunsttherapie ist eine angewandte Kunst – sollten durch ihr Beispiel zeigen, dass die Künste, um ihre Wirkungskraft zu erhalten, wesentlichen menschlichen Bedingungen dienen müssen. Diese Bedürfnisse treten bei Kranken häufig deutlicher zutage, und deutlicher ist auch die positive Wirkung, die die Künste auf kranke Menschen ausüben."[38] Vielleicht wirkt aus dem therapeutisch angewandten Bereich der Künste wieder etwas auf die Kunst zurück und gibt ihr neue Impulse? Vielleicht folgt auf die erste klassische Anerkennung der Art Brut nun eine kulturelle Form, den anthropologisch erweiterten Kunstbegriff im sozialen Bereich zu verwirklichen? Denn: „Es gilt, die freie Entfaltung aller Menschen zu ermöglichen. ... Die Freiheit ist der Wesenskern der Kreativität!"[39]

---

[37] Arnheim, Rudolf: Neue Beiträge, DuMont Köln 1991, S. 329 ff.
[38] Arnheim, Rudolf, a.a.O., S. 330.
[39] Aus: Überleben durch Kunst. Eine Diskussionsmontage von W. M. Faust mit Beiträgen von J. Beuys, H.-J. Syberberg, A. Hrdlicka u. a. In: Kunstforum 43, 1981, S. 96.

Heidelberger Jahrbuch, Band XLVI:
T. Fuchs, I. Jádi, B. Brand-Claussen, Chr. Mundt (Hrsg.): Wahn Welt Bild
© Springer-Verlag Berlin Heidelberg 2002

Kunst hat einen transitorischen Körper

Bilder als Kommunikationsangebot in der Therapie mit schizophrenen Patienten

Elizabeth McGlynn

Zusammenfassung

Der vorliegende Beitrag handelt von Bildern als Kommunikationsangebot in einem therapeutischen Setting mit Patienten, die als chronisch schizophren diagnostiziert wurden. Das klinische Material stammt aus einer Gruppe von dreizehn Patienten einer geschlossenen Abteilung für psychiatrische Rehabilitation des Homerton Hospitals in London, wo ich über den Zeitraum von drei Jahren als Kunsttherapeutin gearbeitet habe. Ich werde anhand einiger kurzer Vignetten die Komplexität der Rollen aufzuzeigen versuchen, die das ästhetische Objekt bei dieser Arbeit spielen kann, nämlich als Ort der Begegnung zwischen persönlichem Mythos und realer Welt, zwischen einer Person und einer Gruppe und, im theoretischen Kontext, zwischen Kunst und Konzepten aus der Psychoanalyse, vor allem der Theorie der Objektbeziehungen. Die illustrierenden Bilder wurden nicht primär wegen ihrer ästhetischen Qualität oder ausschließlich wegen der individuellen Bedeutung für ihre Schöpfer ausgewählt, sondern weil sie auch etwas über das Leben dieser Gruppe aussagen. Wir betrachten also nicht nur das *Leben in den Bildern*, sondern auch das *Leben der Bilder* in einem psychodynamischen Kontext, wobei der Kunst eine besondere Rolle als „transitorischer Körper" zukommt.

Einführung

1996 kam es in der Hayward Gallery im Zentrum Londons zu einer Begegnung zwischen Emma H. und Gillian K. Von Emma Haug und ihrer Zeichnung „Brief an den Ehemann" war in diesem Band bereits an anderer Stelle die Rede.[1]

---

[1] Vgl. den Beitrag von G. Steinlechner in diesem Band sowie Farbtaf. 26, Abb.10.

Gillain K. ist unbekannt. Sie ist keine Kunsthistorikerin, keine Wissenschaftlerin, auch keine Künstlerin im herkömmlichen Sinn, die sich für Emma Haug interessieren würde; überhaupt kann Gillian K. nicht über ihren Beruf definiert werden. Gillian K.[2] ist Patientin; sie „wohnt" in einer geschlossenen Abteilung für rehabilitative Psychiatrie und wurde irgendwann einmal als „chronisch schizophren" diagnostiziert. Der Besuch in der Galerie war ihr erster Ausflug in das Zentrum Londons, seit vor über fünfzehn Jahren ihre Psychose ausbrach. Gillian K. hat zwei Kinder, die sie ab und zu sieht. Gillian K. hat auch einen Ehemann, den sie nie sieht. In der Ausstellung bleibt sie vor der kleinen Zeichnung Emma Haugs wie angewurzelt stehen. Als ich vorbeikomme, zeigt sie auf die Zeichnung und sagt: „This is good".

Gillian K. versteht nichts von moderner Kunst, war überhaupt noch nicht in einer Ausstellung oder in einem Museum. Sie ist Mitglied einer kunsttherapeutischen Gruppe, die ich über den Zeitraum von dreieinhalb Jahren am Homerton Hospital in Hackney, East London, geleitet habe. Sicherlich hat diese Begegnung auch etwas mit der von Gisela Steinlechner erwähnten „Wunschenergie" Emma Haugs zu tun, die über den Zeitraum von mindestens sechzig Jahren hinweg an diesem Ort eine Resonanz auslöste. In diesem Moment „kam ihr Brief an", wie bei tausenden anderen Menschen auch. Das ist zu einem großen Teil Inge Jádi, ihren Mitarbeiterinnen und Mitarbeitern zu verdanken, die nun mit dem Museum der Sammlung Prinzhorn einen ganz besonderen Resonanzboden für solche Begegnungen geschaffen haben.

Warum hat sich Gillian K. instinktiv mit diesem „Brief an den Ehemann" Emma Haugs identifizieren können? Hier geht es mir um das, was geschieht, wenn sich die zeitliche und räumliche Distanz zwischen der Situation der Bildentstehung und der Situation der Bildbetrachtung auflöst, wenn sich also Künstlerin/Patientin und Betrachterin gewissermaßen zur selben Zeit im selben Raum befinden. Dies ist noch mehr der Fall, wenn auch die Produktion des Bildes, oder ganz allgemein gesprochen des „ästhetischen Objektes", in Zeugenschaft geschieht; wenn also die „Produktionsästhetik" geradezu durch diese Synchronizität definiert wird und die Bilder „von innen" und „von außen" gelesen werden. Diese Gleichzeitigkeit ist das, was Kunsttherapie grundsätzlich von anderen künstlerisch-gestalterischen Prozessen in einem klinischen Setting unterscheidet - und nicht etwa die unterschiedliche ästhetische Qualität der Produkte. Das Anschauen der Bilder von innen wie von außen ermöglicht ganz neue Bezüge zwischen den Menschen, die diese Bilder hergestellt haben. Das ästhetische Interesse an dem „Brief an den Ehemann" führt direkt zu Emma Haug, welche jahrelang nur als „Fall 216" aufgelistet wurde, führt zu der Person hinter den Bildern.

In seinem Buch „The Dynamics of Creation" widmet der englische Psychiater und Pychoanalytiker Anthony Storr einen großen Teil der Beschreibung von Biographien von Persönlichkeiten, welche als besonders kreativ gelten. Er untersucht mögliche Beweggründe, warum diese Personen schöpferisch tätig

---

[2] Der Name, wie alle folgenden, ist aus Gründen des Personenschutzes verändert worden.

wurden, und vertritt die These, dass einige Aspekte von Kreativität sicherlich allgemeinen Gesetzen unterliegen, andere aber den individuellen Umständen und Charaktereigenschaften dieser Personen zuzuordnen sind. So sei einer der prägenden Faktoren bei einer Person mit schizoiden Charakterzügen die Tendenz, sich zurückzuziehen und sich dem Kontakt mit Anderen nicht auszusetzen: „Da die meisten kreativen Aktivitäten im Alleingang und in Einsamkeit von sich gehen, bedeutet dies, dass die schizoide Person die Probleme, welche direkte Beziehungen mit sich bringen, vermeiden kann. Wenn er/sie schreibt, malt oder komponiert, kommuniziert er/sie natürlich. Aber es ist eine Kommunikation, die auf den eigenen Spielregeln basiert, die Situation ist ganz und gar unter ihrer Kontrolle."[3]

Ich glaube, dass Storrs Gedanken einen direkten Bezug zur Frage herstellen, warum es Künstler überhaupt interessiert, in einer therapeutischen Situation zu arbeiten. Wenn wir das Bedürfnis des Einzelnen, schöpferisch tätig zu sein, auf dieselbe Quelle zurückführen, die auch Chaos und Leiden für psychisch kranke Menschen verursacht, würde das bedeuten, dass es eine tiefe innere Verbindung zwischen dem Hervorbringen von Kunst und von Symptomen psychischer Krankheit gibt – wobei natürlich diese angenommene Verbindung zwischen Psychose und Kunst nicht etwa zu dem Schluss „Je psychotischer der Künstler, desto besser die Kunst" führen soll. Der Künstler hat nur vielleicht Erfahrungen, die mit denjenigen von psychisch Kranken vergleichbar sind – wenn auch in ungleich erträglicherer, zeitlich begrenzter und zu bewältigender Form. In einem gewissen Maß haben Künstler einen Weg gefunden, mit ihren Schwierigkeiten umzugehen, der sozial mehr oder weniger toleriert, ja in wenigen Fällen sogar gesellschaftlich anerkannt und gefeiert wird.

Das Tolerieren schwieriger Gefühle und die Begabung, diese in eine Gestalt zu bringen, bildet ein starkes Bündnis zwischen Künstlern und Menschen mit psychotischen Erfahrungen. Der Wahn kann ja nach Benedetti als eine kreative Leistung betrachtet werden.[4] Waren die Ideen der Romantiker und Surrealisten über das Verhältnis von Kunst und Psychose auch etwas naiv, so wurde doch die ihre Bereitschaft, mit den Schöpfungen psychisch kranker Menschen in Verbindung zu treten – gerade auch anlässlich der Entdeckung der Sammlung Prinzhorn – zu einem Fundament, auf dem Jahrzehnte später der Einsatz von Kunst als therapeutischem Instrument aufbauen konnte. Ihre Auffassungen zeugten zumindest von einer Ahnung davon, dass Gesundheit und Wahnsinn nicht so säuberlich voneinander zu isolieren waren, wie manche Zeitgenossen gerne geglaubt hätten. Indem die Surrealisten die Grenzen der Kunst gegenüber psychotischen Erfahrungen öffneten, die Verbindungen zur Psychiatrie untersuchten und Kunst gleichsam als „transitorischen Körper" zwischen Innenleben und Außenwelt ansahen, eröffneten sie einen Zugang zu einem bisher unentdeckten Terrain, auf dem ihnen andere später folgen konnten.

---

[3] Storr 1972, S. 80, transl. McGlynn.
[4] Benedetti 1999, S. 49 ff.

Auf diesem Terrain begegnen sich zwei Subjekte, nämlich der Künstler und der psychisch Kranke, die eine innere Verbindung haben, deren ästhetische Prozesse einander nicht fremd sind, sondern zumindest von der Seite des Künstlers einfühlend und anerkennend nachvollzogen werden können. Diese „Subjektivität", der künstlerisch interessierte Blick ist es, welches der Künstler maßgeblich in den therapeutischen Raum einbringt. Das *Objekt* ist nicht der Patient, sondern das „Bild", das ästhetische Objekt. Die zwei Subjekte bauen differenzierte Bezüge zu diesem Objekt auf, welches seinerseits die Beziehung der beiden Subjekte vermittelt und verändert.

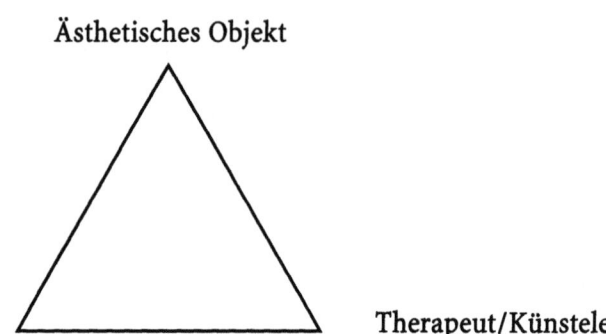

Diese Konstellation beruht darauf, dass wir nicht nur zu Personen, sondern auch zu Dingen Beziehungen aufbauen. Kunsttherapie arbeitet mit genau dieser Dialektik: einerseits mit der Spannung des Künstlers, der mit seiner Arbeit allein ist, also in stummem Dialog mit seinem inneren und äußeren Material steht; andererseits mit dem Kommunikationsangebot des Therapeuten und dessen Wahrnehmung als Betrachter. Im Fall der Gruppenarbeit kommt das parallele Nebeneinander-Arbeiten hinzu, das dem Klienten ermöglicht, sich in seine Erlebnisse zu vertiefen und doch innerhalb der Gruppe zu bleiben.

Wann kann man nun in einer therapeutischen Situation überhaupt von „Kunst" sprechen? Ich muss an dieser Stelle betonen, wie komplex die Begriffe von „Produkt", „Sprache", „Schweigen" und „Kommunikation" im kunsttherapeutischen Raum ineinandergreifen. Es kann sein, dass das Bildobjekt dem Therapeuten etwas ganz anderes vermittelt als es der Klient verbal tut, ein Phänomen, mit dem wir in der Kunst vertraut sind. Was im Raum eines ästhetischen Objekts erzeugt wird – und was jede gute Kunst zu leisten vermag –ist so etwas wie eine „psychische Wirklichkeit" und kommt dem nahe, was Foulkes beim Gruppengeschehen als unbewusst sich bildende *„Matrix"* beschreibt.[5] Es geht beim künstlerischen Prozess in einer therapeutischen Situation also nicht um die Schaffung eines „Kunstwerks", sondern um die Frage, wie Selbstausdruck zu Selbstfindung wird. Die Verortung des ästhetischen Objektes im therapeuti-

---

[5] Foulkes, S. 1983.

schen Feld, in einem geschützten, wertfreien Kontext, ermöglicht eine authentische Bildsprache als Verbindung zwischen innerer und äußerer Welt.

Diese Authentizität des Ausdrucks ist wohl auch der Grund, weshalb sich Künstler für „Outsider Art" interessieren. Die Frage ist, wohin die Intensitäten des künstlerischen Prozesses gehen. In einer therapeutischen Situation sollen sie wieder zurück auf den Künstler/Klienten gespiegelt werden, und das ist eine der Hauptaufgaben des Therapeuten. Wird hingegen das Produkt alleine, als „Kunst", im Museum oder auch nur im Speisesaal einer Klinik ausgestellt, gehen die Intensitäten hinaus, in Galerien, Kataloge, Videos usw. Das erzeugt eine ganz andere Dynamik, die nicht zu vergleichen ist mit einer Situation, in der keine „guten" oder auch nur „intensive" Bilder erzeugt werden müssen

Die Frage lautet heute wohl nicht mehr, ob es sinnvoll ist, das Potential der Kunst therapeutisch zu nutzen. Sie lautet eher, ob der künstlerische Prozess an sich schon therapeutisch ist oder ob er erst in einer *therapeutischen Beziehung* diesen Anspruch erfüllt. Das ist wichtig für das Selbstverständnis aller, die sich mit Kunst und Therapie beschäftigen.

Klinische Arbeit

Ich möchte jetzt versuchen, anhand von spezifischen Beispielen aus meiner Arbeit mit der Gruppe zu zeigen, wie Kunst in einem therapeutischen Setting wirkt. Der nachfolgende Bericht liefert eine allgemeine Schilderung dieser Arbeit und versucht, die oben ausgeführten Überlegungen in der Praxis zu überprüfen. Die Verfasserin ist im Besitz von über 1200 Photos, Sitzungsprotokollen aus über drei Jahren sowie zahlreicher begleitender Literatur und sieht diesen Bericht als erste Bestandsaufnahme in der Hoffnung, das Material zu einem späteren Zeitpunkt weiter bearbeiten zu können.

Ziel des Projektes „*Art Psychotherapy*" am Homerton Hospital war die Etablierung und Evaluation von Kunst in der therapeutischen Beziehung mit Patienten, welche an chronischer Schizophrenie litten und mit denen bis dahin keine therapeutische Beziehung hatte aufgebaut werden können. Die ärztliche Leiterin der psychiatrischen Rehabilitation, Dr. Jay Smith, lud mich ein, eine kunsttherapeutische Praxis auf der Station aufzubauen. Sie hatte diese Station vor etwa einem Jahr übernommen und einen neuen Ansatz psychiatrischer Rehabilitation entwickelt, der mit dem Modell der „*therapeutic community*" auf eine größtmögliche Emanzipation und Selbständigkeit der Patienten zielte (Smith 1996). Hier spielte die non-direktive Gruppenarbeit eine große Rolle, und Kunsttherapie mit dieser Klientengruppe erschien als eine günstige Möglichkeit, neue Kommunikationsformen zu erproben.

Es handelte sich um die Arbeit mit fast ausschließlich als chronisch schizophren diagnostizierten Patienten. Fast alle hatten regelmäßig psychotische Zustände und galten als ungeeignet für jede verbale Psychotherapie oder psychologische Betreuung. Bei ihren Erfahrungen von Psychose handelte es sich um extreme Angstzustände (Paranoia), Stimmenhören, körperliche Zersetzungs- und Zerstückelungsgefühle, unscharfe Abgrenzung von innerer und äußerer Wahrnehmung, verbunden mit der Unfähigkeit, andere Personen als fremde, in sich geschlossene Einheiten wahrzunehmen (d.h. beispielsweise in jemandem den Teufel sehen, dann wieder die idealisierte Freundin usw.). Mit anderen Worten: Gefühle von Hass, Angst, Scham, aber auch extremer Verehrung wurden auf bestimmte Personen projiziert, abgespalten und dadurch für eine gewisse Zeit in Schach gehalten. Melanie Klein sprach von der *„projektiven Identifikation"*: Unerträgliche Gefühle werden nicht als die eigenen erkannt, sondern auf andere Personen oder Dinge projiziert; sie können so abgespalten, gebannt und in Schach gehalten werden. Es ist äußerst schwierig, mit solchen Patienten eine kontinuierliche Beziehung aufzubauen, da Kontinuität oftmals als etwas Bedrohliches empfunden wird und abgewehrt werden muss. Dies erklärt, warum klassische verbale Psychotherapie mit dieser Klientengruppe sehr selten praktiziert wird.

Kunsttherapeutische Arbeit mit konkreten Materialien und Gegenständen bietet der psychotischen Erfahrung Paroli. Sie stellt eine Kommunikationsform dar, die im Rahmen der obengenannten „Dreierbeziehung" die realen „ästhetischen Objekte" als Container für die projizierten negativen Gefühle nutzen kann. Das heißt, dass in einer akuten Psychose das ästhetische Objekt nicht unbedingt ein Kommunikations- oder Übergangsobjekt zwischen Therapeut und Klient sein muss, sondern dass in diesem Objekt Aspekte eines mörderischen Angriffes (in der Perspektive der Patientin eigentlich einer Verteidigung) enthalten sein können. Das Objekt kann und darf nicht nur „gut", sondern auch „böse" sein. Es ist wohl unnötig zu sagen, dass der künstlerische Akt nicht immer aus erfreulichen Anlässen heraus entsteht, und dass gute Kunst oftmals „böse" Kunst ist.

Das Zerschneiden, Zerreißen, Verstecken, Zerknittern und auch Zerstören eines Objektes spiegelt die Gewalt einer intrusiven Identifikation als erfolgreiche Abwehr gegen katastrophale Ängste. Die Absorption dieser Gefühle in ein „ästhetisches Objekt" bietet eine sichere Abwehrform sowohl für die Patienten als auch für den Therapeuten. Das malträtierte Objekt hält dann das projizierte Material fest und kann seinerseits vom Therapeuten in fester räumlicher und zeitlicher Eingrenzung gehalten werden. Zwischen den Sitzungen übernimmt er die Verantwortung für die sichere Aufbewahrung dieses Objektes. Diese konkreten Container (Mappen, Schachteln, Schränke) sichern und halten den Prozess und widerstehen allfälligen Attacken auf Kontinuität. Wenn der Patient dazu bereit ist, können die Objekte wieder hervorgeholt, „entschärft" und in Beziehung zum Therapeuten und auch zum Patienten selbst gesetzt werden. Das Mittel der Distanz vermag oft, das Objekt zu entzaubern und ermöglicht eine Weiterbearbeitung respektive eine verbale Kontaktaufnahme von Klient und Therapeut; ja mit der Besitzergreifung des Objektes durch den Patienten könnte nach Bion[6] sogar eine Re-Introjektion der abgespaltenen Gefühle erfolgen. Es geht allerdings in der Kunsttherapie als psychotherapeutischem Verfahren auf keinen Fall darum, „psychotische Kunst" als solche zu bewerten oder zu idealisieren; wohl aber darum, durch den bildnerischen Prozess einen gesicherten Ort zu schaffen, um

---

[6] Bion 1967.

den Leidensdruck und die Ängste dieser Menschen anzusprechen. Dies wird oft vergessen, wenn wir nur die Intensität in den Bildern sehen.

In seiner Roheit und Ungeschliffenheit besitzt das „ästhetische Objekt" für den psychotischen Patienten oftmals magische Kräfte. Manchmal ist es ihm unmöglich, dieses Objekt stehen zu lassen, und es wird noch in der Sitzung zerstört. Zurück bleibt eine leere Mappe. Die Künstlerin in mir findet es dann unerträglich zu sehen, wie Kostbares und auch ästhetisch Wertvolles zerstört wird; sie fühlt sich persönlich angegriffen und wütend. Auch die Therapeutin in mir fühlt sich angegriffen, ist es doch auch ein Angriff auf ihre eigene Person und auf ihre Wertschätzung der Zusammenarbeit. Sie hat aber noch eine andere, sozusagen unpersönlichere Perspektive: Diese Fragmentierung macht ja einen Angriff auf das eigene Selbst des Patienten und vor allem auf die Kontinuität der therapeutischen Beziehung erst sichtbar. Im Laufe der Zeit hat die Therapeutin in mir verstanden, dass es nicht darum geht, die Objekte um jeden Preis zu retten, da der schizophrene Patient durch die Zerstörung dieses realen Objektes die Möglichkeit hat, die Beziehung zum Therapeuten weiterleben zu lassen, indem er sie stellvertretend und nicht konkret zerstört.

Am Anfang jeder Gruppensitzung gab es von meiner Seite keine Vorschläge oder Anregungen; die Thematik und Dynamik ging immer ganz von den Patienten und deren momentaner Befindlichkeit aus. Diese Offenheit ist wohl ein wesentlicher Teil psychodynamischen Arbeitens, und sie steht oft konträr zur sogenannten rehabilitativen oder themenbezogenen Arbeit, aber auch zu einer rein künstlerischen Zusammenarbeit, wo am Ende des Weges das Ziel „Ausstellung" lockt oder lauert.

Das Bild in der Gruppe

Ich möchte jetzt zeigen, wie das ästhetische Objekt in einer Kunsttherapie-Gruppe mit psychodynamischem Ansatz als Träger von Inhalten und als Kommunikationsobjekt fungieren kann. Bezugnehmend auf unser anfängliches „therapeutisches Dreieck", ist an dieser Stelle wichtig zu ergänzen, dass in einer Gruppe nicht nur die eigenen, sondern gerade auch fremde ästhetische Objekte wichtige Containerfunktionen übernehmen können.

Wie nun fremdes in Bezug zu eigenem Material gesetzt und wie in einer Gruppe Kunst zum treibenden Motor wird, soll an der offenen Gruppe einer geschlossenen psychiatrischen Abteilung in Form von kurzen Vignetten gezeigt werden. Ich kann hier keinen wirklich repräsentativen Eindruck der über vielen Bilder dieser dreijährigen Reise wiedergeben. Zum Versuch, das Leben dieser Gruppe analog der Foulkes'schen Idee einer *„group matrix"* in vier Phasen zu strukturieren, sei angemerkt, dass dieser Ordnungsprozess nicht aus einem anfänglichen konzeptuellen Denken heraus entstanden ist, sondern sich wie ein Puzzle in immer komplexeren Mustern empirisch herausgebildet hat. Die hier reproduzierten Bilder und Objekte sollen stellvertretend etwas von diesem Prozess wiedergeben.

Paranoide Phase

In den ersten drei Monaten ging es ums nackte Überleben der Gruppe, um die Abwehr von paranoiden Attacken auf die Existenz von so etwas wie „Gruppe" überhaupt, in der es die Möglichkeit von Kontakt, Verbindung und Austausch geben könnte.

Zerstückelungsfantasien und die Abwehr jeder Spiegelung prägten die Stunden. Sabotageakte waren an der Tagesordnung: Teilnehmer, die versuchten, mich und die Co-Therapeutin in „gut" und „böse" zu spalten oder Arbeiten von Mitpatienten zu zerstören; permanente Versuche, die Arbeiten auf das eigene Zimmer zu nehmen und nicht in den gemeinsamen Schrank zu geben, aus der Angst heraus, die Arbeiten würden gestohlen, oder ich würde durch sie eine besondere Macht über die Patienten gewinnen; Ausschütten von Flüssigkeiten auf Stuhl und Tische usw. Auffällig war in dieser Phase das Auge als Symbol der Überwachung (Abb.1.), als „böser Blick" (Abb.2.), als zersplitterte Netzhaut oder als stummer Zeuge eines schrecklichen Geschehens. Die Vorstellung eines beschützenden, liebevollen Blickes oder gar einer sicheren Gruppe war nicht vorhanden. Der Gedanke an Kontaktaufnahme und Kommunikation war bei einigen Patienten mit der Idee verbunden, andere könnten Zugang zu ihrem Gehirn haben und darin herumstochern (Abb.3.).

Der Prozess der Abspaltung, der wie ein ansteckender Virus durch die Gruppe zog, erschien mir als Abwehr gegen jede Verbindung von innerer und

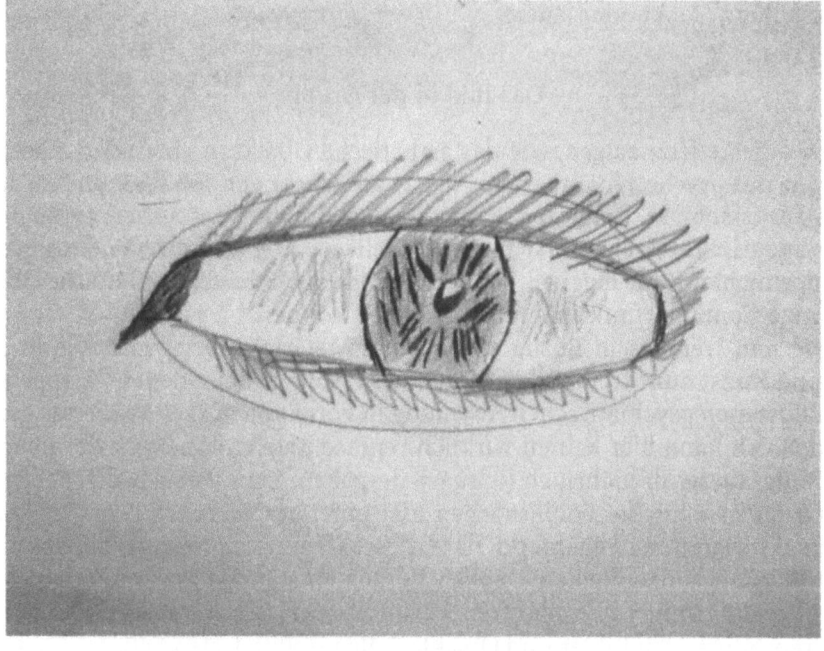

Abb.1.   Eye (Gladys P.), Bleistift auf Papier

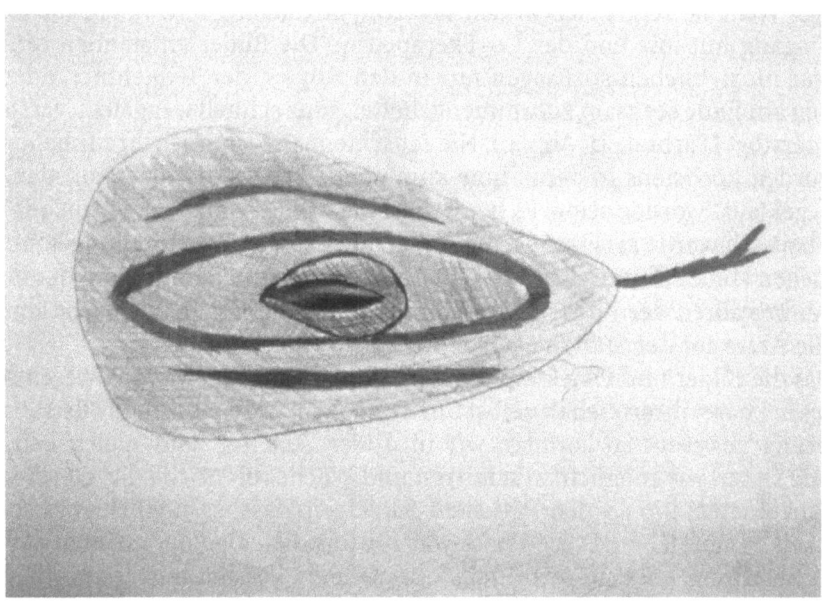

Abb.2. Snake (Gladys P.), Bleistift auf Papier

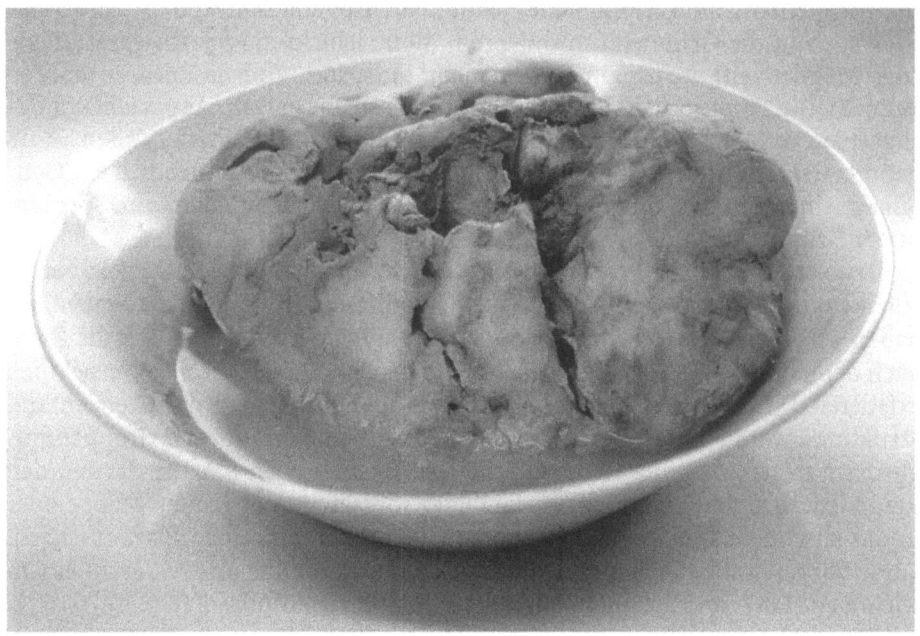

Abb.3. Brain (Paul R.), Tonobjekt

äußerer Welt. Sie zeigte sich in den Bildern, im Umgang mit ihnen, aber auch im Umgang mit mir und der Co-Therapeutin. Die Bilder entstanden oftmals erst gar nicht, blieben sozusagen nur in den Köpfen der Teilnehmer, oder sie wurden am Ende sorgsam zusammengeheftet, ganz schnell weggelegt, versteckt oder zerstört (Farbtaf. 41, Abb.4.). Nie tauschte man sich über ihre Inhalte aus, sie wurden höchstens in dem Sinne kommentiert, dass die Ideen auf den Bildern „geklaut" worden seien. Es herrschte eine Atmosphäre von wirklicher Verrücktheit. Ich wurde als Fremde, die frei in die geschlossene Abteilung kommen und gehen konnte, feindselig beobachtet und als jemand identifiziert, der durch das Aufbewahren der Bilder eine besondere Macht erlangte, vielleicht ähnlich wie die Ärzte auf der Station als mächtig erlebt wurden.

Dass die Bilder und Objekte diese Situation überlebten, war das Wesentliche in dieser Phase; ihren Gehalt selbst anzusprechen, wäre eine zu große Herausforderung gewesen. So konnten wir in dieser Zeit nur zum Ziel haben, die Gruppe so gut wie möglich zu schützen und Woche für Woche das gleiche Setting anzubieten, um so den Patienten zu zeigen, dass es möglich war, solche Attacken zu überleben. Diese Phase war für uns diejenige der größten psychischen Belastung, aber sie vermittelte uns auch ein Verständnis dafür, wie groß die Ängste bei psychotischen Patienten sein können.

Im Nachhinein scheint mir Bions Aufsatz „Attacks on Linking"[7] gerade für diese erste Phase sehr relevant, indem er, basierend auf Melanie Kleins Thesen der „projektiven Identifikation", die Auffassung vertrat, dass eine wichtige Dynamik in der Psychogenese von Psychosen die gewaltsame Trennung von inneren und äußeren Verbindungen beinhaltet, um auf diese Weise unerträgliche Ängste bzw. die unerträgliche Realität abzuspalten und in den „Anderen", aber auch in die Gruppe zu projizieren. Bion sieht in dieser Abwehrstrategie eine Möglichkeit, abzuspalten, was nicht integriert und assimiliert werden kann. Meine Funktion als Therapeutin in dieser Phase war hauptsächlich, das abgespaltene und projizierte Material zu halten und sicherzustellen. Bion benutzt den Begriff des Containers, und auch eine Gruppe kann solch ein Container sein, wenn der Therapeut bereit ist, das Material zu halten und sorgsam in der Gruppe zu lassen.

Bei solchen massiven Projektionen ist es schwierig, das eigene Denken beizubehalten und mit der psychischen Substanz im Raum in Kontakt zu bleiben. Da haben wir in den Bildern eine mächtige Unterstützung: Sie helfen uns, die Frage nach dem Sinn dieses Prozesses nicht verneinen zu müssen, da sie offensichtlich existieren. Das Aushalten solcher Situationen und das Sichern der Grenzen und Strukturen war in dieser Phase das Wichtigste; es ging darum, den Gruppenmitgliedern zeigen, dass die Gruppe sicher ist. Es ging auch einfach darum, den Raum jedesmal neu herzurichten, die Bilder sorgsam in der großen Mappe oder in das abschließbaren Regal zu versorgen, ja, immer am selben Platz zu sitzen. Diese Vorbereitung des Raumes für die Gruppe wurde für uns selber zu einem wichtigen Halt – und zu einem ein kleinen Ritual von Kontinuität.

---

[7] Bion 1967.

Es war auch sehr wichtig, in dieser ersten Phase keine Interpretationen erzwingen zu wollen oder gar vor Klienten Bilder zu analysieren. Dies hätte nur die paranoiden Ängste in der Gruppe verstärkt. Die Bilder aber waren tatsächlich Spiegel intensiver Prozesse. Bevor diese angesprochen werden konnten, mussten sie allerdings erst einmal in der Gruppe überleben. Obwohl die Bilder fast allesamt Spaltungstendenzen thematisierten, waren sie in ihrer bloßen Objektexistenz sozusagen Präsymbole einer tatsächlichen Verbundenheit. Der Kampf um die Bilder entwickelte sich zu einer Glaubensfrage, und wir als Therapeutinnen kamen uns vor wie Märtyrinnen im Kampf für den Glauben daran, dass so etwas wie eine Gruppe überhaupt existierte, und dass jemals eine Verbindung zwischen den einzelnen Teilnehmern entstehen könnte. Der britische Kunsttherapeut Nick Serra nennt das Bild in einer vielleicht vergleichbaren Phase seiner Arbeit mit Psychiatriepatienten *„The Autistic Image"*.[8]

Strukturierende Phase

Es bedarf der Orte, wenn etwas entstehen und wachsen soll. Ein solcher erster Ort kann die Fläche des Papiers sein. Das Atelier als geschützter Ort, an dem sich eine behutsame Bewusstheit entwickeln kann, hat nicht nur für den Künstler, sondern auch für den Klienten und den Therapeuten eine große Bedeutung. Jeder Mensch weiß von der Schwierigkeit, sich solche Orte zu schaffen und zu suchen: produktive Räume, Freiräume, „potenzielle Orte"; und in der Therapie ist es der Therapeut, der solche Orte anbietet, indem er sich selber und die Gruppe als „Container", als Depots für Projektionen einrichtet. Dieses Abstecken und Einhalten klarer Grenzen tat allmählich seine Wirkung, weil einzelne Patienten ein Gefühl für ein Innen und Außen bekamen, für die zeitlichen und räumlichen Grenzen als Teil des kunsttherapeutischen Angebotes.

Auffallend in dieser Phase war, dass viele Patienten mit rechteckigen und quadratischen Formen arbeiteten und mit diesen Bildern und Objekten immer erst die Außenform schufen, bevor etwas „hineinkam" (Farbtaf. 41, Abb.5.). So tauchte das Bild eines Fußballplatzes auf, auf dem die englische Fußballnationalmannschaft ein Spiel absolvierte, und das für die Gruppe eine besondere Bedeutung erhielt. Es wurde von einem nigerianischen Mitglied der Gruppe gezeichnet, das die Zeichnung am Ende mit „British" kennzeichnete, mit dem Hinweis, dass schwarze Spieler einen wichtigen Teil des Teams darstellten. Dieses erste Gefühl von Zugehörigkeit hatte einen großen Einfluss auf die Gruppe, und es entstanden zahlreiche „Fußball-Bilder". Im Nachhinein betrachte ich das Fußballfeld als Spiegelbild des großen Pingpongtisches, den wir jeweils mit weißem Karton bedeckten, und um den herum die meisten Gruppenmitglieder saßen. In dieser Phase entstanden verschiedenste Rahmen und Schachteln und erzeugten in der Gruppe so etwas wie ein Gefühl von Sicherheit.

Allmählich beruhigte sich die Lage. Die Patienten gewöhnten sich an das Ritual des Eingeladenwerdens, an das Arrangement der unterschiedlichsten

---

[8] Bion 1967.

Materialien; sie gewannen einen sicheren Umgang mit ihnen und begannen, sie selbst zu holen und wegzuräumen. Es herrschte so etwas wie eine waffenstillstandsähnliche Ruhe, aber kein wirklicher Friede. Der Krieg war draußen, im Flur und in der Aufenthaltshalle der Station lautstark zu hören. Patienten, die nie in die Gruppe kamen, stürmten herein und versuchten oftmals diejenigen, die am Arbeiten waren, zu stören. Die Gruppe selbst war zu so etwas wie einem „Objekt" geworden und wurde als Manifestation einer Kommunikation zwischen den Patienten angegriffen. Einzelne Patienten fanden in ihr einen sicheren Platz, richteten ihren Tag nach der Gruppe ein; drei oder vier Mitglieder besuchten sie regelmäßig. Die anderen kamen sporadisch, wobei ich nicht sagen kann, dass deren ambivalente Nutzung der Gruppe nicht ebenso sinnvoll gewesen wäre. Einzelne, wie P., dessen „Hirnobjekt" ich vorhin erwähnt hatte (Abb.3., s.o.), kamen oft in Zeiten psychotischer Zustande und unter schwerer Medikation, um sich zu vergewissern, ob ihre Arbeit aufbewahrt wurde, z.B. ob ich die Schüssel mit dem „Hirn" feuchthalten und sorgsam aufbewahren würde. Dieser Prozess dauerte über 14 Monate. Es war, als ob ich für P. etwas Wertvolles bewachen musste, wofür er im Moment nicht die Verantwortung übernehmen konnte.

Dass die Patienten, ohne je von uns dazu aufgefordert zu sein, sich in dieser Zeit so intensiv mit Rahmen und Regeln beschäftigten, ist etwas, was mich fasziniert hat, und die Möglichkeiten psychodynamischen Arbeitens auch in einer Gruppe mit solch schwierigen Klienten bestätigte. Vielleicht gab es in der Konkretheit des Kampfes um sichere Grenzen ganz einfach diese Form des Rechteckes (des Tisches, des Folders, der Papierfläche), das sich als dynamische Matrix, als ein erster, sicherer Ort anbot. Es war, als ob einzelne Patienten die Kontinuität und Atmosphäre des Raums als „inneren" Freiraum zu schätzen lernten. Dieser psychische Freiraum stand allerdings unter permanenter Bedrohung.

Es gab jetzt auch vermehrt direkte Kontakte zu mir, vereinzelte Kommentare zu den Arbeiten und auch Fragen, wie ich die Bilder fände. Am Ende dieser Phase, kurz vor Ostern, entstanden auffallend viele Bilder zum Thema „Fruchtbarkeit", „Wachstum" und „Knospen", die meiner Meinung nach die Stimmung in der Gruppe leise wiedergaben und so etwas wie „Hoffnung" induzierten (Abb.6.).

Experimentelle Phase

Auf den Blättern entwickelten sich Geschichten, auch Beziehungsgeschichten. Themen tauchten auf, auch Tabu-Themen wie Sexualität, Begehren und Gewalt. Sie konnten jetzt in der Gruppe auch benannt werden.

Ein Potenzial künstlerischer Prozesse ist wohl, dass „Ausdruck" in „Form" fließen und sich ein authentischer Ausdruck bilden soll. In diesem Sinne lernten die Klienten allmählich, sich mit ihrem eigenen Ausdruck vertraut zu machen. Wesentlich an dem gestalterischen Prozess in dieser Phase war die Tatsache, dass man Bilder lassen, aber auch verändern kann, dass man etwas hervorheben, überkleben, wegwischen und so die Erfahrung machen kann, dass sich Dinge wandeln. Ich würde sagen, dass sich in dieser Zeit das Verhältnis von Angst und Lust entschieden wandelte. Es entwickelte sich ein starkes Interesse

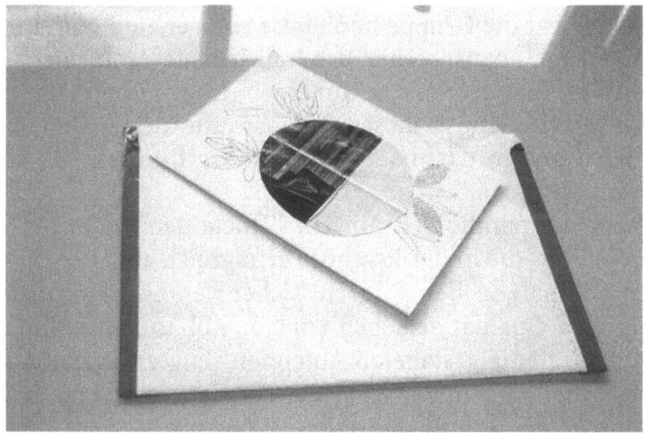

Abb.6. Easter Egg (Jane C.), Mischtechnik

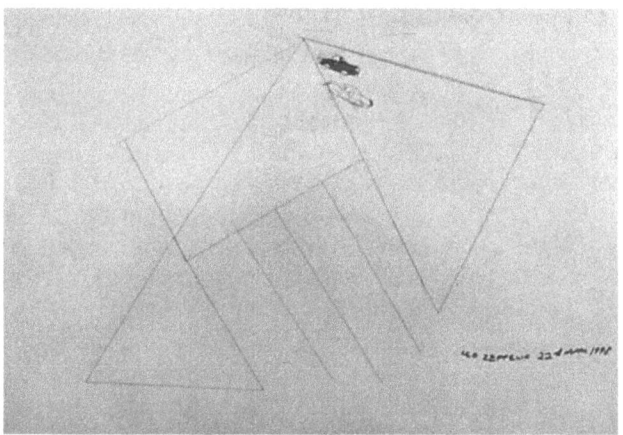

Abb.7. Study in Car Design (Saul Z.), Bleistift auf Papier

an einer gestalterischen „Arbeit", das sich auch in einem gewissen Stolz und Selbstbewusstsein äußerte. Das Bild des sicheren Autos und der gefährlichen Fahrt ist typisch für diese Phase (Abb.7.). Auffallend oft wurden geometrische Strukturen komplex verwandelt und durchgearbeitet (Farbtaf. 42, Abb.8.). Wenn Thomashoff[9] über die künstlerischen Produktionen Schizophrener schreibt, dass nach inhaltlichen und formalen Auflösungen im Zuge des Zerfalls bei chronisch schizophrenen Verläufen neben Vermischungen auch neue, eigenständige Strukturen entstehen, die er als Neostrukturen bezeichnet, so könnte ich diese Beobachtung in der Gruppe vielfach bestätigt finden.

---

[9] Thomashoff 1999, S. 154.

Im Allgemeinen war die Gruppe nun etwas ruhiger, und einzelne wagten es, Risiken und Gefahren anzusprechen. Überall tauchte Ambivalenz in den Bildern auf, so auch im Bild der Flasche mit einer giftig-grünen Flüssigkeit, deren Etikett „ENJOY" zum Genuss dieses Inhalts aufforderte. Die Funktion der Gruppe war hier zu zeigen, dass man nicht „an Vergiftung stirbt", wenn schwierige Inhalte gezeigt werden.

Die Lockerung der paranoiden Abwehr öffnete den Raum für Trauer, Wut und Schmerz, Gefühle, die in der Psychose erfolgreich abgewehrt werden. Hier erschienen sie erstmals in den Bildern, sicher verankert, oftmals mit einer neuen, humorvollen Qualität versehen (Abb.9., Abb.10.). Das Bild eines Transistorradios mit sorgfältig gestalteten Antennen zeugte von einer vorsichtigen Aufnahmebereitschaft gegenüber fremden Tönen und machte beispielsweise auch das Phänomen des Stimmenhörens ansprechbar.

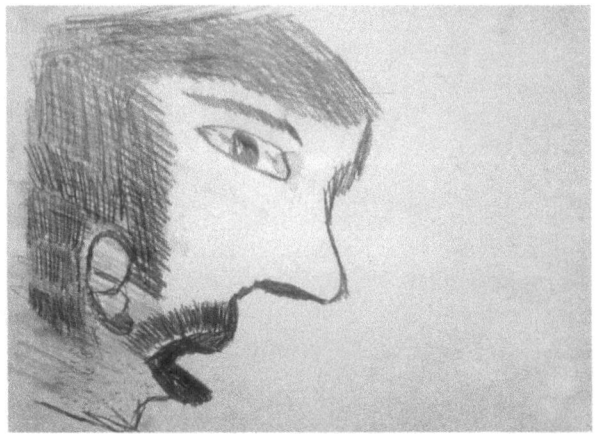

Abb.9. Portrait (Gladys P.), Kohlestift auf Papier

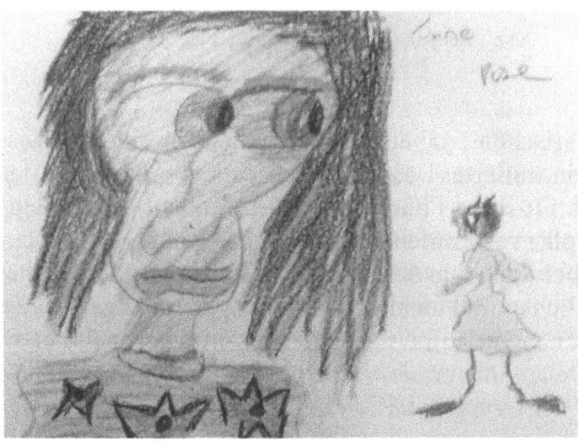

Abb.10. Self-Portrait (Sadie L.), Ölkreiden auf Papier

Interaktive Phase

Im künstlerischen Prozess wurde eine Kommunikationsebene entwickelt, die, vom Eigenen und vom Anderen ausgehend, einen neuen, gemeinsamen Möglichkeitsraum eröffnete. In dieser Phase entstand das Bild der Klaviertasten, deren einzelne Töne eine gemeinsame Musik ergeben – auch eine disharmonische Musik ist eine Musik! –, und dieses Tonobjekt wurde sofort von allen Gruppenmitgliedern anerkennend kommentiert (Farbtaf. 42, Abb.11.). Wo in der Strukturierungsphase der Schwerpunkt der Gestaltung auf der Außenform lag, sind es hier rhythmische und dynamische Innenformen, sozusagen „kommunizierende Gefäße" (Abb.12.). In einer Zeit, in der die Gruppe heftig von außen attackiert wurde, entstanden Bilder von Vernetzungen und Verbindungen, die komplexe Beziehungen zwischen den einzelnen Teilen aufdeckten und Transparenz und Elastizität aufweisen konnten.

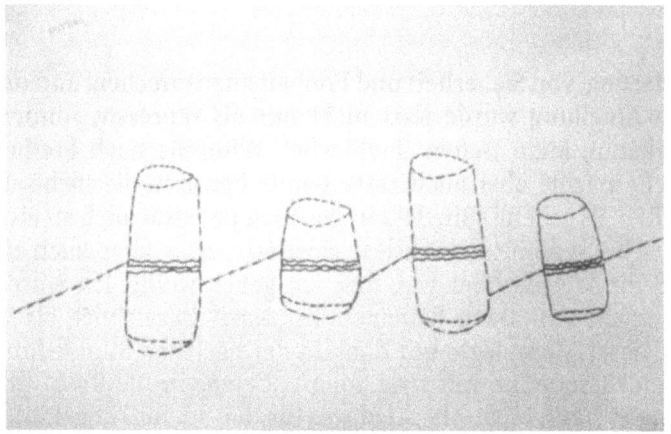

Abb.12.   Connected Vessels (Gillian K.), Filzstift auf Papier

Vorsichtig wurden nun Gefühle von Stolz und auch die Anerkennung fremder Bilder ausgedrückt. Die Gruppe tat sich nicht mehr so schwer, in der letzten Phase der Sitzung ein gemeinsames Anschauen und sogar Kommentieren zuzulassen. Jetzt wurde es erstmals möglich, auf die Inhalte der Bilder interpretierend einzugehen. Manche Patienten wiesen den gezeichneten Figuren in Form von Sprechblasen sogar Gefühle zu, die sich direkt auf andere Gruppenmitglieder bezogen (Abb.13.). Die eigenen Bilder entwickelten sich allmählich zu einem indirekten Kommunikationsangebot an die Gruppe, und die Bilder der Anderen dienten nicht mehr ausschließlich eigenen Projektionen. Einfühlung wurde möglich und konnte ausgesprochen werden.

Häufig tauchte nun mein über acht Wochen angekündigter Abschied auf: in Form von wegfliegenden Vögeln oder im Bedürfnis nach einem sicheren Halt, einem Stamm (Farbtaf. 42, Abb.14.). Es war möglich, Themen von Wachstum

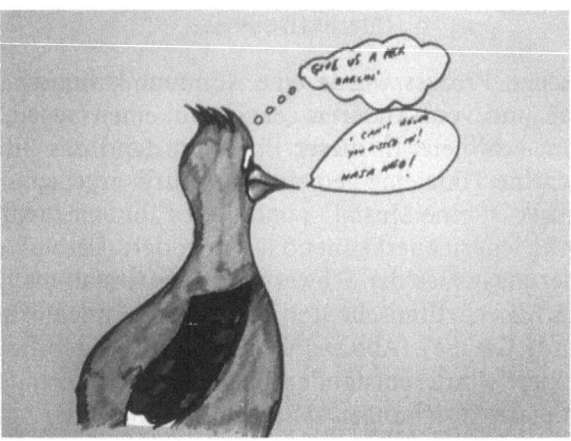

Abb.13.   Bird („give us a peck"), Peter S., Filzstift auf Papier

und Veränderung, von Sicherheit und Freiheit anzusprechen, und die Geschlos-
senheit der Abteilung wurde jetzt nicht nur als repressiv, sondern auch als
sicher anerkannt. Mein Gehen „beflügelte" Wünsche nach Freiheit und Unabhängigkeit, machte aber auch zarte Bande bewusst, die nicht abgebrochen
werden sollten. Es scheint mir, dass in der Gruppe tatsächlich so etwas wie eine
„therapeutische Symbiose" (Searles) existierte, dass aber auch dementsprechend groß die Wut darüber war, dass ich gehen wollte. Ich wurde beispielsweise von einem schwarzen Patienten als „Nazi" bezeichnet, als Wärterin in
einem KZ. Dieser Mann legte mir dann in der nächsten Stunde kommentarlos
eine Tonbandkassette hin mit zwei Songs: *„Crying in the Rain"* und *„Possibly
(not) leaving in July"*. Mein Abschied war für den 30. Juni angekündigt.

Auch ich konnte Gefühle der Wertschätzung der Gruppe gegenüber ausdrücken und sagen, dass es mir nicht leicht falle zu gehen. Abschied und Fragen nach dem Leben „draußen" mit all seinen Herausforderungen wurden zu
einem konstanten Thema in der Gruppe. Mein Abschied hatte für die Gruppe
auch die Bedeutung, die Wirklichkeit der Situation anerkennen zu müssen,
nämlich, dass ich aus dem therapeutischen Bündnis heraus in die reale Welt
trat. Diese allmähliche Annäherung an das Leben draußen lag auch in der Konzeption der neuen Stationsleitung, die mit ihrer Priorität für eine möglichst
große Selbständigkeit der Patienten und für die Pflege interpersonaler Beziehungen in den letzten drei Jahren allmählich Fuß gefasst hatte. Im Team wurde
aus diesem Grunde mein Vorschlag begrüßt, mit interessierten Gruppenmitgliedern eine Ausstellung im Zentrum Londons zu besuchen. Ich hatte die Vorstellung, dass so der Abschied aktiv gestaltet werden und der Wechsel etwas
leichter von sich gehen könnte. Auch schien es mir, dass der Kontakt über Bilder zur Außenwelt eine stimmige Erweiterung des Gruppenprozesses sein
könnte. Als ich Ausstellung der Sammlung Prinzhorn in der Hayward Gallery
sah, hatte ich außerdem den starken Wunsch, dass die Patienten in der Klinik

diese Bilder sehen sollten. So kam es denn zur anfangs beschriebenen Begegnung zwischen Gillian K. und Emma Haug, sowie zu vielen anderen, die ich hier leider nicht alle anführen kann.

Zurück auf der Station, sprachen wir in der Gruppe über ihre Erfahrungen in der Ausstellung. Es wurde mir klar, wie sicher sie im Umgang mit Bildern geworden waren, und wie diese Sicherheit ihnen half, einen Bezug nach draußen herzustellen. Auf der Station war die Überraschung groß, als die Patienten fragten, ob sie wieder einmal in eine Ausstellung gehen könnten, und wir unternahmen in der Folgezeit noch vier weitere Ausflüge: In die National Gallery, ins British Museum, in die Whitechapel Gallery und in die Tate Gallery.

Abschließende Gedanken

Ob es ein kreativer Aspekt meiner Gegenübertragung war oder auch nur mein schlechtes Gewissen, das mich zu diesem Öffnen der über drei Jahre so strikt eingehaltenen therapeutischen Grenzen veranlasste – jedenfalls haben die Patienten diesen Prozess gut aufgenommen. Hinausgehen und etwas finden, was an ein inneres Bild anklingt: Vielleicht war diese „introjektive Identifikation"[10] im Museum eine Möglichkeit, eine Verbindung zwischen innerer und äußerer Welt zu schaffen und in den Bildern einem gesicherten Gegenüber zu begegnen.

Die Schwierigkeit, heftigste Gefühle und Energien in eine mögliche Form zu bringen, zeigte sich mir sehr eindrücklich in der Arbeit von Jane C. Sie hat über ein Jahr an einem Bild gearbeitet, welches anfänglich nur eine wütende Bleistiftgeste auf Papier war, eine Demonstration ihrer Wut und Ungeduld in Bezug auf die Gruppe. Wie sie dann monatelang mit Farbstiften die Zwischenformen dieser Zeichnung ausmalte, immer wieder das inzwischen arg gebeutelte Bild hervornahm und weiterbearbeitete, anstatt es wegzuwerfen, war ein hartes Stück Arbeit (Farbtaf. 43, Abb.15.). In der Tate Gallery fand sie dann die riesige Scherenschnittarbeit von Matisse, „die Schnecke", und setzte sofort ihr eigenes Bild in Bezug zu den hellen, strahlenden Farben dieser Arbeit. Schließlich war es Jane möglich gewesen, sich von der Zentrifugalkraft der Psychose nicht herausschleudern zu lassen. Sie konnte dieses harte Ringen in ihrem Bild wiedererkennen und es mit Stolz präsentieren. Unsere letzte gemeinsame Aktion war es, einen Rahmen für ihr Bild herzustellen, um es in ihrem Zimmer aufzuhängen. (Farbtaf. 43, Abb.16.).

Was ist über die therapeutische Beziehung in dieser kunsttherapeutischen Gruppe zu sagen? Wie habe ich meine Rolle erlebt? Vielleicht als die einer Navigatorin, die herausspürt, was für ein Klima herrscht, welche Register gezogen und welche Verbindungen geknüpft werden können. Vor allem war meine Aufgabe häufig, einfach den Prozess zu halten, das Bild zu sichern, damit es ein potentieller Ort werden könnte, um Wirklichkeiten neu zu erleben. Meine

---

[10] Benedetti 1999.

Arbeit zeugt so von einer permanenten Navigation zwischen Produkt und
Prozess. Die Künstlerin, die neugierig und begeistert ist, die mit ihrem Potenzial Prozesse ermöglichen, „Intensitäten" erzeugen, Freiräume schaffen will
und auch ein starkes Interesse am „Gelingen" eines Werkes hat – diese Künstlerin steht in permanenter Verhandlung mit der Therapeutin, die warten kann
und gelernt hat, Chaos, Ungewissheit und Angst bei sich zu halten, Räume zu
sichern und abzugrenzen. Sie muss auch immer wieder die nötige Distanz einnehmen, um ihre Wahrnehmungen zu überprüfen und darüber zu sprechen.
Die Übertragungen der Attacken, welche die Patienten erleben, auf das eigene
Denken sind oft sehr stark.

Nachdenkend und abschließend möchte ich als wesentliche Faktoren in der
künstlerisch-therapeutischen Gruppenarbeit mit psychiatrischen Langzeit
Patienten Folgendes hervorheben:

- Die allmähliche Entwicklung einer Bildsprache kann einen „potenziellen
  Ort" herstellen, an dem unmittelbar im eigenen Körper erlebte Zustände
  und eine vorsichtige Distanzierung und Objektivierung miteinander
  koexistieren können. Die Bilder können als „Selbstobjekt" auf ihre Schöpfer
  sowie auf die Gruppe strukturierend zurückwirken und verlieren dabei viel
  von ihrer Bedrohlichkeit.

- Langfristig gesehen ist es möglich, im Gruppenprozess von einer Abgetrenntheit
  und paranoiden Isolation zu einer Situation zu gelangen, in der zwischen den
  Bildern Verbindungen akzeptiert werden und Kommunikation entstehen kann.

- Klare, dynamisch strukturierte Grenzen und Rahmen ermöglichen und
  sichern die Wahrnehmung einer Beziehung zwischen Therapeut, Objekt,
  Patient und Gruppe. Diese Strukturierung fördert die Bildung eines Selbst-
  Bewusstseins. Dies wird durch die ganz konkrete Abgegrenztheit des ästhetischen Objektes als einem ersten sicheren Ort oft erst möglich; das Aus-
  agieren kann somit innerhalb eines therapeutischen Prozesses stattfinden.

- Der Künstler als Therapeut muss nicht unbedingt auf die „Deutung" eines
  Inhaltes des Objektes hinzielen. Dies ist oftmals rein spekulativ und für
  psychotische Patienten eine Bedrohung. Er kann vielmehr die Entstehung
  und Form des Objektes im Bezug auf andere, dessen Platzierung und Verän-
  derung in der Gruppe ansprechen, bis sich der Klient sicher genug fühlt, den
  Betrachter in seine Bildwelt einzulassen und über die Bilder zu sprechen. In
  der Gruppe kann der Therapeut dann auf sichtbare Verbindungen und
  Unterschiede der Bilder der Gruppenteilnehmer hinweisen und so neue
  Interaktionsformen unterstützen.
- Im lustvollen und spielerischen Umgang mit dem Material, das der Patient
  spontan und seinem inneren Befinden entsprechend wählt, vermag er sein
  Selbstgefühl auszuloten. Der künstlerische Prozess fördert innerhalb dieser

sicheren Grenzen Experimentierfreudigkeit, Abenteuergeist und das Entdecken neuer Ausdrucksmöglichkeiten, auch bei angst- und schmerzbesetzten Inhalten.

- Nicht zuletzt sehe ich dieses Projekt als die wertvolle Erfahrung eines verantwortlichen Umgangs mit Kunst in einem therapeutischen Raum, wo es darum geht, ihr Potenzial nicht zu verwässern und gleichzeitig die Erfahrungen der Patienten zu bewahren. Diese Erfahrungen können auch einem medizinischen Team vermittelt werden, damit es einen neuen Zugang zum Patienten und dessen kreativem Potenzial gewinnt.

Auf diesem Feld bedarf es der Sensibilität des Künstlers ebenso wie der Sensibilität des Therapeuten. Weder Kunst noch Therapie können heilen, aber sie können Wirklichkeiten neu erlebbar machen und etwas in Bewegung bringen. Bei aller Unterschiedlichkeit ist ihnen dieses Abenteuer gemeinsam. Ich möchte daher mit einem Zitat der amerikanischen Künstlerin Agnes Martin schließen, das meiner Meinung nach nicht nur das Wesen eines künstlerischen, sondern auch eines therapeutischen Prozesses eingefangen hat, und das etwas von meiner Erfahrung mit den Patienten wiedergibt, die in der Gruppe zu „Künstlern" wurden:

„Der Abenteuergeist ist ein hohes Haus. Um das Leben zu genießen, muss man den Abenteuergeist einfangen und behalten. Das Hauptmerkmal des Abenteuers ist, dass es ein Voranschreiten in unbekanntes Gebiet ist. Die Freude am Abenteuer ist unerklärlich. Das ist das Anziehende des Kunstwerkes. Es ist abenteuerlich, mühselig und freudvoll."[11]

---

[11] A.Martin 1992, S.25.

Bibliographie

Benedetti, G. (1999) „Das Symptom als kreative Leistung" in: H.Thomashoff & D. Naber (Hrg.): PSYCHE UND KUNST, (Kat.), Schattauer, Stuttgart.

Bion, W.R. (1967) „Attacks on Linking" in „SECOND THOUGHTS", Heinmann, London.

Cardinal, R. (1989) „The Primitive Scratch" in: A. Gilroy and T. Dalley (ed): „PICTURES OF AN EXHIBITION", Tavistock/Routledge.

Foulkes, S. (1983) „INTRODUCTION TO GROUP ANALYTIC PSYCHOTHERAPY", Karnac Books, London.

Killikck, K. and Greenwood, H. (1995) „Research with psychotic illnesses" in: A.Gilroy und C.Lee: „ART AND MUSIC THERAPY AND RESEARCH", Routledge, London.

Killick, K and J. Shaverien (1996) „ART, THERAPY AND PSYCHOSIS", Routledge, London.

Klein, M. (1975) „Notes on some schizoid mechanisms" in : COLLECTED WORKS, Vol. 111, London, Hogarth Press and the Institute for Psychoanalysis.

Maclagen, D. (1989) „Fantasy and the Figurative" in: A. Gilroy and T. Dalley (ed): „PICTURES OF AN EXHIBITION", Tavistock/Routledge, London.

McGlynn, E. & Putz-Plecko, B. (2000) „Erste Orte - Künstlerische Prozesse im therapeutischen Milieu" in: KUNST UND THERAPIE, Nr. 29/ Claus Richter Verl., Köln.

Martin, A.(D. Schwarz, Hrg.) (1992) „AGNES MARITIN: WRITINGS/SCHRIFTEN", Cantz-Verl, Winterthur.

Milner, M. (1987)"THE SUPPRESSED MADNESS OF SANE MEN", The new library of Psychoanalysis No.3, Tavistock/Routledge, London.

Ogden, T.H. (1992) „THE MATRIX OF THE MIND", Karnac, London.

Searles, H. (1965) „COLLECTED PAPERS ON SCHIZOPHRENIA AND RELATED SUBJECTS", Hogarth Press, London.

Segal, H. „Psycho-analytic Approach to the Treatment of Schizophrenia" in Lader, M.H. „STUDIES OF SCHIZOPHRENIA". British Journal of Psychiatry Special Publications No. 10.

Serra, N.(1998) „Connection and disconnection in the art therapy group" in: Skaife,S. und Huet,V. (Hrg): „ART PSYCHOTHERAPY GROUPS", Routledge, London.

Smith, J., Groß, C. and Roberts, J. (1996) „THE EVOLUTION OF A THERAPEUTIC ENVIRONMENT FOR PATIENTS WITH LONG-TERM MENTAL ILLNESS AS MEASURED BY THE WARD ATMOSPHERE SCALE", in: „JOURNAL OF MENTAL HEALTH", 5,4, p.349-360.

Storr, A. (1972) „THE DYNAMICS OF CREATION", Penguin, London.

Thomashoff, H. & Naber, D.(Hrg.) (1999) PSYCHE UND KUNST (Kat.), Schattauer, Stuttgart.

Waller, D. und Gilroy, A. (1992) „ART THERAPY, A HANDBOOK", Open University Press , Milton Keynes.

Winnicott, D. W. (1971) „PLAYING AND REALITY", Penguin, London.

Heidelberger Jahrbuch, Band XLVI:
T. Fuchs, I. Jádi, B. Brand-Claussen, Chr. Mundt (Hrsg.): WahnWelt Bild
© Springer-Verlag Berlin Heidelberg 2002

Der kleine Albert

Bildgestaltung und therapeutische Beziehung im Rahmen der psychiatrischen Behandlung

PHILIPP MARTIUS, FLORA VON SPRETI

Zusammenfassung

‚Der kleine Albert' beschreibt die Fallgeschichte eines jungen Mannes, der zum wiederholten Male wegen einer Psychose stationär aufgenommen wurde. Im Rahmen eines intensiven psychiatrisch-kunsttherapeutischen Prozesses bildet sich seine Besserung und eine Autonomie-Entwicklung ab, die zu einer erfreulichen, anhaltenden psychischen Stabilisierung führt.

Als der Genueser Seefahrer Kolumbus mit seinen Schiffen 1492 für die spanische Krone in See stach, hatte er ein Ziel vor Augen – die Westpassage nach Indien. Keine rechte Vorstellung aber hatte er davon, was ihm *auf* seiner Reise begegnen würde und erwartete.

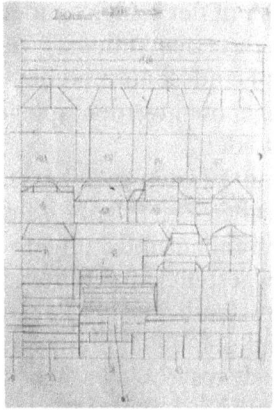

Abb. 1.   Albert B.: „Der Invidual-Kraftfeld-Tornister"

Ähnlich erging es uns, als wir vor 12 Jahren auf der geschlossenen psychiatrischen Akutstation im Münchner Klinikum rechts der Isar unsere Zusammenarbeit aufnahmen. (Wir hoffen, dass Sie uns die Vermessenheit dieses Ver-
gleiches erlauben. In ihr spiegeln sich ein wenig auch die Größenideen des
Patienten, über den wir berichten werden). Damals machten wir uns auf die
Suche nach dem offensichtlich Wirksamen, dem spürbar Besonderen des kunsttherapeutischen Prozesses im Rahmen der psychiatrischen Behandlung. Eine
konkrete Vorstellung, wohin uns diese Suche führen würde, hatten wir nicht.

Bei einer ersten Betrachtung unseres Interessengebietes in einer historischen Perspektive zeigte sich, dass die künstlerischen Gestaltungen der
Prinzhorn-Patienten unter völlig anderen, meist deprivierenden Umständen
der großen Anstalten und langen Behandlungszeiten jener Epoche entstanden
waren. Durch die Debatten der frühen Jahre, die sich im Wesentlichen um die
Stichworte „Genie und Wahnsinn" drehten, zogen sich vor allem Aspekte der
Klassifikation und Systematisierungsversuche oder unhaltbare Idealisie-
rungen bzw. vernichtende Entwertungen. Was immer noch zu wenig diskutiert
wurde, waren therapeutische Aspekte. Hier sahen wir einen neuen Weg zu
einem besseren Verständnis der Kranken und ihrer Gestaltungen.

Doch unser – zugegebenermaßen etwas naiver – Fortschrittsglaube hielt
einer Überprüfung nicht Stand. So zeigen z.B. die Beschreibungen von Kraepelin in seinen „Einführungen in die Psychiatrische Klinik" schon jenes dialektische Einfühlungsvermögen, das nicht nur Verhalten beschreibt, sondern
auch Verhalten ableitet. Stellvertretend dafür zitieren wir auszugsweise aus der
Beschreibung seines Patienten, des Schriftstellers und früheren Kollegen Oskar
Panizza aus dem Jahr 1921:

„Eine andere Form wahnbildender Geistesstörung bietet ein 51-jähriger
Schriftsteller ... Ein starke Neigung führte ihn aus dem wissenschaftlichen
Berufe ... zur Schriftstellerei, in der er mit entschiedenem Erfolge tätig war:
seine Arbeiten bewegten sich einerseits auf dem Gebiete des Grausig-Über-
spannten, andrerseits auf demjenigen des beißendsten Spotts und der rück-
sichtlosesten Verhöhnung politischer und religiöser Einrichtungen ... Auch bei
diesem Kranken haben wir es mit der schleichenden Entwicklung eines geistig
verarbeiteten Wahns zu tun, in erster Linie mit Verfolgungsideen; nur in der
Annahme einer persönlichen Feindschaft mit dem Kaiser und der ungeheuren
Hilfsmittel, die gegen ihn aufgeboten werden, spiegelt sich die maßlose Selbstüberschätzung des Kranken wider."

Unser Hoffen, dass modernere Zeiten auch bessere Zeiten seien, konnte sich
also nur bedingt erfüllen. Zu allen Zeiten haben sich Patienten und Psychiater
besser oder weniger gut verstanden und innigere oder distanziertere Beziehungen miteinander gepflegt, gestaltet, durchlitten. Dagegen zeichnete sich im
Lauf der Jahre für uns immer deutlicher die Bedeutung und Auswirkung der
therapeutischen *Beziehung* auf den Behandlungsprozess ab.

Wir fanden dabei in der tiefenpsychologischen Krankheitslehre einen wertvollen Bezugsrahmen. Es muss kritisch angemerkt werden, dass die Psychiatrie in
den letzten Jahren einerseits hierzulande zunehmende psychotherapeutische

Kompetenz reklamiert, andererseits aber bedeutsame Ergebnisse der Psycho-therapieforschung noch nicht angemessen rezipiert bzw. integriert. Das ist bedau-erlich, denn in den Worten von Rohde-Dachsers Resümee ihrer langjährigen Tätigkeit als Psychoanalytikerin an der Psychiatrischen Klinik der Medizinischen Hochschule Hannover (1995) lässt sich sagen: „Wir haben die Psychoanalyse ... immer stärker als eine Theorie der zwischenmenschlichen Beziehungen zu ver-stehen gelernt, die insbesondere mit dem Konzept der unbewussten Phantasie, der Übertragungs-Gegenübertragungs-Konstellation und dem szenischen Verstehen ein Instrumentarium zur Verfügung hat, das es erlaubt, zwischenmenschliche Beziehungen in einer Vollständigkeit zu erfassen, wie dies (aus meiner Sicht) bis heute keiner anderen Wissenschaft möglich ist."

Ein markanter Beleg für diese Aussagen ergibt sich unseres Erachtens z.B. aus der (v.a. von H. Kächele im deutschen Sprachraum bekannt gemachten) Arbeit von Ricks (1974) über die Langzeitergebnisse zweier Therapeuten einer amerikanischen jugendpsychiatrischen Einrichtung: Bei Therapeut A, dessen Arbeitsstil sich als ressourcen-orientierte aktive Einstellung zu seinen Patien-ten beschreiben ließ, erkrankten in der Folge 27% der auffällig gewordenen jugendlichen Patienten an einer Störung aus dem schizophrenen Formenkreis. Hingegen fand sich diese Diagnose bei 85% der Patienten des Therapeuten B mit einem als defensiv und resignativ bezeichneten Arbeitsstil! Aus diesen und anderen Ergebnissen lassen sich nach einer Studie von Strupp et al. (1977, modi-fiziert von den Autoren) sogenannte inadäquate Haltungen ableiten, gekenn-zeichnet im Wesentlichen durch mangelndes Interesse und Kälte im Sinne rigi-der Abstinenz, durch Manipulation und Verführung, durch untergründige Feindseligkeit und Unechtheit sowie durch einen Mangel an Selbstkritik.

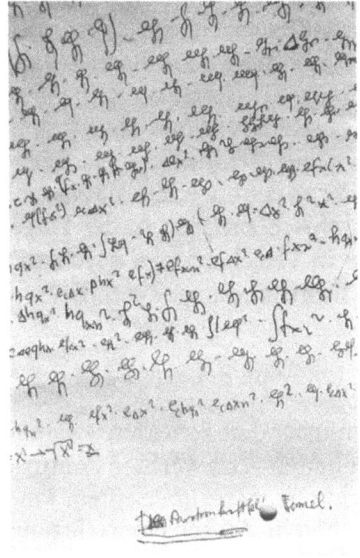

Abb.2.   Albert B.: „Paratron-Kraftfeld-Formel"

Auch die Kasuistik des kleinen Albert zielt darauf ab, unsere Überzeugung zu vermitteln, dass ein zentrales Element einer psychiatrischen Kunsttherapie in der wirkungsvollen und als Technik einzusetzenden therapeutischen Beziehung liegt. Dadurch dient die gestaltende Kraft des Patienten nicht allein seiner Beschäftigung, wie zu Prinzhorns Zeiten. Sie wird vielmehr zum Vermittler von Selbstbewusstsein, von Ich-Funktionen, von sozialen Fertigkeiten, und damit zu einem wirksamen therapeutischen Element. Wir sind uns bewusst, dass die so gemeinte Beziehung nur einen von mehreren möglichen kurativen Faktoren darstellt, die im Rahmen der Beiträge der Tagung ebenfalls diskutiert wurden (vergleiche dazu von Spreti, Rentrop, 2000). Unsere Spur gilt heute aber in diesem Beitrag dem Beziehungsaspekt.

Aus Biographie und Krankengeschichte von Albert B.

Albert B. kam am Tag nach seinem 35.Geburtstag zur Aufnahme. Er hatte sich vor diesem, seinem 14. stationär-psychiatrischen Aufenthalt intensiv mit dem Hypnotiker Hanussen beschäftigt, und war zunehmend in eine Wahnwelt hineingeraten. Bei Aufnahme berichtete er – teilweise inkohärent im Gedankengang – u.a., durch die Vorhersage von Lotto-Zahlen ein Vermögen gemacht zu haben. Er hielt sich außerdem zeitweilig für Ludwig II. und berichtete von seinem Eindruck, dass anlässlich seines Geburtstages eine „Ganzkörpertransplantation" bei ihm durchgeführt worden sei. Dies war vordergründig sicher Ausdruck seiner schweren Ich-Störung. Gleichzeitig erschien es uns aber auch als eine Hoffnung, dadurch seiner rezidivierenden Erkrankung und seinen vielfältigen körperlichen Beeinträchtigungen zu entfliehen.

Herr B. war der einzige Sohn eines sehr zwanghaft erscheinenden Schulleiters und dessen wiederholt psychiatrisch behandlungsbedürftiger Ehefrau. Er kam mit einem Klumpfuß zur Welt, entwickelte einen Sprachfehler und litt seit seiner Kindheit an einer quälenden hartnäckigen ekzematösen Erkrankung. Die Ehe seiner Eltern scheiterte in seinem sechsten Lebensjahr. Die schweren elterlichen Konflikte bestanden aber fort und überschatteten seine ganze Kindheit. Durch seine Behinderungen blieb er ein Außenseiter in Grund- und Realschule, die er dennoch mit mäßigem Erfolg absolvierte. 17jährig wurde er erstmals psychisch auffällig. In der Folge war er mit nur monatelangen Unterbrechungen in verschiedenen psychiatrischen Akut- und Rehabilitationseinrichtungen in Behandlung. Einen Beruf übte er nie aus.

Beschreibung (1): Erste Begegnung in der Kunsttherapie

Fast schlafend, mit schlurfenden Schritten – Pantoffeln an den Füßen, die fast nicht mit ihm Schritt halten –, im weichen konturloses Gesicht einen Oberlippenbart, der schlaff und resigniert über einem kindlichen, wie zum Saugen gespitzten Mund hängt, betritt Albert einen Tag nach seiner Aufnahme in unsere Klinik den Kunsttherapieraum. Hier, inmitten der Akutstation, findet täglich am Vormittag „die Kunst" statt.

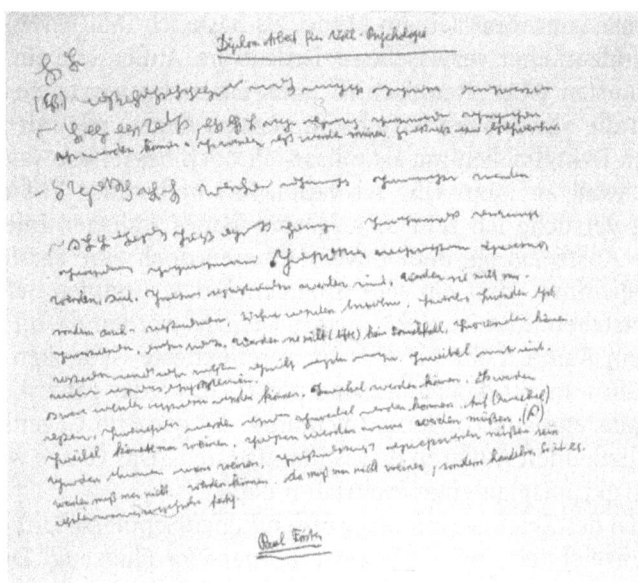

Abb.3. „Diplom-Arbeit für Voll-Psychologie"

Unter dem Arm trägt der „Neue" einen Zeichenblock, in der Hand eine Plas-
tiktüte, aus der er, nachdem er sich umständlich an einem der drei Tische
gesetzt hat, Bleistift, Radiergummi, Spitzer und Lineal holt. Akribisch breitet er
seine mitgebrachten Utensilien um sich herum aus – und ohne einen Blick
nach links oder rechts zu verschwenden, beginnt er zu zeichnen. Eine Brille, mit
einem durch Leukoplast geflickten Gestell, sitzt ihm tief auf der Nase. Als ich

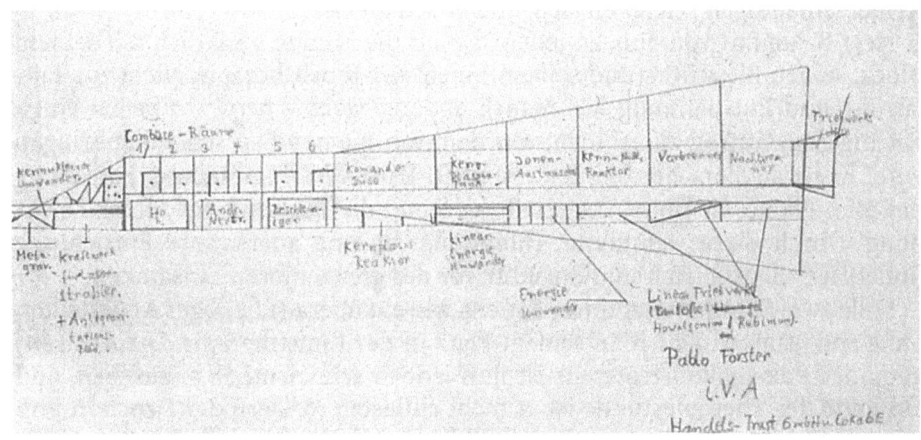

Abb.4. DIA: Raumschiff

neben ihn trete, entströmt seinem Mund, als hätte ich ihm bereits eine Frage
gestellt, ein undeutlicher, verwaschener Redestrom. Außer dem ein wenig deutlicher artikulierten Wort „Raumschiff" kann ich nichts verstehen – und doch
blicken mich die blassblauen verschwimmenden Augen, wie mir scheint, mit
einer heftigen Dringlichkeit an, als müsse ich doch begreifen, was da als end-
loser Wortschwall an mein Ohr schwappt. Mit beflissener Therapeutenauf-
merksamkeit versuche ich sein unausgesprochenes Anliegen intellektuell zu
erfassen. Die Anstrengung, dem Unverstehbaren doch eine verstehbare Botschaft abzugewinnen, lässt ein sehr unangenehmes, dumpfes Gefühl in meinem Kopf entstehen. Alle Bereiche meines Gehirns werden davon erfasst, und
es scheint kein Raum mehr für geordnete reflektierte Gedanken zu bleiben.
Mein Blick fällt nun auf das Papier, und plötzlich, wieder ganz wach, erkenne
ich eine genaue, eng strukturierte Zeichnung, die ganz im Gegensatz zu dem
weichen zerfließenden Äußeren dieses Mannes steht. Das Ganze wirkt wie der
exakte Konstruktionsplan einer Weltraumrakete.

Mühsam hat der Zeichner mit einer ordentlichen Schülerschrift den Typ der
Rakete gekennzeichnet: „Impuls-Triebwerk-Space-Jet-Flugzeug". Die einzelnen
Bereiche der Rakete sind genau benannt. Auf einmal glaube ich eine dringliche
Bitte aus dem Redefluss zu erahnen: „Nimm ernst, was ich hier zeichne – es ist
lebenswichtig für mich!" Ich denke an die unangenehme Leere in meinem
Kopf und an meine Anstrengung, ihn zu verstehen, und sage zu Herrn B.: „Wie
anstrengend muss es sein, diese genaue Konstruktion so sorgfältig aufzuzeichnen", und bewundernd frage ich ihn: „Das alles mussten Sie vorher im Kopf
denken?" Er schaut hoch – abermals blickt er mich mit seinen wasserblauen
Augen über den Rand seiner armen Brille an, den Mund halb offen. Die Zeit
steht still, leise tropft der Speichel von seinen Lippen, schwer stützt er nun den
Kopf in seine Hände und ich höre seine verwischten Worte: „Und wie das
anstrengend für mich ist, mir tut schon der Kopf ganz so davon." Vorsichtig
nehme ich das Papier unter seinen Ellbogen weg – lege es sorgfältig zwischen
zwei trockene, saubere weiße Blätter –, und sofort sinkt Alberts Kopf auf die
Arme, seine Augen schließen sich, und er schläft ein.

Herr B. kommt von nun, an jeden Tag auf die Minute pünktlich mit seinem
Block, seinen Bleistiften und seinem Lineal zur Kunsttherapie. Nicht zur Entlastung und Entspannung wie manch anderer wohl – nein! – : Er hat einen
wichtigeren Auftrag zu erfüllen, von dem ihn niemand so schnell abbringen
wird. Er ist als Forscher bei der „Handels-Trust GMBH Abteilung Forschung
des Max-Planck-Instituts" angestellt, so lautet die Auskunft auf seiner Zeichnung. Durch diese wahnhafte Anbindung an eine anerkannte Einrichtung
findet Herr B. wohl Halt und Struktur vor der grenzenlosen Einsamkeit.

Volle zwei Stunden sitzt unser Patient, wie ein überaus fleißiger Angestellter,
ohne aufzustehen täglich an seinem Platz in der Kunsttherapie. Die Anstrengung des Raketenkonstruierens ist ihm jedoch sehr deutlich anzusehen, und
am Ende der Therapiestunde ist er nicht entlastet, sondern der Druck in ihm
scheint stärker geworden zu sein. Ich fühle mich dadurch angesichts der gestalterischen Besonderheit seiner Bilder in einem Dilemma. Tatsächlich wirken

diese Zeichnungen auf uns wie Bilder „aus alten Zeiten". In manchem erinnern sie uns an Darstellungen der Sammlung Prinzhorn.

Da ich Herrn B. zu diesem Zeitpunkt nicht durch einfachere Themenstellungen entlasten kann, und ich ihm andererseits auch nicht den wohl einzigen Halt einer wahnhaften Erfinderphantasie nehmen möchte, versuche ich für ihn auf andere Art ein wenig Freiraum von seinen anstrengenden Wahnsinnskonstruktionen zu schaffen. Ein besonders fleißiger Angestellter darf öfter Pausen machen als andere, und dies wird ihm vom Chef, der diesen Fleiß natürlich zu schätzen weiß, gerne zugestanden. Also schlage ich Albert, in offensichtlicher Anerkennung seiner Arbeit, vor, sich alle 15 Minuten eine Pause zu gönnen. Wenn er sich wieder erholt habe, solle er neu gestärkt weiter arbeiten. Herr B. nimmt diese deutliche Bevorzugung dankbar an und meint, ich sei ein „guter Chef". So haben wir als erstes endlich geordnete Arbeitverhältnisse geschaffen – denn nie in seinem nun schon 35 Jahre währenden Leben hatte Albert irgendwo erfolgreich eine Arbeitsstelle innegehabt, und auch seine Rehabilitations- und beruflichen Wiedereingliederungsversuche waren bisher gescheitert.

In der Weiterentwicklung seiner Raumfähren erfand Albert nun immer vielfältigere Benennungen der verschiedenen Funktionsbereiche seiner Himmelskörper. Die Rakete war ausgestattet mit einem Vorbrenn- wie mit einem Nachbrennmotor, einem kernnuklearen Umwandler, dem Antigravitationsfeld, dem Kernplasmareaktor, den Impulsstrahlbläsern sowie dem Ionenaustauschmotor. Als Konstruktions-Lehrbücher dienten ihm nach seinen Angaben die Hefte seines großen Vorbildes Perry Rhodan. Nicht nur ich als Kunsttherapeutin war beeindruckt, sondern auch ein junger Krankenpfleger, der mich empört darauf hinwies, dass Herrn B. dringend Millimeterpapier benötige und ich doch gefälligst dafür sorgen müsse, sonst könne der Patient seine wichtigen und sicher auch brauchbaren Raketenpläne nicht mehr zeichnen. Mich überzeugte Albert endgültig von dem Sinn seiner Raumschiffe, als ich den Raum namens „Komandobüse" entdecke. Wie wunderbar hat er die beiden Seiten – den Kopfbereich, also die Kommandozentrale, in der die Befehle gegeben werden, und die Kombüse, den Versorgungstrakt, der für die leiblichen, oralen Bedürfnisse zuständig ist, in seine „Komandobüse" zusammengefügt. Eine solch geniale Überwindung der Spaltung zwischen Kopf und Körper ist mir noch nie begegnet, und Albert, der mein Entzücken bemerkt, blinzelt mir listig zu. (Farbtaf. 44, Abb.5.).

Eines Tages kommt er wie immer mit seinem ganzen Zeichenmaterial in die Kunsttherapie und setzt sich an den Tisch. Wieder entsteht der äußere Umriss einer Rakete, diesmal ist sie fast so breit wie hoch und erinnert im flüchtigen Anschauen an den Umriss eines Hauses. Ich mache ihn darauf aufmerksam und sage kühn, dass dies ja auch ein Haus sein könne. „Nein", sagt Albert entschieden, „da ist nur Himmel!" Meine Idee, vielleicht doch die Erde mit einer Linie unter dem Raketenhaus anzudeuten, gefällt ihm gar nicht, er ziert sich und nimmt umständlich immer wieder den Bleistift in die Hand und lässt ihn wieder fallen. Erst in dem Moment, als ich endlich einsichtig klein beigebe, dass

er sich ja vielleicht noch gar nicht entscheiden müsse, ob es eine Rakete oder
ein Haus sei – vielleicht sei es ja eine Rakete vor dem Start, wie schon sein letz-
tes Raumschiff –, greift er fast augenblicklich, beglückt über den Kompromiss,
zum Stift und zeichnet den Boden unter das Raketenhaus. Nun wird es keine
Rakete mehr, sondern ein Haus, an dem er genauso intensiv konstruiert und
zeichnet wie an seinen Raketen vorher. Nur, so können wir uns vorstellen, mit
einer größeren Entlastung, denn wo eine Tür sitzt oder die Fenster, und wo
sich das Dach und der Kamin befinden, ist leichter zu erinnern und in seiner
Bedeutung besser geeignet, Realitätsbewusstsein und Beheimatung auf der
Erde zu fördern als die ewige Flucht in den Weltraum. Ein großer Schritt für
Herrn B. und eine kleine Veränderung hin zu einer realeren Weltsicht, könnte
man in Analogie zu den Worten von Alberts Astronauten-Vorbild Armstrong
beim Betreten des Mondes sagen! Links und rechts vom Haus sind schon win-
zige Bäume angepflanzt, und bei genauem Hinsehen erkennen wir vielleicht
auch Symbole menschlicher Gestalten. (Farbtaf. 44, Abb.6.).

Der Titel dieses Bildes ist für ihn von besonderer Bedeutung. Herr B. über-
legt lange. Dann, mit dem listigen Lächeln, das ich inzwischen schon an ihm
kenne, schreibt er unter Hinweis auf seinen Familiennamen: „Das fliegende
Bauernhaus“. So rettet er einen Teil seiner himmlischen Erlebniswelt hinüber
in die Realität, ein Rest Grandiosität, der ihm vielleicht das Gefühl gibt, der
Wirklichkeit nicht mit völlig leeren Händen entgegen treten zu müssen.

Das spielerische Gerangel um Entwicklung und das gemeinsame Ausprobieren, sich der Realität anzunähern, lässt langsam unsere Beziehung wachsen.
Das Unbefangene daran ermöglicht es Albert, während des Malens zumindest,
die Schwere seiner Krankheit und die manchmal überaus quälenden und
belastenden Symptome seiner paranoiden Psychose fast zu vergessen

Zwischenbericht (1): Die psychiatrische Behandlung

Seine psychiatrisch-pharmakologische Behandlung gestaltete sich schwierig. Verschiedene Neuroleptika mussten an- und wieder abgesetzt werden,
mangels Wirksamkeit oder wegen starker Nebenwirkungen. In den vielen vorausgegangenen Aufenthalten war viel probiert und im Prinzip wenig erreicht
worden, was Stabilität oder Gesundung bedeutet hätte. Die Schwankungen seines psychopathologischen Befundes korrelierten auch nicht sehr eng mit den
Dosierungen der Medikamente. So befanden wir uns, was die pharmakolo-
gische Behandlung betraf, lange mit ihm auf schwankendem Grund.

Beschreibung (2): Verlauf der Kunsttherapie

Vor Beginn der Kunsttherapiesitzungen wünschte mir Albert jeden Tag
einen „Guten Morgen“, mit einer sehr klaren Stimme. Danach kam ganz beiläufig, wieder genuschelt, das Wort „Mutti“, nicht so klar verstehbar, als dass ich
ihn hätte darauf ansprechen können. Auch sein Gesicht war ganz entspannt
und harmlos dabei, nicht so bedeutsam, wie es hätte sein können, wenn der

Patient in einer starken Übertragung zu seiner Therapeutin „Mutter" sagt. Ich habe das Gefühl, Herr B. kann gut einschätzen, was er hier noch braucht; ich darf dem nur nicht zusätzliches Gewicht geben, indem ich es anspreche und damit der Regression einen Namen gebe.

Alberts bevorzugtes Thema wird nun das Haus. (Abb.7., Farbtaf. 45, Abb.8. und 9.).

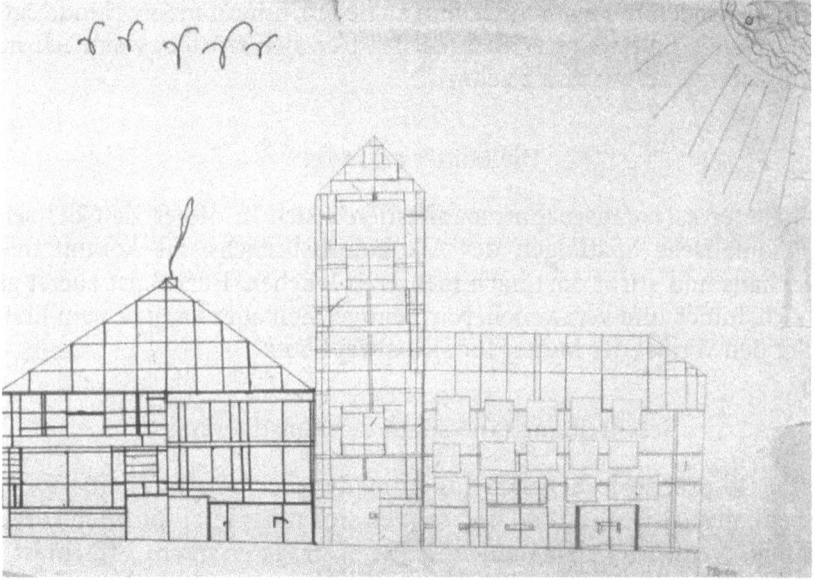

Abb.7. Haus und Kirche

Es erscheint in allen Variationen. In einem hier nicht wiedergegebenen Bild lässt er neben einem seiner Häuser einen hohen Baum wachsen. An diesem Baum hängt eine riesengroße Frucht – er hat sie als Kokosnuss bezeichnet –, eine Frucht, die schwer an einem sehr dünnen Stiel hängt. Darunter steht winzig eine kleine Gestalt. Bevor ich Albert fragen kann, wen er hier dargestellt hat, schreibt er schon über dieses Menschlein: „Der kleine Albert" – den Titel unseres Vortrags.

An diesem Bild wird uns noch einmal klar, welch großartige Seite Albert sich durch das Konstruieren seiner Raumschiffe geben muss, wie klein und ausgeliefert er sich als kleiner Mensch fühlen muss, dem die mächtige Furcht bedrohlich überm Haupt hängt. Geschenk der Erde eigentlich, dem Menschen zur Nahrung geschaffen, wandelt sich unversehens das Nährende zur vernichtenden Gefahr. Das Lied von „Hänschen klein", der so mutig die Welt erobern

möchte und doch zurückkehren muss zur weinenden Mutter, fällt mir ein – wie
auch Albert immer wieder zurückkehrte zu seiner Mutter. Im Wahn aber wird
er zum mächtigen Herrn der Raumschiffe, der sich in unglaublicher Geschwindigkeit entfernen kann von der bedrohlichen „Mutter" Erde.

Es kommen wieder Tage, an denen es Herrn B. schlechter geht. Dabei äußert
er z.B. die Angst, die Erde platze auseinander und er würde von höllischen Feuern verzehrt. Unruhig rennt er auf der Station umher, presst die Hände gegen
die Schläfen, als könne er den Druck und das bedrohliche und unverständliche
Geschehen in seinem Kopf dadurch auslöschen. Mir läuft er hinterher wie ein
mutterloses Kind, bittet auch mich, ihm zu helfen, nimmt meine Hand, legt sie
an seine Wange und weint. Manchmal lässt er sich trösten, wenn ich mich
neben ihn setze und mit ihm zeichne.

Die Mutter erkrankt

Als habe er es vorausgeahnt, manifestieren sich in dieser Zeit bei seiner
Mutter somatische Spätfolgen des Alkoholmissbrauchs: Sie kommt in ein
Krankenhaus und stirbt dort nach mehreren Wochen. Herr B. ist zuerst ganz
außer sich, hilflos und verzweifelt. Nach einiger Zeit aber kann er zum Erstaunen aller den Verlust der Mutter für sich akzeptieren.

Beschreibung (3): Verlauf der Kunsttherapie

Unsere Gespräche drehen sich nun immer wieder um das Thema Tod und
Verlassenheit: „Ich bin jetzt allein", sagt er, „ich muss jetzt für mich sorgen".
Manchmal, wenn er sich neben mich setzt, fragt er mich: „Möchtest Du
meine Großschwester werden", oder „Ich möchte gern Dein Mündel sein".
Dann auch: „...ich brauch jemand, der auf mich aufpasst!" und auch immer
wieder die Umkehrung: „...Wollen Sie mein Pflegekind sein?" In dieser Zeit
benutzt er die Anrede „Mutti" nicht mehr.

Und eines Tages glaube ich mich verhört zu haben, denn ich verstehe nicht
„Guten Morgen, Frau von Spreti" sondern „Guten Morgen, Frau von Vati".
Wenn wir uns jetzt begegnen, dann ist es so ein ganz kurzes „Vati", auch wieder sehr beiläufig gesprochen. Auch diesmal hinterfrage ich diese Anrede
nicht. Albert hat sich eine Person gesucht, die nach dem Tod seiner Mutter für
ihn noch verfügbar ist, und die er jetzt sehr braucht. Vielleicht auch von der
haltenden, behütenden mütterlichen Übertragungsfigur hin zum väterlichen
Prinzip der Erkundung und Exploration der Welt.

Allmähliche Besserung seines Befindens

Er wirkt nun auch in seinem Bezug zum Arzt freier und selbstbewusster, diskutiert seine Medikation und die geeignete oder notwendige Dosierung, und es
zeigt sich, dass er sich durch die Jahre seiner psychiatrischen Behandlung ein
ordentliches pharmakologisches Wissen angeeignet hat.

Beschreibung (4): Verlauf der Kunsttherapie

Eines Morgens komme ich früher als gewohnt in den Kunsttherapieraum. Dort stehen noch die Körbe mit dem Brot vom Frühstück herum, und ich nehme mir ganz gedankenlos eine halbe Scheibe Schwarzbrot, breche es und stecke mir ein Stück in den Mund. Genau beobachtet von Albert, der ebenfalls im Raum anwesend ist. Als ich ihn jetzt ansehe, liegt in seinen Augen ein solcher Hunger, eine solche Bedürftigkeit, dass ich ohne lange zu überlegen ihm von diesem ganz kleinen, fast zerbröselten Stück Brot ein Stückchen anbiete. Ein Leuchten geht über sein Gesicht, er streckt die beiden Hände aus, lässt sich das Brot hineinlegen, schiebt es in den Mund, kaut es, die Augen geschlossen. Nachdem er es lange gekaut und dann hinuntergeschluckt hat, öffnet er seine Augen wieder, die jetzt ganz klar erscheinen. Der Hunger, die Bedürftigkeit darin, sind verschwunden, er sagt befriedigt: „So etwas Gutes habe ich schon ganz lang nicht mehr gegessen".

Am gleichen Tag entsteht in der Kunsttherapie das Bild des Tisches auf dem in der Mitte in einer Schale ein gelbes Brot liegt, Früchte und Corned-beef daneben. (Farbtaf. 46, Abb.10.).

In der nächsten Stunde malt Albert eine Landschaft; ein Haus, und wieder – zentral in der Bildmitte – ein gedeckter Tisch. (Farbtaf. 46, Abb.11.). Alberts Hunger ist symbolisch gestillt worden. Ob maniriert im Stil oder doch eher stereotyp, interessiert uns angesichts der hinreißenden Gestaltung nur am Rande.

Kommentar zum Verlauf

Die geschilderte Szene verdeutlicht beispielhaft nochmals unser Anliegen. Denn die intuitive Gabe der Therapeutin hat neben dem rituellen auch einen psychotherapeutisch-behandlungstechnischen Aspekt. Sie ist der Prototyp einer „Modellszene", wie sie der Selbstpsychologe Lichtenberg konzipiert hat. Er versteht darunter (nach Rohde-Dachser 1995) „typische Mutter-Kind-Interaktionen, die nicht nur die Erwartungen und das Verhalten des Kindes, sondern bis zu einem gewissen Umfang auch die des späteren Erwachsenen bestimmen und auch in der therapeutischen Beziehung wirksam werden" (S.136). Über deren therapeutische Bedeutung schreibt Rohde-Dachser (1995): „Solche Modellszenen können in der therapeutischen Situation identifiziert werden, ohne dass es dazu zusätzlicher theoretischer Konstruktionen bedarf ... Analog zur „gleichschwebenden Aufmerksamkeit" von Freud entwickelte Emde in diesem Kontext das Konzept einer „freischwebenden Reaktionsbereitschaft", die [man] für den Patienten bereithalten sollte".

Beschreibung (5): Verlauf der Kunsttherapie

Langsam kehrt nach dem Tod der Mutter sein gewohnter Humor wieder. Eines Morgens, als ich ihn frage: „Geht es Ihnen gut, heute?" ,sagt er fröhlich zu mir: „Dem Paul geht's gut," – Paul war sein zweiter Name – „ja, es geht ihm sogar: Gut, besser, Paulaner". Im ganzen Raum Gelächter, auch Albert strahlt und meint: „Ja, ja! Die Lachtherapie ist doch die beste Therapie."

Vielleicht noch zwei Beispiele zur Lach-Therapie: Wir haben kein fließendes Wasser im Raum; um nicht jeden Becher mit Wasser einzeln holen zu müssen, gibt es einen kleinen Vorrat an Wasser in einer roten Gießkanne. Jeder kann sich das Wasser zum Malen daraus entnehmen. Herr B. findet eines Tages nicht gleich die Kanne und fragt mich nach langem Suchen: „Wo ist den unser ambulanter Wasserhahn?"

Und an einem anderen Tag, als ich mit einer jungen Frau über deren Bild spreche, hört Albert mit großen Ohren genau zu. Es hat ihm wohl gefallen, was ich gesagt habe. Nach dem Ende des Gesprächs sagt er jedenfalls anerkennend zu mir: „Frau von Vati, Sie sind ein echter Philanthroposoph".

Nach einigen Wochen geht Herr B. über zum Malen mit Wasserfarben. Die großzügige malerische Technik ermöglicht ihm vielleicht, von seinen so künstlerischen, aber ihn immer noch sehr anstrengenden Konstruktionszeichnungen ein wenig Abstand zu nehmen. Es entsteht eine ganz andere Art von Bildern mit einem besonderen farblichen Reiz.

Im weiteren Verlauf malt Herr B. sich weit fort von der mitteleuropäischen Voralpenlandschaft in ferne Länder des Orients: Oase mit Palme und Pyramiden. (Farbtaf. 47, Abb.12.). Als ich ihn frage, was das denn neben der Palme für eine Pflanze sei, antwortet er wie aus der Pistole geschossen: „Das ist eine Kamelpflanze, da wird Tabak daraus gemacht", und sein Blick wird ganz verträumt.

Von den Kamelpflanzen-Bildern gibt es eine ganze Reihe. Herr B. ist auch zu dieser Zeit noch nicht gänzlich wahnfrei und auch wieder merklich unruhiger. Vielleicht ist Alberts Sehnsucht hin zu verlockender grenzenloser Weite, nach seinem fleißigen Häuslebauen in der Heimat, wieder größer geworden?

Zwischenbericht (2): Die psychiatrische Behandlung

In der Folgezeit, ca. drei Monate nach Aufnahme, distanziert er sich nun immer sicherer von seinen Wahninhalten. Wird er jedoch gedrängt, zu der einen oder anderen wahnhaften Überzeugung Stellung zu nehmen, reagiert Herr B. ganz hintersinnig. Auf die Frage, was denn nun mit seiner „Handels Trust GMBH" sei, bittet er, ihm diese nicht auszureden, da er sonst „Hunderte Beschäftigte auf die Straßen setzen" müsse.

Auch bei der Suche nach Möglichkeiten, ihn beruflich erneut zu rehabilitieren, gibt er bereitwillig Auskunft über seine Vorerfahrungen und Vorlieben. Was er aber am liebsten tun möchte, gibt er unumwunden zu: „Als Rentner arbeiten". Bei der sich abzeichnenden Besserung hoffen wir, dass ihm seine jetzt so phantasievolle, reiche Art der bildnerischen Darstellung erhalten bleibt.

Beschreibung (6): Verlauf der Kunsttherapie

Schon im nächsten Werk ist Herr B. aus der Ferne zurückgekehrt in die Heimat und schreitet voran zu einem großen Baum. (Farbtaf. 47, Abb.13.). Seine Füße berühren kaum den Boden. Das düstere rote Haus, links, hat er zurück gelassen – vielleicht wird er auf seiner Wanderschaft einer lichteren Behausung begegnen. Er gibt dem Bild den Namen Bauernleben.

Auch in einem seiner letzten Bilder beschäftigt sich Herr B. mit dem Landleben. (Farbtaf. 48, Abb.14.). Werkzeuge und Schubkarren würden wir gern als Hinweis werten, dass er sich in Gedanken mit einer künftigen Arbeitsmöglichkeit beschäftigt. Das grüne Haus auf diesem Bild schaut uns mit hellen Fenstern freundlicher an. Das grau-blaue Dach sitzt keck wie eine Mütze auf den Mauern.

Sein Abschiedsbild zeigt zwei Schiffe mit geblähten Segeln und rauchenden Schornsteinen, die in verschiedene Richtungen fahren. (Farbtaf. 48, Abb.15.). Dieses Bild erinnert stilistisch wieder an seine Darstellung des gedeckten Tisches in der Landschaft. Auffällig ist der deutlich unruhigere Strich, immerhin geht es an diesem Tag um Trennung und Abschied. Die Sonne scheint ein mürrisches Gesicht zu zeigen und links von Schiff mit der mächtigen Rauchwolke taucht eine strahlen- oder stachelbewehrte Form eines Himmelskörpers auf.

Wir sprechen zum letzten Mal über sein Bild. Albert sagt: „Dieses Schiff hat einen guten sicheren Hafen gehabt, doch jetzt muss es wegfahren. Es hat genug Wasser getankt, es hat Brot geladen, die Mannschaft kann nicht verdursten und nicht verhungern, und heute ist der Tag der Abfahrt, denn der Wind ist günstig." Ein letzter Händedruck, ein letzter Blick aus Hans Albers blauen Augen, die schon weit in die Ferne zu schweifen scheinen.

Seine Bilder möchte er nicht mitnehmen, „sicherheitshalber", so meint er, und ich schaue ihm mit Zweifel und Wehmut, aber auch mit Hoffnung hinterher, wie er uns guten Mutes mit seinem schlurfenden Gang verlässt – oder ist es aus der positivierenden Zukunftsicht der Therapeutin doch eher der schaukelnde Gang eines Seemannes, der sich dem unberechenbaren Wellengang des Meeres anpassen muss? Den vertrauten Plastikbeutel in der Hand, aus dem stolz wie ein Mast sein Lineal ragt, geht er aus dem Raum, aus der Station, aus der Klinik und allein und selbständig in die Welt.

Katamnese

Eine aktuelle Nachfrage bei seinem Nervenarzt hat Folgendes ergeben: Herr B. arbeitet mittlerweile seit mehreren Jahren psychisch stabil unter regelmäßiger neuroleptischer Medikation in einer Einrichtung des zweiten Arbeitsmarktes.

Literatur

Kraepelin E. (1921). Einführung in die Psychiatrische Klinik. 4. Auflage. Leipzig, Barth.

Kaechele H. (1986). Aktuelle Trends in der Psychotherapieforschung und deren Bedeutung für die Psychosomatik. Psychotherapie, Psychosomatik, medizinische Psychologie 36:307-312.

Ricks D. (1974) Supershrink: Methods of a therapist judged successful on the basis of adult outcome of adolescent patients. In: Ricks D, Roff M, Thomas A (Hrsg.) Life history research in psychopathology. University of Minnesota Press, Minneapolis.

Rohde-Dachser C. (1995). Im Schatten des Kirschbaums. Bern, Hans Huber.

Strupp HH, Hadley SW (1977). A tripartite model of mental health and therapeutic outcomes. American Journal of Psychiatry 32:187-196.

Von Spreti F., Rentrop M. (2001) Das Selbstporträt im Verlauf psychischer Erkrankungen. In: Von Spreti F, Förstl H, Breindl K, Martius Ph (Hrsg.) Selbstbilder in Kunst und Psychose, S.65-82. München, Akademischer Verlag.

Heidelberger Jahrbuch, Band XLVI:
T. Fuchs, I. Jádi, B. Brand-Claussen, Chr. Mundt (Hrsg.): Wahn Welt Bild
© Springer-Verlag Berlin Heidelberg 2002

Kunst spielt eine Rolle.

Kunsttherapie bei Jugendlichen - Luxus oder Notwendigkeit?

Franz Resch

Zusammenfassung

Kunsttherapeutische Verfahren in der Kinder- und Jugendpsychiatrie bilden heute einen integralen Bestandteil des Behandlungsrepertoires. In einer Zeit ökonomischer Engführung stellt sich jedoch die bange Frage, ob der Einsatz kunsttherapeutischer Verfahren eine notwendige Ergänzung dieses Repertoires darstellt oder ein erfreulicher Luxus ist, den man letztlich entbehren könnte, um Kosten zu dämpfen. Ich werde zu zeigen versuchen, dass kunsttherapeutische Verfahren einen essenziellen, integralen und fundamentalen Bestandteil des therapeutischen Angebots bilden und nicht einem blindwütigen Rotstift zum Opfer fallen dürfen, wenn man vermeiden möchte, dass das therapeutische Angebot verkümmert.

Zwei Wege gibt es, die Bedeutung der Kunsttherapie gerade für Kinder und Jugendliche hervorzuheben. Der eine bevorzugt die theoretische Herleitung dieser Bedeutung und Überlegungen zur Wirkungsweise psychotherapeutischer Interventionen insgesamt. Der zweite Weg ist der des empirischen Nachweises in Form von Vergleichsstudien, in denen kunsttherapeutische Verfahren sich als erfolgreich erwiesen haben. Beispielsweise wird derzeit an unserer Abteilung ein durch Drittmittel gefördertes Projekt gemeinsam mit dem Victor-Dulger-Institut für Musiktherapie zur strengen empirischen Erforschung des Erfolgs einer musiktherapeutischen Behandlung bei Kopfschmerzen durchgeführt. Ich möchte in diesem Beitrag jedoch nicht die Überzeugungskraft der Zahlen sprechen lassen, sondern eine theoretische Überlegung anstellen und zeigen, auf welcher konzeptuellen Basis wir künstlerische Verfahren in der Therapie bei Kindern und Jugendlichen einsetzen.

Person, Selbst und Rolle

Alle Form von Therapie hat ein bestimmtes Menschenbild. So sieht die Psychotherapie, die sich kreativer Verfahrensweisen bedient, das Kind nicht nur als objektivierbares funktionelles System, sondern als Person, als Subjekt, das sich und seine Lebensgeschichte künstlerisch zum Ausdruck bringen kann. Wie Thomas Fuchs (2002) unlängst in einer schönen Abhandlung über den Begriff der Person hervorgehoben hat, stammt die Person vom lateinischen persona, das ursprünglich die Maske im antiken Theater bedeutet. Im übertragenen Sinne war persona schließlich auch die Rolle, in der jemand gesellschaftlich zum Ausdruck kommt. Gesicht, Maske und Person sind also untrennbare Begriffe, was bedeutet, dass die heutige Vorstellung von Person, die mit Ich-Bewusstsein, Einheit, Authentizität und Subjekthaftigkeit einhergeht, weiterhin ein Janusgesicht behält. Die Person ist ebenso nach innen wie nach außen wirksam. In moderner Formulierung sprechen wir vom Selbstkonzept. Der postmoderne Mensch kämpft um die Einheit seiner Person und weiß um die Vielgestaltigkeit der eigenen Ausdrucks- und Lebensformen.

Damasio (2000), ein amerikanischer Hirnforscher, hat uns zum Begriff der Person wichtige neue Einsichten vermittelt; ich möchte sie im Folgenden etwas verkürzt und bildhaft darstellen. Wir können uns das Selbst des Menschen wie einen Baum denken. Dieser Baum besitzt Wurzeln in Form des „Protoselbst", das nach Damasio die innere Zuständlichkeit des Organismus unter dem Druck der Außenwelt monitorisiert: Es handelt sich dabei um die Veränderungen neuronaler Netzwerke in der Interaktion mit der Umwelt, die von anderen neuronalen Strukturen nochmals erfasst und somit innerlich wahrgenommen werden. Solche inneren Wahrnehmungen von Veränderungen der Zuständlichkeit des Organismus bilden nun die Voraussetzung für das subjektive Bewusstsein, das im „Kernselbst" oder „subjektiven Selbst" als unmittelbare Erlebnisinstanz zum Ausdruck kommt. Dieses subjektive Selbst entspricht unserer Evidenz eines denkenden, fühlenden und handelnden Akteurs. Dieses subjektive Selbst lässt uns ohne jeden Zweifel Ich sagen. Es ist stark an affektive Prozesse gebunden und entspricht der ganzheitlichen, unmittelbaren Ich-Erfahrung im Lebenskontext; es bildet die Grundlage personaler Eigentlichkeit. Darin sind die Erfahrungen der Selbstbestimmtheit des Handelns, der Konsistenz über unterschiedliche Gefühlslagen hinweg und der Kohärenz im Zeitverlauf enthalten. Die selbstreflexive Bestätigung dieser ganzheitlichen Ich-Erfahrung führt zum Gefühl der Identität (Resch, Parzer et al. 1999).

Darüber erhebt sich nun die Baumkrone des sogenannten „definitorischen Selbst" oder auch das "figurale Ich" (Bischof 1996). Es speist sich aus dem autobiografischen Gedächtnis und ist das Ergebnis einer differenzierten, immer objektivierenderen Selbsterkenntnis. Das definitorische Selbst stellt die Gesamtheit aller affektiv-kognitiven Information über das Selbst dar, die in unterschiedlichen Verästelungen und Verzweigungen, die wir Domänen nennen, zum Ausdruck kommt. Solche Domänen stellen beispielsweise das Körper-Selbst, das handelnde Selbst, das soziale Selbst oder das spirituelle

Selbst dar. Nach Evans (2001) wird die Interkorrelation dieser Domänen mit dem Alter und zunehmenden Reifungsgrad des Kindes immer geringer, d.h. die Verzweigungen und Verästelungen werden immer vielfältiger und unterschiedlicher, und trotzdem besteht eine Einheit des Selbst. Das Selbst, dessen Ganzheit nur durch eine Domäne gekennzeichnet wäre, gäbe das Bild eines verkümmerten Baumes ab. Ein solches Selbst entspräche beispielsweise einem lediglich auf körperlicher Attraktivität aufgebauten Persönlichkeitssystem, dessen Wertigkeit auf Wohl und Wehe einer äußerlichen Beurteilung durch andere gebaut und daher sehr störanfällig ist. Ein auf mehrere Qualitäten und Lebensdimensionen gestütztes Selbstkonstrukt zeigt sich demgegenüber den Wettern sozialer Schicksalshaftigkeit weniger ausgeliefert. Wir sind trotz der Vielfalt unseres definitorischen Selbst einheitlich, weil das subjektive Selbst der Affekte, das den Stamm des Baumes bildet, einheitlich ist. Je vielfältiger und komplexer das Selbst über dieser affektiven Einheitlichkeit sich darstellt, umso stärker ist das Subjekt – nur affektive Brüche, Uneinheitlichkeiten im unmittelbaren Erleben der Person, Störungen des Selbstbezugs erzeugen eine Beeinträchtigung der Identitätserfahrungen und belegen Teile des Subjekts mit Fremdheit. Solche Entfremdungen treten insbesondere bei traumatisierten Menschen auf. Aber auch die Adoleszenz selbst kann bis dahin unbekannte Gefühlsqualitäten im Subjekt wachrufen und auf diese Weise eine physiologische, vorübergehende Fremdheitserfahrung der Person vermitteln (Resch 2001).

Die Rolle lässt sich nun verstehen als jene soziale Vorgabe, jene figurale Ausstattung, jener Korridor in der Kommunikation, in dem unser Selbst sich inszenieren und darstellen darf. Die Rolle legt Maske, Kostüm und Schminke vor; sie legt das Repertoire an Verhaltensweisen fest, die angemessen sind. Das Selbst des Menschen kommt immer nur in sozialen Rollen zum Ausdruck. Wer die Zwiebel sozialer Rollen abzuschälen beginnt, Rolle um Rolle, hat am Ende kein genuines Selbst in der Hand, sondern ein Nichts, weil das Selbst sich in allen verworfenen Rollen verströmt hat. Die Doppelnatur der Person kommt hier zum Ausdruck: Das Subjekt liegt nicht hinter der Maske, es ist in der Maske selbst.

So kann man sagen, der Mensch spielt eine Rolle, das Kind spielt eine Rolle, mindestens eine, zumeist eine ganze Anzahl. Der Mensch lebt seine Rollen, er ist seine Rollen. Aber spielt Kunst eine Rolle? Ist nicht vielmehr der künstlerische Kontext selbst eine Rolle für das Kind? Ja, so ist es. Für uns Seelenärzte ist Kunst bedeutsam und spielt eine Rolle, weil sie für das Kind Ausdrucksmöglichkeit, Quelle der Erfahrung und Selbsterkenntnis ist, weil künstlerische Aktivität jenseits der Enge des Alltags und der alltäglichen Beziehungen wichtige Erfahrungen ermöglicht.

Der Mensch ist ebenso Akteur und Regisseur, der seine Umwelt inszeniert, wie er auch Entgegennehmender, Erleidender, Erduldender ist. Alle menschliche Selbstäußerung ist zugleich aktiv und passiv. Jede Interaktion mit der Umwelt ist Aktion und Reaktion im Wechselspiel. In der Aktion kommen Intentionalität, Wille und Streben des Menschen zur Gestaltung seiner Umwelt zum

Ausdruck. Im selben Moment ist der Mensch aber auch Konsument und Rezipient von Umwelt, und die Impression steht im Vordergrund. Reizoffenheit, Wahrnehmung und Regulation als Antwort auf jene Veränderungen, die durch die Umwelt bewirkt wurden, stehen im Zentrum dieses Aspekts. Menschliche Lebensäußerungen sind immer zugleich impressiv und expressiv. Der Mensch in Aktion und Reaktion wird nur auf unterschiedliche Weise betrachtet, und jede Anpassungshandlung hat aktive, intentionale sowie reaktive, regulierende Komponenten. Dieser Doppeldeutigkeit von Anpassungsfunktion im Sinne simultaner Aktivität und Impressivität, äußerer Beziehungsgestaltung und innerer Organisation trägt das Konzept der Emotionen Rechnung. Im Folgenden möchte ich deutlich machen, dass nur ein Verständnis der Emotionen des Menschen einen Zusammenhang zwischen kreativem Prozess und Person herstellen lässt. Ich werde zu zeigen versuchen, dass im kreativen Akt wie in der Emotion Expressivität und Impressivität simultan und ohne formalen Widerspruch Gestalt gewinnen.

Der Zusammenhang von Emotionalität und Kreativität

Der kreative Gestaltungsakt und die Funktionsweise des Emotionssystems zeigen einen tiefen Zusammenhang, nämlich in ihrer gleichzeitigen Wirkung nach innen und Darstellung nach außen. Der kreative Akt setzt somit etwas fort, was durch Mimik und Gestik im emotionalen Prozess begonnen wird. Die Emotion bewirkt eine Integration von bewussten und unbewussten Handlungsschemata und gestaltet das Klima der Innenwelt. In der Psychiatrie sprechen wir auch von mentaler Zuständlichkeit. Auch der kreative Akt beginnt mit dieser emotionalen Voraussetzung und stellt einen Zeitpunkt optimaler Bezogenheit zwischen Impressivität und Expressivität dar. Nun findet die Emotion im mimischen Ausdruck eine Neuformulierung, eine Gestaltgebung dieser Befindlichkeit; es kommt zur Symbolisierung von Gefühlshaftem. Diese Wirkung des Ausdrucks wird in der Kreativität durch tätige Handlung fortgesetzt. Was im Affekt an Ausdruck begonnen wird, setzt sich in der Tat fort. Und schließlich ist im kreativen Akt neben Authentizität nach innen und Ausdruck nach außen eine dritte Größe wirksam: die Einbeziehung des anderen. Denn der potenzielle Zuseher oder Zuhörer ist Teil der kreativen Äußerung. Das Werk steht nicht nur für sich, sondern bezieht sich von Anfang an auf einen Betrachter. Nicht als Anbiederung an ein Publikum - dem Betrachter kann die Wahrnehmung auch schwer gemacht, die Botschaft verschlüsselt werden -, aber jeder kreative Akt überbrückt doch die Distanz zwischen einem Ich und einem zumindest virtuellen Du.

Ich komme nun zu einer Beschreibung des Emotionssystems, um dieses in seinen Lebensaufgaben noch einmal zu verdeutlichen. Emotionen bilden die wesentliche Handlungsgrundlage für den Menschen. Keine Handlungsentscheidung wird nur durch Denkprozesse in Gang gesetzt. Erst die emotionale Bewertung lässt uns handeln. Affekte stellen psychologische Reaktionsformen dar, die sich im Laufe der phylogenetischen Entwicklung des Gehirns aus Reflex und

Instinktprogrammen heraus gebildet haben. Affekte und die daraus differenzierten Emotionen dienen ebenso der äußeren Darstellung wie der inneren Bewertung. Der Begriff der Emotion ist an der Grenze zum Bewusstsein angesiedelt. Er bezieht sich sowohl auf die Ausdruckskomponente wie die Erlebniskomponente von affektiver Zuständlichkeit und betont die Untrennbarkeit von kognitiven und affektiven Komponenten. Während affektive Grundtönungen über die Lebensspanne hinweg konstant bleiben, werden Emotionen durch die zunehmende Ausdifferenzierung der expressiven Komponenten und der kognitiven Bewertungsphänomene immer mehr ausgestaltet (Resch, Parzer et al. 1999). Der Mensch denkt und fühlt, und gerade im kreativen Akt sind Denken und Fühlen zu einer organischen Einheit integriert.

Affekte stellen nach Krause (1997) ein primäres Motivationssystem dar. Sie intensivieren innere Bilder und Wahrnehmungen. Sie erzeugen Dringlichkeit und aktualisieren Verhaltensbereitschaften. Durch Affekte wird eine Prioritätensetzung in Wahrnehmung, Denken und Handeln durchgeführt. So entsteht ein präkognitiver Ordnungssinn. Affekte lösen subjektiv Betroffenheit aus und aktualisieren Handlungsbereitschaften. Wut und Aggression dienen dem Angriff und der Verteidigung des Lebensraums, der Sicherung physischer Grenzen. Angst dient der Warnung und inneren Abschreckung und fördert das Fluchtverhalten. Kummer und Trauer fördern die Verarbeitung von Verlust und Trennung. Sie helfen, Bindungen zu lösen. Zufriedenheit und Freude sind Ausdruck von Vergnügen und Lust, sie dienen der Kontaktaufnahme und fördern die Kommunikation.

Eine weitere wichtige Funktion der Affekte nach außen ist die Regulation der Interaktion. Schon das frühe Wechselspiel zwischen Eltern und Kindern geschieht wesentlich über den Austausch von Emotionen, wobei das Kind in angeborener Weise die affektiven mimischen Veränderungen im Gesicht der Bezugsperson imitieren und beantworten kann. Über den Austausch von Emotionen entsteht die Möglichkeit einer ersten Informationsübermittlung von Mensch zu Mensch. Nonverbale Kommunikation und präverbale Kommunikation finden über emotionale Prozesse statt (Krause 1997). Ob ein Kind im Gesicht des anderen lesen kann und dadurch Gefühle auch verstehen lernt, hängt wesentlich von Lernprozessen in der Beziehung zu den Eltern ab. In der Interaktion mit anderen Menschen erlernt das Kind, nicht nur zu spüren, zu geben, sondern Affekte auch als Symbole zu erkennen und zu lesen (Buck 1998).

Emotionalität und Gedächtnis

Ein weiterer bedeutsamer Aspekt der Emotionen ist die Gedächtnisbildung. Alles, was aktiviert wird und Betroffenheit auslöst, bleibt eher im Gedächtnis haften als affektiv Unbedeutendes. Die Emotionen beeinflussen also das, was wir vom Leben in uns auskristallisieren und als Erfahrungsschatz speichern. In welcher Form werden unsere Lebenserfahrungen im Gedächtnis niedergelegt? Die moderne Gedächtnisforschung kennt zwei prinzipielle Grundformen des

Gedächtnisses: das nondeklarative und das deklarative. Im nondeklarativen Gedächtnis sind auch viele Erlebnis- und Verhaltensbereitschaften gespeichert, die dem Bewusstsein nicht zugänglich sind. Im deklarativen Gedächtnis gespeicherte Inhalte werden durch das Licht des Bewusstseins erreicht und erhellt (Köhler 1998).

Grundlage unseres Selbst- und Weltkonzeptes sind mentale Modelle, die als Lebenserfahrung ein implizites, also nicht in allen Einzelheiten bewusstes Beziehungswissen umfassen. Ihre Wirkung ist generalisierend, multimodal, antizipatorisch und physiognomisch (Siegel 1999). Eindrücke auf unterschiedlichen Sinneskanälen können auf diese Weise tiefe Erfahrungen wachrufen, uns in Alarm versetzen oder in eine glückliche Erwartungshaltung. Mentale Modelle sind das Substrat unserer Intuition, unserer Fähigkeit, der Welt aufgrund von Lebenserfahrungen, jenseits von Bildern, Worten und lexikalischem Wissen, kompetent gegenüberzutreten. Die Vorahnung, das „ungute Gefühl", das „ich kann jemanden nicht riechen", Sympathie, Antipathie, die „Chemie" von Beziehungen, Wahlverwandtschaft, Bindungssicherheit und weise Voraussicht, also das Denken „mit dem Bauch" – nicht die strenge Logik – basiert auf mentalen Modellen und ihrem impliziten Beziehungswissen.

Unsere Beziehungserfahrungen mit wichtigen anderen Menschen werden nach tiefenpsychologischer Sicht in „Repräsentanzen" des Gedächtnisses niedergelegt. Es handelt sich dabei um affektlogische Schemata, die auf unterschiedliche Weise repräsentiert sind. Sie können bewusste und unbewusste Anteile umfassen – entsprechen also gedächtnispsychologisch erweiterten mentalen Modellen. Solche Repräsentanzen organisieren die interpersonelle Welt und sind je nach emotionalem Gehalt in Form prototypischer Bilder, Erfahrungsschemata oder Lernschemata abgespeichert.

Bruner (1966; 1987) beschrieb bereits in den sechziger Jahren unterschiedliche Medien in der Repräsentation. Diese drei Medien bilden sich in der Entwicklung des Kindes nacheinander und übereinander heraus. Die erste Form der Repräsentation wird als aktionale Repräsentationsform beschrieben. Sie entwickelt sich bereits früh im Säuglingsalter. Als präverbale implizite Gedächtnisleistung bildet die aktionale und viszerale Repräsentation den Kern mentaler Modelle. Das aktionale Repräsentationssystem dient als inneres Bezugssystem für eigene Handlungen und bildet die Grundlage für die Differenzierung zwischen Ich und Nicht-Ich. Die aktionale Repräsentationsform stellt ein Handlungsrepertoire zur Verfügung und ermöglicht die flexible Organisation des kindlichen Verhaltens. Das erste Medium des Denkens ist die Aktion: „Im Anfang war die Tat".

Später im ersten Lebensjahr wird diese erste Repräsentationsform von der bildhaften oder ikonischen Repräsentationsform überlagert. Diese ermöglicht die sensorische Repräsentation von Erfahrungen aller Sinneskanäle. Mit dieser Darstellungsform kann das Kind sich allmählich von der an unmittelbare Handlungen gebundenen Repräsentation lösen. Aktionale Repräsentanzen werden auf diese Weise bildhaft neu gefasst. Schließlich entwickelt sich ein drittes Medium, das als symbolische Repräsentation bezeichnet wird. Nicht einzelne Wahrnehmungsinhalte, sondern stellvertretende Symbole werden repräsentiert. Das wichtigste Mittel, den Bedeutungskern von Objekten und Szenen symbolisch festzuhalten, ist die Sprache.

Auch neuere Autoren wie beispielsweise W. Bucci (1997) gehen davon aus, dass affektbezogenes Erfahrungswissen in unterschiedlichen Repräsentationsmodi gespeichert wird. Sie unterscheidet zwischen einem subsymbolisch-nonverbalen, einem symbolisch-nonverbalen und einem verbalsymbolischen Repräsentationsmodus. Archaische, viszeral-kinästhetische Erfahrungsschemata, also Bauchgefühle und ahnungshaftes Wissen werden subsymbolisch repräsentiert, im nondeklarativen Gedächtnis gespeichert und als implizite Beziehungserfahrungen in mentalen Modellen verankert. Solche Schemata sind nicht bewusst reflektierbar. Sie können aber trotzdem das Verhalten und die Erlebnisbereitschaft tiefgehend beeinflussen. Plötzlich sind wir von einem unguten Gefühl erfasst, wenn wir einem Menschen begegnen. Plötzlich erscheint uns eine neue Situation beängstigend, und wir wissen oft gar nicht warum.

Bildhafte Erinnerungen werden als modalitätsspezifische diskrete Bilder repräsentiert, wobei visuelle und akustische Vorstellungen vorherrschen. Wir speichern also Bilder und Klänge sowie Geruchseindrücke in ikonischer Form. Solche ikonischen Vorstellungen können weitere Bilder nach sich ziehen, Bilder können neue Bilder hervorrufen. Sie können Gefühle auslösen und sind prinzipiell einer verbalen Beschreibung zugänglich. Der verbal-symbolische Repräsentationsmodus schließlich ist durch bestimmte Qualitäten der Syntax und Semantik gekennzeichnet. Während Bilder ihren Sinn in der Gleichzeitigkeit von Information zum Ausdruck bringen, unterliegen Klänge und Sprache einem sequenziellem Verarbeitungsmodus, d. h. ihr Sinn erschließt sich erst im Verlauf der Zeit. Durch den symbolischen Modus entsteht ein kontextunabhängiges, von Affekten potenziell ablösbares lexikalisches System von Erfahrungen und Bedeutungen.

Konsequenzen für die künstlerische Therapien

Viszeral-motorische Repräsentationen, also subsymbolische Repräsentanzen, sind der Selbstreflexion nicht zugänglich und daher, obwohl sie verhaltensbestimmend sind, nicht unmittelbar kommunizierbar. Im Rahmen von kreativen, nonverbalen Therapieverfahren wie Malen, Musik, Ausdruckstanz, Gestaltung können aber subsymbolisch kodierte Erlebnisse und Verhaltensbereitschaften durch Ausdrucksgestaltung in neuem Format der Wahrnehmung und Selbstwahrnehmung zugänglich gemacht und auf diese Weise in einen nonverbal-symbolischen Repräsentationsmodus übergeführt werden. Aus aktionalen Bereitschaften werden Bilder und Szenen, und diese Bilder und Szenen sind wiederum der Selbstreflexion und Verbalisierung besser zugänglich. In allen subsymbolisch repräsentierten Erlebnis- und Handlungsbereitschaften verbirgt sich wohl das, was Freud das Unbewusste genannt hat. Durch Aktivierung subsymbolisch repräsentierter emotionaler Schemata kann in einem zunehmenden Prozess der Symbolisierung zuerst bildhaft, schließlich symbolisch-narrativ, bis hin zu reflexiv-interpretativen Erkenntnisvorgängen ein sogenannter referenzieller Zyklus zunehmender Bewusstheit in Gang gesetzt werden. Darin liegt eine der wesentlichen Bedeutungen nonverbaler Therapieverfahren für die Therapie mit Kindern und Jugendlichen. Durch die kreative Aktion und die daraus entstehenden Werke wird der referenzielle Zyklus in Richtung zunehmender Bewusstheit in Gang gehalten.

Die Behandlungsziele kreativer Therapieverfahren bestehen jedoch nicht nur in der Explizierung emotionaler Prozesse und in zunehmender Symbolisierung, sondern auch und vor allem in der Verknüpfung expliziter und impliziter Erfahrungen. Ein wesentliches Therapieziel ist also die schrittweise Verknüpfung unterschiedlich kodierter Ereignisse und Erfahrungen. Es soll zu einer Übereinstimmung zwischen Narrativ, Bild und Aktionsschema kommen. Traumatische Erlebnisse entkoppeln ja das explizite Bild und das implizite Aktionswissen. Durch kreative Therapieverfahren können explizite und implizite Erfahrungen wieder miteinander verknüpft und versöhnt werden. Inkonsistenzen im Selbstkonzept werden dadurch aufgehoben, Brüche in der Lebenserfahrung wieder restauriert. Die kreativen Therapieverfahren haben also in dieser Hinsicht die Wirkung einer Re-Kreation des Selbst.

Aber damit nicht genug: Auch die emotionale Neuerfahrung, das Erleben neuer Möglichkeiten, die Welt zu erschließen und sich selbst darzustellen, sind therapeutische Ziele. Viele Kinder und Jugendliche wissen gar nicht, was alles in ihnen steckt. Sie sind wie große Häuser mit noch vielen unentdeckten Räumen, und während sie verkrochen in einer engen Kammer an sich und ihrem Leben zweifeln, bleiben weite Gestaltungsräume in ihnen unentdeckt. Gerade unter dem Aspekt der Ressourcenförderung können kreative Therpieverfahren den Jugendlichen neue Erkenntnis- und Darstellungsmöglichkeiten erschließen, ihnen helfen, emotionale Geschehnisse bewusst zu machen, sie zu erkennen, zu benennen und schließlich zu regulieren. Die Freiheitsgrade gegenüber den eigenen Emotionen werden dadurch erhöht. Überempfindlichkeiten und wunde Punkte werden offenbar und können beachtet werden; es wird möglich, wohliger Befindlichkeit nachzuspüren. Auf diese Weise kann das Kind Fertigkeiten zur Gestaltung von Situationen erwerben, um in ihnen auch positive aktional-prototypische Lernerfahrungen zu machen. D.h. wir können lernen, Erfahrungen so zu steuern, dass sie unsere mentalen Modelle sich positiv weiterentwickeln lassen. Auf diese Weise kann die affektive Schwingungsfähigkeit optimiert und die Selbstkontrolle flexibel gestaltet werden. Für die maximale Authentizität der Person ist der kreative Akt damit ein wesentlicher Ausgangspunkt: Rekreation und Ressourcenförderung wirken synergistisch auf das Ziel einer Förderung der Person hin.

In der Therapie mit Kindern sind die Ereignisse der kreativen Beziehungserfahrung im Rahmen der Therapie oft wichtiger als die begleitenden expliziten Erklärungen. Das, was sich in der Therapie inszeniert und ereignet, der Gestaltungsakt selbst, ist genauso wichtig wie die Interaktion und der Selbstbezug. Ausdruck, Darstellung und Symbolisation zünden den referenziellen Zyklus. Spiegelung, Antwort, Reziprozität in der Interaktion, das Setzen von Erfahrungsgrenzen und das Halten gemeinsamer Aufmerksamkeit kennzeichnen die interaktiven Prozesse. Im Selbstbezug erkennt das Kind, dass es etwas kann, und noch darüber hinaus, dass es im Gestaltungsprozess es selbst ist. Bewusste und unbewusste Prozesse wirken in kreativen Therapieverfahren zusammen.

Symbolisation gelingt in Darstellung, Rolle und Tanz in der Theatertherapie. Symbolisation gelingt im musikalischen Akt in der Musiktherapie. Symbolisation gelingt schließlich in Bild und Objekt in der Gestaltungstherapie und inszeniert sich in der Interaktion mit einer verlässlichen Bezugsperson in Form des Therapeuten. So kann einerseits spielerisch ein Symptom dargestellt, aufgegriffen und in Bilder gebracht werden. Ein solcher Prozess dient der Distanzierung und Bewältigung, mitunter auch der Begrenzung oder der Wendung ins Komische. Andererseits ist ein wichtiges Element das Ausprobieren komplementärer Rollen, anderer Befindlichkeiten, nie gekannter Emotionen. Nicht nur die eigene Kümmernis soll in einer Nabelschau zum Gegenstand der Darstellung werden, sondern auch das je Andere. Das Ängstliche kann sich in Verwegenheit üben, das Laute im Leisen, das Kleine im Großen. Die Gefühlszustände werden schließlich dargestellt, neue Hoffnungen und neue Ziele tauchen am Horizont auf. Es geht um ein „Spuren hinterlassen" - wie der Kommentar einer Patientin lautete.

Resümee

In der Therapie mit Kindern und Jugendlichen ist die notwendige Voraussetzung aller anderen Interventionen die Gestaltung einer therapeutischen Beziehung. Erst auf der Basis einer solchen Beziehung können angemessene Hilfsangebote gemacht werden. Kreative Therapieverfahren dienen sowohl der Etablierung und Ausgestaltung dieser therapeutischen Beziehung wie der Gestaltung emotionaler Neuerfahrungen und der Klärung von konflikthaften Gefühlszuständen. Nicht die Sprache ist das erste Mittel eines Zugangs zu sich selbst. Es ist der kreative Akt, in den auch unbewusste Prozesse mit einfließen können. So können kreative Therapieverfahren helfen, die Inkongruenz des Kindes zwischen sich und einer negativ erlebten Umwelt aufzuheben. Und so wie Kreativität die Synthese zwischen Expressivität und Impressivität erlaubt, hilft sie dem Kind, eine emotionale Balance auf neuer Ebene zu erreichen.

Aus meiner intensiven Beschäftigung mit Rilkes Biographie ist mir sehr deutlich geworden, dass auch überspitzte Sensibilität nicht krank macht, wenn sie mit Ausdrucksfähigkeit einhergeht. Eindrücke müssen ausgedrückt werden können; dadurch bleiben die kommunikativen Bezüge erhalten, und die intentionale Sinnsuche im Zwischenmenschlichen wird noch gefördert. Malen, Schreiben, Musizieren, Schauspielen, Tanzen und Bildhauerei - das sind die Elemente, in denen vor allem sensible und überempfindliche Menschen gefördert werden müssen. Die Gratwanderung zwischen Genialität der Empfindung und Krankheit, auf die viele unserer Patienten sich befinden, wird durch unsere Haltung und unser Weltbild mitbeeinflusst, und vielleicht gelingt es uns, in unserem kleinen Lebensausschnitt einigen Kindern aus der Schiene der Krankheit heraus – und in ein aktives, selbstbestimmtes Leben hinüberzuhelfen. Das ist das Credo unserer Arbeit, und darum soll die Sammlung Prinzhorn hier am Ort der Therapie ihren Platz haben.

Literatur

Bischof, N. (1996). Das Kraftfeld der Mythen. München - Zürich, Piper.

Bruner, J. (1987). Wie das Kind sprechen lernt. Bern, Huber.

Bruner, J. S., R. R. Olwer, et al., Eds. (1966). Studies on Cognitive Growth. New York, Wiley.

Bucci, W. (1997). Psychoanalysis and Cognitive Sciences. A Multiple Code Theory. New York, Guilford.

Buck, R., Goldman, C.K., Easton, C.J., Norelli Smith, N. (1998). Social learning and emotional education: emotional expression and communication in behaviorally disordered children and schizophrenic patients. Emotions in psychopathology. W. F. Flack, Laird J.D. New York, Oxford University Press: 298-314.

Damasio, A. R. (2000). Ich fühle also bin ich. Die Entschlüsselung des Bewusstseins. München, Econ Ullstein List.

Evans, D. W., B. L., et al. (2001). "Ego Development, Self-Perception, and Self-Complexity in Adolescence: A Study of Female Psychiatric Inpatients." American Journal of Orthopsychiatry 71(1): 79 - 86.

Fuchs, T. (2002). "Der Begriff der Person in der Psychiatrie." Nervenarzt 73: 239-246

Köhler, L. (1998). Einführung in die Entstehung des Gedächtnisses. Erinnerung von Wirklichkeiten. Psychoanalyse und Neurowissenschaften im Dialog. M. Koukkou, M. Leuzinger-Bohleber and W. Mertens. Stuttgart, Verlag Internationale Psychoanalyse - Cotta. 1: 131 - 222.

Krause, R. (1997). Allgemeine psychoanalytische Krankheitslehre. Band 1: Grundlagen. Stuttgart, Kohlhammer.

Resch, F. (2001). "Selbstentfremdung: Entwicklungsstörung oder Selbstfürsorge?" Beiträge zur Individualpsychologie 26: 99-116.

Resch, F., P. Parzer, et al. (1999). Entwicklungspsychopathologie des Kindes- und Jugendalters. Ein Lehrbuch. Weinheim, Psychologie Verlags Union.

Rilke, R. M. (1955). Werke in 3 Bänden. Frankfurt, Insel.

Siegel, D. J. (1999). The developing mind. Toward a neurobiology of interpersonal experience. New York - London, Guilford Press.

Heidelberger Jahrbuch, Band XLVI:
T. Fuchs, I. Jádi, B. Brand-Claussen, Chr. Mundt (Hrsg.): Wahn Welt Bild
© Springer-Verlag Berlin Heidelberg 2002

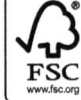